カラーアトラス

サクシンクト
口腔外科学

A SUCCINCT COLOR ATLAS OF
ORAL AND MAXILLOFACIAL SURGERY

第4版

監 修

東京歯科大学名誉教授
内山 健志

福岡歯科大学名誉教授
大関 悟

編 集

日本大学松戸歯学部教授
近藤 壽郎

明海大学歯学部教授
坂下 英明

東京歯科大学教授
片倉 朗

執 筆〈50音順〉

帝京大学ちば総合医療センター講師
幾本 英之

東京歯科大学名誉教授
内山 健志

明海大学歯学部講師
奥 結香

鶴見大学歯学部准教授
川口 浩司

明海大学歯学部助教
坂下 英

鶴見大学歯学部教授
里村 一人

栃木医療センター歯科口腔外科医長
須賀賢一郎

明海大学歯学部助教
平良芙蓉子

明海大学歯学部助教
瀧澤 将太

鶴見大学歯学部教授
濱田 良樹

東京歯科大学教授
矢島 安朝

日本大学歯学部教授
米原 啓之

福岡歯科大学教授
池邉 哲郎

日本大学歯学部教授
大木 秀郎

東京歯科大学教授
片倉 朗

日本大学松戸歯学部教授
小宮 正道

明海大学歯学部教授
坂下 英明

明海大学歯学部講師
重松 久夫

明海大学歯学部教授
鈴木 正二

東京歯科大学名誉教授
高野 伸夫

九州大学大学院歯学研究院准教授
筑井 徹

福岡歯科大学教授
平木 昭光

岩手医科大学歯学部教授
山田 浩之

明海大学歯学部助教
井上 勝元

福岡歯科大学名誉教授
大関 悟

日本大学歯学部教授
金子 忠良

日本大学松戸歯学部教授
近藤 壽郎

千葉県立保健医療大学教授
酒巻 裕之

東京歯科大学教授
柴原 孝彦

博慈会記念総合病院歯科口腔外科部長
園山 智生

東京歯科大学准教授
高野 正行

北海道医療大学歯学部教授
中山 英二

明海大学歯学部講師
福田 正勝

福岡歯科大学教授
湯浅 賢治

学建書院

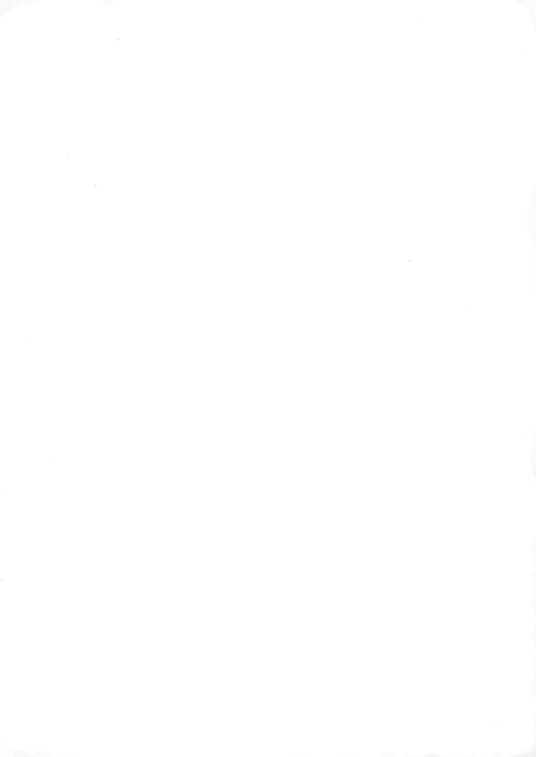

第4版改訂にあたり

『サクシンクト口腔外科学カラーアトラス』は，2007年初版以来，その簡潔な表現と選りすぐりの鮮明な写真との見開き構成により，臨床や教育の場などで高い評価を受けて，多くの読者に支持されてきた．

今回，2017年の歯原性腫瘍WHO分類（第4版）とUICC（国際対がん協会）TNM悪性腫瘍（第8版），さらには，「平成30年版歯科医師国家試験出題基準」の内容を反映して，本書を第4版として改訂した．さらには，各ポイントでさまざまな新しいガイドラインに沿って内容を加筆・修正し，新たな著者にも加わっていただいた．その結果，本書の内容はさらに緻密かつ高度のものとなった．

口腔外科は，口腔顎顔面に生じた疾患の手術療法および創傷治療を主体とする診療科である．しかし，疾患の病期，病型，軽重によっては，薬物療法や他の非観血的療法が第一義に行われることもあるため，薬物療法や放射線療法など他の治療法も掲載した．また，歴史的経緯より，非観血的療法が主体をなす顎関節疾患，唾液腺疾患，さらに，口腔粘膜疾患なども口腔外科がその治療を担当してきた．

しかも，近年の社会や疾病の構造変化に伴い，治療に際して患者が有する全身疾患への対応を迫られることや，口腔や顔面に一分症状として異常を示す全身疾患も増加している．このため，口腔内科学の設立と充実はあるものの，本書では，これらの疾患をも各論として掲載する広範囲の口腔外科のスタイルを継続している．

アメリカ口腔外科の父であるThoma KH（1883-1972）は，「外科は科学であると同時に，また一つのアートである．」と述べている．ここでのアートとは，単なる技術ではなく，熟練を要する専門的技術との意味である．著者一同の無上の喜びがあるとすれば，本書の読者にこの言葉を共有していただくことである．

さらに，最近の歯科医師国家試験では，口腔外科の技術や各種の治療法に関する知識の出題も増加している．このため，「平成30年版歯科医師国家試験出題基準」の内容に準拠し，口腔外科関係の各項目はすべて網羅し，そのキーワードも索引で検索可能とした．第4版でも，見開きで理解しやすく，簡潔な表現と鮮明な写真の原則を徹底し，卒前の歯学部学生の国家試験対策から，口腔外科専修医や専門医の試験にも役立つ内容とした．この簡潔なスタイルは，最新の口腔外科を学習したい方々や，さまざまな医療系学生の参考書としても最適であると自負している．

2019年3月

坂下英明，近藤壽郎，片倉　朗

第2版発行にあたり

　本書の初版は，カラー写真と記述の構成を徹底した見開きにして，見やすさと解りやすさをモットーにした．また，文章はできるだけ簡潔にしてエッセンスのみを網羅したことから，『カラーアトラス コンサイス口腔外科学』と命名した．しかしその後，三省堂のコンサイス英語辞書が商標登録されていることが判明したが，三省堂のご好意により「コンサイス」の語は初版に限りタイトルとして使用が許可された．初版は，学生だけでなく，口腔外科の専修医，専門医を目指す若手歯科医師から口腔外科のエキスパートにいたるまで，多くの方々に大変評判がよく2年で在庫切れとなり，早くも改訂版を出すことになった．

　「コンサイス」に代わる的確なタイトルはないものか，編者一同知恵を絞っていたところ，初版の Foreword を書いていただいた Precious 教授より「SUCCINCT」なるタイトルを推奨された．「CONCISE」とほぼ同じ意味の簡潔，簡明に加えて，的確の意味も含まれている．語源はラテン語で，品のある単語だそうである．「サクシンクト」はいまだ広く知られた語ではないが，よびやすく，響きもよい．編者らは，この単語の意味を広めながら，ともに本書の名が固有名詞にまで育ってほしいとの願いをこめて，『カラーアトラス サクシンクト口腔外科学』と命名した．『サクシンクト口腔外科学』としては本書が最初であるが，第2版としたのは上述の理由による．改訂にあたり，症例写真の変更と追加，文言の修正の他，up to dateの情報を盛り込んだ．

　世にいう息の長い名著とされる専門書は，数次にわたって改訂がなされ，その都度，的確な記述が行われている．編者一同，本書をよりよい本にするため，責任をもって末永く改訂していくつもりである．諸賢の座右の書としていただけると幸いである．

2009年2月

内山健志，大関　悟，近藤壽郎，坂下英明

はじめに

　口腔外科で取り扱う疾患は，口腔に原発するさまざまな疾患に加えて，全身疾患の一症状として口腔や顔面に異常を示すものも含まれるので，その数は数百に及ぶといわれている．21世紀になり，分子生物学と遺伝学の爆発的な進歩により，口腔に関連する疾患の概念や病因，分類などに変化がみられている．それにより，口腔外科は歯科の学生ばかりでなく，卒後の臨床研修医や開業されている先生方にとっても，ますます難解になっていると思われる．

　本書は，歯科医師国家試験ガイドラインを踏まえ，国家試験に頻出する疾患を細大漏らさず記述し，将来の電子カルテ化への対応として，国際疾病分類（ICD-DA）にも準拠した．歯原性の囊胞や腫瘍は，2005年WHO組織分類に対応し，顎顔面軟組織と骨格に異常を示す症候群については，小児科のバイブルともいわれているSmith's Recognizable Patterns of Human Malformation の情報を取り入れた．

　世はインターネットの時代，国試の臨床実地問題にもみられるように，ビジュアルとカラー化は当たり前のことである．本書の前身である『小歯科カラーアトラス』の特徴を踏襲し，見やすさをモットーに，徹底した見開きにしてhandyなカラーアトラスにした．文章はできるだけ短く，簡潔にして，エッセンスのみを網羅した．本書を『コンサイスConcise』と名づけた所以である．

　本文中のキーワードはゴシックにし，疾患ごとに好発部位，好発年齢，症状，診断，治療に分けて要点を絞り込んだ．学生にはTaxomyⅢ型の問題に対応でき，口腔外科の専修医を目指す若手Doctorには実際に症例に遭遇した際の手引きともなる．概説と治療法は，専門医試験を目指す口腔外科医にも大いに参考になると思う．なお，掲載した症例写真は，編者らが日々の臨床で経験したものであり，開業されている歯科医師には一生に一度遭遇するか，しないかのような貴重な写真も数多く含まれている．ぜひ座右の書として日常臨床に活用していただきたい．

　本書は，編者らの私立大学における卒前の学生教育の教科書として編纂したが，卒後教育にも広く役立つものと確信している．それらが叶えば，編者らにとって望外の喜びである．

2007年3月

内山健志，大関　悟，近藤壽郎，坂下英明

FOREWORD

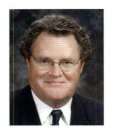

A CONCISE COLOR ATLAS OF ORAL AND MAXILLOFACIAL SURGERY

This excellent book consists of 10 chapters devoted to content which can be considered core oral and maxillofacial surgery. Four well known oral and maxillofacial surgeons serve as editors of the book led by Professor Takeshi Uchiyama. He is joined by Professors Satoru Ozeki, Toshiro Kondo and Hideaki Sakashita.

The subjects covered in the book include congenital and developmental anomalies, trauma, inflammatory disease, cysts, tumors, salivary gland disease, temporomandibular joint disturbances, pain and facial psychogenic problems, and blood dyscrasias.

The book will be a valuable reference for oral and maxillofacial surgeons and trainees as well as dentists and physicians whose patients present with these sorts of complaints.

I commend the editors for producing such a fine work and I can recommend, without hesitation, that this book deserves a prominent place in the library of all health professionals.

Sincerely,

David S Precious,
DDS MSc FRCDC FACD FICD FDSFRCS (England)
Dean and Professor, Oral and Maxillofacial Surgery
Faculty of Dentistry, Dalhousie University,
Halifax, Nova Scotia, Canada

もくじ

疾患編

1章 先天異常・発育異常

概 説 〈内山〉2
1 定義ないし概念 …………………… 2
2 先天異常・発育異常の成因 …… 2
3 歯の異常と口腔軟組織の異常 … 3
4 顎骨の異常 ………………………… 3

A 歯の異常 〈坂下〉4
1 萌出に関する異常 ……………… 4
2 歯の数の異常 …………………… 8
3 歯の位置の異常 ………………12
4 歯の形態の異常 ………………16
5 歯の形成の異常 ………………18

B 口腔軟組織の異常 20
1 口唇の異常 ……………………20
2 舌の異常 ………………………22
3 小帯の異常 ……………………24

C 口腔・顔面の先天異常 〈内山〉26
1 口腔・顔面・口蓋の発生機序 …26
2 顔面裂 …………………………30
3 口唇裂・口蓋裂 ………………32
4 顔面形態 ………………………35
5 治療体系 ………………………36
6 Hotz床などの乳児口蓋床………37
7 一次手術 ………………………38
8 口唇裂・口蓋裂の一次手術後の
障害に対する診断と治療 ………41

D 顎骨の異常 46
1 下顎前突症（小上顎症を含む）
……………… 〈内山・須賀〉46

2 上顎前突症（小下顎症を含む）…48
3 開咬症 …………………………50
4 下顎非対称症 …………………52
5 咬筋肥大症 ……………………54
6 第一第二鰓弓症候群
……………… 〈内山・幾本〉56
7 Treacher Collins 症候群
（下顎顔面異骨症）…………58
8 Robin シークエンス
（Pierre Robin 症候群）…………59
9 鎖骨頭蓋骨異形成症
（鎖骨頭蓋異骨症）…………60
10 Crouzon 症候群
（頭蓋顔面異骨症）…………61
11 Down 症候群……………………62
12 口腔・顔面・指趾症候群
（OFD 症候群）………………63
13 Marfan 症候群 ………………64
14 基底細胞母斑症候群
（Gorlin 症候群）……………65
15 両眼隔離症 ……………………66
16 Beckwith-Wiedemann 症候群
（EMG 症候群）………………67
17 Apert 症候群（尖頭合指症）
……………… 〈高野正行〉68
18 骨形成不全症 …………………68
19 大理石骨病
（Albers-Schönberg 病）………69

2章 外　傷

概　説 〈近藤〉70
A　歯の外傷 〈近藤・酒巻〉72
　1　歯の破折 …………………………72
　2　歯の脱臼 …………………………74
B　骨　折 76
　1　歯槽骨骨折 ………………………76
　2　下顎骨骨折 ………………………78

　3　上顎骨骨折 …… 〈坂下・重松〉84
　4　頬骨骨折および頬骨弓骨折 ……88
　5　その他の骨折 ……………………92
C　軟組織の外傷 94
　1　口腔軟組織の損傷 ………………94
　2　顔面軟組織の損傷 ………………94

3章 炎　症

概　説 〈内山〉96
A　歯周組織の炎症 〈内山・須賀〉98
　1　歯冠周囲炎（智歯周囲炎）………98
　2　根尖性歯周炎 ……………………99
B　顎　炎 100
　1　歯槽骨炎 ………………………… 100
　2　顎骨骨膜炎 ……………………… 102
　3　顎骨骨髄炎 ……………………… 104
C　歯性上顎洞炎 108
　1　急性歯性上顎洞炎 …………… 108
　2　慢性歯性上顎洞炎 …………… 108
D　顎骨周囲軟組織の炎症 〈小宮〉110
　1　顎骨周囲隙の炎症 …………… 110
　2　口底蜂窩織炎（口底蜂巣炎）… 116
　3　所属リンパ節の炎症 ………… 118
E　肉芽腫性炎（特異性炎） 120
　1　顎放線菌症 …………………… 120

　2　口腔結核 ……………………… 122
　3　口腔梅毒 ……………………… 124
F　歯性全身感染症 126
　1　菌 血 症 ……………………… 126
　2　敗 血 症 ……………………… 127
　3　歯性病巣感染症 ……………… 129
　4　骨吸収抑制薬による顎骨壊死
　　　ないし骨髄炎 ……………… 130
　5　破 傷 風 ……………………… 132
治 療 法 〈内山〉134
　1　治療方針 ……………………… 134
　2　原因療法 ……………………… 134
　3　対症療法 ……………………… 136
　4　手術療法 ……………………… 136

4章 粘膜疾患

概　説 〈坂下〉140
A　口腔粘膜の発育異常 141
　1　Fordyce 顆粒（斑, 病）……… 141

　2　上皮真珠 ……………………… 142
　3　正中菱形舌炎 ………………… 143
　4　舌 扁 桃 ……………………… 144

5 溝(状)舌 ……………………… 145
B 感染症による粘膜疾患 146
1 口腔カンジダ症 ………………… 146
2 壊死性潰瘍性歯肉口内炎
……………………〈坂下・井上〉148
3 口角炎(口角びらん) ………… 149
C ウイルスによる感染症 〈坂下〉150
1 単純疱疹
(ヘルペス性歯肉口内炎) …… 150
2 帯状疱疹 ……………………… 152
3 ヒト免疫不全ウイルス(HIV)
感染症 …………〈坂下・瀧澤〉154
4 ヘルパンギーナ ……………… 155
5 手足口病 ……………………… 156
6 麻 疹 ……………………… 157
7 風 疹 …… 〈坂下・坂下英〉157
D アフタ病変 〈坂下・平良〉158
1 慢性再発性アフタ …………… 158
2 Bednar アフタ ……………… 158
3 Riga-Fede 病 ………………… 158
E 角化異常 〈坂下〉159
1 白 板 症 ……………………… 159
2 紅 板 症 ……………………… 159
3 地図状舌 ……………………… 159
4 毛舌(黒毛舌) ………………… 160
F 原因不明あるいは自己免疫疾患
〈高野〉161
1 移植片対宿主病 ……………… 161

2 口腔扁平苔癬 ………………… 162
3 尋常性天疱瘡 ………………… 164
4 類天疱瘡 ……………………… 164
5 多形(滲出性)紅斑 …………… 166
6 全身性エリテマトーデス …… 168
7 Behçet 病 …………………… 172
G 色素沈着異常 〈内山〉174
1 内因性色素沈着 ……………… 174
2 色素性母斑 …………………… 177
3 悪性黒色腫 …………………… 178
4 外因性色素沈着 ……………… 180
H 血液および内分泌疾患による
粘膜変化 181
1 Hunter 舌炎 ………………… 181
2 Plummer-Vinson 症候群 …… 182
I 化学的障害 183
1 薬 疹 ……………………… 183
2 化 学 傷 ……………………… 185
J 薬物性歯肉増殖症 186
1 ヒダントイン歯肉増殖症 …… 186
2 ニフェジピン歯肉増殖症 …… 187
K 物理的障害 188
1 放射線口内炎 ………………… 188
2 熱 傷 ……………………… 189

5 章 囊　　胞

概　説 〈近藤〉190
A 顎骨囊胞 192
1 炎症性歯原性囊胞 …………… 192
2 歯原性ならびに
非歯原性発育性囊胞 ………… 194

3 その他の顎骨領域の
非歯原性囊胞 ………………… 206
B 軟組織に発生する囊胞
〈内山・幾本〉214
1 類皮囊胞および類表皮囊胞 … 214

ix

| 2 鼻歯槽嚢胞 …………………… 216 | 4 先天性頸嚢胞 …………………… 220 |
| 3 貯留嚢胞 ……………………… 218 | |

6章　腫瘍・腫瘍類似疾患

概　　説 　　〈坂下・奥〉222	❸ 腫瘍類似疾患 ………〈坂下・奥〉270
A　良性腫瘍 223	1 エプーリス（歯肉腫）………… 270
❶ 歯原性良性腫瘍 ………………… 223	2 線維性（骨）異形成症 ………… 274
1 エナメル上皮腫 ……………… 228	3 家族性巨大型セメント質腫 … 276
2 石灰化上皮性歯原性腫瘍	4 セメント質骨性異形成症 …… 276
（歯原性石灰化上皮腫,	5 義歯性線維腫 ………………… 280
Pindborg 腫瘍）……………… 232	6 骨 増 生 …………………… 280
3 腺腫様歯原性腫瘍 …………… 234	7 組織球腫症 …………………… 280
4 象牙質形成性幻影細胞腫 …… 236	B　悪性腫瘍 282
5 歯牙腫（複雑型，集合型）…… 238	❶ 歯原性悪性腫瘍 …〈平木・大関〉282
6 歯原性線維腫 ………………… 242	❷ 非歯原性悪性腫瘍 …………… 284
7 歯原性粘液腫/	1 扁平上皮癌 ……〈大関・平木〉284
歯原性粘液線維腫 …………… 244	2 転移性癌 ……………………… 306
8 セメント芽細胞腫	3 肉　　腫 ……………………… 308
（良性セメント芽細胞腫,	4 多発性骨髄腫 …………〈平木〉316
真性セメント質腫）………… 245	5 悪性リンパ腫 …〈大関・平木〉316
9 セメント質骨形成線維腫 …… 246	C　口腔潜在性悪性疾患
❷ 非歯原性良性腫瘍 …………… 248	（前癌病変と前癌状態） 318
1 上皮性腫瘍 …………………… 248	1 白 板 症 …………………… 320
2 非上皮性腫瘍	2 紅 板 症 …………………… 323
………………〈坂下・奥・中山〉249	

7章　唾液腺疾患

概　　説 　　　〈池邉〉324	5 流 涎 症 …………………… 329
A　唾液腺の解剖と機能 324	C　炎症性疾患 330
B　形態および機能異常 326	1 唾 石 症 …………………… 330
1 異所性唾液腺 ………………… 326	2 急性耳下腺炎 ………………… 332
2 唾 液 瘻 …………………… 326	3 慢性硬化性顎下腺炎
3 Frey 症候群 ………………… 327	（Küttner 腫瘍）……………… 333
4 口腔乾燥症（ドライマウス）… 328	

| D | 良性腫瘍 | 334 |

1 多形腺腫 …………………… 334
2 Warthin 腫瘍（腺リンパ腫）… 336

| E | 悪性腫瘍 | 〈柴原〉338 |

1 腺様嚢胞癌 ………………… 338
2 粘表皮癌 …………………… 340
3 腺房細胞癌 ………………… 342
4 多形低悪性度腺癌 ………… 344

5 多形腺腫由来癌 ……………… 345

| F | 全身疾患に関する病変 | 346 |

1 流行性耳下腺炎 ……………… 346
2 Sjögren 症候群 ……………… 348
3 Mikulicz 病 ………………… 350
4 IgG4 関連疾患 ……………… 350
5 軟部好酸球肉芽腫 …………… 351

8 章　顎関節疾患

概　説	〈近藤〉352
A	顎関節の構造と機能	352
B	先天障害，発育障害	355

1 無形成，減形成 …………… 355
2 第一第二鰓弓症候群 ………… 355
3 Treacher Collins 症候群 …… 355
4 Goldenhar 症候群 …………… 355
5 下顎骨肥大 ………………… 356

| C | 顎関節の外傷 | 357 |

1 外傷性顎関節炎 …………… 357
2 顎関節脱臼 ………………… 358

3 顎関節突起部骨折
（関節突起骨折）……………… 360

| D | 炎症性病変 | 364 |

1 化膿性顎関節炎 ……………… 364
2 リウマチ性顎関節炎 ………… 366
3 変形性顎関節症 ……………… 368

| E | 顎関節の腫瘍 | 370 |

1 骨軟骨腫 …………………… 370
2 滑膜性骨軟骨腫症 …………… 372

| F | 顎関節強直症 | 374 |
| G | 顎関節症 | 376 |

9 章　血液疾患

| 概　説 | 〈小宮〉384 |
| A | 赤血球系 | 386 |

1 再生不良性貧血 …………… 386
2 鉄欠乏性貧血 ……………… 387
3 巨赤芽球性貧血 …………… 388
4 溶血性貧血 ………………… 388
5 赤血球増多症（多血症）……… 389

| B | 白血球系 | 390 |

1 白血病（急性，慢性）……… 390
2 顆粒球減少症 ……………… 390
3 悪性リンパ腫 ……………… 391

| C | 出血性素因 | 〈柴原〉392 |

❶血管系の異常 ……………… 393
1 遺伝性出血性末梢性血管拡張症
………………………… 394
2 アレルギー性紫斑病
（Shönlein-Henoch 紫斑病）… 394

❷血小板の異常 ……………… 396
1 特発性血小板減少性紫斑病
（免疫性血小板減少性紫斑病）
………………………… 396
2 血小板無力症

xi

（Glanzmann 病）················ 398	2　von Willebrand 病 ············· 400
❸ 凝固因子系の異常　················ 399	3　播種性血管内凝固症候群
1　血友病 A・B　················· 399	（DIC）····························· 401

10章　神経疾患・心因性病態

概　　説　　　　　　〈大関〉402	2　三叉神経麻痺 ···················· 414
A　顎口腔顔面領域の	3　舌下神経麻痺 ···················· 415
神経の分布と機能　　402	D　その他の疾患　　416
1　三叉神経の解剖 ················ 402	1　舌 痛 症 ························· 416
2　顔面神経の解剖 ················ 404	2　非定型口腔・顔面痛 ··········· 416
3　舌咽神経の解剖 ················ 404	3　顔面けいれん ···················· 417
4　舌下神経の解剖 ················ 404	4　口腔ジスキネジア ·············· 417
B　神 経 痛　　406	5　カウザルギー ···················· 417
1　三叉神経痛 ······················ 406	6　味覚障害 ························· 418
2　その他の神経痛 ················ 408	
C　神経麻痺　　410	
1　顔面神経麻痺 ···················· 410	

治 療 編

概　　説　　　　　〈内山・大関〉422

1章　手術総論

A　消 毒 法　　〈坂下・重松〉424	3　全身的止血法 ···················· 434
1　手指の消毒（術前の手洗い）··· 424	D　縫 合 法　　〈内山・大関〉436
2　手術野の消毒 ···················· 425	1　縫合に用いる器材 ·············· 436
3　器具の滅菌・消毒 ·············· 426	2　縫 合 法 ························· 438
B　切 開 法　　428	3　組織の縫合 ······················ 438
1　手術刀（メス）とその把持法 ··· 428	E　手術にかかわる患者管理　　440
2　切 開 法 ························· 430	1　患者評価 ········〈坂下・鈴木〉440
C　止 血 法　　〈大関・内山〉432	2　周術期管理 ············〈大木〉442
1　出血の様相 ······················ 432	3　術後管理 ························· 443
2　局所的止血法 ···················· 432	4　救急蘇生法 ·········〈金子〉444

2章　手術各論

A　抜歯術　〈近藤〉448

1　適応症 …………………… 448
2　禁忌症 …………………… 448
3　抜歯術の実際 ………………… 450
4　抜歯術の基本手技 …………… 452
5　いわゆる難抜歯(複雑抜歯) … 454
6　埋伏歯の抜去 ………………… 454
7　術後処置 ……………………… 456
8　術中偶発症 …………………… 457
9　術後継発症および合併症 …… 458

B　歯根尖切除術(根尖切除術)　459

1　適応症 …………………… 459
2　禁忌症 …………………… 460
3　歯根尖切除術の実際 ………… 460

C　歯の移植と再植　〈大木〉462

1　歯の移植 ……………………… 462
2　歯の再植 ……………………… 464

D　補綴のための手術　466

1　歯槽骨整形術 ………………… 466
2　小帯の手術 …… 〈片倉・内山〉468
3　浮動粘膜(義歯性線維腫)
　切除術 ………………………… 468
4　歯槽堤形成術 ………………… 470
5　歯科インプラント手術
　………………………〈矢島〉472

E　先天異常の手術　〈内山・須賀〉480

1　片側口唇裂の一次手術
　(口唇形成術) ………………… 481
2　口蓋裂一次手術
　(口蓋形成術) ………………… 482
3　顎裂部骨移植術 ……………… 486

F　顎変形症の手術　〈須賀・高野〉488

1　上顎に対する手術 …………… 488

2　下顎に対する手術 …………… 490

G　外傷の手術　492

1　歯の破折 ………〈山田〉492
2　歯の脱臼 ……………………… 492
3　歯槽骨骨折 …………………… 492
4　下顎骨骨折 ………〈濱田〉494
5　関節突起骨折 ………………… 496
6　上顎骨・頬骨骨体骨折
　ならびに顔面多発骨折 …… 498
7　単独の頬骨弓骨折 …………… 498
8　眼窩底骨折 …………………… 498
9　口腔軟組織の損傷 …〈山田〉500
10　顔面軟組織の損傷 ………… 500

H　炎症に対する手術　〈高野・内山〉502

1　膿瘍に対する切開手術 ……… 502
2　顎骨骨髄炎に対する手術 …… 504
3　口底蜂窩織炎(口底蜂巣炎)
　に対する手術 ………………… 506

I　嚢胞の手術　〈山田・濱田〉510

1　開窓術(副腔形成法) ………… 510
2　摘出術 ………………………… 512
3　開窓術後に嚢胞の縮小を
　待ってから行う摘出術 ……… 514
4　切除術 ………………………… 514

J　腫瘍の手術　〈大関・平木〉516

1　良性腫瘍の手術 ……………… 516
2　悪性腫瘍(口腔癌)の手術 …… 516

K　唾液腺の手術　〈池邉〉526

1　顎下線唾石摘出術 …………… 526
2　舌下腺摘出術 ………………… 526
3　顎下腺摘出術 ………………… 527
4　ラヌーラ(ガマ腫)の開窓術 … 528
5　口唇の粘液嚢胞摘出術 ……… 528

xiii

6	Sjögren 症候群診断のための	
	口唇(腺)生検 ………………	528

L　耳下腺の手術　〈坂下・重松〉530

1　皮膚切開線の設定 …………… 530
2　耳下腺浅葉切除術 …………… 530
3　耳下腺深葉腫瘍の切除 ……… 532
4　Warthin 腫瘍の切除 ………… 532

M　顎関節の手術　〈近藤〉534

1　顎関節腔パンピング,
　　顎関節腔洗浄療法 …………… 534
2　顎関節鏡視下手術 …………… 534
3　顎関節開放手術 ……………… 536

4　顎関節脱臼に対する手術 …… 536
5　顎関節硬直症に対する手術 … 538
6　顎関節腫瘍に対する手術 …… 538

N　神経疾患の手術　〈柴原〉540

1　神経組織由来腫瘍の手術 …… 540
2　神経修復術 …………………… 542

O　移植・再建手術　〈米原〉544

1　粘膜移植術 …………………… 544
2　皮膚移植術 …………………… 544
3　骨移植術 ……………………… 546
4　神経移植術 …………………… 547
5　筋肉移植術 …………………… 547

3章　その他の治療法

A　薬物療法　548

1　抗　菌　薬 …………〈山田〉548
2　鎮痛・抗炎症薬 ……………… 550
3　抗悪性腫瘍薬 …〈平木・大関〉553
4　神経疾患治療薬 ………〈里村〉558
5　救急薬品 ……………………… 558
6　その他の薬物 ………………… 560

B　放射線治療　〈筑井・湯浅〉562

1　照射方法 ……………………… 562

2　照射後の口腔内管理 ………… 563

C　理学療法　〈山田・濱田〉564

1　温熱療法 ……………………… 564
2　凍結療法 ……………………… 564
3　物理療法 ……………………… 564
4　運動療法 ……………………… 564

D　顎顔面補綴　〈川口・園山〉566

E　口腔機能管理　〈坂下・福田〉570

参考文献 ……………………… 573
和文索引 ……………………… 577
欧文索引 ……………………… 587

疾患編

1 先天異常・発育異常

概　　説

1　定義ないし概念

　先天異常 congenital anomaly とは，個体（器官）の発生，発育の途中に生じた形態的および機能的異常をいう．先天性の形態的異常は，一般に先天奇形 congenital malformation とよばれている．個体の発生と発育の途中とは，胎芽期や胎児期など広義の胎生期をさし，口唇裂や口蓋裂などの先天異常は出生時に認められる．しかし，原因あるいは成因が出生前にあっても，出生時には現れず，生後ある期間を経て異常が認知される疾病がある．例えば，歯の異常は萌出したのちに判明し，下顎前突症に代表される顎骨の形態異常は思春期から青春期にかけて著しくなる．このように，出生時には異常が認められなくても，成長発育に伴って徐々に異常が明らかになってくる疾病を発育異常 developmental anomaly とよんでいる．

2　先天異常・発育異常の成因

　大部分の先天異常・発育異常は，子宮を取り巻く環境要因と，いくつかの遺伝子が複雑に絡み合って発症する多因子遺伝と考えられている．一般に，症候性の先天異常や先天性の顎顔面変形は，環境要因よりも遺伝子の異常が強く関与しているといわれている．環境要因については，以前から研究がすすみ，すでに相当数のものが明らかになっている．

　最近のゲノム研究の爆発的な進歩により，コーカシアン，モンゴリアンの口唇裂・口蓋裂，先天性顎顔面変形，顎発育異常などの先天異常や発育異常の候補遺伝子，さらに，原因遺伝子が次々に明らかにされつつある．したがって将来は，これらの疾患の成因や原因が解明されて，疾患の概念や定義，さらに，分類が変わることが予測される．

3 歯の異常と口腔軟組織の異常

さまざまな原因により，歯には発育の異常や萌出の異常が起こる．乳歯よりも永久歯のほうが異常の頻度が高い．本書では，萌出に関する異常，数の異常，位置の異常，形態の異常，形成の異常について記載する．口腔軟組織の異常では，比較的多くみられる口唇の異常，舌の異常，小帯の異常について主に記述する．

4 顎骨の異常

（1）分類と成因

顎骨の異常は顎顔面の変形をきたす．顎骨と顔面の形態異常を包括して顎顔面変形症または顎変形症とよぶ．顎顔面変形症は，生下時にみられる先天性顎顔面変形，成長発育に伴って変形が顕著になる顎発育異常，顎骨の腫瘍や顔面外傷など後天的な原因によって生じる後天性顎顔面変形の3つに分類される．このうち顎発育異常が最も頻度が高い．顎発育異常の成因は同一ではなく，遺伝と後天的な原因が区別できない場合が多い．本章では顎骨の異常を示す症候群や全身疾患も列挙した．

（2）顎顔面変形症にみられる障害

① 美的障害：口元や顔貌の不調和による美的コンプレックス．主訴で最も多い．
② 咬合と歯列の異常：咬合干渉や顎運動異常を引き起こし，顎関節症様症状の原因ともなる．
③ 口腔機能障害：程度の差はあるが，咀嚼，嚥下，構音などに影響を及ぼす．
④ 精神心理的障害を引き起こすことがある．
これらが継続すると人間関係が悪化して，社会適応性の低下を招くこともある．

（3）顎顔面変形症の診断と治療

永久歯列が完成する前の骨格的な異常を示す小児に対しては，ヘッドギアやチンキャップによる顎骨の成長コントロールや骨延長術が施される．思春期をすぎ，骨格的異常が重度の症例に対しては，顎矯正手術を行う．最近では，緊密で機能的な咬合状態を求めるために，顎矯正手術を施す口腔外科や矯正歯科など臨床各科が協力して治療する集学的治療，すなわち，外科的矯正治療が行われる．

（4）顎矯正手術　orthognathic surgery

顎矯正手術とは，顎関係，咬合関係および顔貌の改善を目的として，顎骨あるいは歯槽部の骨切りを行い，骨切りした骨片を顎関節および対顎，さらに，頭蓋に対して適切な位置に移動する手術である．代表的な手術に，下顎枝矢状分割術と Le Fort I 型骨切り術がある．

A 歯の異常

1 萌出に関する異常 anomaly of teeth eruption

(1) 乳歯の早期萌出

歯胚の早期形成または位置の異常，歯を被覆している骨の欠損，内分泌異常，遺伝などにより生じる．

通常，乳歯は，生後6か月ころから下顎乳中切歯の萌出が始まり，2歳6か月ころには萌出が終了する．標準萌出時期よりも早く歯が萌出することを早期萌出という．

また，**先天歯**とは，出生時にすでに萌出している歯（**出産歯**）や，生後1か月以内の新生児期に萌出する歯（**新生児歯**）をいう（図1-1）．先天歯には，後日に正常乳歯の萌出をみる真性のもの（**真性先天歯**）と，萌出しないものとがある．

乳歯の萌出時期は人種差，個体差，性差や左右差があり，3〜4か月の差異は異常とは考えない．また，真性先天歯は，単なる過剰歯（**正中歯**，図1-2）とする説と，**前乳歯**とする説とがある．正常乳歯が早期萌出する場合も多い．

好発部位：下顎正中部．

[症　　状]

母親の乳頭が湿疹や乳腺炎を起こすのは，母親が授乳をはじめてから期間が短く，乳頭部の抵抗が弱いため，哺乳時に歯の切端の刺激によって損傷されるためである．

一方，乳児では，切端の刺激によって舌下面や舌小帯付近に潰瘍を形成して，哺乳障害が生じ，急激に衰弱する．このような状態を **Riga-Fede病** という（図1-3）．歯の存在とともに鑑別診断は容易である．

[治　　療]

前乳歯の場合は，歯冠が薄く，歯根の発育も悪く，自然脱落しやすい．この際，気道への迷入が生じる可能性があるため抜歯する．正常乳歯では骨植がよい．

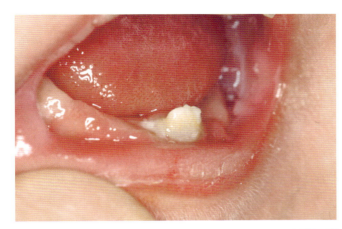
図 1-1
先天歯

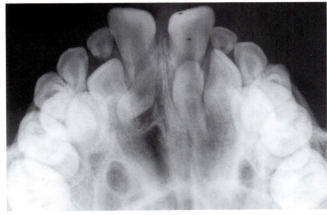
図 1-2
上顎正中過剰歯

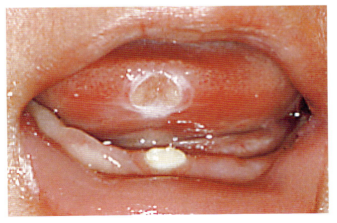
図 1-3
先天歯と Riga-Fede 病

1章 先天異常・発育異常

（2）永久歯の晩期萌出

　中年以後における歯の萌出を晩期萌出という．顎骨内の**埋伏歯**周囲の骨が，隣在歯の消失や炎症によって吸収され，埋伏歯の一部が口腔内に露出してくる仮性晩期萌出がみられる（図 1-4）．これらの歯は萌出力をもたず，顎骨内での位置はほとんど変化しない．

　好発部位：上下顎第三大臼歯．次いで，犬歯，小臼歯．

　好発年齢：中年以後．

　［症　　状］

　晩期萌出歯の周囲粘膜には，慢性炎症や歯原性嚢胞がみられることがある．

　［治　　療］

　炎症が随伴するときは，消炎処置後に抜歯する．

（3）萌出血腫（萌出嚢胞）　eruption hematoma（eruption cyst）

　萌出しつつある歯の歯冠周囲の正常濾胞隙が拡大して，その中に組織液や血液を容れたものである（図 1-5）．

　好発部位：上顎第一大臼歯．

　好発年齢：1〜12 歳（歯の萌出時期と一致）で，平均 4〜5 歳．

　［症　　状］

　歯槽頂部の**半ドーム状隆起**で，内容が血液であると暗紫色を呈する．表層の歯槽粘膜は薄く，下方に存在する歯の萌出とともに自然に消失する．

　［治　　療］

　特別の処置は必要ない．家族が不安を強く訴える場合は，切開や開窓を行う．

（4）永久歯の萌出遅延

　永久歯との交換時期になると乳歯は脱落する．しかし，高度の齲蝕に罹患して感染を伴う乳歯では，歯の交換期に入っても歯根の吸収が遅れるため，後継永久歯の萌出が遅れる．顎骨内の未萌出歯が，萌出スペースが不十分なため遅れて萌出することもある．また，原因不明で，多数歯に萌出遅延が生じることもある．

　好発部位：小臼歯，犬歯および第三大臼歯．

　萌出時期が遅延する歯は，位置または方向の異常も起こしやすい．永久歯の萌出時に最も多くみられる異常ないし障害は**下顎歯冠周囲炎**（図 1-6）である．　→p.98参照．

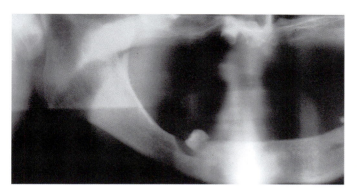

a：パノラマエックス線像

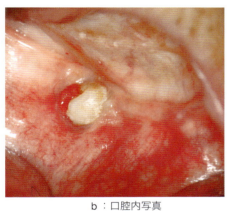

b：口腔内写真

図1-4 高齢者における埋伏歯の仮性晩期萌出

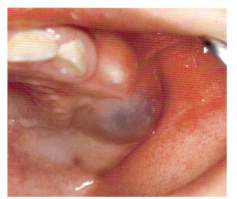

図1-5 萌出血腫

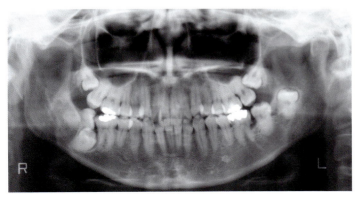

図1-6 歯冠周囲炎

2　歯の数の異常

（1）無 歯 症　anodontia

　歯の先天欠如を無歯症とよび，少数歯の場合と多数歯の場合とがある．

〈少数歯の欠如の原因〉

　系統発生学的な退化現象で，**退化理論**に沿う．

〈多数歯の欠如の原因〉

① 歯の発育中における栄養障害，感染，外傷，放射線障害，内分泌障害など．
② 母親の妊娠中における栄養障害，梅毒や風疹の罹患．
③ 遺伝．
④ Down 症候群，鎖骨頭蓋骨異形成症（鎖骨頭蓋異骨症），先天性外胚葉形成不全
　（先天性外胚葉異形成症）など．

　少数歯の欠如 partial anodontia は**一部性無歯症**，部分的に歯が存在するのは**部分性無歯症**，大部分の歯の欠如は**多数歯無歯症**（図 1-7），すべての歯の欠如 total anodontia は**全部性無歯症**とよばれる．多数歯の欠如はきわめてまれである．乳歯や第一大臼歯の欠如もきわめてまれである．

　好発部位：上下顎第三大臼歯，上顎側切歯，下顎中切歯，上下顎第二小臼歯（図 1-8）．

[治　　療]

　後継永久歯が先天的に欠如し，乳歯が晩期残存する場合には，乳歯を保存する．

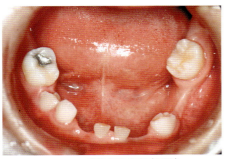
a：多数歯の欠如（下顎）

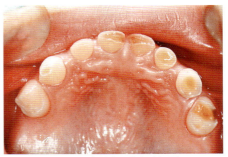
b：多数歯の欠如（上顎）

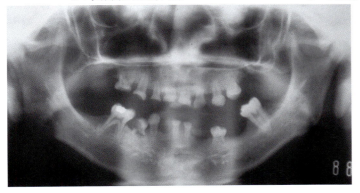
c：パノラマエックス線像

図1-7
多数歯無歯症

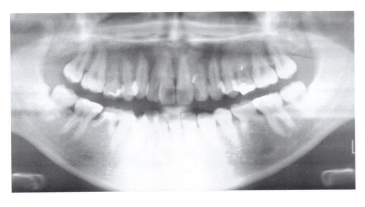

図1-8
下顎左右側第二小臼歯の先天欠如
（乳歯晩期残存）

(2) 過 剰 歯 supernumerary tooth

乳歯は $\dfrac{E+E}{E+E}$，永久歯は $\dfrac{8+8}{8+8}$，すなわち，歯式以外の歯を過剰歯という．

歯胚の分裂や過形成，また，隔世遺伝の現れとして原始人類歯式の再現ともされている．

形および大きさは正常の歯に近いものから，円錐状や円柱状などを呈し，**矮小歯**とよばれるものまである．数は 1 歯のこともあれば，左右対称的に，あるいは数歯にわたる場合もある．

乳歯列に少なく，永久歯列に多い．乳歯列における過剰歯は第 3 生歯と考えられる場合が多い．過剰歯が存在すると隣在歯の歯間離開や異常傾斜などの不正咬合をきたす．このため，その部の清掃不十分による齲蝕や歯周疾患に罹患しやすい．

上顎切歯部の過剰歯は円錐状を呈し，両側中切歯間に 1 歯存在する場合(**正中歯**)が多い．正中歯の場合，歯は萌出している場合と埋伏している場合(60～80％)とがある．埋伏している場合には，正常方向(**順生歯**)ばかりでなく，水平方向あるいは逆生(**逆生歯**)していることがある．まれに左右対称的に 2 本の過剰歯が存在することがある．

小臼歯部の過剰歯は上顎よりも下顎に多くみられ，左右対称的に発生する．このような過剰歯は，歯列弓上に存在する場合と，歯列弓外(特に舌側)に存在する場合とがある．

大臼歯部の過剰歯は，第二または第三大臼歯の頬側に存在する**副臼歯**と，第三大臼歯の遠心に存在する**臼後歯**とがある．これらの歯は円柱状を呈し，矮小歯のことが多いため歯列不正はあまりみられない．臼後歯で正常に近い形と大きさを示すものは，**第四大臼歯**と考えられる．

鎖骨頭蓋骨異形成症では，多数の埋伏過剰歯を認めることがある(図 1-9)．

好発部位：上顎切歯部，上下顎小臼歯部および大臼歯部．

［治　　療］

不正咬合の原因となっている過剰歯や，咀嚼に使われていない過剰歯は抜去する．

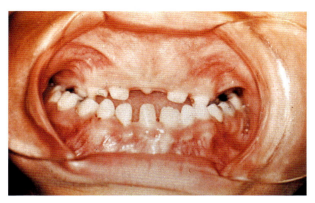

a:口腔内写真

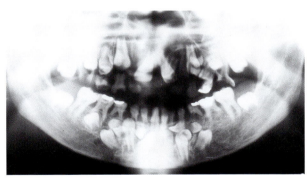

b:パノラマエックス線像

図1-9
鎖骨頭蓋骨異形成症における過剰歯

3　歯の位置の異常

（1）埋 伏 歯　impacted tooth

　標準萌出期を経過しても，歯冠の全部または一部を口腔内に現さない歯である．

　局所的原因：萌出部位の不足，歯胚の位置および方向の異常，乳歯の早期脱落または晩期残存，被覆粘膜または骨の肥厚ないし硬化，彎曲の著明な歯根，含歯性嚢胞，歯牙腫，顎骨内嚢胞や腫瘍など．

　全身的原因：くる病，先天(性)梅毒，小児粘液水腫，Down 症候群，鎖骨頭蓋骨異形成症，先天性外胚葉形成不全，内分泌障害，遺伝など．多数歯の埋伏は，全身的原因によることが多い．

　歯が口腔粘膜下または顎骨内に完全に埋没しているものを**完全埋伏歯**といい，歯の一部が口腔内に露出しているものを**不完全埋伏歯**という．また，正常位で正常方向に埋伏するものを**単純埋伏歯**といい，異常位または異常方向に埋伏するものを**異常埋伏歯**という(図 1-10)．

　埋伏智歯の分類(Winter の分類：図 1-11, 12)は，抜歯の難易の基準として用いられる．

　好発部位：乳歯よりも永久歯に多い．永久歯では，上下顎第三大臼歯，次いで，上顎中切歯および犬歯，上下顎第二小臼歯などである．また，上顎切歯部の過剰歯は埋伏歯のことが多い．

［症　　状］

　歯列不正が主症状である．その他，隣在歯の齲蝕，歯周炎や歯根吸収，埋伏歯周囲の歯冠周囲炎(特に**智歯周囲炎**)または顎炎の発生，埋伏歯の齲蝕や歯髄炎，埋伏歯の神経圧迫による神経痛様疼痛(**仮性三叉神経痛**)，含歯性嚢胞の発生などがある．

［治　　療］

　さまざまな症状がみられる埋伏歯は抜去する．過剰歯や第三大臼歯ではない若年者の単純埋伏歯は，開窓を行って矯正治療を行う．埋伏歯を一度抜去したのちに，正しい位置に植立させる再植術を行う場合もあるが，根尖完成歯では成功するとは限らない．また，経年的に根尖が吸収する場合が多い．完全埋伏歯では，症状とリスクを考慮して抜去の適否を判断する．

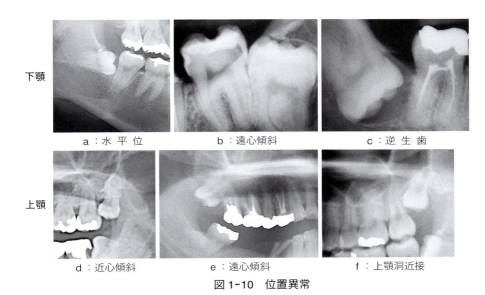

下顎 a：水平位 b：遠心傾斜 c：逆生歯
上顎 d：近心傾斜 e：遠心傾斜 f：上顎洞近接

図 1-10　位置異常

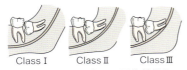

a：Class 分類；第二大臼歯と下顎枝前縁とのスペースによって分類する．

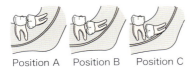

b：Position 分類；第二大臼歯咬合面に対する埋伏歯の深さによって分類する．

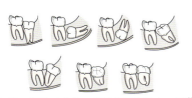

c：埋伏智歯の歯軸の方向；歯軸の方向によって分類する．

図 1-11　下顎埋伏智歯の分類

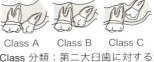

a：Class 分類；第二大臼歯に対する深さ

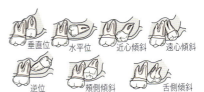

b：埋伏智歯の歯軸の方向

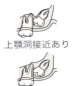

c：上顎洞との関係

図 1-12　上顎埋伏智歯の分類

（2）転 位 歯　malposed tooth

　歯列弓上の正常な位置から偏位して存在する歯である．成因として，乳歯の晩期
残存，萌出すべき場所の欠乏，歯胚の位置異常，顎骨の発育不全，口唇裂・口蓋裂，
顎骨内腫瘍や嚢胞などがあげられるが，原因不明の場合も少なくない．

　転位歯は，次の3型に分類される．

　第1型：転位歯が歯槽突起内にあるもの，**唇頬側転位**（図1-13），**舌側転位**（図1-
14, 15），**近心転位**，**遠心転位**などに分けられる．上顎犬歯はしばしば唇側転位を示
し，上顎側切歯および下顎第二小臼歯は舌側転位を示す．

　第2型：歯槽突起外でなお口腔内にあるもの，例えば，口蓋の中央部付近に転位
している歯である．

　第3型：転位歯が口腔外にあるもの，鼻腔内または上顎洞内に露出した歯，下顎
下縁部ないし下顎枝中央部付近の埋伏歯などである．

　咬合平面に対しては，高位と低位に分類される．

［症　　状］

　ほとんどの場合に歯列不正が現れる．また，転位歯の刺激によって付近の口腔粘
膜に外傷性潰瘍が発生することがある．

［治　　療］

　第1型に対しては通常，矯正治療を行う．第2型および第3型は抜歯する．

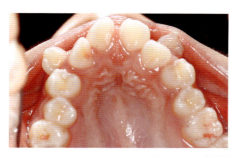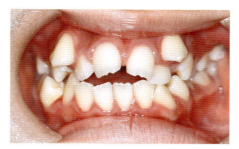

図 1-13　上顎犬歯の低位唇側転位

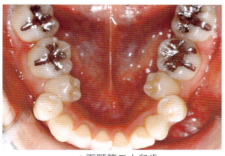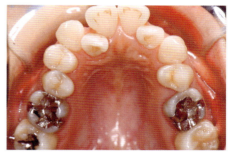

a：下顎第二小臼歯　　　　　　　　b：上顎側切歯

図 1-14　舌側・口蓋側転位

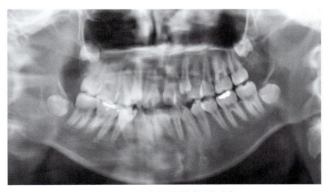

図 1-15　位置異常（転位歯）

4　歯の形態の異常

（1）歯冠の異常

　歯冠の異常には，大きさの異常と異常結節または副咬頭がある．異常結節には下顎第二小臼歯の**中心結節（弓倉結節，**図 1-16），切歯や犬歯の切歯結節，大臼歯の Carabelli 結節，副臼結節，臼後結節がある．

　臨床的に問題のある異常結節は中心結節であり，臼歯の咬合面中央部に存在する円錐状ないし棒状の異常咬頭である．下顎第二小臼歯に発現することが多く，硬固物の咀嚼によって，その基部で容易に破折する．

　[症　　状]

　結節の直下あるいは結節内には歯髄腔が存在するので，破折すると急性歯髄炎や化膿性の顎骨周囲炎を起こす．診断上注意を要する病態である．中心結節の破折部は周囲歯質の色と異なるので，精査をすれば鑑別できる．

　その他の異常結節の臨床的意義はそれほど大きくはない．

（2）歯根の異常　―過剰，彎曲と屈曲，癒合根―

　歯根の異常には大きさ，形（彎曲，屈曲）と数の異常（過剰）などがある（図 1-17）．異常に長い歯根，彎曲の強い歯根，離開の大きい歯根，肥大した歯根，数の多い歯根，セメント質肥大などをもつ歯では難抜歯になりやすい．したがって，抜歯前には必ずエックス線検査を行うべきである．

（3）歯全体の異常

　歯全体の大きさの異常には，**巨大歯，矮小歯（**図 1-18），**癒合歯（**図 1-19），**癒着歯（**図 1-20），**歯内歯**などがある．巨大歯は上顎中切歯および犬歯，上下顎第一大臼歯などにみられることが多い．矮小歯は上顎側切歯，第三大臼歯，過剰歯などに生じやすい．

　癒合歯とは，2 つまたはそれ以上の歯が歯髄腔を共有し，象牙質で結合したものである．癒着歯は歯根完成後にセメント質で結合したもので，歯髄腔は独立している．セメント質肥大によって起こる．

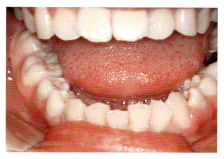

図 1-16　中心結節（弓倉結節）

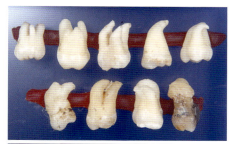

図 1-17　歯根の異常

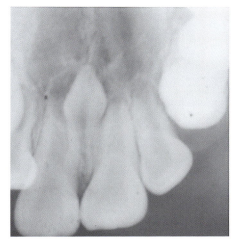

図 1-18　矮小歯（埋伏過剰歯）

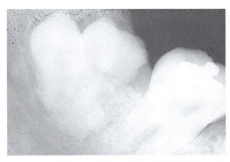

図 1-19　第三大臼歯と第四大臼歯の癒合歯

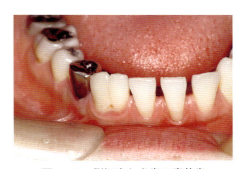

図 1-20　側切歯と犬歯の癒着歯

1章　先天異常・発育異常

5　歯の形成の異常

（1）Hutchinson歯，Fournier 歯（Moon歯，桑実状歯）

いずれも先天(性)梅毒患者にみられる徴候の 1 つである．Hutchinson 歯（図 1-21）は切歯，特に，上顎中切歯に多く認められる歯冠の形成不全である．切端中央部に切端結節の形成障害による半月状の実質欠損があり，切端隅角は鈍角を示し，切端に向かうにしたがって幅が狭くなり，歯冠形態がビール樽状を呈する．

Fournier 歯は第一大臼歯に発現し，咬合面が顆粒状凹凸を示し，歯冠の大きさが第二大臼歯よりも小さく，時には第一小臼歯の大きさを示す．

晩発性先天(性)梅毒では Hutchinson の 3 徴候，すなわち，Hutchinson 歯，角膜実質炎，内耳性聾が認められる．

（2）Turner の歯

乳歯の根尖病巣によって後継永久歯がエナメル質形成不全を起こすものである．特に，下顎第二乳臼歯の根尖病巣によって下顎第二小臼歯に生じる（図 1-22）．

（3）遺伝性エナメル質形成不全症　amelogenesis imperfecta hereditaria

遺伝的要因によってエナメル質の形成障害がみられる（図 1-23）．

形成不全型：エナメル基質の形成障害が著明ではあるが，石灰化にはほとんど影響はない．歯の大きさは小さく，隣在歯間に大きな空隙がみられ，黄色ないし黄褐色を呈する．

石灰化不全型：エナメル基質の形成はされるが，石灰化が著しく障害されている．歯の大きさには異常がないが，石灰化不全のため二次的着色を呈し，咬耗をきたしていることが多い．

（4）遺伝性象牙質形成不全症　dentinogenesis imperfecta hereditaria

常染色体優性遺伝である．歯の色は灰褐色を呈し，透明光線によって黄白色に光る．エナメル質が破壊されると摩耗が急速に進行する（図 1-24）．エックス線検査により，歯髄腔の一部性ないし全部性欠損，歯根の短小または破折が認められることが多い．

（5）放射線照射による歯の形成不全

照射線量，照射された成長発育時期によって形成の障害の程度は異なる（図 1-25）．若年者ほど障害の程度は重度である．

（6）テトラサイクリン歯

乳児期に抗菌薬のテトラサイクリンを投与された小児では，黄色歯やエナメル質形成不全が起こる．

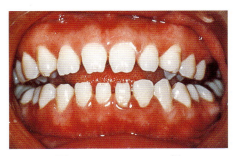
図 1-21 Hutchinson 歯

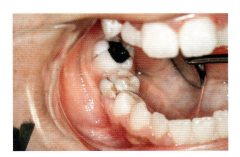
図 1-22 Turner の歯

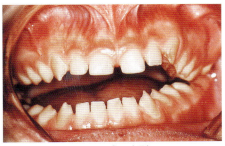
a：形成不全型

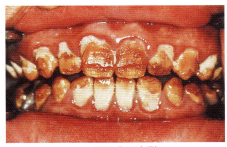
b：石灰化不全型

図 1-23 遺伝性エナメル質形成不全症

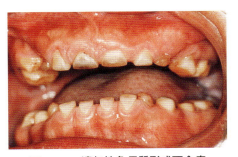
図 1-24 遺伝性象牙質形成不全症

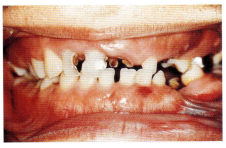
図 1-25 放射線照射による歯の形成不全

B 口腔軟組織の異常

1 口唇の異常 anomaly of the lip

(1) 大唇症 macrocheilia

先天的な過剰発育によるものと，後天的な血管腫，リンパ管腫によるもの，さらに，肉芽腫性口唇炎または Melkersson-Rosenthal 症候群（図 1-26）などによるものがある． →p.145, 413 参照．

［治　療］

審美的障害や機能障害を示す症例では，赤唇と口唇粘膜の移行部に沿う紡錘形の組織切除を行う．

(2) 二重唇 double lip

先天的二重唇と後天的二重唇がある．後天的二重唇は，弄唇癖や眼瞼皮膚弛緩症，非中毒性甲状腺肥大などを伴う Ascher 症候群において発生する．

口唇内側粘膜における過剰組織により唇が二重にみえる（図 1-27）．二重唇は安静時には認められず，開口時または微笑時に生じる．

好発部位：下唇より上唇に多い．

［治　療］

審美障害，言語障害，咀嚼障害などがみられる場合には，部分切除を行う．

(3) 先天性下唇瘻 congenital fistula of the lower lip

腺組織または下唇の形成異常説がある．**口唇裂・口蓋裂**患者に併発することが多い．先天性下唇瘻を有する口唇裂・口蓋裂の家系では，唇裂をもつものと，口蓋裂単独のものとが混在してみられる．**Van der Woude 症候群**は，先天性下唇瘻を有する口唇裂・口蓋裂を主徴とする．

下唇に瘻孔を形成する場合と，瘻孔の形成に至らず小窩（図 1-28）を形成する場合とがある．通常は左右対称性に 2 個認められるが，1 個のこともある．瘻孔は赤唇内にあることが多いが，まれに皮膚赤唇移行部または皮膚内に存在する．瘻孔の形態は，中央が窪んだ円形か，半月状を呈するものがある．瘻管の長いものでは，瘻孔から消息子を挿入すると歯肉唇移行部付近まで達する．しばしば瘻孔から粘稠な液の排出をみる．

好発部位：下唇正中部付近．

［治　療］

瘻管に隣接する腺組織を含めた切除術．

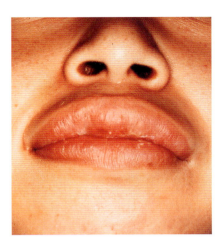

図 1-26
Melkersson-Rosenthal 症候群

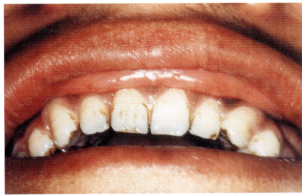

図 1-27
二 重 唇

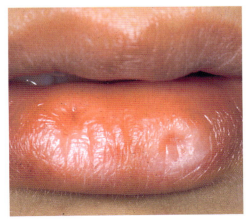

図 1-28
口唇小窩

1章 先天異常・発育異常

2 舌の異常　anomaly of the tongue

（1）無舌症および小舌症　aglossia and microglossia

先天性無舌症は，舌が形成されない，きわめてまれな奇形である（図1-29）．小舌症は，舌の形成不全によって前舌部が欠如する残遺性小舌である．いずれも舌指形成不全症候群でみられる．一般に，先天性の場合を無舌症ないしは小舌症とよぶ．

［症　　状］

先天性無舌症では，嚥下運動不能による誤嚥によって肺炎などの呼吸器疾患を併発し，早期に死亡する．小舌症では，嚥下障害や構音障害がみられる．

（2）巨 舌 症　macroglossia

先天的には舌の筋組織また筋線維の過剰発育により発生する（図1-30）．**Beckwith-Wiedemann 症候群**においてみられる．後天的には血管腫，リンパ管腫，神経線維腫，下垂体機能亢進症などによって発生する．

［症　　状］

舌は下顎の歯列上に存在することが多く，舌側縁には歯の圧痕が認められる．また，舌を前方に突出させると舌尖はオトガイ部付近に達し，舌側縁は両側口角に接する．また，舌尖を鼻尖部に接触させることができる．開咬症や下顎前突症を伴うことが多い．開咬症を伴う巨舌症では，舌背に多数の溝が形成され，流唾を生じ，言語障害を生じる．

［治　　療］

発育異常では，舌縮小術（Rheinwald 法や Egyedi-Obwegeser 法など）が行われる．症候性の巨舌症に対しては原因疾患の治療と舌縮小術を行う．

（3）舌裂および分葉舌　cleft tongue and lobulated tongue

舌裂は，胎生初期の舌発生時に，外側舌結節の癒合が障害されて生じる舌正中部の裂奇形である（図1-31）．**口腔・顔面・指趾症候群**の一症状として生じることが多い．

［症　　状］

舌裂では正中部に裂溝が生じ，正中下唇裂や正中下顎裂を随伴することが多い．軽症例では舌背中央に深い溝が生じる．

［治　　療］

裂縁部の粘膜および筋層の3層縫合による形成手術を行う．

（4）溝（状）舌　furrowed tongue（図1-32）　→p.145 参照．

（5）正中菱形舌炎　median rhomboid glossitis（図1-33）　→p.143 参照．

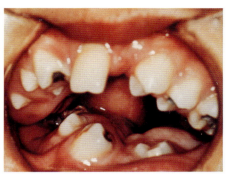

図 1-29 無舌症(舌指形成不全症候群)

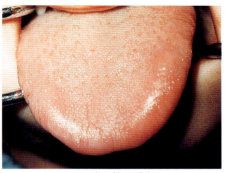

a：先天性巨舌症

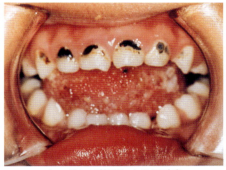

b：リンパ管腫による巨舌症

図 1-30 巨舌症

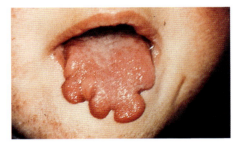

図 1-31 分葉舌

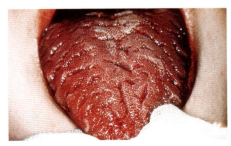

図 1-32 溝(状)舌

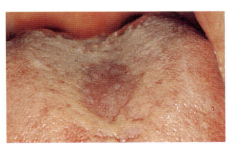

図 1-33 正中菱形舌炎

3 小帯の異常　anomaly of the frenulum

（1）上唇小帯の異常

　付着位置の異常と形態の異常とがある．上唇小帯は，生下時には歯槽頂近くに幅広く付着しているが，成長とともに上方に移動し，幅も狭くなる．その小帯がいつまでも歯槽頂近くに付着した場合や，形態的に肥厚した場合に異常が生じる（図1-34）．

［症　　状］

　上唇の運動障害，上顎中切歯の位置異常や萌出障害，構音障害，歯周疾患や正中離開が生じる．また，上唇小帯が著しく肥大しているものでは，談笑時に上唇小帯が上唇線より露出して醜形を呈する．上唇を挙上する際に，小帯付着部に貧血帯が現れることもある．小帯が両側上顎中切歯間を越えて口蓋乳頭部に達する場合は，**唇口蓋小帯**とよぶ．

［治　　療］

　V-Y法またはZ形成による**小帯延長術**，もしくは**小帯切除術**を行う．

（2）下唇小帯および頬小帯の異常

　下唇小帯の異常は上唇小帯の異常に比べて頻度が低く，授乳，咀嚼，嚥下，構音障害が現れることは少ない（図1-35）．しかし頬小帯は，しばしば歯槽頂近くの付着や肥大，数の異常などを示す（図1-36）．頬小帯に異常があると，付近の歯は歯周炎に罹患しやすく，歯がない場合は義歯の不安定をきたす．

［治　　療］

　V-Y法またはZ形成による**小帯延長術**または**小帯切除術**を行う．

（3）舌小帯の異常

［症　　状］

　舌小帯が舌尖部および歯槽頂付近に付着して，**舌強直症**の状態を示すことがある．舌の運動が制限され，舌を前方に突出させると，舌尖部が舌小帯によって二分される（図1-37）．哺乳児では哺乳困難が起こり，小児では構音障害，特に〔ラ〕行音の構音障害が生じる．

［診　　断］

　舌を突出させると舌尖部がくびれてハート形になる．

［治　　療］

　小帯延長術（図1-38）または**小帯切除術**を行う．

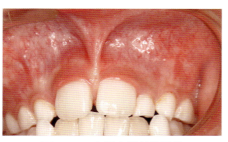

図 1-34　上唇小帯付着異常

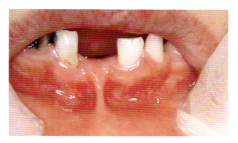

図 1-35　下唇小帯付着異常

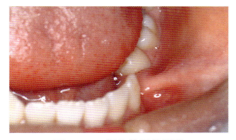

図 1-36　頬小帯付着異常

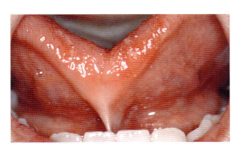

a：挙上の制限

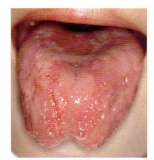

b：舌尖部のくびれ

図 1-37　舌小帯付着異常

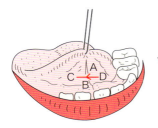 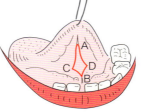 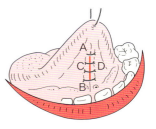

図 1-38　小帯延長術

1章　先天異常・発育異常

C 口腔・顔面の先天異常

1 口腔・顔面・口蓋の発生機序 orofacial embryology

頭蓋顔面は胎生期の発育において最も複雑な部位である．また，同部の先天異常は，すべての先天異常の約1/3を占めると推定されている．したがって，口腔・顔面の先天異常の本態を知るには，口腔・顔面の正常発生を理解する必要がある．

（1）口腔と顔面の発生

胎生3週ころ，脊索の上に肥厚した外胚葉の**神経板**が形成され，神経板の外側に堤防状の，いわゆる**神経堤**が形成される．神経堤の上皮細胞である神経堤細胞は，外胚葉の直下を通って将来の顔面原基を形成する領域に移動する．頭部においては移動先で外胚葉性間葉となり，顔面の骨や結合組織，象牙質，歯髄やセメント質などを形成する他，全身に移動したものは，自律神経，内分泌などの組織に分化する．

i 口 腔

胎生3週ころに，前頭突起と膨隆した心臓原基との間の外胚葉が陥凹することにより発生する．これは**原始口腔**あるいは**口窩**とよばれている．胎生4週に，口窩内方に形成された口咽頭膜が破れ，原始口腔は内胚葉上皮に包まれた前腸と合体し，**一次口腔**が形成される（図1-39-a）．

ii 顔 面

胎生4週のはじめ，口窩を中心に発生した5つの顔面突起の癒合が進行し，10週ころまでに形成される．5つの突起とは，無対で正中にある**前頭鼻突起**，第一鰓弓の左右2つの**上顎突起**と2つの**下顎突起**である．これら5つの顔面突起が顔の発生の中心となる（図1-39-a）．

胎生4週末ころ，前頭鼻突起の外側に上皮が肥厚した**鼻板**が形成される．胎生5週には，この鼻板が陥入して，外鼻孔ならびに鼻腔の原基にあたる**鼻窩**となる．次いで，左右の鼻窩を取り巻くように，周囲の間葉が増殖して突起を生じる．鼻窩の外方が**外側鼻突起**，内方が**内側鼻突起**とよばれる（図1-39-b）．この左右の鼻窩は，胎生6週に互いに接近する．

胎生6〜7週で顔面諸突起の癒合が進行し，顔面の形成がすすむ．左右の上顎突起は急速に増大しながら内側に成長する．そして，内側鼻突起を正中に向かって圧迫しつつ内側鼻突起との間の溝が消失して癒合する．同時に左右の内側鼻突起はさらに接近したのち癒合し，長方形をした中胚葉の塊である**顎間部**が形成される（図1-39-c）．この顎間部から鼻柱と人中が分化する．これにより，連続した上顎と口

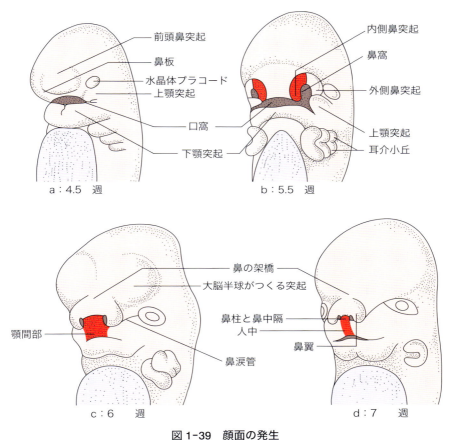

図 1-39 顔面の発生
内側鼻突起と顎間部を「赤色」で示す.

唇および外鼻正中部が形成される.

要約すると,顔面は,受精後 9〜10 週までの胎芽期あるいは胚子期 embryonal period とよばれる時期に,ほぼ形成が完了する.

(2) 顎間部と一次口蓋の発生

胎生 6〜7 週のあいだに,正中方向に圧迫された左右の内側鼻突起は互いに癒合して顎間部(図 1-39-c, d)が形成される.次いで,7〜8 週のあいだに顎間部は次に示す前方から後方へとつながる 3 要素を分化させる.上方(頭側)は内側鼻突起から形成される鼻中隔と連続している.

前方の口唇要素:上唇の人中部と上唇結節を形成する.

中ほどの上顎要素：上顎 4 切歯と同部の歯槽部と上顎骨を形成する．

　後方の口蓋要素：切歯孔から前方正中部の口蓋，いわゆる**一次口蓋**（図 1-40-a）を 7〜8 週のあいだに形成する．

（3）二次口蓋の発生

　口蓋のほぼ全体を占める**二次口蓋**は，一次口蓋形成後，胎生 8 週に上顎突起内面に生じた左右一対の棚状の**外側口蓋突起**が，9 週から癒合が開始し，12 週までのあいだに形成される（図 1-40）．初期の外側口蓋突起は，舌の側方において垂直位にある（図 1-41-a）．その後，下顎の発育や胎児の嚥下などにより舌の沈下が起こり，舌の上方に空間ができると，外側口蓋突起は挙上して舌の上方に水平転位する（図 1-41-b）．9 週になると左右の外側口蓋突起は正中で互いに接触し（図 1-41-c），癒合する．この癒合は，最初，口蓋の前方で起こる．さらに，一次口蓋とも癒合したのち，9〜10 週にかけて中胚葉の増殖に伴い，後方に向かって癒合が進行する．

　左右外側口蓋突起の接触面における上皮細胞 medial edge epithelia（MEE，図 1-41-d）は，何らかの機序で排除され，12 週で口蓋の癒合が完了する．その機序は細胞移動，アポトーシス，隣接細胞の貪食，間葉組織への形質転換，鼻腔や口腔といった管腔への排出，基底膜崩壊などの現象が報告されているが，定説にはなっていない．

　前方部は軟骨内骨化をして硬口蓋となり，口蓋垂までの後方部は，筋原性の間葉が集積して軟口蓋となる．

　解剖学で学習する側切歯と犬歯の間にみられる骨の縫合線（切歯縫合）が，顎間骨あるいは切歯骨とよばれる一次口蓋と二次口蓋の癒合部に相当する．

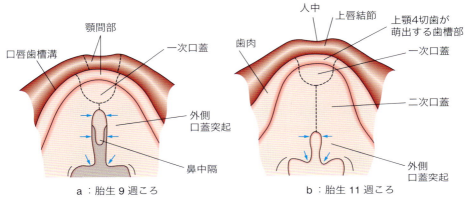

a：胎生9週ころ b：胎生11週ころ

図1-40 形成された一次口蓋と二次口蓋の発生

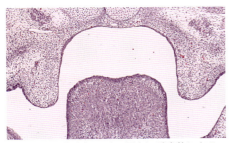

a：外側口蓋突起は舌の側方に垂直位にある．

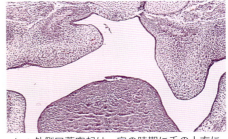

b：外側口蓋突起は一定の時期に舌の上方に水平転位する．右側から開始される．

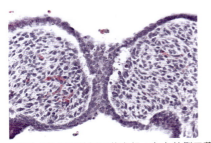

c：接触する左右外側口蓋突起；左右外側口蓋突起先端上皮の接着面には多数のアポトーシス小体が観察される．

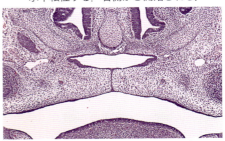

d：接触面には索状の上皮細胞（MEE）が形成され，癒合に伴いMEEは消失する．

図1-41 ICRマウスにおける二次口蓋の発生過程

2　顔面裂　facial cleft

(1) 顔面裂発生の機序

　顔面裂は，正中顔面裂，横顔面裂，斜顔面裂，側方上唇裂に大別される．側方上唇裂は後述する口唇裂のことである．また，しばしば口蓋裂を伴う．顔面裂は，顔面発生における顔面諸突起との関係を考えると理解しやすい（図 1-42，表 1-1）．

(2) 正中顔面裂　median facial cleft

　正中顔面裂には，正中上唇裂，正中鼻裂，両眼隔離，正中下唇裂がある．正中上唇裂は，両眼隔離を伴うものと両眼接近を伴うものとに区別される．**両眼隔離を伴う正中上唇裂**は「真の正中唇裂」ともよばれ，左右内側鼻突起の癒合不全もしくは上唇正中部付近の中胚葉欠損によって生じるものと考えられている．

　両眼接近を伴う正中上唇裂は「偽の正中唇裂」ともよばれ，顔面正中部の組織欠損と前脳の発育障害を伴う．DeMyer らは，顔面奇形が高度なものほど脳の障害が重症であるとし，本症を holoprosencephaly と命名したうえ，5 型に分類した．最近では一般的に，**全前脳胞症**とよばれている．

　単眼症の全前脳胞症 I〜III 型までは死産である．全前脳胞症の IV 型（図 1-43），V 型とも両眼接近，顔面正中部の高度の形成不全を示す．IV 型が正中上唇裂を，V 型が片側性もしくは両側性の口唇裂，唇顎口蓋裂を示す．IV 型はほとんどが乳幼児期に死亡する．V 型では成人まで生存する．ただし，知能の発育は悪い．

(3) 横顔面裂　horizontal cleft of the face

　横顔面裂は，口角から耳珠前方に向かってほぼ水平に走る頬部の破裂で，口耳裂または巨口症ともよばれている（図 1-44）．その原因は，**上顎突起**と**下顎突起**間の癒合不全や，胎生期溝を消失させるための中胚葉移動，ないし merging の失敗により発生すると考えられている．口角から頬部，さらに，咬筋前縁や耳珠前方部に向かう破裂を示す．**第一第二鰓弓症候群（眼耳脊椎異形成症）**の一症状でもある．形成手術は，口輪筋を十分に結合させる double Z 形成の口裂短縮術を行う．

(4) 斜顔面裂　oblique cleft of the face

　上唇側方部から鼻翼外側を通って内眼角部に破裂が達するもの（図 1-45）と，口角から外眼角近くの下眼瞼に至るものとがある．破裂のタイプは，いわゆる Tessier の分類が広く用いられている（図 1-46）．主に**上顎突起**と**外側鼻突起**，さらに，**内側鼻突起**との癒合不全，あるいはその間の胎生期溝をなくすための中胚葉貫通ないし merging の失敗により発生すると考えられている．

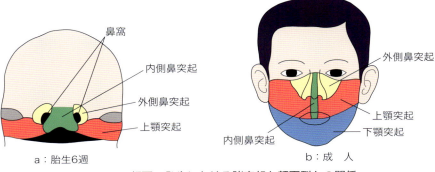

図1-42 顔面の発生における諸突起と顔面裂との関係

表1-1 顔面裂と顔面突起との関係

顔面裂の種類	関与する顔面突起
正中上唇裂	左右の内側鼻突起
側方上唇裂＝口唇裂	内側鼻突起と上顎突起
横顔面裂	上顎突起と下顎突起
斜顔面裂	上顎突起と外側鼻突起と内側鼻突起

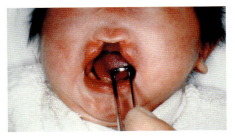

図1-43 正中上唇裂（全前脳胞症Ⅳ型）

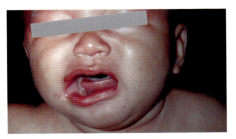

図1-44 横顔面裂

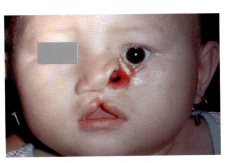

図1-45 斜顔面裂

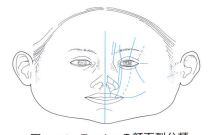

図1-46 Tessierの顔面裂分類
(Tessier, Anatomical Classification of Facial, Cranio-Facial and Latero-Facial Clefts, 1976 より)

1章 先天異常・発育異常

3 口唇裂・口蓋裂 cleft lip and/or palate

a 分類と臨床統計

口唇裂・口蓋裂は顔面の先天異常のなかで最も多くみられ，胎生 8 週までの胎芽期における発育障害の結果として発生すると考えられている．その病態は，口唇裂，口蓋裂，唇顎口蓋裂（口唇顎口蓋裂，口唇口蓋裂ともよばれる）の 3 つに大別される．

(1) 口唇裂・口蓋裂の裂型

i 唇裂・唇顎裂 cleft lip with or without alveolar cleft

口唇裂は一次口蓋の裂のため，程度の差こそあれ顎裂を伴っていることが多い．

不完全/完全：破裂が外鼻孔まで達していないものを不完全口唇裂，達しているものを完全口唇裂という（図 1-47〜49）.

片側/両側：両側唇裂には，一側が不完全裂，他側が完全裂のものも存在する.

ii 口 蓋 裂 cleft palate

不完全/完全：不完全口蓋裂（図 1-50）とは，発生学的に二次口蓋（切歯孔後方の硬口蓋，軟口蓋，口蓋垂）に由来する口蓋裂をいう．本症は，口蓋裂を単独で発現することから，「口蓋裂単独」ともよばれている.

不完全口蓋裂の 1 つである**粘膜下口蓋裂**（図 1-51）は，口蓋正中部の粘膜透過性（軟口蓋正中部の筋組織の断裂に由来する所見），口蓋垂裂，硬口蓋後方端の V 字状骨欠損ないし後鼻棘の消失の 3 つの他覚的症状を特徴とし，**Calnan の 3 徴候**とよばれている．粘膜下口蓋裂児は，破裂の形態異常が軽微なために発見が遅れ，学童期になって構音の獲得に難渋してから発見されることが多い．言語障害の本態は，通常の口蓋裂患児と同様に鼻咽腔閉鎖不全と，それに基づく構音障害である.

完全口蓋裂は，発生学的に一次口蓋と二次口蓋に由来する口蓋裂が該当し，歯槽突起〜硬口蓋，軟口蓋にわたって破裂が存在するものである．このような破裂形態は，ほとんど常に口唇裂を伴っていることから，表現型は「唇顎口蓋裂」となる.

片側/両側：口蓋裂のうち一側の硬口蓋と鼻中隔が結合するが，他側の硬口蓋と鼻中隔は結合しないものを片側口蓋裂といい，両側硬口蓋がともに鼻中隔と結合しないものを両側口蓋裂という.

iii 唇顎口蓋裂 cleft lip and palate

破裂が上唇，歯槽突起，口蓋，すなわち一次口蓋から二次口蓋に及んでいるものをいう（図 1-52, 53）.

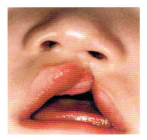
図 1-47　左側不完全口唇裂

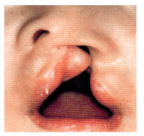
図 1-48　左側完全口唇裂

図 1-49　両側不完全口唇裂

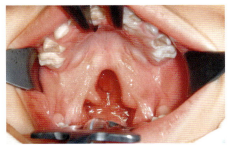
図 1-50　不完全口蓋裂（口蓋裂単独）

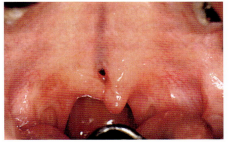
図 1-51　粘膜下口蓋裂

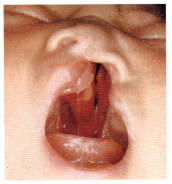
図 1-52　片側完全唇顎口蓋裂

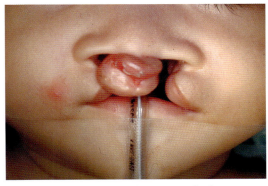
図 1-53　両側完全唇顎口蓋裂

(2) 口唇裂・口蓋裂の臨床統計

本疾患は人種により発生頻度が異なる．日本人などのアジア人では高く，約 550 から 600 人に 1 人の割合(0.2%)，コーカシア人は約 800 人に 1 人，黒人は 1,500 から 2,000 人に 1 人の割合で発生するといわれている．人種間で発生率に差がみられる真因は不明であるが，候補遺伝子や頭蓋顔面形態が異なっていることに関連すると考えられている．性別による発生頻度は口唇裂は男＞女，口蓋裂単独は男＜女，唇顎口蓋裂は男＞女の傾向を示す．いずれも真因は不明であるが，口蓋裂単独においては，口蓋突起の挙上時期が女性のほうが遅れるためと考えられている．

口唇裂，唇顎口蓋裂ともに片側性が両側性より多い．また，右側より左側が多い．それらを比で示すと，左側：右側：両側＝5：3：2 である(日本口蓋裂学会学術調査委員会の全国調査より)．左側裂が多い理由は，右側内頸動脈のほうが胎児心臓に近接し，かつ大動脈弓の走行に一致していることから，左側が右側と比べて胎児期の循環血流量が少なく，顔面の諸突起の発育に不利であるからとの説が報告されている．

b 発生原因

症候性でない口唇裂・口蓋裂のような口腔顔面裂の発生は，環境的要因と遺伝的要因の両者がかかわりあって発生する，いわゆる「多因子閾説」で説明されている．

(1) 多因子閾説

健常者でも口唇裂・口蓋裂の発生要因(遺伝的要因と環境的要因)をいくつかもっている．一つひとつの要因の影響が小さくても，重なるとそれらの相互作用により影響が一定の閾値を超え，口唇裂・口蓋裂が発生するという説である(図 1-54)．

(2) 環境的要因 environmental factor

母体，特に子宮を取り巻く環境で，いくつかに分類されている(表 1-2)．

(3) 遺伝的要因 genetic factor

口唇裂・口蓋裂の多発家系が存在すること，患者と血族内患者における病型の発現様式(破裂の状態)が似ていること，両親のいずれかが口唇裂・口蓋裂患者であり，その子どもに本症を発生する割合(同胞再発率)が一般集団よりも高率であること，本症患者の同胞(兄弟姉妹)中に口唇裂・口蓋裂が存在する割合(同胞罹患率)が約 2% と高率なこと，一卵性双生児の口唇裂・口蓋裂の一致率が二卵性双生児と比べて高いことなどの事象から遺伝的要因の関与が示唆されている．

最近のゲノム研究によって，いくつかの候補遺伝子が明らかになっている．日本人などのアジア人では，現在のところ *RYK*，*PAX9*，*TGFB3* が発症に関与していることが報告されている．

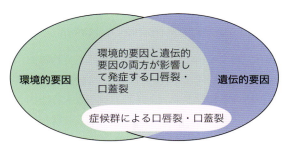

図1-54 口唇裂・口蓋裂の多因子閾説

表1-2 口唇裂・口蓋裂発生の環境的要因

化学物質または薬物	・ヒトにおいて口唇裂・口蓋裂の誘発が確認されたもの 睡眠薬(サリドマイド),副腎皮質ホルモン(グルココルチコイド),抗てんかん薬,流産促進薬(アミノリプテン)など ・動物実験で口唇裂・口蓋裂の誘発が確認されたもの 解熱鎮痛薬,精神安定薬,抗悪性腫瘍薬,抗アレルギー薬,免疫抑制薬,麻酔薬など
物理的要因	放射線被曝,低酸素,高温(感染症による発熱,熱い風呂やサウナ,過度の体操などによる体温上昇),羊膜穿刺,子宮内圧の変化,胎児の異常体位など
感染	ウイルス(風疹ウイルス,麻疹ウイルス,サイトメガロウイルス,水痘ウイルス,コクサッキーウイルスなど),細菌(梅毒など),原虫類(トキソプラズマ)
両親,特に母体の健康状態	糖尿病,甲状腺機能異常,栄養障害,ビタミン摂取の異常(ビタミンA, B_1, B_2, B_6, B_{12}, D, E,葉酸,パントテン酸などの欠乏,ビタミンA, Dなどの過剰),喫煙(ニコチンの末梢血管収縮作用による酸素欠乏,代謝障害),貧血,飲酒

4 顔面形態

(1) 片側唇裂における顔面形態の特徴(図1-47, 48, 52, 58)

上唇の破裂の存在(完全裂では口輪筋の不連続をみる),患側のキューピッド弓頂点の上方偏位,破裂上方部の皮膚赤唇移行部における白色の線状突起の消失,鼻尖部の健側偏位,鼻柱の健側傾斜,患側鼻翼と患側外鼻孔の扁平化がみられる.また,顎裂(歯槽裂)の存在するものは,破裂正中側の歯槽堤断端が前方に突出して,破裂外側の歯槽堤断端と段差,いわゆる alveolar collapse をきたす.

(2) 両側唇裂における顔面形態の特徴(図1-49, 53)

両側唇裂では,左右ほぼ対称性を示す.上唇は中間唇 prolabium,両側の側方唇の3部に分かれる.顎間骨 premaxilla は中間唇とともに著しく前方に突出し,特異な歯槽部形態の不調和 alveolar collapse をきたす.キューピッド弓が不明瞭か,もしくは消失している.外鼻は鼻尖と両側外鼻孔の扁平,鼻柱の短小がみられる.

5 治療体系　sequential, multidisciplinary treatment

　口唇裂・口蓋裂の障害には，術後の継発症を含めて美的障害，哺乳障害，食物摂取障害，言語障害，歯列異常，顎顔面の発育異常，高度齲蝕，耳疾患（滲出性中耳炎に伴う伝音性難聴），精神心理学的障害，呼吸器疾患などがあり，多岐にわたる．したがって，本症患者がハンディキャップなく社会生活を営むには，出生直後から顎発育の終了する成人に至るまでの長期間にわたり，一貫した治療方針に基づく臨床各科のチームアプローチによる集学的治療 multidisciplinary management が必要不可欠である．

　治療体系は，特に，治療時期，治療法において，医療機関でわずかに異なる．最近では，ヨーロッパを中心に治療結果を評価して，統一をはかる試みも行われている．例として，著者の施設における**口唇裂・口蓋裂の治療体系**を表 1-3 に示す．

表 1-3　著者の施設における口唇裂・口蓋裂の治療体系

治療期	目安となる手術時期	年　　齢	治　療　内　容
1 期	口唇形成術前	出生直後〜4 か月	母親教室，Hotz レジン口蓋床による術前治療（哺乳と顎の管理）
2 期	口唇形成術	4 か月	一次口唇裂手術（Millard 変法）
3 期	口蓋形成術前	4 か月〜1.5 歳	Hotz レジン床による治療，摂食（離乳食）指導
4 期	口蓋形成術（Wardill 法）と軟口蓋形成術	1.5 歳	Perko 法による二段階口蓋形成術（軟口蓋形成術）不完全口蓋裂に対する口蓋後方移動術（push back 法）
5 期	硬口蓋形成術前	1.5 歳〜4 歳 6 か月	言語管理開始，刷掃指導，口腔機能管理，小児歯科治療
6 期	硬口蓋形成術	4 歳 6 か月	Perko 法による二段階口蓋形成術（硬口蓋形成術），簡単な外鼻修正術
7 期	硬口蓋形成術後	4 歳 6 か月〜8 歳	言語訓練，スピーチエイド，歯科矯正治療，必要に応じて口唇裂および口蓋裂の二次手術（再口蓋形成術など）
8 期	顎裂部骨移植術	8 歳以降	顎裂部骨移植術，顎間骨整位術，骨延長術，必要に応じて口唇裂および口蓋裂の二次手術（咽頭弁移植術など）
9 期	外鼻修正術	14 歳以降	外鼻修正術（open rhino-plasty）
10 期	顎発育終了後	17 歳以後	顎矯正手術，歯科矯正治療を容易にする手術，咽頭弁移植術，言語治療，歯科補綴治療

6 Hotz床などの乳児口蓋床　infant palatal plate

(1) 概　　念

口唇裂・口蓋裂の一貫治療で最初に施されるのは，乳児口蓋床を介して行われる術前治療である．治療の内容は，患児の家族，特に，母親への精神的サポート，哺乳障害の対策ならびに術前顎矯正である．また，出生後できる限り早い時期に床を装着すると早く慣れることができる．

(2) Hotz床

特に，完全唇顎口蓋裂児に行われる．チューリッヒ大学，Hotzの考案した口蓋床は，軟性および硬性の透明レジンから構成され，軟口蓋部に栓塞子を有している（図1-55）．軟性レジンは体温程度の熱で軟化し口腔内では柔軟となるので，床を装着した場合，粘膜面に潰瘍を形成することが少なく，また，歯槽部の発育を妨げないという利点がある．床の装着により舌が硬口蓋破裂部に侵入することを防ぎ，舌位置の正常化がはかれる（図1-56）．また，床と舌背との間で哺乳瓶の乳首を患児自身で容易に圧迫できるようになり，著明な哺乳障害の改善が得られる．

Hotz床の**顎発育誘導**は，患児が本来有する顎成長能を利用して，偏位した歯槽部を矯正する受動的顎矯正装置としての機能である．患児の成長発育に合わせて，歯列のアーチを合わせる方向に相当するHotz床内面の軟性レジン部を削去して歯槽部segmentの発育方向を誘導する．この誘導によりalveolar collapseを修正すると口唇形成術が容易になる．

口唇形成術後には，口唇の筋肉の結合により上顎骨への圧迫が加わり，segmentが偏位する．過度の偏位を防止することを目的に，術後ただちに使用していた床縁を口唇の閉鎖に合わせて修正して装着させる．その後，離乳食の摂取にも役立つ．

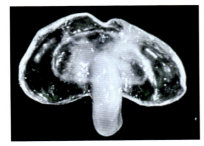

図1-55　Hotz床

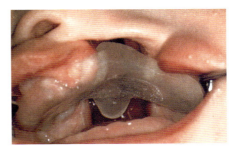

図1-56　Hotz床の口腔内装着

7 一次手術 primary repair

a 口唇形成術 cheiloplasty, cleft lip repair

(1) 手術目標

口唇形成術の目的は，自然に見える左右対称的な上唇(赤唇と白唇)と外鼻を形成することである．手術施行の時期は，生後間もない新生児期と，生後 3〜5 か月を経過した時期とがある．ほとんどの医療機関が後者である．著者らの施設では，哺乳運動により口輪筋が急速に発達し，手術部の組織量が増加して手術に必要な landmarks が明瞭になること，歯槽弓の成長が旺盛な時期であること，チューリッヒ・システムによる一貫治療を採用していることなどの理由から，生後 4〜5 か月ころに口唇形成術を行っている．

(2) 手術法

三角弁法：Tennison 法，Randall 法，Cronin 法，Skoog 法など．

Tennison や Randall に代表される三角弁法は，図 1-57-a に示すように破裂内側のキューピッド弓頂点から人中部に直線状の横切開を加え，キューピッド弓頂点が左右対称となるように患側キューピッド弓頂点を下降させる．次いで，そこに生じた組織欠損部を破裂外側下方の三角弁を用いて補塡する方法である．本法は対称なキューピッド弓を形成しやすい特徴をもつ．

rotation-advancement 法：Millard 法，Millard 変法(小三角弁法)．

Millard の rotation-advancement 法(図 1-57-b)は，鼻柱下部を横断して破裂内側のキューピッド弓頂点に達する弓状切開を行い，患側キューピッド弓頂点を下降させる．次いで，そこに生じた組織欠損に患側口唇を伸展させて挿入する方法である．本法は，鼻柱の整直が容易であり，残存する人中凹陥や，みかけ上の人中稜など自然にみえる上唇と外鼻を形成できる．

完全唇裂に対して十分なキューピッド弓頂点を下降させるために上唇の皮膚赤唇移行部付近に小三角弁を挿入して，キューピッド弓の良好な形態を可能にする Millard 変法(図 1-57-c, 58, 59)が報告されている．小三角弁を挿入する Millard 変法は不完全唇裂にも積極的に採択する術者も多い(図 1-58, 59)．

最近の機能的口唇形成術：最近では，筋肉の偏位や走行異常による変形を考慮した，機能的な面から弁切開線の開始点と終末点を工夫した Marks and Delaire や Fisher らの手術法の概念も取り入れられている．

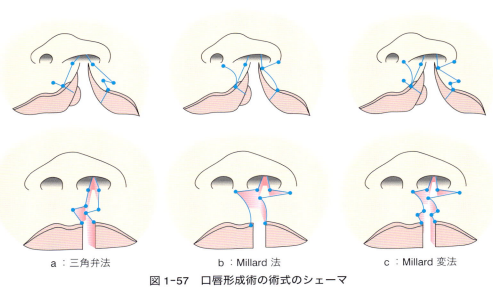

a：三角弁法　　　　　　　b：Millard法　　　　　　　c：Millard変法

図 1-57　口唇形成術の術式のシェーマ

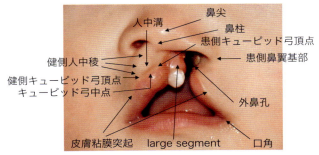

図 1-58　左側完全口唇裂の術前表面解剖

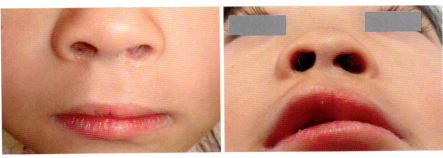

図 1-59　Millard変法を行った図 1-58 の術後 4 年経過時の口唇と外鼻
二次手術は施されていない．

b 口蓋形成術　palatoplasty, cleft palate repair
(1) 手術目標と時期
　口蓋形成術の主目的は，良好な鼻咽腔閉鎖機能をもつ口蓋を形成し，正常な言語を獲得することである．鼻咽腔閉鎖を獲得するには，手術に際し，形成した口蓋を十分に後方移動 push back することが重要であるが，口蓋の後方移動を積極的にはかるほど，骨が広範囲に露出し，術後に，より大きな顎発育障害をきたすことになる．この相反する問題を解決するために，さまざまな術式や治療法が古くから議論されている．最近では，鼻咽腔閉鎖機能だけでなく，良好な歯槽弓と瘻孔のない機能的な口蓋を早い時期から同時に併せもつことが求められている．

　口蓋裂の手術時期は，一般に，生後１歳６か月ころを中心に実施されている．その理由は，この時期が言語能力が急速に発達する言語発達の観点，ならびに顎および軟口蓋の急速な発育により裂隙幅が狭くなる臨床解剖上の観点のためである．

(2) 手 術 法
　口蓋裂の代表的な手術術式である**口蓋後方移動術**(いわゆる push back 法)は，1937年，Wardill の発表した方法(図1-60)に端を発している．本術式は粘膜骨膜弁に大口蓋動脈が含まれるので血行にすぐれているが，口蓋弁の十分な後方移動をはかることにより口蓋前方の骨露出創面が瘢痕拘縮することで，上顎骨に発育障害をきたす．上顎骨に対する発育障害を小さくするための方法には，上顎骨と口蓋骨の骨膜を剥離しない粘膜弁法，口蓋の閉鎖を二期的に行う**二段階口蓋形成術**などがある．最近では，軟口蓋の口腔側および鼻腔側に相対するＺ型の切開を加え，軟口蓋を延長する Furlow 法を採用している医療機関もある．

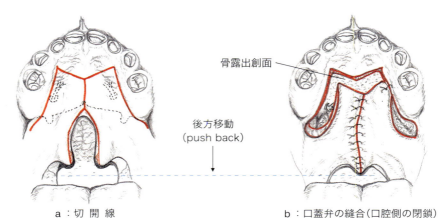

a：切開線　　　　　　　　　　　　　　　b：口蓋弁の縫合(口腔側の閉鎖)
図1-60　不完全口蓋裂に対する粘膜骨膜弁法による口蓋裂一次手術

8 口唇裂・口蓋裂の一次手術後の障害に対する診断と治療

　口唇裂の一次手術後の障害には赤唇部の陥凹，皮膚赤唇移行部の不一致や不連続，キューピッド弓の形態不良，白唇部の強い瘢痕，鼻柱や鼻翼の非対称や扁平による外鼻変形，さらに，口腔前庭の残遺孔（鼻口腔瘻）などがあげられる．

　口蓋裂の一次手術後の障害には鼻咽腔閉鎖不全による口蓋裂言語，不正咬合と顎顔面変形，口蓋の残遺孔などの3つがあげられる．これらに対する治療法と治療時期は，言語聴覚士，矯正歯科医，小児歯科医，補綴科医などと相談して決定する．

a 口唇・外鼻の修正手術（二次手術）　secondary repair of cleft lip and nose

　口唇裂一次手術後の口唇・外鼻にみられる障害に対して，上唇修正術（キューピッド弓形成術，唇弁反転術など）や，明視野での鼻翼軟骨の整位と固定をはかる外鼻修正術が適切な時期に施される．

b 口蓋裂言語の診断と治療

(1) 鼻咽腔閉鎖機能　velopharyngeal function

　鼻咽腔とは，前方を軟口蓋，後方を咽頭後壁，側方を咽頭側壁に囲まれた空間をさす（図1-61）．正常な構音においては鼻咽腔周囲の筋が収縮して鼻咽腔が閉鎖すると，口腔内圧が高められ，呼気が音響エネルギーに変換される．その結果，口腔を共鳴させること（母音）や，音源を声道内につくること（子音）が可能になる．ほとんどの子音は口腔でつくられる．この鼻咽腔閉鎖運動の主な筋肉は**口蓋帆挙筋**である．なお，口蓋裂をはじめ，さまざまな原因で鼻咽腔が生理的に閉鎖されない**鼻咽腔閉鎖不全**になると，構音障害をきたす．

(2) 口蓋裂言語　cleft palate speech

　口蓋裂患者における「ことば」の障害を口蓋裂言語という．鼻咽腔閉鎖不全による**開鼻声**と，それに起因する**構音異常**からなる．鼻咽腔閉鎖不全のまま構音すると，代償により悪習癖がつき，構音異常をきたす．咽腔破裂音，咽腔摩擦音，口蓋化，弱い構音などがある．

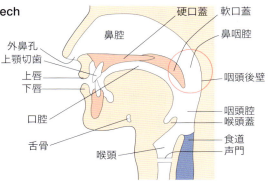

図1-61　鼻咽腔閉鎖の位置と構音器官

1章　先天異常・発育異常

（3）言語評価と鼻咽腔閉鎖機能検査

assessment of speech and velopharyngeal mechanism

　言語管理は，言語聴覚士との協力のもと，一般に3歳より行われる．口蓋裂言語を示す患者に対しては，まず鼻咽腔閉鎖機能検査により開鼻声が，次いで，聴覚的判定により構音異常が評価される．上記の検査により絶対的な鼻咽腔閉鎖不全と診断されると，**スピーチエイド**のような補助装置を用いるか，**re-push back 手術**(再口蓋形成術)や**咽頭弁移植術**などの手術療法が最初に選択される．そのあと構音異常に対して言語訓練が施される．

　聴覚的判定：音声言語の聴覚的判定により鼻咽腔閉鎖機能と構音異常を評価．

　単純な検査法：口腔内視診，ブローイング(吹き出し)検査，鼻息鏡による鼻漏出の有無など(図 1-62)．

　映像法：エックス線検査，エックス線テレビ，内視鏡検査(鼻咽腔ファイバースコープ)，超音波検査など．

　信号変換法：音響学的分析(サウンドスペクトログラフ)，音圧を利用するもの(ナゾメーター)，筋電図検査，空気力学検査(フローネイザリティグラフ)など．

（4）スピーチエイド（図 1-63, 64） speech appliance

　鼻咽腔閉鎖不全部分をバルブにより人工的に補填し，呼吸や嚥下などの生理的機能を障害することなく発音時の鼻腔呼気漏出を防ぎ，正常言語を獲得するためにつくられる補綴物をいう．本装置は比較的低年齢時から使用することができ，閉鎖不全部を一人ひとりの状態に応じて補填・調節し，鼻咽腔閉鎖機能を改善する．また，鼻咽腔閉鎖に関連する筋運動の賦活化も期待できる．しかし，患者の成長に合わせて再調整の必要があり，多数歯欠損症例では適応しにくいなどの欠点をもつ．

（5）咽頭弁移植術 posterior pharyngeal flap operation

　咽頭弁移植術とは，咽頭後壁より筋肉を含む有茎弁を採取し，これを軟口蓋後縁部に結合させ，広い鼻咽腔を狭くする手術をいう(図 1-65)．弁基部を下方におく**下茎法**と，上方におく**上茎法**とに分類される．本法は永久的な処置法である．

（6）言語訓練 speech training

　言語聴覚士により患児および保護者への指導と訓練が行われる．構音異常が残存している場合，鼻咽腔閉鎖不全が改善されていれば，言語訓練から開始される．言語訓練には，誤り音の自覚から誤り音の矯正，獲得した音の習慣化から実用化までの構音訓練，筋訓練，バイオフィードバック療法などがある．言語管理は3歳から始められるが，言語訓練は5歳以降に行われる．

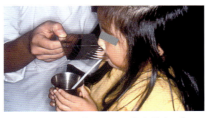
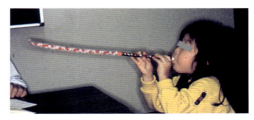

図1-62　鼻息鏡とブローイングによる鼻咽腔閉鎖機能の評価

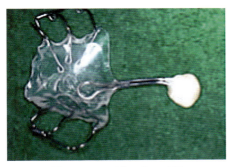

図1-63　スピーチエイド

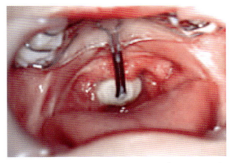

図1-64　口腔内に装着したスピーチエイド

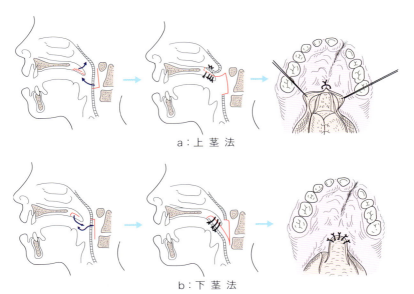

a：上茎法

b：下茎法

図1-65　咽頭弁移植術

c 残遺孔（鼻口腔瘻）に対する治療　therapy for the oronasal fistula

口蓋形成術の進歩により頻度は減少したが，いまだ鼻腔と口腔との間の残遺孔（鼻口腔瘻）が認められることがある．

（1）発生部位と障害

発生しやすい部位は，前方から，① 口腔前庭部，② 歯槽部および硬口蓋前方部，③ 硬軟口蓋移行部および口蓋垂部である．① の残遺孔は口唇形成術に起因する．

障害には，飲食物が鼻腔内に流入したあと外鼻孔から漏出する不快症候があるが，最も重要なのは，鼻腔呼気漏出による構音障害で，開鼻声を示す．

（2）治療法

診断は，大きい場合は視診で明らかであるが，小さい場合は自覚障害の有無，エアシリンジとゾンデを用いての探査により判定する．

鼻口腔瘻の手術的閉鎖は鼻腔側と口腔側の二層閉鎖が原則である．まず鼻口腔瘻周囲における環状切開を行い，瘻孔の鼻腔側を閉鎖する．口腔側の閉鎖には隣接の口蓋粘膜骨膜弁，側方歯肉（歯齦）骨膜弁および口唇粘膜弁（Burian 弁），舌弁などがある．歯槽部付近の残遺孔に対しては，顎裂部骨移植術を併用する．

d 不正咬合や顎顔面変形に対する手術

surgery of the malocclusion and the dentofacial deformity

口蓋裂術後の上顎劣成長による上顎後退症が変形の本態である．咬合は逆被蓋（反対咬合），叢生，small segment における開咬，下顎非対称があげられる（p.46，顎骨の異常参照）．矯正歯科との緊密なチームアプローチが必須である．手術法には，Le Fort I 型骨切り術，両側裂に対する顎間骨整位術，歯科矯正治療のための皮質骨骨切り術，Le Fort I 型骨切り術と下顎枝矢状分割術とを同時に行う全上下顎同時移動術，歯槽部骨切り術後の骨延長などがある．

e 顎裂部骨移植術　bone grafting to the alveolar cleft

顎裂部の骨性連続の確立，同部への犬歯の萌出誘導，鼻口腔瘻の閉鎖，矯正処置の安定性，歯槽堤の形成，鼻翼基部挙上による顔面形態の改善などを目的とする．

術　式：鼻腔側と口腔側の 2 層閉鎖である Axhausen の顎裂閉鎖を原則とする．そのあいだに，主に腸骨から採取した海綿骨骨髄細片をただちに移植する．口腔側の閉鎖には側方歯肉弁や Burian 弁（口唇粘膜弁）を用いる（図 1-66, 67）．

時　期：従来は，矯正治療により拡大された上顎歯列弓の後戻り防止を目的として，思春期以降に行われていたが，最近は，連続した歯列弓の形成を目的に，犬歯萌出前，いわゆる Helleman の dental age ⅢBの 8 歳ころに行われる．

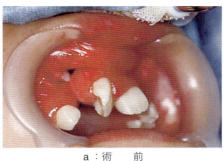
a：術　前

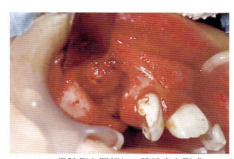
b：鼻腔側を閉鎖して移植床を形成

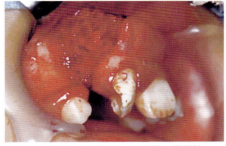
c：海綿骨骨髄細片で顎裂部に骨移植

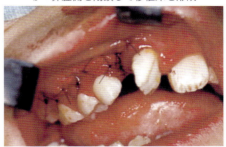
d：側方歯肉弁で閉鎖；手術終了

図 1-66　顎裂部骨移植術の術中写真
自家腸骨より採取した PCBM（腸骨海綿骨骨髄細片）の顎裂部への骨移植

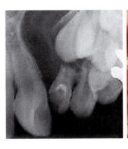
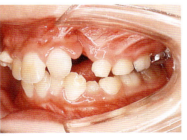

a：術前（犬歯萌出前）

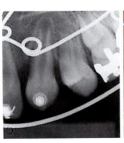
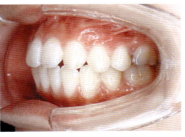

b：左；骨移植後 1 年
　　右；矯正治療後 1 年
　　　（犬歯萌出後）

図 1-67
顎裂部骨移植術前後の咬合

D 顎骨の異常

1 下顎前突症(小上顎症を含む) mandibular protrusion

上下顎前歯が数歯にわたり逆被蓋(反対咬合)を呈し,オトガイ部の前方突出をきたしたものをいう.逆被蓋の程度はさまざまで,切端咬合を示すものから著しい逆被蓋を示すものまである.また,過蓋咬合,開咬状態を伴うものもある.

本症は歯槽性と骨格性に大別される.上顎の劣成長により中顔面が後退した状態を,小上顎症または上顎後退症といい,下顎前突症はこれらをしばしば伴っている(図 1-68).口蓋裂術後患者の顎態がこれにあたる.

[症　状]

下顎の過成長に基づく骨格性下顎前突,および上顎の劣成長のため相対的にオトガイ部および下唇部の前突感が強く,中顔面部が陥凹すると,いわゆる**三日月様(皿状)顔貌 dish face** を呈する.前歯部は逆被蓋または切端咬合を呈し,臼歯部は一般に下顎近心咬合,すなわち,Angle Ⅲ級の不正咬合を呈する.小上顎症においても前歯部は逆被蓋を示す.

一般に審美障害を訴えるが,高度の下顎前突症では咀嚼障害とサ行音などの歯音,歯茎音で構音障害がみられる.これらの障害が心理的に悪影響を与えることもある.

[診　断]

セファロ分析:下顎骨の過成長,上顎骨の劣成長,頭蓋底角の減少,gonial angle,mandibular angle の開大,全顔面高の,特に下顔面高の増大,下顎前歯歯軸の内傾.

[治　療]

比較的年齢の低い下顎前突症や軽度の症例に対しては,単独の歯科矯正治療が行われる.顎発育が終了した下顎前突症や高度の下顎前突症では,矯正歯科とのチームアプローチのもと,外科的矯正治療が適用となる.

骨格性下顎前突症の手術では,**下顎枝矢状分割術(Obwegeser 法)**,**下顎枝垂直骨切り術**,下顎体一部骨切り術(Dingman 法),**下顎前方歯槽部骨切り術(Köle 法)**が多く用いられる.また,上顎後退症が複合している症例では,Le Fort Ⅰ型骨切り術を併用した上下顎同時移動術が行われる.

小上顎症に対する手術は,主に **Le Fort Ⅰ型骨切り術**が,また,きわめて高度の鼻上顎複合体発育不全などでは **Le Fort Ⅱ型**ないし **Le Fort Ⅲ型骨切り術**を用いた上顎および中顔面の前方移動が行われる.上顎歯列弓狭窄症例では,Le Fort Ⅰ型骨切り術と正中口蓋縫合部分割を行ったのち,急速上顎拡大を行う.

46

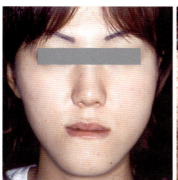
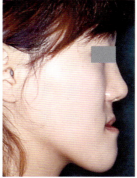

a：術前；側貌は中顔面が陥凹し，三日月様顔貌を呈する．オトガイ部の前方突出がみられる．

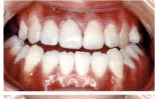
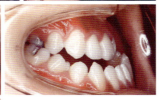

前歯部の逆被蓋とAngle Ⅲ級の咬合を呈する．

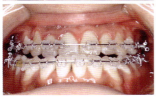

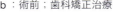

b：術前；歯科矯正治療

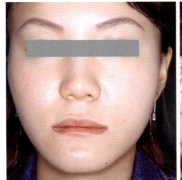
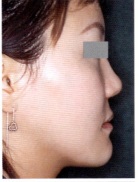

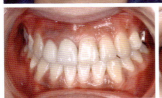
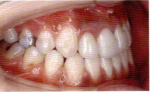

c：術後；Le Fort Ⅰ型骨切り術，下顎枝矢状分割術，オトガイ形成術を行った．

図 1-68
下顎前突症（小上顎症）

2 上顎前突症（小下顎症を含む） maxillary protrusion

　上顎前突症は，上下顎前歯切端のオーバージェットが正常よりも大きく，上唇部または中顔面部の前突感が強いものをいう（図1-69）．小下顎症は，下顎骨の劣成長によって下顎遠心咬合（Angle II 級）と下顎の後退位を示すもので，しばしば本症を伴う．咬合の異常がなく，オトガイ部が後退しているものは小オトガイ症とよばれる．

　先天性または後天性の原因によって発症する．先天性の多くは遺伝による．後天性では指しゃぶり，口呼吸，外傷，線維性（骨）異形成症，Paget 病などがある．小下顎症の原因も，先天性では Robin シークエンス，Treacher Collins 症候群などがあり，後天性では幼少時期における顎関節強直症，下顎骨骨髄炎，関節突起骨折などがある．

［症　　状］

　発育異常の小下顎症は上顎前突症を伴っているので，両者を併せて記載する．

　上顎前突症では，側貌で，上唇部が鼻尖とオトガイ部を結ぶ esthetic line より前方に位置する．また，安静時に口唇が閉鎖せず，上顎前歯部歯冠が露出する．さらに，上顎前歯部歯肉が微笑時に広く露出する gummy smile を呈するものもある．咬合は Angle II 級を呈する．

　小下顎症では下顎枝および下顎体はともに小さく，下顎角は正常より後方位にある．通常，小オトガイ症を伴い，**鳥貌 bird face** を呈する．

［診　　断］

　セファロ分析：頭蓋あるいは上顎に対して，下顎は後方に位置し，顔面角や SN-Pog 角および SNB 角の減少，ANB 角の増大がみられる．下顎下縁平面角や SN-GoGn 角と前下顔面高が大きくなり開咬を示すものと，逆にこれらが小さく過蓋咬合傾向を示すものがある．

［治　　療］

　成人の上顎前突に対しては，上顎前方歯槽部骨切り術（Wassmund 法，Wunderer 法，Bell 法）による後方移動が行われる．開咬を伴う上顎前突症では，上顎前方歯槽部骨切り術に上顎後方歯槽部骨切り術（Schuchardt 法，Kfuner 法）を併用することがある．上顎骨の後方移動あるいは上顎咬合平面の水平的傾斜異常の改善，または咬合高径の変化を必要とする症例では，Le Fort I 型骨切り術が適用となる．

　小下顎症では下顎枝矢状分割術（Obwegeser 法），下顎枝逆 L 字型骨切り術による前方移動を行う．近年，大きな前方移動量を必要とする症例では，あと戻り防止の観点から骨延長術が用いられることも多い．

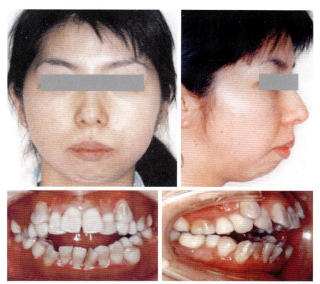

a：術前；中顔面が陥凹し，側貌は鳥貌を呈する．また，オトガイ部は後退している．

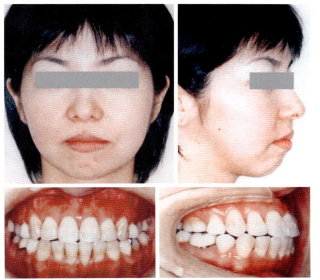

b：術後；Le Fort I 型骨切り術および下顎枝矢状分割術を行った．

図 1-69　上顎前突症（小下顎症）

3　開咬症　apertognathia, open bite

　一般に，開咬症は上下顎歯列弓の垂直的関係の異常のため，習慣性咬合位におい
て，上下顎の歯が数歯以上咬合することができず，間隙が存在するものをいう（図1-
70）．本症は，前方開咬，全部性開咬，側方（または後方）開咬の3型に分類される．
また，開咬を生じさせる形態異常の範囲により，**歯槽性開咬**と**骨格性開咬**に分けら
れる．

　前方開咬の原因には，指しゃぶりや，舌を咬む，舌を突出させるなどの弄舌癖，
異常嚥下癖，口呼吸などがある．また，ビタミン欠乏やホルモン分泌異常などの全
身疾患や関節炎，外傷などによる下顎頭の成長障害では，全部性開咬を呈すること
が多い．

［症　　状］

　前方開咬，全部性開咬では，顔貌は長顔を呈する．安静時において口唇の閉鎖が
得られず，口裂閉鎖時に口唇周囲に過緊張がみられる．開咬のため咀嚼障害および
構音障害を伴う．

［診　　断］

　セファロ分析：特徴として，骨格性開咬において，全顔面高および下顔面高の増
大，下顎枝高径が短い，gonial angle が大きい，mandibular plane angle が大きいなど
があげられる．

［治　　療］

　歯科矯正治療単独で治療を行うには困難なことが多い．開咬症に対する手術はさ
まざまあり，開咬の主因がどこにあるのか十分検討を加え，適応術式を選択する．

　上顎に対する手術：上顎前方歯槽部骨切り術（Wassmund 法，Wunderer 法，Bell
法），上顎臼歯部歯槽部骨切り術（Kfuner 法，Schuchardt 法），Le Fort I 型骨切り術．

　下顎に対する手術：主に下顎枝矢状分割術（Obwegeser 法）が用いられ，下顎前方
歯槽部骨切り術（Köle 法），下顎体一部骨切り術が症例に応じて用いられる．

　これらの手術を，単独ないしは複合して行う．また，弄舌癖や舌突出などの悪習
癖，異常嚥下癖などがある場合には，それらに対する治療が必要となる．また，巨
舌症など舌形態異常を伴う場合は舌縮小術を，舌骨上筋群の過度の緊張が認められ
る場合は舌骨上筋群切離術を併用する．

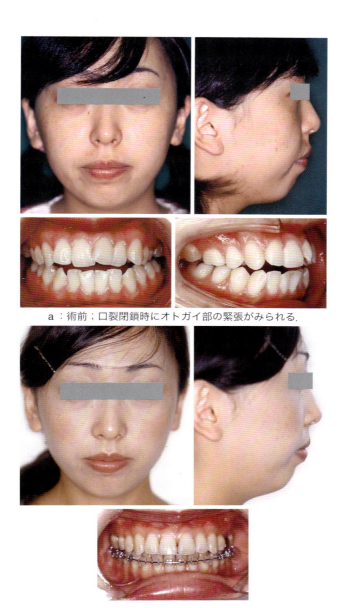

a：術前；口裂閉鎖時にオトガイ部の緊張がみられる．

b：術後；上顎に馬蹄形骨切り術を併用した Le Fort I 型骨切り術を行った．

図1-70　開咬症

4　下顎非対称症　mandibular asymmetry

　下顎非対称は，顔面正中に対して，下顎骨，特にオトガイ部が左右いずれかに偏位し，明らかな下顔面の非対称性を示すものをいう（図1-71）．偏位する原因として，片側下顎骨の過成長ないしは劣成長がある．片側性下顎骨過成長は原因不明のものが多いが，遺伝的要因，片側咬合，片側下顎頭および関節突起の過形成または骨軟骨腫，舌の片側肥大などによっても起こる．一方，片側性下顎骨劣成長は第一第二鰓弓症候群（眼耳脊椎異形成症），進行性顔面半側萎縮症，片側性顎関節強直症，下顎骨骨髄炎，関節突起骨折などにより生じる．

［症　　状］

　片側性下顎骨過成長では，オトガイ部および下顎正中部が健側，すなわち，非過成長側に偏位する．通常，患側臼歯部は交叉咬合を示すが，健側側方歯群は開咬を示すものと示さないものとがある．下顎骨劣成長では，オトガイ部が患側に偏位し，側貌で，オトガイ部は後退し，鳥貌を呈することもある．咬合平面および口裂は偏位側に斜上し，両側の口角の高さに左右差を生じる．

［診　　断］

　セファロ分析：左右の対称性を示す項目で異常を示すが，下顎非対称に対する明確な基準はない．このため治療の有無は，咀嚼，発音などの口腔機能障害の程度と，患者自身の審美的障害に対する要求の度合いにより取捨選択される．他覚的に交叉咬合の改善を主眼にする．

［治　　療］

　高度の臼歯部交叉咬合や下顎非対称では外科的矯正治療の適用となる．手術は，非対称の主因が片側の下顎骨過成長であれば後退術を，劣成長であれば前方移動術を，両側ないしは片側性に行う．用いる術式は下顎枝矢状分割術（Obwegeser 法），または下顎枝垂直骨切り術とオトガイ形成術を，単独ないしは複合して行う．また，咬合平面の水平的傾斜異常を伴う症例では，上顎に対する Le Fort I 型骨切り術や上顎臼歯部歯槽部骨切り術（Kfuner 法，Schuchardt 法）などの併用が必要となる．

　下顎頭の過形成，骨腫，骨軟骨腫，軟骨腫などの下顎頭腫瘍では，下顎頭切除術により非対称が改善される．

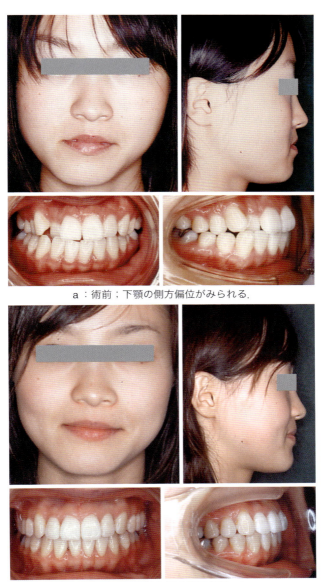

a：術前；下顎の側方偏位がみられる．

b：術後；下顎枝矢状分割術を行った．

図 1-71　下顎非対称症

5 咬筋肥大症 hypertrophy of the masseter muscle

咬筋の片側性または両側性の慢性良性肥大による耳下腺咬筋部の膨隆と，下顎角部の外下方突出をきたす疾患である(図1-72)．本疾患の発生原因は明らかではないが，ブラキシズム(歯ぎしり)の習慣，長期間にわたる片側咬合，心因的理由による反復性の強い咬みしめなどに関連した**労作性肥大**が原因と考えられている．しかし，同一家系での発現が多くみられることもあり，本疾患の遺伝的関与を指摘するものもいる．

[症　　状]

耳下腺咬筋部に片側性ないしは両側性に弾性軟の膨隆がみられる．咬みしめにより膨隆はさらに増大し，弾性もやや硬となる．側貌で，咬筋付着部位である下顎角部の外下方への突出を認め，片側性に生じたものは明らかな顔面の非対称を示す．両側に生じたものは**ホームベース様顔貌**(図1-72-a, 左)を示す．また，時に咬筋部の不快感ないし圧痛，顎関節部の疼痛，開口障害，咀嚼障害，偏頭痛などの機能障害を呈することもある．

[診　　断]

セファロ分析：gonial angle および mandibular plane angle の減少がみられる．CTおよびMRIで，健側と比べて患側咬筋の明らかな肥大が認められる．

[治　　療]

保存療法と外科療法があるが，審美的障害に対しては外科療法が適用となる．咬筋肥大症の外科的修正術には口外法と口内法(Obwegeser-Bechers法)があるが，審美的観点から口内法を採用すべきである．

咬筋の深層および中間層を切除したのち，下顎骨下顎角部を切除するObwegeser-Bechers法が有用である．また，下顎角部だけでなく下顎枝部まで膨隆がある場合は，咬筋を切除したのち，下顎枝を矢状分割し，外側骨片を切除する方法がある．保存療法では，片側咬合やブラキシズムの是正，補綴物や咬合調整による咬合の再構成，抗不安薬や抗けいれん薬による筋過緊張の除去などを行う．

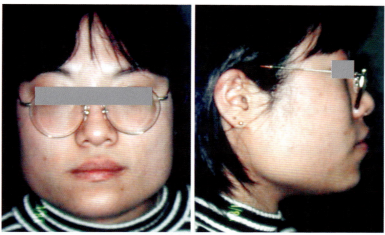

a：下顎角部の外方への突出が認められる．

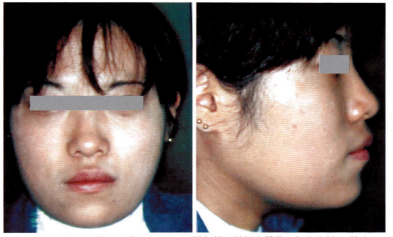

b：術後；咬筋中間層を切除したのち，下顎角部の外側皮質骨を矢状分割し，除去した．

図1-72 両側咬筋肥大症

6 第一第二鰓弓症候群 first and second branchial arch syndrome

本疾患は第一，第二鰓弓の形成障害である．眼球上類皮腫（図 1-73-a）に脊椎異常を伴っていると **Goldenhar 症候群**とよばれ，片側の発育異常が主体的で著しいと**片側顔面矮小症 hemifacial microsomia**などともよばれている．しばしば脊椎異常，腎欠損や眼球異常を伴うことから，**眼耳脊椎異形成症 oculo-auriculo-vertebral spectrum** ともよばれる．したがって，さまざまな症候の組み合わせがある．

本疾患は，唇顎口蓋裂に次いで多くみられる顔面の先天異常で，出生児約 3,000〜5,000 人に 1 人の割合で発生するといわれており，男：女の性差は 3：2 である．

原因は不明である．親族の同胞再発率は約 2%であるが，母親が糖尿病であることも関連しているといわれている．胎生 5〜8 週における第一，第二鰓弓の発生過程の障害により生じるとされている．

［症　　状］

spectra of defects とよばれるように，症例は多彩である．

顔面：① 頬骨，上顎骨，下顎骨，特に，下顎枝，関節突起，顎関節の形成不全（図 1-75-b, e）などをきたして顔面非対称を呈する（図 1-75-a）．
　　　② 片側の口角部における破裂，すなわち，横顔面裂（図 1-74）ないし巨口．
　　　③ 顔面筋の形成不全と口唇の麻痺．

耳　：① 片側性の外耳（図 1-73-b），中耳の形成不全（小耳症）．
　　　② 耳珠と口角を結ぶ線上にある皮膚隆起（図 1-74）や小耳．

口腔：耳下腺分泌の欠如，舌や軟口蓋の機能障害，交叉咬合（図 1-75-c）．

脊椎：片側性の脊椎，特に頸椎の低形成．

その他：眼球上類皮腫，内耳の障害，口唇裂や口蓋裂，胸椎や腰椎の異常．

［治　　療］

下顎骨，上顎骨などの形成不全に対しては，顎骨の骨切りを行う顎矯正手術（図 1-75-d）が適用される．最近では，小児期から学童期に骨延長術が応用されることもある．眼球上類皮腫に対しては眼科医による摘出手術が行われる．また，形成不全の頬骨や顎骨に対して自家骨の onlay graft，あるいは silicon などの人工物挿入を行う．耳の異常に対しては，肋軟骨を用いて骨組みをつくる全耳介形成術などが行われる．

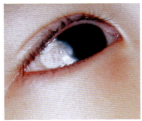
a：眼球上類皮腫

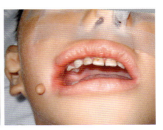
b：外耳の形成不全と口唇裂　図1-74　横顔面裂と皮膚隆起

図1-73　第一第二鰓弓症候群

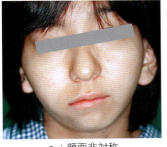
a：顔面非対称

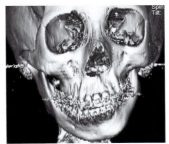
b：3D-CT像

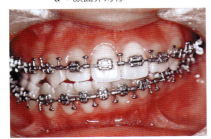
c：交叉咬合

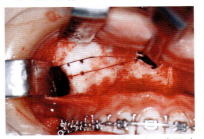
d：Le Fort Ⅰ型骨切り術による交叉咬合の改善

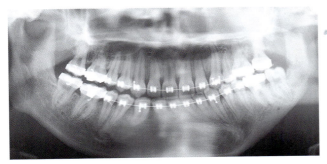
e：パノラマエックス線像
　　左側下顎枝の低形成

図1-75　片側顔面矮小症

1章　先天異常・発育異常

7 Treacher Collins 症候群（下顎顔面異骨症）
mandibulofacial dysostosis

Franceschetti-Klein 症候群の別名がある．

本症は遺伝傾向が強く，常染色体優性遺伝を示す．*TCOF* への突然変異であるといわれている．

［症　　状］

本症の完全型では，次のような症状がみられる（図 1-76）．
① 外眼角の外下方傾斜．
② 顔面骨，特に，頰骨と下顎骨の形成不全．
③ 下眼瞼欠損．
④ 下眼瞼の睫毛欠損．
⑤ 外耳・中耳の形成不全．
⑥ 伝音性難聴．
⑦ 口蓋裂．

［治　　療］

第一第二鰓弓症候群に準じる．顎骨に対しては顎矯正手術，骨延長術が行われる．眼部の異常に対しては，眼窩下縁への骨または軟骨移植，人工物埋入，睫毛形成術などが行われる．

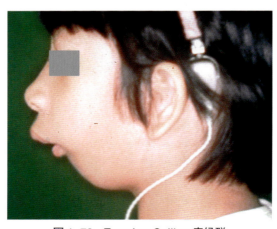

図 1-76　Treacher Collins 症候群

8 Robin シークエンス（Pierre Robin 症候群） Robin sequence

先天性小下顎症，舌下垂症 congenital micrognathia with glossoptosis, Robin anomalad という名称も使用されている（図 1-77）．

原因は，胎生 9 週以前の下顎の発生過程における異常である．子宮内において胎児頭位が過度に前屈位にあることによって下顎前方部への外圧，下顎成長能の欠損などを引き起こすと考えられている．

［症　状］

小下顎症および呼吸障害を伴う舌下垂を主徴とする先天異常で，舌が後方にあり，舌と口蓋が接することが多い．しばしば V 型の不完全口蓋裂を伴う．オトガイの後退による舌根沈下のため，呼気時に気道が閉塞され陥没呼吸（漏斗胸）を示す．呼吸障害は安静時，睡眠時，食物摂取時に著明となる．

［治　療］

まず呼吸障害の排除と呼吸器感染の予防をはかる．呼吸障害に対しては腹臥位をとらせる．哺乳は直立させて行い，必要に応じて経管栄養を行う．呼吸障害の強い場合は，舌口唇癒着術（Randall 法），また，早期に下顎の骨延長術を行うこともある．本手術によっても呼吸障害が改善されない場合には，気管切開を行う．新生児期から乳児期早期の気道閉塞を乗り切れば，生命予後は良好である．

小下顎症に対しては，骨延長術や顎矯正手術が施行される．

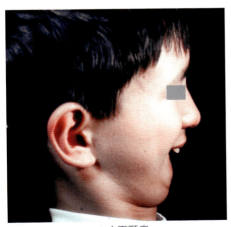
a：小下顎症

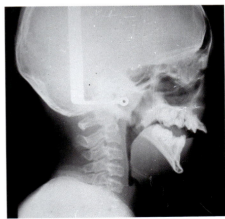
b：側貌セファロ像

図 1-77　Robin シークエンス

9 鎖骨頭蓋骨異形成症(鎖骨頭蓋異骨症)　cleidocranial dysostosis

　鎖骨の完全欠損または形成不全，頭蓋骨縫合骨化遅延，歯の萌出遅延を主徴とする先天異常である．

　常染色体優性遺伝を示す．鎖骨の骨形成と分化の機能にかかわる *RUNX2*(runt-related transcription factor 2)の突然変異とされている．

[症　　状]

　鎖骨は，片側または両側性に欠損するか，もしくは著しい形成不全を示す．また，肋骨は短く，しかも傾斜しているので，左右の肩を前方で寄せ合わせることができる(図 1-78-a)．頭蓋縫合の閉鎖が遅延することによって前頭骨，頭頂骨，後頭骨が隆起し，短頭蓋症を呈する．

　口腔内症状は，乳歯の晩期残存，多数の永久歯の萌出遅延や埋伏歯(図 1-78-b)，永久歯の形成不全，過剰歯，歯の形の異常などがみられ，高度の不正咬合を示す．

[治　　療]

　乳歯の晩期残存，永久歯の萌出遅延，歯数の異常などに対しては義歯作成などの補綴治療が必要となる．また，埋伏歯に対しては開窓術などを行うこともある．必要に応じて上下顎の顎矯正手術を施行する．

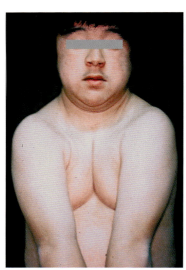

a：両側鎖骨の形成不全により左右の肩を前方で寄せることができる．

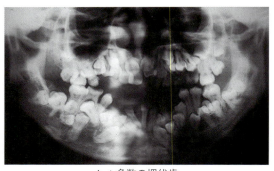

b：多数の埋伏歯

図 1-78　鎖骨頭蓋骨異形成症

10 Crouzon症候群（頭蓋顔面異骨症）　premature craniosynostosis

　胎児期における頭蓋縫合の骨性癒合により特異の頭蓋変形をきたす，まれな疾患である（図1-79）．多くはさまざまな表現型をもつ常染色体優性遺伝を示す．しかし，1/4に遺伝傾向を示さないものがあり，10q25染色体上の*FGFR2*（fibroblast growth factor receptor 2）の突然変異が示す疾患の1つと考えられている．hereditary craniofacial dysostosisともよばれる．

[症　状]
　①浅い眼窩による眼球突出，②進行性の眼異常（結膜炎や角膜炎），眼振，視神経障害，③前頭部の隆起，④上顎劣成長による仮性下顎前突症，⑤高口蓋，⑥頭蓋骨癒合（冠状・ラムダ・矢状縫合の著明隆起）などの異常を示す．

[治　療]
　頭蓋内圧増大と視神経障害がある場合には，初回治療として脳外科的手術が行われる．二次的に，顔面変形に対する審美的および機能的改善のために，中顔面から眼窩周囲の形態改善を目的とした顎矯正手術であるLe Fort III型骨切り術や，同骨切り術施行後に骨延長術が行われる．

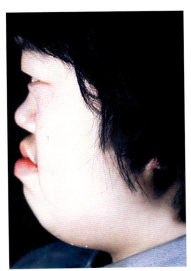
a：眼球突出

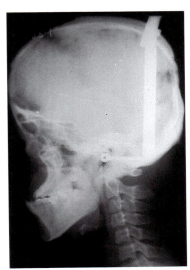
b：仮性下顎前突

図1-79　Crouzon症候群

11 Down 症候群　Down syndrome

　蒙古症 mongolism ともいう．遺伝学者では 21 トリソミー症候群の名称が用いられている（図 1-80）．

　染色体 No. 21 のトリソミーに起因する先天異常である．原因不明であるが，高年齢の母親から生まれることが多い．660 人に 1 人といわれている．

［症　　状］
① 内眼角贅皮，つり目，短頭症，小頭症，前頭縫合の閉鎖遅延による薄い頭蓋，両眼隔離などの頭蓋顔面の奇形．
② 高口蓋，短い口蓋，歯の先天欠如，萌出遅延，歯の形成不全，歯の萌出位置異常．
③ 四肢および指趾の奇形，心奇形．
④ 精神発達遅滞など．

［治　　療］

　各種異常については，おのおのの専門医による治療を行う．先天性心疾患（50％が心室中隔欠損）を有する場合が多く，観血処置を行うときは抗菌薬の予防投与を行う必要がある．

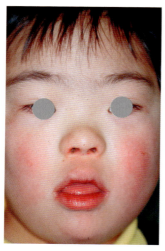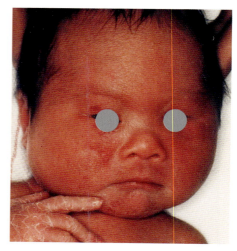

図 1-80　Down 症候群

12　口腔・顔面・指趾症候群（OFD症候群）　oro-facial-digital syndrome

　口指顔異骨症ともいう．多数の小帯肥厚，分葉舌，鼻翼軟骨形成不全，指趾の奇形などを主症状とする先天異常で，女子に多く発生する．精神薄弱を伴うことがある．
　本症は，遺伝型式によりⅠ型（X染色体優性遺伝）とⅡ型（常染色体劣性遺伝）に分類されるが，Ⅱ型はⅠ型に比べてきわめて少ない．

［症　　状］
　口腔奇形：上下顎の口腔前庭に肥厚性過形成がみられる．それによって歯槽突起裂や上下赤唇縁に小陥凹または隆起が形成される．舌は，前方部で2～4つの裂をつくり，分葉舌の状態を呈するものがある．しばしば顎裂，口蓋裂（図1-81-a）や過剰歯を伴い，正中上唇裂がみられることもある．
　顔面奇形：鼻翼軟骨の形成不全，短い人中や内眼角の側方偏位（図1-81-b），耳の稗粒腫，頭蓋底角の開大などを示す．
　指趾奇形（図1-81-c）：合指症，手の短指症，彎指症，両足の多指症がみられる．
　頭皮：荒れて乾燥し，毛髪は薄い．

［治　　療］
　口腔奇形に対しては，小帯延長術または切除，舌の形成術，口蓋形成術などが行われる．また，各科専門医による治療，チームアプローチおよびリハビリテーションが必要となる．

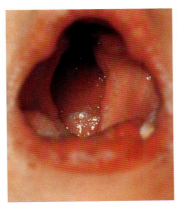
a：不完全口蓋裂

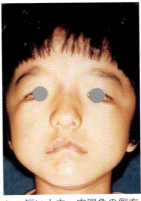
b：短い人中，内眼角の側方偏位

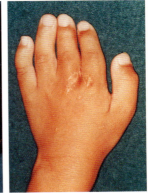
c：短指症，合指症，彎指症

図1-81　口腔・顔面・指趾症候群

13　Marfan 症候群　Marfan syndrome

　長くて細い四肢と，くも指，水晶体脱臼，骨格異常，血管異常などを主症状とする，結合組織の多系統の障害を示す疾患である．
　一般に，常染色体優性遺伝を示す．軽度の罹患者は多いといわれている．

［症　　状］
　骨格，眼，心血管に特徴的な症状を示す．
　骨格：長くて細い四肢と，くも指(図 1-82-a)を呈する．また，脊椎の側彎，鳩胸(図 1-82-b)，漏斗胸などの骨格異常，扁平足，関節の過伸展，習慣性脱臼などがみられる．
　眼：水晶体脱臼がみられる．
　心血管：大血管中膜の脆弱化のため拡張性大動脈瘤または解離性大動脈瘤が発現する．また，大動脈弁閉鎖不全，大動脈狭窄，卵円孔開存，心房中隔欠損などの先天性心疾患がみられる．
　頭蓋，顔面：頰骨の低形成により頭蓋，顔面は細長く，長頭頭蓋および小下顎症を示すことがある．
　口腔内：高口蓋，歯列弓狭窄，叢生などの不正咬合がみられることがある．

［治　　療］
　心血管病変に対しては専門医による外科的治療が行われる．

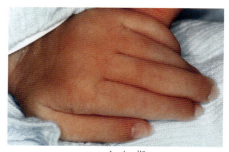

a：くも指

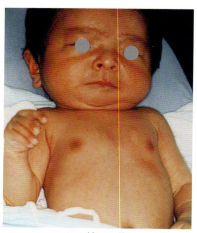

b：鳩　胸

図 1-82　Marfan 症候群

14 基底細胞母斑症候群（Gorlin 症候群） basal cell nevus syndrome

母斑性基底細胞上皮腫症候群，遺伝性皮膚下顎腫瘍症，顎囊胞基底細胞分裂肋骨症候群，Gorlin and Goltz 症候群などともよばれる（図 1-83）．→p.198 参照．
常染色体優性遺伝の形式をとる．*PTCH* の突然変異とされている．

[症　　状]
　顔面頭蓋：大頭，前頭頭頂骨の隆起，幅広い鼻根部などがある．
　口腔：顎骨に多発する歯原性角化囊胞．
　手：短い中手骨，特に，第 4 指に多い．
　胸部：二分肋骨，骨癒合または部分欠損，脊柱側彎症，なで肩，頸椎の異常．
　皮膚：首を越えて，上腕，胴や顔面の母斑性基底細胞癌．表皮囊腫，手掌の点状異角化症，特に，顔面の稗粒腫．
　異所性石灰化：大脳鎌，小脳鎌などがある．

[治　　療]
　多発性の歯原性角化囊胞に対しては摘出術を行うが，再発することが多く，注意を要する．

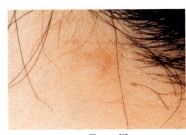

a：母　　斑

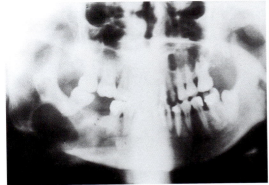

b：右側下顎臼歯部および上顎左右側臼歯部囊胞

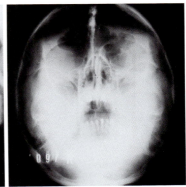

c：頭蓋骨大脳鎌の石灰化

図 1-83　基底細胞母斑症候群

15 両眼隔離症 hypertelorism

　Greig 症候群，胎児性両眼隔離症などともよばれる，きわめてまれな奇形である．蝶形骨の過剰発育に基づく疾患．これにより篩骨洞が大きくなるため，鼻柱の幅が拡大し，左右眼窩が隔離した状態となる(図 1-84)．

　遺伝傾向を示すことが少なく，原因は不明である．

［症　　状］

　次のような症状がみられる．
　① 両眼間距離の増大と斜視．
　② 鼻根部幅径の増大と二裂鼻．
　③ 上顎骨および鼻骨，時として下顎骨の劣成長．
　④ 内眼角贅皮と側方眼窩壁の皮下脂肪肥大．
　⑤ 知能の発達遅延．

［治　　療］

　脳神経障害が存在する場合には，脳外科手術が行われる．頭蓋顔面外科手術 cranio-facial surgery により顔面変形の美的改善が行われる．

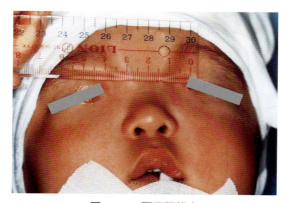

図 1-84　両眼隔離症

16 Beckwith-Wiedemann 症候群（EMG 症候群）

Exomphalos-Macroglossia-Gigantism 症候群（EMG 症候群）ともいわれる．巨人症（巨大児），巨舌症，臍帯ヘルニアを 3 主徴とする．歯科領域では巨舌症と不正咬合がかかわる（図 1-85，86）．

発生頻度は分娩 10,000 例に 1 例で，性差はない．責任遺伝子は 11p15 領域と判明している．時に家族発生がみられ，常染色体優性遺伝の家族性が考えられている．

[症　　状]

次のような症状がみられる．
① 軽度の精神発達遅滞．
② 薄い皮下組織と大きな筋肉による巨人症．
③ 巨舌症．
④ 下顎前突や開咬による不正咬合．
⑤ 臍帯ヘルニア，腹直筋離開．
⑥ 30〜50％に，新生児期に赤血球増多症，幼少児に赤血球減少症．

[治　　療]

巨舌に対しては舌縮小術が行われる．逆被蓋を呈する場合には，矯正治療とともに顎矯正手術を行う．

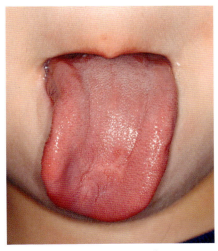

図 1-85　巨　　舌

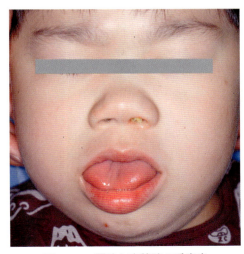

図 1-86　開咬と安静時の舌突出

17　Apert 症候群（尖頭合指症）　Apert syndrome

　頭蓋縫合の早期癒合による尖頭などの頭蓋変形と，合指趾症がみられる遺伝性の先天異常である．原因は常染色体優性遺伝とされる．

　責任遺伝子の 1 つは 10 番染色体長腕（10q25-q26）の線維芽細胞増殖因子受容体 2 型遺伝子（*FGFR2*）で，Crouzon 症候群と共通している．

［症　　状］

　皮膚性または骨性の合指趾症（第 2，第 3，第 4 指に多い）．橈骨尺骨癒合，内反趾，肩峰鎖骨関節の無形成，精神遅滞がみられる．

　頭蓋冠状縫合の早期閉鎖による頭頂部突出と後頭部平坦化による尖頭，矢状縫合の早期癒合による舟底頭がみられる．

　顎顔面の変形としては，顔面の扁平化，眼球突出，両眼離開がみられる．上顎は劣成長で，上顎歯列弓の狭窄，高口蓋，相対的下顎前突症がみられる．口蓋裂を合併することがある．

［診　　断］

　頭蓋顔面の特徴的な変形による．特徴は Crouzon 症候群と類似しているが，合指趾症の有無により鑑別される．また，頭蓋縫合早期癒合症（Pfeiffer 症候群，Seathre-Chotzen 症候群，Carpenter 症候群など）との鑑別を要する．

［治　　療］

　顎顔面変形症，歯列不正に対しては，顎骨延長術や骨切り術による外科的矯正治療が適応される．

18　骨形成不全症　osteogenesis imperfecta

　結合組織の形成不全に伴い，骨が脆弱化する先天性の遺伝性結合組織代謝異常疾患である．多発性で反復性の骨折や骨の変形を特徴とする．線維芽細胞や骨芽細胞などの結合組織や骨基質の合成に関与する遺伝子異常により，全身の骨形成不全と脆弱化を生じる．症候や遺伝形式により Ⅰ ～ Ⅴ 型に分けられる．遺伝形式は常染色体優性遺伝と常染色体劣性遺伝がある．

［症　　状］

　臨床症状は非常に多彩で，易骨折性，骨変形などの長管骨の骨脆弱性と，脊椎骨の変形による低身長や小人症，四肢の短縮と短い幹骨，青色強膜，象牙質形成不全，耳小骨異常による伝音性難聴，心臓弁（大動脈弁，僧帽弁）の異常などがみられる．また，骨変形による骨痛，脊柱変形による呼吸機能障害，難聴，心不全が年長期以

降に生じることが多い．顎骨の変形を伴い，歯の萌出遅延と萌出位置異常，歯の変色などがみられる．短根歯，象牙質形成不全が出現する．

［診　　断］

重症度や症候，遺伝形式によるが，形式の診断と分類はむずかしい．

［治　　療］

萌出遅延歯に対しては，開窓療法や歯科矯正治療により萌出を促す．顎骨の変形に対する外科的矯正治療は，骨の治癒力などを見極めて慎重に適応する．

19　大理石骨病（Albers-Schönberg 病）
marble bone disease：osteopetrosis（Albers-Schönberg disease）

破骨細胞の機能不全による骨吸収障害により，び漫性の骨硬化を示す．症状は，早期に発症する重症の新生児型/乳児型，中等度の中間型，軽症の遅発型まで多様である．早発例の多くは乳児期に死亡する．新生児型/乳児型と中間型は常染色体劣性遺伝，遅発型は常染色体優性遺伝を示す．全身の広範囲の骨硬化，骨梁構造の緻密化により骨折しやすく，遅発型は無症状で経過して，骨折時やエックス線撮影を行った際に偶然に発見されることが多い．

［症　　状］

骨の脆弱化による歩行障害，発育制限がみられ，頭蓋底の骨肥厚による脳神経症状（難聴，視力障害，顔面神経麻痺）を呈することがある．骨髄の狭小化による骨髄炎，高度の貧血，赤芽球細胞症，リンパ球の増加，脾臓の腫大が生じる．

顎骨骨髄炎，歯の萌出遅延，乳歯の晩期残存，永久歯の未萌出，多数歯の萌出遅延がみられる．

［診　　断］

骨の硬化像，歯の萌出遅延から推定するが，他の骨硬化性疾患（pycnodysostosis, craniodiaphyseal dysplasia）との鑑別を要する．

［治　　療］

骨折すると，骨硬化のため手術による固定がきわめて困難で，骨癒合も遷延化するため難治性となることが多い．特に成人期の骨折治療は難渋する．骨髄炎は遷延化することが多く，長期にわたる薬物治療が必要となる．

2 外　傷

概　説

　組織の連続性が離断された状態を損傷 injury といい，物理的原因(機械的，温度的，電気的，放射線)，化学的原因，病的原因に分類される．外傷とは，一般的に，外力による機械的損傷をさす．身体の一部が破壊された状態を創傷 wound ともいい，創面が外界と交通しているものを創，交通していないものを傷と区別することがある．また，外傷 trauma は精神的な心の傷も含まれ，創傷よりも包括的，抽象的である．

　創傷部の局所症状として，出血，疼痛，腫脹，機能障害がある．口腔・顎顔面領域は血管が豊富であるため出血量は多い．一般に，受傷直後は激しい疼痛があるが，時間の経過とともに軽減する．創傷部には反応性炎症のため腫脹が生じるが，口底，眼窩部など結合組織が粗な部位では強く出現する傾向がある．また，創傷の部位とその程度によっては咀嚼障害，開口障害，嚥下障害，知覚障害，運動障害などさまざまな機能障害が生じる．全身症状として，口腔・顎顔面領域の損傷では，頭部外傷を伴っていることがあり，その場合には意識障害，嘔吐，けいれんなどが現れることがある．

　顎顔面部の骨折では，骨折部位に相当する皮下組織に内出血斑や腫脹，さらに圧痛を認めることから，触診などの理学所見は臨床診断上重要である．

　下顎骨骨折では，骨折の好発部位，上顎骨骨折では，骨折の様態(Le Fort 分類)などを理解することが，臨床上重要である．

　創傷治癒機転に関して，ヒトにおいては，通常の創傷は元通りに再生されるのではなく，主に血管結合組織系の細胞が増殖して肉芽組織をつくって創腔を補填し，その上を再生上皮が被覆する，いわゆる瘢痕治癒のかたちをとる．**創傷の治癒過程は炎症・破壊相，増殖相，成熟相**の 3 相に分けられる．すなわち，炎症・破壊相は生体防御反応であり，また，損傷部の異物や壊死組織を清掃し，以降の増殖相に移行させるための反応である．増殖相では，創内に毛細血管と線維芽細胞からなる肉芽組織が増殖し，コラーゲン線維が増生し，創の抗張力が増すと同時に，肉芽組織

の表面に沿って上皮が増殖し，創は再生上皮で覆われる．創が再生上皮で覆われると，滲出細胞は消失し，血管や線維芽細胞も減少し，成熟相へと移行する．骨組織においては，線維芽細胞の代わりに骨芽細胞が肉芽組織を形成し，そこに仮骨が形成され(**線維性骨化**)，成熟期になると生理的機能に適応した層板骨が形成される．

　創傷治癒には，**第一期癒合(一次治癒)**と**第二期癒合(二次治癒)**の2つの様式がある．第一期癒合は，手術創のように鋭利な刃物でつくられた創が，適切に治癒した際の治癒形成である．治癒過程はすみやかで，瘢痕形成は少ない．第二期癒合は，実質欠損，創内異物や感染が存在する治癒形式で，治癒が遅れ，多量の瘢痕が形成される(図 2-1)．

　外傷による後遺症は，歯の外傷や軟組織損傷では瘢痕による審美障害(醜形)，開口障害などが後遺し，顎骨骨折では，整復・固定が不十分であった場合，咬合・咀嚼障害や顔面の変形をきたす．さらに，三叉神経や顔面神経の損傷があると，その支配領域に知覚障害や運動障害が生じる．

　顔面は常時露出しているため，さまざまな原因により多様な損傷を受ける機会が多い．顎口腔領域は，摂食，発音・構音，呼吸などにおいて機能的に重要かつ顔面の半分を占める領域であり，審美的にも重要な領域である．開口障害，咀嚼障害，発音・構音障害などの機能障害を残さず，変形や瘢痕を最小限にとどめるためには，受傷後すみやかに適切な治療を行うことが肝要である．

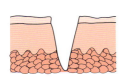
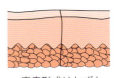
縫合　　　　　　　　　瘢痕形成はわずか

a：第一期癒合(一次治癒)

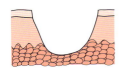
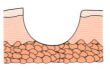
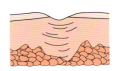
　　　　　　　　　肉芽組織形成と収縮　　　瘢痕拘縮をきたす

b：第二期癒合(二次治癒)

図 2-1　創傷治癒形式

A 歯の外傷

歯の外傷とは，外力が作用して歯およびその支持組織に生じた損傷をいう．歯の外傷には破折と脱臼がある．

1 歯の破折　fracture of the tooth

歯の破折（図 2-2）は，急激な外力が歯冠部に作用して起こる．破折した部位により**歯冠破折，歯根破折**および**歯冠歯根破折**に分類される．

好発部位：上顎前歯部に多く発生する．成人では歯の脱臼よりも多い．

［症　　状］

歯冠破折：エナメル質単独あるいは象牙質を含んだ破折がある．エナメル質の破折は，無症状の場合が多いが，外傷性歯根膜炎が併発する場合がある．象牙質に至る破折は，冷水痛，温熱痛が生じる．歯髄に至る破折は，冷水痛，温熱痛を生じ，歯冠の着色や出血がみられる．

歯根破折：破折部位により，歯頸部に近い位置，中央部，根尖に近い位置のものに分けられる．また，歯冠から歯根への縦破折もある．歯根破折は，咬合痛，打診痛が強く，歯冠の動揺や偏位を生じる．根尖に近い破折では，歯の動揺や偏位は少ない．歯根膜や歯髄からの出血がみられる．

［診　　断］

医療面接において，他部外傷の有無，受傷の状況を問診する．歯根破折は視診で確認できないため，歯の動揺，打診に対する反応を調べる．

エックス線所見：歯冠破折の場合，破折線の到達程度を確認する．

［治　　療］

歯冠破折：歯冠修復処置を行う．露髄を伴う場合，生活歯髄切断法を行う．

歯根破折：歯頸部に近い破折では，抜髄処置後に後継歯による歯冠補綴処置により修復する．歯根中央より根尖の破折で動揺の少ない歯は，二次象牙質やセメント質形成による修復を期待して隣在歯に固定する．根尖部付近の破折では，二次象牙質やセメント質形成による修復を期待するが，不可能な場合は歯根尖切除術を行う．

歯冠歯根破折：歯肉縁下付近の破折では，歯肉息肉除去や外科的挺出を行い，歯内療法後に修復する．歯槽骨縁下まで破折しているときは抜歯する．

瞬時に歯を破折する強い外力は，歯髄全体や歯周組織にも何らかの影響を及ぼすことから，受傷後最低 1 年間は定期的な予後観察が必要である．

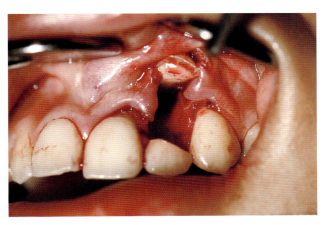

a：口腔内写真
　2⏌の破折，歯根は陥入している．

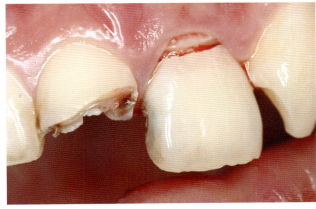

b：口腔内写真
　1⏌歯冠破折，
　1⏌歯頸部に破折を認める．

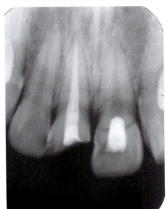

c：bのデンタルエックス線像

図2-2
歯の破折

2 歯の脱臼　luxation of the tooth

　歯の脱臼は，外力により歯根膜の断裂が生じ，歯と固有歯槽骨の連結が断たれた状態をいう．歯と歯槽骨の関係から**不完全脱臼**と**完全脱臼**(脱落)に分類される．

(1) 歯の不完全脱臼　incomplete luxation of the tooth

　歯根膜の一部が断裂し，歯が歯槽窩内に保持されている状態である(図 2-3)．

　原因は，衝突，転倒，転落，スポーツ，交通事故，作業中の事故が多い．

［症　　状］

　自発痛，接触痛，打診痛，根管内出血などがみられる．歯の挺出，陥入，偏位により，咬合不全を認める．歯質の変色，咀嚼障害を認める．合併症状として，歯肉損傷，歯槽骨骨折を伴うことがある．

［診　　断］

　エックス線所見：口内法エックス線検査により歯根膜腔の拡大が認められる．歯槽骨骨折の合併を診断する．

［治　　療］

　徒手的に，静かに元の位置に戻す．金属線または線副子により隣在歯に固定する．固定期間は 7〜10 日間で，固定期間中は咬合の干渉をさけるように咬合調整を行う．長期間の固定は好ましくなく，骨性癒合や歯根吸収をきたすことがある．

　陥入した歯に関して，根未完成歯はそのまま経過観察を行い，萌出を期待する．根完成歯は外科的に整復し，3〜4 週間固定する．

(2) 歯の完全脱臼(脱落)　complete luxation of the tooth

　歯根膜が完全に断裂し，歯が歯槽窩より逸脱した状態である(図 2-4)．幼児の歯は根が未完成のため短く，歯槽骨が弾力に富むため，外力により脱落しやすい．

［診　　断］

　エックス線所見：歯槽からの歯の逸脱が認められる．歯槽骨骨折の有無，部位の精査を行う．

［治　　療］

　完全脱臼歯は乾燥しないように，浸透圧の近い生理食塩液，牛乳またはイオン飲料に浸漬して湿潤しつつ搬送し，到着後は生理食塩液で湿潤し，セメント質や歯根膜組織を機械的に傷つけないように洗浄し，再植する．受傷から処置までの時間が短いほうが予後がよい．

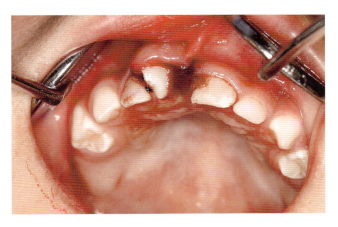

図 2-3
歯の不完全脱臼

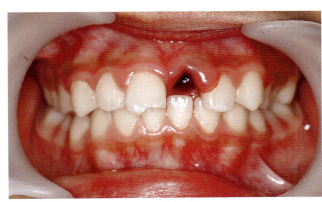

a：口腔内写真

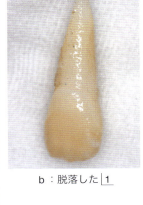

b：脱落した|1

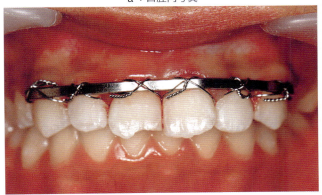

c：再植固定後の口腔内写真

図 2-4
歯の完全脱臼（脱落）

B 骨　折

1　歯槽骨骨折　fracture of alveolar bone

歯槽骨（歯槽突起部）に限局した骨折を歯槽骨骨折という（図 2-5）.

原因は，交通事故，スポーツ，作業事故，衝突，転落，転倒，殴打などによる直達骨折が多く，下顎の歯を介して起こる上顎の介達骨折もある.

好発部位：下顎前歯部よりも上顎前歯部が頻度が高い.

好発年齢：特に，小児期に多い.

［**症　状**］

通常，軟組織の損傷を合併しており，歯肉部の挫傷，裂傷，腫脹および出血をみる. 骨折片は加わった外力の方向に偏位する. 骨片の断端が触知され，歯は骨折に伴って脱臼，破折，陥入などを起こしやすい. 骨片は一塊として動揺を示し，歯が単数または複数で含まれ，一緒に動揺することがある.

上顎では，歯槽突起の唇側部が骨折を起こしやすく，骨折片は後下方や前方へ偏位する. 下顎では，歯槽部の唇側，舌側どちらにも骨折を起こしやすく，骨片も唇側，舌側のどちらへも偏位する.

［**診　断**］

歯の動揺検査で隣在歯が一緒に動くときは歯槽骨骨折が疑われる. 粘膜下出血や血腫が存在する部位に骨折がみられる. 打診痛が強い場合は歯の損傷を，鈍い場合は不完全脱臼や歯槽骨骨折を疑う. 不正咬合の有無を確認する.

エックス線所見：骨折線の有無，部位，到達程度を確認する. 基本的には，口内法，咬合法，パノラマエックス線検査を行う.

［**治　療**］

骨折部の洗浄：前処置として，保存不可能な歯の抜去，粉砕骨片の除去，止血処置および骨折部の汚染除去（デブリドマン）し，粘膜を縫合する.

骨折片の整復：受傷直後か受傷後数日であれば，上下顎歯列の咬合関係を基準として，非観血的に徒手整復を行う. 徒手整復に抵抗のある場合には牽引整復法を用いる. 粉砕骨折や陳旧症例では観血的整復法を用いる.

固定：整復された骨片は線副子，連続歯牙結紮または床副子を用いて固定する. 咬合状態を確認し，4〜6 週間固定する.

歯の処置：基本的には外傷歯の処置に準じる. 骨折線上の歯は歯髄壊死の可能性がある.

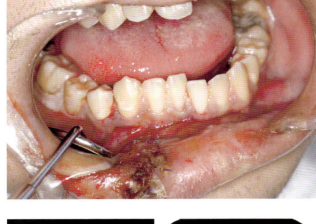

a：初診時

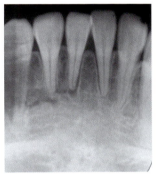 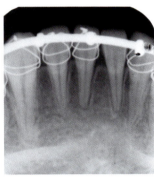

b：デンタルエックス線像
　　左：初診時
　　右：整復固定術直後

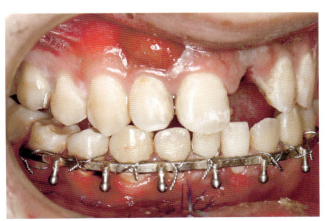

c：術後

図 2-5
歯槽骨骨折

2　下顎骨骨折　fracture of the mandible

　下顎骨は，その部位，構造，形態から外力による損傷を受けやすい．外力の作用部位と直達・介達骨折部位は，下顎骨の骨構築と，その力学的弱点を反映している．

　好発部位：構造上，脆弱となる要因のある部位ならびに直達外力を受けやすい部位が下顎骨骨折の好発部位となる．すなわち，関節突起部，骨体部，正中部が多く，下顎枝部や筋突起は少ない．骨体部，下顎角部では直達骨折が多く，関節突起部は介達骨折が多い（図 2-6）．

　好発年齢：10 歳代または 20 歳代がピークを占める．男女比は約 3：1 で男性に多い．

［症　　状］

　疼痛：受傷直後は受傷部の軟組織と骨折部に激しい自発痛がある．数日後には骨折部に圧痛が残る．

　Malgaigne 骨折痛：骨折の存在をエックス線検査に頼ることなく，触診によって判断する方法．骨折部に一致した限局性の圧痛を Malgaigne の圧痛（点）とよぶ．

　腫脹：局所の組織内出血や外傷に続発する炎症のため，下顎部皮膚および口腔粘膜側が腫脹する．

　皮下出血：しばしば外力の作用部位または骨折線近傍において皮下出血がみられる．

　骨折片の偏位による歯列弓の変形，咬合不全

　顔貌の変形：骨折部の腫脹，骨折端の偏位または咬合不全などによる．

　下唇の知覚異常，歯根膜の反射異常，歯肉の知覚異常：骨折片の偏位に伴い，下歯槽神経が障害されて起こることがある．

　下顎の異常運動：顎運動時の疼痛や骨折片の偏位により，下顎の異常運動や咬合異常が発現する．正中部骨折では開閉口時に骨片呼吸がみられる．

　下顎運動あるいは触診による捻髪音または軋轢音を認める．

　歯肉の断裂，出血，骨の露出を生じることがある．

　機能障害：骨折片の偏位による咬合不全または開口障害のために咀嚼障害，言語障害を生じる．

　頭部外傷はないが耳出血がある場合は，下顎骨骨折を疑う．

　歯が数本単位，ブロック状に動く場合は，歯槽骨骨折，骨体部骨折を疑う．

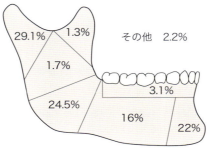

図 2-6　下顎骨骨折好発部位
(Olson RA et al.：Fractures of the mandible；A review of 580 cases, *J Oral Maxillofac Surg*, 40：23-28, 1982 より)

［診　　断］

受傷時期，受傷場所，受傷原因など受傷状況を把握する．

視　診：軟組織損傷，特に，粘膜や皮膚の損傷，血腫，皮下出血などは，骨折部位に応じた部位に生じることが多い．咬合不全を確認する．

触　診：圧診による圧痛部位の確認，骨折部段差の有無を調べる．

手指によって骨折片の可動性を確認する．

エックス線所見：視診，触診により，疑われる骨折部位に適した撮影法を選択する．基本的にはパノラマエックス線検査，後頭前頭方向投影法，側方斜位撮影が有用で，必要に応じて他方向の撮影を行う．オトガイ部では咬合型の撮影，関節突起では眼窩下顎枝方向投影法が有効である．骨折部の存在診断には，水平断および前額断の CT の有用性が高い．

［治　　療］

治療の目標は，顎骨では骨折の整復固定と安定のみではなく，咬合の整復にある．骨折部を適切に整復するには，できるだけ早期に治療を行ったほうが成績は良好である．

処置に先立って全身状態や呼吸障害，頭蓋内損傷，頸椎損傷などの他臓器ないし隣接臓器について検査し，必要に応じて専門医に対診する．

軟組織損傷が存在する場合は，できるだけ洗浄したのち，縫合処置を行う．

骨折や残存歯の状態によって整復方法，固定方法を選択し，処置に入る．

骨折治療の方法には，非観血的整復固定法と観血的整復固定法（手術による）とがある．

〈下顎骨の骨折部位と骨片の偏位〉

　下顎骨に付着する筋とその作用から，骨折部位と骨片の偏位について説明する．一般に骨片の偏位には，外力の作用方向へ生じる一次性偏位と，その後に加わる外力や付着筋の牽引力などで生じる二次性偏位とがある．下顎骨の完全な骨折では，骨折線の位置，走行および骨片に付着する筋の牽引によって，骨片は特有の偏位をきたす(図 2-7〜9)．下顎骨骨折を合理的に治療するためには，骨折部位に応じた特有の偏位形態を理解し，筋の牽引の方向を知っている必要がある．特に下顎骨には，開口筋群(外側翼突筋，顎舌骨筋，オトガイ舌骨筋，顎二腹筋)，閉口筋群(側頭筋，咬筋，内側翼突筋)が付着する．通常，開口筋群は，骨片を上・後方，正中へ偏位させるように作用し，閉口筋群は骨折片を上・前方，正中へ牽引する．よって，骨折線の部位と走行によって開口筋群，閉口筋群の緊張による二次性偏位が認められる．

　オトガイ部：骨折部位が正中付近で，骨折線が歯槽頂から下顎下縁に垂直に向かう場合には，完全な骨折でも，左右均等の筋張力により骨片の偏位は軽度である．開閉口は可能で，閉口時には閉口筋，特に，咬筋の作用により骨折線をはさんだ歯槽頂部が左右に離開する．しかし，開口すると顎二腹筋が骨片の下方部で牽引するため，歯槽頂部は閉じる．このように，開閉口運動によって，歯槽頂部がいかにも呼吸しているかのようにみえることから**骨片呼吸**とよんでいる(図 2-8)．

　骨体部：オトガイ部を含む大骨片は，顎二腹筋，顎舌骨筋，オトガイ舌骨筋などの牽引により後下方へ引かれるため，患側へ偏位する．小骨片は咬筋，側頭筋，内側翼突筋などの作用により内側ならびに上方に牽引される(骨折線が後方に位置するにつれて小骨片の内転は少なくなる)．

　　　　　片側骨体部骨折：閉口すると大骨片は挙上せず，小骨片だけ上方へ偏位する．開口時も同様である(図 2-7-a)．

　　　　　両側骨体部骨折：閉口すると前方部の小骨片は後下方へ転位する．開口時は偏位の程度が強くなる(図 2-7-b)．

　下顎角部：骨折線が近心より遠心後下方へ斜走している場合は小骨片は内上方へ偏位し，逆の場合は開閉口筋群の筋緊張は骨折面上で相殺され，偏位は軽度である．

　下顎枝部：大骨片が後退し，下顎枝の短縮傾向を示す．小骨片は側頭筋と外側翼突筋の牽引を受け前上方へ挙上され，かつ内転傾向を示す．

　関節突起部：大骨片は，片側性の場合は患側に偏位し，両側性の場合は顎関節方向に挙上され，開咬を呈する．小骨片は，多くは外側翼突筋の作用により関節突起は前内方に偏位する(図 2-9)　→p.360 参照．

　筋突起部：小骨片が側頭筋の作用で上方へ偏位する．

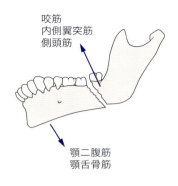

a：片側骨体部骨折
閉口時には小骨片だけ上方に偏位する．

b：両側骨体部骨折
前方部の小骨片は後下方へ偏位する．

図 2-7　骨片の偏位状態

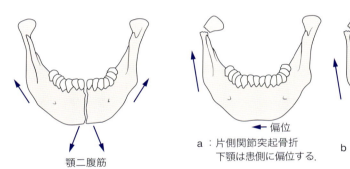

図 2-8　オトガイ部正中骨折の骨片の偏位状態

a：片側関節突起骨折
下顎は患側に偏位する．

b：両側関節突起骨折
下顎は後退し，開咬を生じる．

図 2-9　関節突起骨折の骨片の偏位状態

◆**非観血的整復固定法**　closed reduction and fixation

　適応は，新鮮骨折，単純破裂骨折，骨折端の偏位が比較的軽度なもの，咬合異常の少ないもの，幼・小児症例などである．

　徒手整復法：手指により骨折片を整復する方法である．新鮮骨折に有効である．

　牽引整復法：上下顎歯列の骨折片ごとに線副子を装着し，この副子にエラスティックバンドをかけ，緩徐な持続性牽引力を利用して整復する方法である．咬合が改善されれば，すみやかにワイヤー固定を行う．

　固定法：連続歯牙結紮法，線副子固定法，床副子固定法，オトガイ帽法など．

囲繞結紮法 circumferencial wiring fixation：
歯を固定源として利用できない無歯顎や乳歯
列の下顎骨骨折の固定に適応される．受傷前
に患者が使用していた義歯や模型上で，あら
かじめ作製した床副子を支持源として固定を
行う．誘導針を用いて固定用金属線を皮下組
織中を通過させ，下顎骨と義歯または床副子
を周回して結紮固定する（図 2-10）．下顎骨
周囲の唾液腺管や血管，オトガイ神経などの
軟組織を巻き込まないことと，術後感染予防
に注意を払う．

表2-1　顎骨骨折治療に用いられる主な固定法

```
1  顎内固定法（観血的方法）
　①金属線による骨縫合法
　②金属プレート・スクリュー固定
　③キルシュナー鋼線
2  副子固定法（非観血的方法）
　①歯牙結紮法 ┬ 単純結紮法
　　　　　　　├ 2歯結紮法
　　　　　　　└ 連続歯牙結紮法
　②線副子法
　③床副子法（囲繞結紮の併用もある）
3  顎外固定法
　①骨釘法
　②オトガイ帽装置
　③頭帽口外桿装置
```

◆**観血的整復固定法**

open reduction and fixation

　外科手術による整復固定である（図 2-11～13）．口腔粘膜や皮膚を切開し，骨膜を露出し，整復する．下顎骨骨折のほとんどは観血的整復固定が適応される．

　陳旧性骨折では骨片間の瘢痕，腐骨などを除去し，すでに不正癒合している場合は，再授動して整復固定する．大きな骨欠損部には骨移植を行う．

　固定法には，骨縫合法，骨接合プレート・骨ネジ固定法，キルシュナー鋼線固定法がある（表 2-1）．

　骨縫合法：骨片を金属線で縫合する方法である．顎間固定のみでは不十分で，整復後に骨片の偏位を防止するために行う．金属線に緩みが出ることから，顎間固定が必要となる．

　金属プレート・スクリュー固定 plate and screw fixation：骨折線上に適合させたプレートをスクリュー固定するもので，素材はチタニウム，ステンレス鋼，コバルトクロム合金などの金属であり，その他，吸収性素材のものもある．形状は，ミニプレート，AO プレートなどの種類がある．

　表層の唇頬側皮質骨のみの固定法 monocortical screw fixation は，神経，血管，歯根などの損傷を起こさない利点があり，高頻度に使用される．骨髄を貫通して反対側（舌側）の皮質骨まで固定源とする方法 bicortical screw fixation は，より強固な固定を期待できる．

　キルシュナー鋼線 Kirshner wiring：骨髄内に，弾性のある比較的細い径の鋼線を貫通させて骨折片を固定する髄内固定法の一種である．固定力は弱く，下顎頸部骨折以外ではあまり行われない．

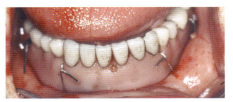
a：下顎全部床義歯とともに囲繞結紮を完了

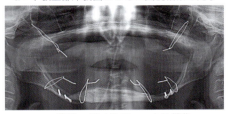
b：術後；パノラマエックス線像

図 2-10　囲繞結紮法

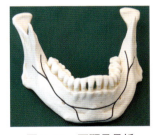
図 2-11　下顎骨骨折
ミニプレート設置部位を示す Champy の ideal line

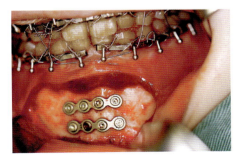
図 2-12　下顎骨骨折
チタン製ミニプレートによる固定

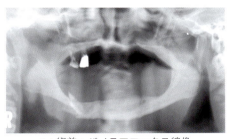
a：術前；パノラマエックス線像

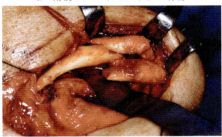
b：下顎骨骨体部の骨折線

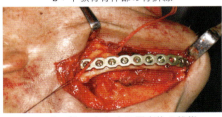
c：AO プレートによる固定後の状態

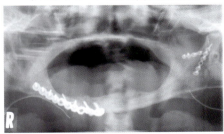
d：術後；パノラマエックス線像

図 2-13　下顎骨骨折

3 上顎骨骨折　fracture of the maxilla

[分　　類]

骨折線の走向が左右方向に走る横骨折（Le Fort 分類）と，縦骨折がある．

① Le Fort 分類（図 2-14）

Ⅰ型：Guerin 骨折；水平骨折（図 2-15）

　　　　骨折線が梨状口の下部　→犬歯窩　→上顎結節に及ぶもの．

Ⅱ型：錐体骨折またはピラミッド（型）骨折（図 2-16）

　　　　骨折線が前頭鼻骨縫合　→上顎骨と前頭骨，涙骨，篩骨との骨縫合
　　　　→眼窩下壁　→下眼窩裂に入り，頬骨上顎縫合　→上顎骨側壁，翼状突起
　　　　→翼口蓋窩に至る．

　　　　上顎骨骨体の大部分が頭蓋から分離し，可動性となる．

Ⅲ型：頭蓋顔面分離骨折（図 2-17）

　　　　骨折線は，頬骨前頭縫合から両側性に上顎骨前頭縫合，眼窩内を経て，
　　　　下眼窩裂，頬骨側頭縫合を通り，上顎後壁を水平に走り，翼状突起の骨折
　　　　も合併する．顔面骨と頭蓋が分離する．しばしば眼窩の損傷を伴い，眼球
　　　　の沈下，複視などの眼症状を伴うことがある．

② 縦 骨 折　vertical fracture

歯槽突起，上顎骨に，上下方向に骨折線が走るもので，Le Fort 型の骨折と合併する．骨折部に歯間離開，骨折片の偏位による咬合異常がみられる．

[症　　状]

上顎骨骨折は，上顎骨単独ではなく，周囲の骨と合併して中顔面骨骨折として起こることが多い．全身症状については，ショック症状を呈したり，一時的に意識の喪失を伴うことがある．外耳道，鼻腔，眼窩より出血を起こしたり，長時間にわたる意識の喪失，嘔吐，尿失禁などがある場合には，頭蓋底部の骨折と脳損傷を起こしていることが多い．症状により適切な救急救命処置を行う必要がある．

また，上顎洞や眼窩領域に損傷を受けると，鼻出血とその凝血により呼吸困難を起こし，結膜出血や視力障害を伴うこともある．顔貌はび漫性に腫脹し，皮下出血を伴い，腫脹によりしばしば眼瞼が閉鎖する．

縦骨折では，歯列が部分的に歯槽突起や口蓋突起とともに偏位を起こし，Le Fort Ⅰ型では，口蓋を含め歯列全体が動揺する場合も認められる（floating maxilla）．しかし，上顎骨は，顔面筋（表情筋）以外は下顎骨のように咀嚼筋の付着がないため，筋の牽引による偏位は認められない．

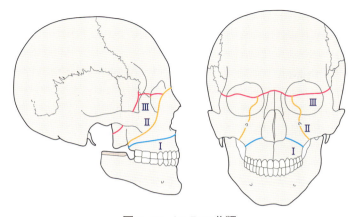

図 2-14　Le Fort 分類
Ⅰ：Le Fort Ⅰ型　　Ⅱ：Le Fort Ⅱ型　　Ⅲ：Le Fort Ⅲ型

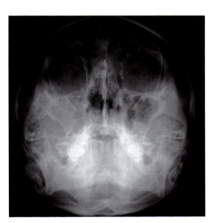

図 2-15　Le Fort Ⅰ型骨折

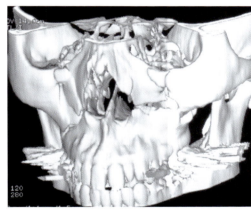

図 2-16　Le Fort Ⅱ型骨折

　骨折部位の疼痛や咬合異常などが認められる．部位により程度の差はあるが，開口障害，咀嚼障害，発語障害などが生じる．また，眼窩下神経領域や大口蓋神経領域の知覚麻痺が生じる．

　顔面の変形（特に，Le Fort Ⅱ型では皿状顔貌），腫脹，疼痛，軟組織の損傷と出血，咬合異常，鼻出血，眼症状（失明，視力低下，複視）が生じる．Le Fort Ⅱ型およびⅢ型で，外耳道出血や鼻腔出血がみられるときは脳髄液瘻との鑑別が必要である．

［診　　断］
　エックス線所見：頭蓋底の骨折を伴うような場合は，生命に直接関係するため，

特に適切な診断を必要とする．診断にあたっては，臨床所見とともにエックス線所見は必須であり，さまざまな方向からの撮影は大切である．しかし，臨床症状とエックス線所見が一致しないことも多い．

この場合は，総合的に診断することが必要となる．エックス線検査には，Waters法，Fueger I 法・II 法，CT，断層撮影，副鼻腔撮影などがある．ことに Waters 法が有効な場合があるが，顔面に受傷している場合には，reverse-Waters 法が有用である．左右の分類が同じ型とは限らない点にも留意する．また，症例によっては CT により的確な損傷部位を検索しなければならない．CT は，視診が困難である部位には有用であり，さらに骨構造のみでなく，周囲の軟組織についても所見が得られる点ですぐれている．

鑑別の要点として，外力の種類，程度に応じて，軟組織の損傷，出血，腫脹などは差が生じる．また，骨折線相当部の口腔粘膜の裂傷や出血，歯列不正や咬合異常に注意が必要である．

［治　　療］

咬合の改善が第一であり，その要点は整復・固定である．上顎骨は，上顎洞を有し骨壁が菲薄であるため，完全に骨折端を接触した状態に整復することが困難な場合が多く，従来は多くの場合，咬合の回復を主体として非観血的治療が行われてきた．

すなわち，上下歯列に線副子を装着のうえ，ゴムバンドによる顎間牽引や，上顎後退が著しい場合には，臥床伸展ベッド上での滑車と，錘による牽引整復後に顎間固定を行っていた．さらに，上顎全体が下垂するような症例では，頬骨弓への懸垂固定法やオトガイ帽，頭帽による補助的な顎外固定も行われていた．

これらは，現在でも基本的かつ有用な方法ではあるが，治療期間や解剖学的整復による審美性の回復を考慮し，チタン製ミニプレートによる観血的整復固定術を行い，術後は，顎間固定期間をできるだけ短縮した症例が増加している．さらに，吸収性プレートの使用頻度も増えている．

固定は，原則として口腔内からの口腔前庭アプローチを使用するが，顔面部や頭皮部からのアプローチを併用する場合も多い．このアプローチとしては，頭皮冠状切開，下眼瞼切開，結膜切開，両側内眼角部の H 状切開が使用される．これらの切開は，患者の年齢や受傷部により使い分けられる．

整復・固定に際しては，咬合に十分配慮しないと，不正咬合を後遺して咀嚼障害をきたし，再手術を行うことになる．

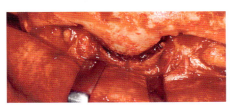

b：鼻根部の骨折線

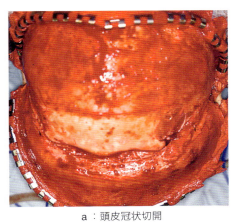

a：頭皮冠状切開

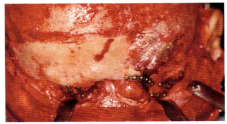

c：プレーティング後の所見

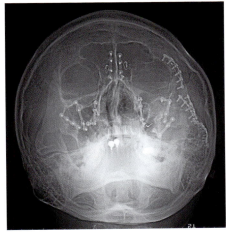

d：術後；Waters法

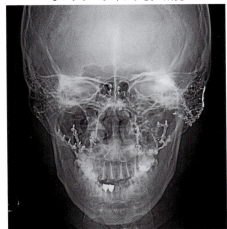

e：術後；後頭前頭位像

図2-17　Le Fort Ⅲ型骨折

4 頬骨骨折および頬骨弓骨折

fracture of the mala bone and zygomatic arch

頬骨は，上顎骨と頭蓋骨を連結し，上顎洞の外側壁を占める．上顎骨の骨折に際して，頬骨骨折はしばしば合併し，Le Fort Ⅱ型およびⅢ型骨折は頬骨と密接な関係にある．また頬骨弓は，頬骨の側頭突起と側頭骨の頬骨突起でできている棒状の部で，外傷を受けやすく，基部は下顎窩を形成し，顎関節の関節窩をなしている重要な部分である．

(1) 頬骨骨折(頬骨体部骨折，図 2-18, 20)

好発部位：頬骨弓骨折よりも骨体部陥没骨折が多い．

[症　　状]

頬部の変形，眼瞼部にわたる周囲軟組織部の腫脹，皮下出血などが起こる．骨折部位により症状は異なるが，眼球運動制限や複視をきたしたり，眼窩下神経が損傷されると，上顎の歯およびその周辺の口腔粘膜，下眼瞼部，上顎部皮膚の知覚鈍麻がみられる．また，頬骨における咬筋の起始部の偏位により開口障害をきたしたり，顔面筋(表情筋)起始部の偏位により鼻唇溝が浅くなる．

特徴として，頬部の陥凹，眼窩下神経領域の知覚麻痺があげられる．

[診　　断]

エックス線所見：典型的なピラミッド(型)骨折では，前頭頬骨縫合部，眼窩下部(眼窩底部)，頬骨支台および頬骨弓部に骨折線が認められる．上顎洞内血腫が認められることが多い．**Knight and North の分類**を行うことが多い(図 2-19)．

鑑別診断：Le Fort 型骨折との合併の有無が重要である．

[治　　療]

・Gillies 法(側頭法)
・Queen 法(口内法)
・Dingman 頬骨鉤による整復(経皮法，口内法，経上顎洞法)
・眉毛部外側皮膚切開によるアプローチ
・耳前側頭切開・片側性頭皮冠状切開によるアプローチ
・下眼瞼皮膚切開・結膜切開によるアプローチ
・口腔内からのアプローチ

原則的に骨折部を露出させないで整復する方法 **closed reduction** と，露出させて整復固定する方法 **open reduction** とがある．

前者は頬骨体の陥没骨折に多く用いられる．整復後に特別な固定は行わず，骨片

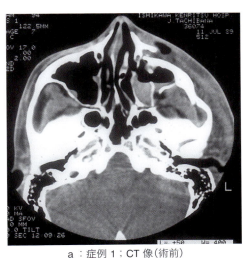
a：症例1；CT像（術前）

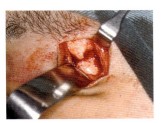
b：症例1；頬骨前頭縫合部骨折線

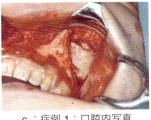
c：症例1；口腔内写真

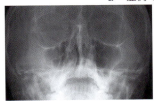
d：症例2；Waters法（術前）

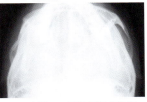
e：症例2；頬骨偏位（術前）

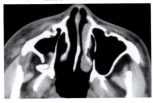
f：症例2；CT像（術前）

図2-18　頬骨骨折

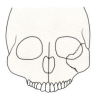
I群　非偏位

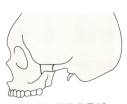
II群　頬骨弓骨折

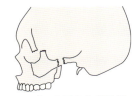
III群　非回転体部骨折
M字骨折と水平骨折がある.

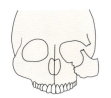
IV群　内側回転体部骨折

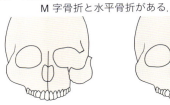
V群　外側回転体部骨折

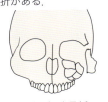
VI群　粉砕骨折

図2-19　頬骨骨折の分類（Knight and North）

の陥入による固定力を期待したもので，Gillies 法(側頭法)，Queen 法(口内法)と頬骨鉤による整復がある．

　側頭法は耳介前上部(側頭部)を切開し，側頭筋筋膜下に至り，ここより起子を挿入して整復する方法である．新鮮例で偏位の少ない症例では効果的である．

　口内法は起子を口腔内から上顎結節を経て挿入し頬骨を整復させる方法である．

　経上顎洞法は上顎洞を開放し，ここから頬骨を上外方に向かって整復させる方法である．

　著者は，偏位の大きい症例や陳旧例に近づいた症例では，**3 点固定**(眼窩下縁，頬骨支台，頬骨弓部)を基本とするが，必ずしもすべての症例において必要ではない．眉毛部外側皮膚切開により前頭頬骨縫合部，耳前側頭切開・片側性頭皮冠状切開により頬骨弓部と前頭頬骨縫合部，下眼瞼皮膚切開・結膜切開により眼窩下縁部を露出させて整復し，骨縫合やミニプレートなどで固定する．

　口内法で，頬骨支台と眼窩下孔下方のプレート固定や，経上顎洞法によるガーゼタンポンやバルーンカテーテルでの固定も，症例によっては有効である．

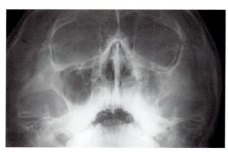

a：症例 3；Waters 法

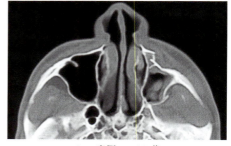

b：症例 3；CT 像

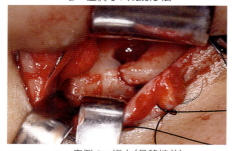

c：症例 3；術中(骨移植前)

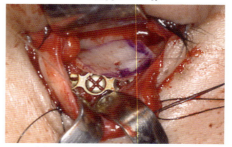

d：症例 3；術中(上顎骨前壁より骨移植後)

図 2-20　**頬骨骨折**：結膜切開変法と眼窩底への骨移植

(2) 頬骨弓骨折(弓部骨折, 図 2-21)

［症　　状］

　頬骨弓の陥没, 内出血斑, 開口障害が生じる. **V字型陥没骨折**と**水平骨折**があり, 前者が多い. 開口障害は従来, 骨片が側頭筋内に刺入し起こるとされていたが, 最近では, 筋膜の浮腫による場合が多いとされている.

［診　　断］

　エックス線所見：頬骨軸位, Waters 法, CT により, V字型陥没骨折または水平骨折が認められる.

　鑑別診断：開口障害の原因が顎関節骨折ではないことを確認する.

［治　　療］

　保存的処置が基本である. 単鉤または起子で骨片を整復し, レジンプロテクターなどで保護する(図 2-22). 整復は, 鉤による経皮的整復, Gillies 法(側頭法, 図 2-23), Queen 法(口内法)などが行われる. 頬骨体部骨折に合併した粉砕骨折では, 片側性頭皮冠状切開を用いることもある.

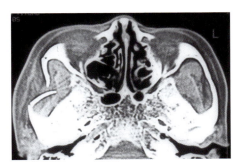

図 2-21　頬骨弓骨折

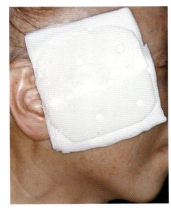

図 2-22　頬骨弓骨折術後
　　　　プロテクターにて固定

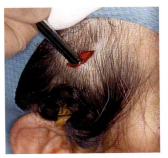

図 2-23　Gillies 法(側頭法)

5　その他の骨折

（1）眼窩底骨折（吹き抜け骨折）

　頬骨骨折に合併した impure type と，合併しない pure type とがある．外力が眼窩に作用した際，眼窩内圧力亢進のため，最も菲薄で弱い眼窩底部が骨折し，骨折部から眼筋や眼窩脂肪などの上顎洞内への脱出が起こる．これを**吹き抜け骨折** blow out fracture という（図 2-24, 25）．

　好発部位：眼窩下底または内側壁に好発する．

　［症　　状］

　眼球陥凹や眼球運動の制限，複視また眼窩下神経の損傷による分布領域，すなわち，上顎前歯，小臼歯部およびその周囲粘膜，下眼瞼や上頬部皮膚の知覚鈍麻が生じる．**牽引試験 traction test** により下直筋や下斜筋などの運動障害が認められる．

　［診　　断］

　エックス線所見：眼窩底または眼窩内側のドーム状エックス線不透過像（ヘルニア形成）．

　［治　　療］

　一般に，下眼瞼切開や結膜切開などで眼窩底を明示し，骨折部に達する．ここより上顎洞に剥離子を入れて，脱出した眼窩内容を整復する．必要に応じて，骨欠損部を自家骨，メッシュプレートやゴアテックス膜®などで再建する．なお，上顎洞を開放し，ガーゼタンポンやバルーンカテーテルで固定する方法もある．

（2）**鼻骨骨折**　nasal bone fracture

　鼻骨単独骨折（**斜鼻型，鞍鼻型**）と，下方構造の骨折を合併する鼻骨篩骨型とに分類される（図 2-26）．さらに，上顎骨折に合併することも多い．

　［症　　状］

　受傷直後は著しく軟組織が腫脹するので，骨折部の陥没の見落としに注意する．

　［診　　断］

　エックス線所見：鼻骨単独骨折では骨折線が明瞭でないことも多い．

　鑑別に際しては，他の骨折の併発や鼻中隔の損傷に注意する．

　［治　　療］

　Ashe 鉗子または Walsham 鉗子を用いて経鼻腔的に整復し，シーネや固いガーゼロールの鼻腔内挿入により固定する．

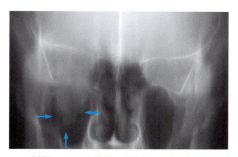

a：断層エックス線像；著明なヘルニア形成が認められる．　　b：術中；眼窩内容の上顎洞内への脱出を認める．

図 2-24　眼窩底骨折（吹き抜け骨折）

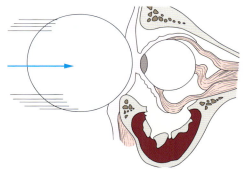

図 2-25　外力による眼窩底骨折

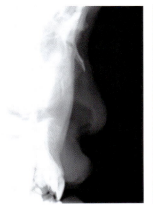
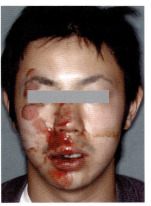
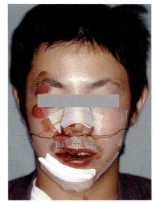

a：鼻骨側面エックス線像　　b：術　　前　　c：術後；鼻腔内タンポンとシーネ固定後の状態

図 2-26　鼻骨骨折

C 軟組織の外傷

軟組織の外傷は，機械的損傷，放射線損傷，温度的損傷，化学的損傷，気腫や電気的損傷によって起こる．温度的損傷には，熱傷と凍傷がある．

1 口腔軟組織の損傷　injury of soft tissue of the mouth

発症機転により，交通外傷，スポーツ外傷，産業外傷，戦傷などがある．

口腔軟組織の損傷（図2-27）は，通常は顎顔面骨骨折や歯の外傷に随伴して起こる．他に，歯の治療中の器械の滑脱，治療用薬物による刺激，不適合な義歯の刺激など，特殊な原因での外傷が生じる．また，高温の飲食物なども原因となる．

[症　　状]

歯肉部には，歯の鋭縁，不適合な義歯床縁や金属冠による刺激，歯の異所萌出により褥瘡性潰瘍が生じる．また，硬い歯ブラシの誤用による損傷や，歯科用薬物が窩洞から漏出し，歯肉を腐蝕して潰瘍が形成されるなど，刺激物と一致した潰瘍が形成される．周囲組織は炎症を起こし，疼痛が認められる．また，約60℃以上の高温の飲食物が口腔粘膜に触れると，上皮は剝離し，時には水疱を形成し，びらんを生じる．その程度により発赤，腫脹，灼熱痛を訴え，摂食障害をきたす．

口唇または舌では，咬傷（図2-28）やセパレートディスクの滑脱などによることが多い．口唇，舌の外傷では出血が多く，腫脹も著明である．特殊な病態として，先天歯による舌下部の褥瘡性潰瘍はRiga-Fede病（p.4参照）とよばれる．

口蓋の損傷は，物をくわえて転倒した小児の場合にしばしば起こる．鼻腔に穿孔すると多量の鼻出血をきたす．頰部や口底部の損傷は，顎骨骨折に合併することが多い．舌や頰部の損傷は，咬傷や歯の治療中における器械の滑脱によって起こる場合がある．抜歯時，顎の固定が不安定な場合，挺子が滑脱して，口底部を損傷し，口底炎を誘発することがある．

2 顔面軟組織の損傷　injury of soft tissue of the face

顔面軟組織の損傷（図2-29, 30）は，単独で起こることもあるが，通常は顎顔面骨骨折に随伴して起こる場合が多い．原因で特に多いのは機械的損傷で，擦過傷，挫傷，切創，刺創，裂創などの開放性損傷と，皮下出血，皮下剝離などの閉鎖性損傷とがある．

原因，種類，程度によって，その症状は異なるが，一般に出血，疼痛，腫脹，機能障害などを伴う．また，顔面神経が損傷されると外傷性顔面神経麻痺を起こす．

a：クラスプによる舌裂傷	b：笛をくわえたままでの転倒による口蓋裂創

図 2-27　口腔軟組織の損傷

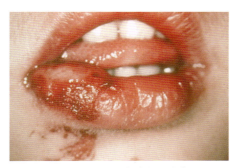 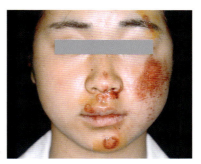

図 2-28　伝達麻酔後の咬傷　　　　図 2-29　擦過傷と擦過創

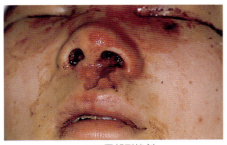 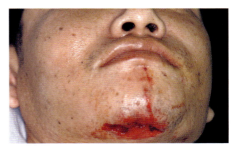

a：口唇部裂挫創	b：オトガイ下部裂創

図 2-30　顔面軟組織の損傷

　口腔領域の悪性腫瘍の治療のために放射線治療が行われると，さまざまな放射線障害が発生する．なかでも放射線性口内炎には注意が必要である．

3 炎　　症

概　　説

　炎症とは，生体にとって何らかの有害な刺激が原因となって引き起こされる組織の**防衛反応**である．防衛反応の初期には，血管の反応と滲出が起こる．さらに，それにつづいて細胞増殖が生じる．この過程では，細胞から産出されるサイトカインを含めた化学的伝達物質 chemical mediator による一連の炎症反応連鎖が進行する．

　原因には，機械的外力や放射線などの物理的原因，有機溶剤や酸・アルカリなどの化学的原因の他，細菌やウイルスなどの病原微生物による生物学的原因がある．病原微生物が生体に定着して増殖し，寄生が成立して臨床的に病原性を示した状態を**感染**という．感染に対する生体の防衛反応として，一般に，初期には化膿性炎症が，遅れて肉芽腫性炎が起こる．

　口腔がかかわる炎症や感染症には，歯に起因する細菌による歯性感染症の他に，唾石症による化膿性炎症，カンジダ症のような真菌感染症，放線菌症のような特異性炎，帯状疱疹や手足口病などのウイルス感染症(p.150 参照)がある．また，歯性の疾患や口腔の手術が原因となって発症する全身性炎症反応症候群(SIRS)や，器械や手指を介して口腔の血液や唾液から水平感染する B 型肝炎などの感染症があり，その臨床像は多彩である．

　齲蝕症や辺縁性歯周炎，歯冠周囲炎(智歯周囲炎)は，ほとんどが口腔内常在菌などの細菌によって発症する歯性の感染症であり，主に化膿性炎症を生じる．これらは，緩慢に経過したり，急性発作を起こしたりする．また，しばしば激烈な急性経過をたどり，急性化膿性顎骨骨膜炎や広範な蜂窩織炎へと進展することがある．

(1) 歯性化膿性炎症の発症と波及

　歯性の化膿性炎症は，一般に部位別ごとの項目における炎症名で分類され，目次が立てられ記載されていることが多い．このような診断名は感染症が波及する過程における一局面であり，波及の過程で時々刻々変化する．したがって，歯性の炎症で頻度が高い齲蝕，辺縁性歯周炎，歯冠周囲炎をスタートとする時間軸での経過から炎症の波及と病名を考えていくと理解しやすい．

まず，図 3-1 に示すように，齲蝕が進行すると，歯髄が感染をきたして化膿性歯髄炎となる．この感染が歯髄から根管内，さらに，歯根尖に波及すると歯根尖部周囲の歯根膜と骨髄に炎症を引き起こす．これが根尖性周囲炎である．診断は，齲蝕から歯髄炎，さらに，根尖性周囲炎と移行して，それぞれに応じた治療が施される．しかし，すべてがこの経過をたどるわけではなく，急性経過や慢性経過，さらに，その急性発作をきたすものなどさまざまである．ここまでの症例に対して，的確な診断と適切な治療が施されれば，重症になることは少ない．

　ここから先に感染が進行すると，図 3-2 に示すように，**顎炎**の軽症型である**歯槽骨炎**に移行する．すなわち，炎症が限局した根尖部の骨髄に拡がったり，歯槽部の比較的薄い皮質骨を穿通したのち，**歯槽骨骨膜炎**になったりする．終末型としては**歯槽骨膜下膿瘍**や**歯肉膿瘍**を形成する．慢性化すると**内歯瘻**を形成する．

　炎症が広範囲で，び漫性に骨膜に進展すると，歯肉頰移行部や口底移行部まで腫脹し，**顎骨骨膜炎**となり，全身症状が発現する．一般に，上顎より下顎が，下顎では前庭側より固有口腔，すなわち，舌側のほうが症状は重い．炎症が深部に進展し，歯周組織や隙に波及すると，顎骨周囲軟組織や隙の病名が追記される．

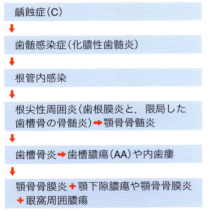

図 3-1　歯性化膿性炎症の発症と波及

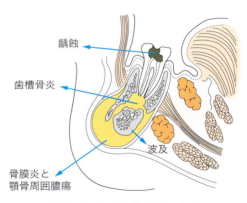

図 3-2　齲蝕からの炎症波及

A 歯周組織の炎症

1 歯冠周囲炎（智歯周囲炎） pericoronitis（periserotinitis）

歯冠周囲炎とは，歯冠の周囲軟組織が細菌感染により急性あるいは慢性の化膿性炎をきたしたものである（図3-3）．一般に下顎第三大臼歯は，顎骨内の萌出部位の不足から不完全萌出や萌出異常を起こしやすく，歯冠周囲に形成された盲嚢内が不潔になり歯冠周囲炎が好発しやすい．

[症　状]

初期には，歯肉に軽度の発赤と腫脹が発現する．自発痛，圧痛ともに軽度であるが，炎症の進行とともに持続的疼痛が顕著となり，開口障害や嚥下痛が現れる．顎下リンパ節の腫脹や圧痛を伴う．体温が37〜38℃前後に上昇し，盲嚢からの排膿もみられる．炎症が進行すると，隣接組織への重篤な化膿性炎を継発する．特に，強い自覚症状がないまま歯冠周囲炎が進行した場合や，急性下顎歯冠周囲炎の症状の発現と消退を繰り返す場合には，慢性下顎歯冠周囲炎となる．

慢性下顎歯冠周囲炎では軽度の違和感や圧痛がある他，著明な自覚症状を欠く場合が多い．急性発作を起こすと急性下顎歯冠周囲炎と同様の症状を呈する．

[診　断]

エックス線所見：慢性下顎歯冠周囲炎では歯冠周囲の骨吸収像がみられる．特に，第三大臼歯が近心に傾斜している場合には，歯冠下方の歯槽骨に不正三角形，歯冠遠心の歯槽骨に三日月様の骨吸収像が認められる．

[治　療]

軽度の炎症では，盲嚢内の洗浄および殺菌消毒薬の塗布を行い，必要に応じて抗菌薬，非ステロイド抗炎症薬の投与を行う．歯肉膿瘍が形成されている場合は，すみやかに切開排膿処置を講じ，十分な安静ならびに栄養の補給を行う．原因である第三大臼歯が良好な咬合関係を保持している場合は，歯周治療を行うが，正常な対咬関係が望めない場合は，急性炎症症状が緩和，消退したのち，すみやかに抜去する．

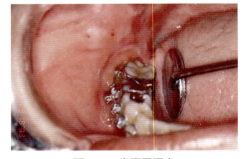

図 3-3　歯冠周囲炎
歯冠周囲の歯肉に発赤および腫脹がみられる．

2　根尖性歯周炎　apical periodontitis

　根尖性歯周炎とは，細菌感染や外力が原因となって根尖部歯根膜に炎症が生じたものをいう（図 3-4）．主に，齲蝕による歯髄の細菌感染から根尖歯周組織に化膿性炎をきたしたものが多い．炎症の拡大により限局した根尖部歯槽骨の骨髄炎や歯槽骨骨膜炎，すなわち，**歯槽骨炎**に移行する．

［症　　状］
　原因歯は，齲蝕あるいは外傷による歯髄壊死をきたした歯である．
　急性根尖性歯周炎：初期には自発痛，挺挙感がある．また，歯根膜に炎症をきたしていることから，咬合時痛や打診痛を伴う．さらに，炎症が進行すると，拍動性の自発痛や著明な打診痛がみられ，原因歯の動揺と根尖部の圧痛をきたす．
　慢性根尖性歯周炎：原因歯の自発痛や打診痛，咬合時痛は急性炎より軽度である．しかし，炎症症状の急性転化により，急性歯槽骨炎や顎炎に進展することがある．

［診　　断］
　エックス線所見：初期には根尖部の著明な変化はみられないが，炎症の拡大，進行とともに歯根膜空隙の拡大像が発現する．慢性根尖性歯周炎では，根尖部にさまざまな大きさの類円形エックス線透過像がみられる．

［治　　療］
　原則として，急性炎症症状が消退後，原因歯に対する歯内療法を行う．歯内療法が奏効しない場合は，歯根尖切除術や原因歯の抜去を行う．
　急性期では，感染根管の開放による減圧排膿を行い，咬合時痛や接触痛が著しい場合は，咬合調整などの局所対症療法を行う．また，症状に応じて抗菌薬，消炎鎮痛薬の投与を行う．

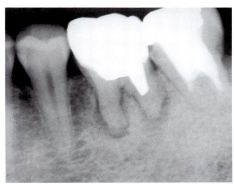

図 3-4　根尖性歯周炎
6̄ 根尖部に索状のエックス線透過像がみられる．

B 顎　炎

顎炎は，根尖性歯周炎や辺縁性歯周炎，さらに，歯冠周囲炎など歯性の感染症から波及した顎骨の炎症のことで，歯槽骨炎，顎骨骨膜炎，顎骨骨髄炎がある．炎症の主座が時間的経過とともに拡大あるいは推移すると，それに伴い症状も移行し，病名も変わる．

1　歯槽骨炎　dentoalveolar osteitis

根尖性歯周炎あるいは辺縁性歯周炎からの化膿性炎が歯槽骨膜や，限局した歯槽骨骨髄に起きたものである．すなわち，炎症の主座が歯槽部にある．終末型として，歯槽骨膜下膿瘍，歯肉膿瘍を起こす(図 3-5)．慢性経過をたどると**内歯瘻**を起こす．

[症　状]

炎症の初期では，根尖性歯周炎や辺縁性歯周炎の症状の増強がみられる．すなわち，自発痛，打診痛，歯の挺挙感や動揺が認められ，歯肉には腫脹，発赤，圧痛が現れる．全身的には，発熱や所属リンパ節の腫脹，圧痛がみられることもある．膿瘍を形成すると，咬合時痛や打診痛は軽度となる．

[診　断]

臨床症状および臨床経過から，診断は比較的容易である．

エックス線所見：歯根膜空隙の拡大や歯槽硬線の消失とともに，通常，歯槽骨の吸収像がみられる．しかし，急性歯槽骨炎の初期では，明瞭な歯槽骨の吸収像がみられないこともある．

[治　療]

根尖性歯周炎の進展によるものであれば，感染根管治療を行う．膿瘍を形成していれば，切開して減圧し，排膿路の確保を行う．急性期は，著明な接触痛，打診痛があり，根管開放が行えない場合には，薬物療法の適用となる．全身的には抗菌薬および抗炎症薬の投与を行い，十分な安静と栄養補給を行う．急性炎症症状が緩解後，または初発より慢性経過をたどる慢性歯槽骨炎では，原因歯に対する歯内療法や歯周療法を行う．病変の範囲が大きく，保存療法が奏効しない場合には，歯根尖切除術などの外科的歯内療法または抜歯を行うと同時に，歯根周囲の炎症性組織を完全に除去する．

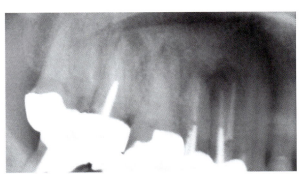

a：エックス線像

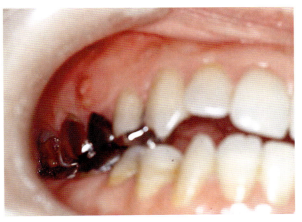

b：歯肉膿瘍（内歯瘻）

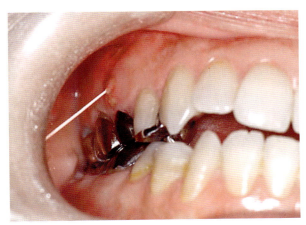

c：ガッタパーチャポイントを瘻孔より挿入

図 3-5
歯槽骨炎

2　顎骨骨膜炎　maxillary（mandibular）periostitis

　顎骨骨膜炎は，歯槽部または骨体部に生じた顎骨炎が，広範囲の骨髄ではなく骨膜下に拡大した炎症のことをさす．多くの場合，急性歯槽骨炎，または慢性歯槽骨炎が急性転化して骨を穿通し，発症する．慢性の経過をたどると，皮下膿瘍（図 3-7）や外歯瘻（図 3-10）になることがある．

［症　　状］

　一般に，急性歯槽骨炎より症状は重篤となる．すなわち，原因歯の打診痛，咬合時痛が著明に発現し，拍動性の激しい自発痛を伴う．原因歯付近の歯肉に，び漫性腫脹と発赤がみられる（図 3-6-a, 図 3-8-a）．さらに，歯肉腫脹部を中心とした顔面には，皮膚緊張による光沢を伴うび漫性腫脹，発赤，熱感が現れる（図 3-6-b, 図 3-8-b）．原因歯が上顎前歯部であれば，鼻翼基部，眼窩下部に腫脹が発現し，眼瞼が閉鎖する．下顎前歯であれば，オトガイ部に腫脹をきたす．臼歯部では，上・下頬部の腫脹のため顔貌が左右非対称となり，開口障害が発現する．膿の貯留により波動を触知する．所属リンパ節の腫脹，圧痛がみられ，全身的には悪寒戦慄とともに，38℃を超える，いわゆる弛張熱が認められる．また，全身倦怠感，食思不振，不眠などの全身症状が発現する．さらに，炎症が進展し，後発する顎骨周囲軟組織の隙に波及すると，その炎症による症状が併せて認められ，病名が追記される．

　膿瘍が形成され（図 3-7,9），炎症が終焉に向かうと，症状は軽減傾向を示し，自壊，排膿により急速に緩解する．時に陳旧性外歯瘻になることもある．骨造成能の盛んな慢性の骨膜炎症状である **Garrè 骨髄炎**を引き起こすこともある（図 3-11）．

［診　　断］

　各臨床症状の他，血液検査およびエックス線検査を行い，診断する．

　血液検査所見：白血球の増加がみられ，好中球優位，核の左方移動を示す．赤血球沈降速度，C 反応性タンパク（CRP）は上昇する．

　エックス線所見：慢性骨膜炎では，骨膜反応により，層状の新生骨添加 onion peel sign がみられる．

　穿刺吸引：得られた膿汁から細菌同定および薬剤感受性試験を行う．

［治　　療］

　抗菌薬および抗炎症薬の投与を行う．膿瘍が形成されていれば切開排膿を行い，局所洗浄を行う．また，全身状態の改善のため，安静および栄養補給，脱水症状の改善を行う．急性症状緩解後，原則として原因歯を抜去する．

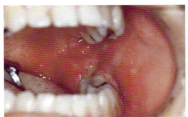

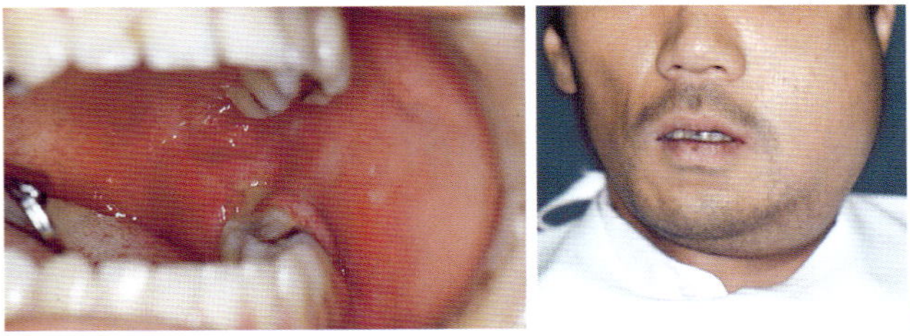

a：口腔内写真　　　　　b：顔貌写真

図 3-6　歯冠周囲炎より継発した急性下顎骨骨膜炎

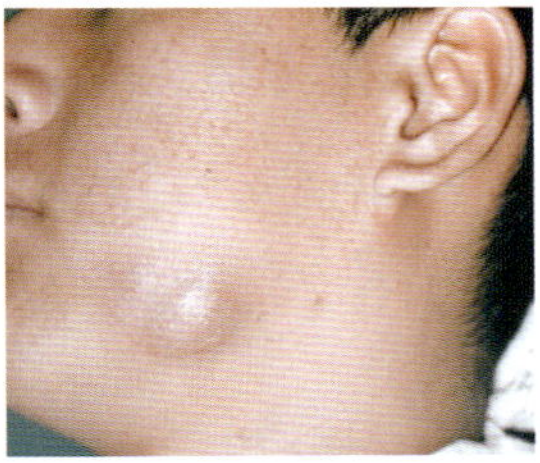

図 3-7　慢性下顎骨骨膜炎
皮下膿瘍

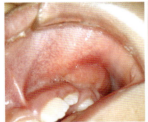

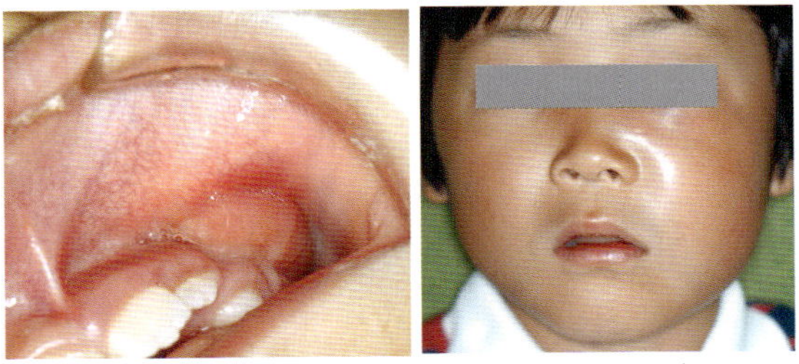

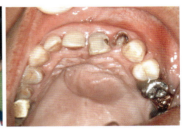

a：口腔内写真　　　　　b：顔貌写真

図 3-8　急性上顎骨骨膜炎

図 3-9　慢性上顎骨骨膜炎
口蓋膿瘍

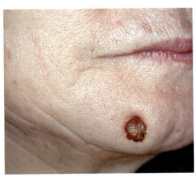

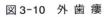

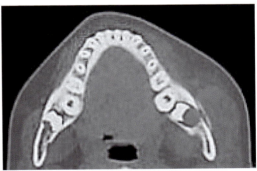

図 3-10　外歯瘻

図 3-11　Garrè 骨髄炎
CT 像

3　顎骨骨髄炎　maxillary（mandibular）osteomyelitis

　顎骨骨髄炎は，骨体部に生じた顎骨炎が広範囲の骨髄に拡大した炎症をいう．炎症の波及の時間的経過や拡大様式，原因などでさまざまに分類される．

　大部分が歯性感染症に関連した顎骨歯槽骨炎から継発して生じる．

（1）最近における下顎骨骨髄炎症状の変貌

　古典的な急性化膿性下顎骨骨髄炎（図 3-12）は，抗菌薬，歯科治療の進歩普及に伴い，近年，著しく減少している．代わって慢性骨髄炎，なかでも早期から骨の硬化を示す**硬化性骨髄炎**（図 3-13, 14）が増加している．硬化性骨髄炎の形式をとるものには，化膿性骨髄炎とさまざまな割合で混在するものが認められる．臨床経過も，亜急性あるいは慢性経過をたどるものもある．上顎骨に比べ，緻密骨の厚い長管骨構造を呈する下顎骨に好発しやすい．きわめて難治で，いったんは抗菌薬の投与により消失したかにみえても，再燃することが少なくない．

（2）4 期に分けられる古典的な急性化膿性下顎骨骨髄炎

　定型的な急性化膿性下顎骨骨髄炎は，経過により，第 1 期（初期），第 2 期（進行期），第 3 期（腐骨形成期），第 4 期（腐骨分離期）に分けられる（図 3-15）．

　第 1 期（初期）：原因歯の挺挙感，動揺，強い拍動性自発痛，打診痛が認められる．原因歯付近の歯肉および粘膜にび漫性腫脹，発赤が現れ，所属リンパ節の腫脹，圧痛が認められるようになる．全身的には 38℃前後の発熱をきたし，全身倦怠，不眠，食思不振などの症状が発現する．

　第 2 期（進行期）：急性炎症症状は増悪し，最も激烈となる．原因歯の自発痛，打診痛が著明となり，次第に隣在歯にも打診痛，弛緩動揺が現れる（**弓倉症状**）．さらに，炎症が下顎管周囲に進行すると，オトガイ神経支配領域の皮膚粘膜に知覚鈍麻が発現する（**Vincent 症状**）．頬部および下顎部にび漫性腫脹をきたし，開口障害，嚥下痛が発現する．顎下，オトガイ下リンパ節の腫脹圧痛の程度も強くなる．38～40℃の弛張熱が持続し，摂食障害，不眠が継続すると，全身の消耗が亢進し，低栄養，脱水症状を呈する．

　第 3 期（腐骨形成期）：急性炎症症状が徐々に鎮静化し，各症状も緩和する．高度の炎症にさらされた骨組織は，壊死するとともに，顎骨周囲に多発性膿瘍を形成する．膿瘍の自壊により，歯頸部ないし形成された瘻孔から排膿をみる．

　第 4 期（腐骨分離期）：急性症状に伴う自覚症状はほぼ消失し，全身状態も回復する．この時期は持続的な排膿がつづき，腐骨周囲に炎症性肉芽組織が形成され，エックス線写真では腐骨周囲に一層のエックス線透過像がみられるようになる（**骨柩**）．

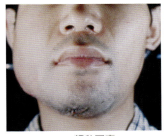
a：顔貌写真

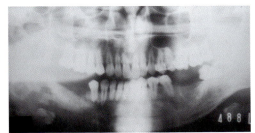
b：パノラマエックス線像

図 3-12　急性化膿性下顎骨骨髄炎（患側は右側）

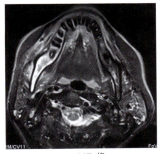
a：MR 像

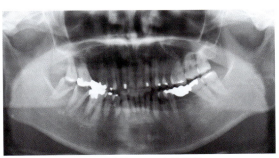
b：パノラマエックス線像

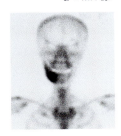
c：^{99m}Tc シンチグラム

図 3-13
顎骨骨髄炎（患側は右側）

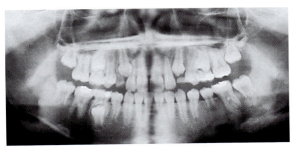
a：パノラマエックス線像

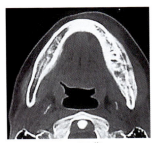
b：CT 像

図 3-14　慢性硬化性骨髄炎（患側は左側）

3章 炎症

105

［診　　断］

　初期から進行期では，血液検査で白血球の著しい増加がみられ，好中球の核の左方移動も認められるようになる．赤血球沈降速度は促進し，CRP も強陽性を示す．一般に，疼痛は硬化性骨髄炎であれば軽度で，化膿性骨髄炎は重度である．自発痛や腫脹の発現消退を繰り返すことが多い．歯肉，歯槽部，顔面の腫脹は，軽度あるいは中等度であるが，び漫性である．瘻孔を形成すると，瘻孔部からの排膿がみられることもある．菌の同定は一般に困難である．

　エックス線所見：初期では原因歯の歯根膜空隙の拡大や歯槽硬線の消失，歯槽骨の吸収像がみられる他，大きな変化はみられない．骨髄炎の進行とともに骨吸収や骨髄腔の拡大像と骨硬化像が散在性に発現し，虫食い状と斑紋状のエックス線像が混在した所見を示す．また，骨梁が消失し，エックス線不透過性の亢進した腐骨形成像，一層のエックス線透過帯を有する腐骨分離像（骨柩）がみられることがある．

　99mTc シンチグラム：炎症性骨代謝の行われている部分に集積像がみられる．硬化性骨髄炎では反応性の骨増殖や骨硬化がみられ，顎骨のエックス線不透過性が亢進する．

［治　　療］

　急性化膿性下顎骨骨髄炎：全身ならびに局所を安静に保ち，十分な栄養補給，脱水改善を行う．原則として，徹底した抗菌薬療法と解熱・鎮痛を目的とする抗炎症薬の投与を行う．また，顎骨内の減圧により症状が緩解することから，早期に原因歯や動揺の激しい隣在歯の抜去や骨窓を形成し，排膿を促す．顎骨周囲軟組織に膿瘍形成があれば切開排膿を行い，局所清掃につとめる．急性症状消退後は腐骨除去術および炎症性肉芽組織の掻爬術を行う．

　急性下顎骨骨髄炎から慢性炎に移行したものや，初期から慢性硬化性骨髄炎を呈するもの：下歯槽動静脈や骨膜からの抗菌薬の組織移行性を促進させるために，硬化した皮質骨を除去する口内法による皮質骨除去術（図 3-16），または皿状形成術を行う．さらに，薬物療法に際して，局所移行性を高めるため，局所持続灌流法や高圧酸素療法併用などの工夫も試みられている．

（3）ビスホスホネート系薬物による顎骨の壊死ないし骨髄炎

　最近，内科，乳腺外科，整形外科でビスホスホネート系薬物の投与を受けている患者が，歯科治療を契機に，顎骨の壊死ないし骨髄炎を引き起こすことが大きな問題となっている．　→p.130 参照．

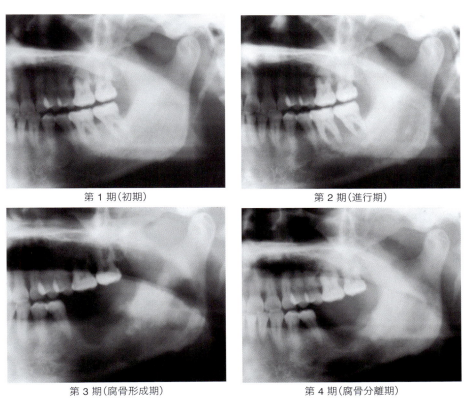

第1期(初期)　　　　　　　　　第2期(進行期)

第3期(腐骨形成期)　　　　　　第4期(腐骨分離期)

図3-15　下顎骨骨髄炎の経過

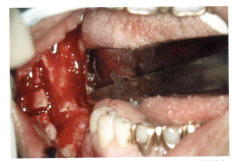
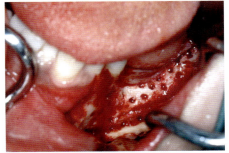

a：硬化した頬側皮質骨除去のための骨開削　　b：血流改善のための頬側皮質骨除去後の残存
　　(右側臼歯部)　　　　　　　　　　　　　　　　　骨への穿孔(左側臼歯部)

図3-16　下顎骨骨髄炎手術(口内法による皮質骨除去術)

3章 炎症

107

C 歯性上顎洞炎

上顎洞炎は，起炎原因により歯性上顎洞炎と鼻性上顎洞炎に分類される．歯性上顎洞炎は，歯性化膿性炎，歯内療法時や抜歯時の上顎洞穿孔，歯根やインプラント体の洞内迷入などによって生じる．一般に，歯性上顎洞炎は片側性に発現する．また，炎症が拡大すると篩骨洞，前頭洞にも及ぶことがある．

1 急性歯性上顎洞炎 acute odontogenic maxillary sinusitis

［症　状］

通常の化膿性炎の際にみられる全身症状の他，頭重感，偏頭痛，眼窩下部および頬部の圧痛あるいは鈍い自発痛がある．また，頬部にび漫性腫脹，発赤が発現し，鼻閉，鼻漏，嗅覚異常が認められる．口腔内では原因歯の打診痛，軽度動揺があり，根尖部相当歯肉から歯肉頬移行部にかけて腫脹，圧痛がみられる．

［診　断］

歯性上顎洞炎の診断には，原因歯の存在（上顎洞と根尖が近接している大臼歯が多い）および上顎洞に対するエックス線検査，CT 検査から明らかである．罹患した上顎洞の明らかな不透過性亢進像（図 3-17-a）と，膿の貯留による**液面形成像 nevau**（図 3-18）がみられる．

［治　療］

全身的には抗菌薬，抗炎症薬の投与を行う．急性症状が強い場合は，原因歯を抜去する．次いで，抜歯窩を開大し，排膿を促して（図 3-17-b），同部より洞内を洗浄する．通常，炎症の消退とともに抜歯窩は閉鎖するが，消炎後も瘻孔が残存する場合は，口腔上顎洞瘻の閉鎖術を行う．

2 慢性歯性上顎洞炎 chronic odontogenic maxillary sinusitis

慢性歯性上顎洞炎は経過が長く，頭重感，頭痛，鼻閉，鼻漏，嗅覚異常，眼窩下部の圧痛がみられるが，急性炎の症状と比べて軽いか，消失している場合もある．

［診　断］

エックス線所見：罹患洞のび漫性エックス線不透過像がみられる（図 3-19-a）．

CT 所見：上顎洞粘膜の肥厚像がみられる（図 3-19-b）．

［治　療］

原因を除去し，抗菌薬や抗炎症薬の投与を行っても症状が消退しない場合は，**上顎洞炎根治手術**（Caldwell-Luc 法，和辻-Denker 法）の適用となる．

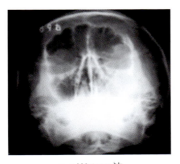
a：Waters法
左上顎洞の陰影像：膿汁の充満と粘膜の肥厚が疑われる．

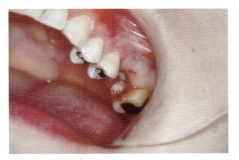
b：|6 抜歯窩からの排膿

図3-17 歯性上顎洞炎

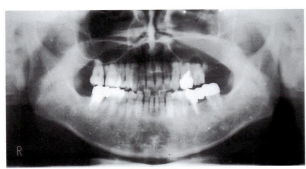
a：パノラマエックス線像
洞内に液面形成像 nevau がみられる．|6 の歯根嚢胞からの感染が原因

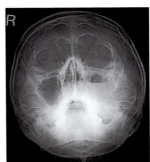
b：Waters法

図3-18 急性歯性上顎洞炎

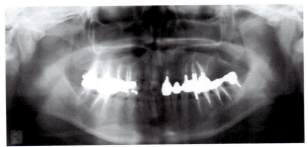
a：パノラマエックス線像
洞内に粘膜肥厚によるエックス線不透過性亢進がみられる．
頬骨下稜や眼窩下縁の骨吸収は認められない．

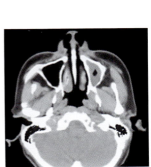
b：CT像

図3-19 慢性歯性上顎洞炎

D 顎骨周囲軟組織の炎症

1 顎骨周囲隙の炎症　Inflammation of anatomic spaces near jawbone

　顎骨周囲には，比較的結合の緩い疎性結合組織で構成される組織隙が存在する．したがって，顎骨からの炎症の拡大は組織隙に向かって波及し，膿瘍(膿を孤立性に貯留した状態)あるいは蜂窩織炎(蜂巣炎,化膿性炎が組織隙内に早くび漫性に広がった状態であり,症状が強く重篤である)を引き起こす．　口腔周辺の組織隙には，舌下隙，顎下隙，オトガイ下隙，翼突下顎隙，側咽頭隙があり，隙が互いに連絡しているので，容易に炎症が拡大する(図 3-20, 21)．時に縦隔炎などの致命的な病態に進展することがある．したがって，組織隙の局所解剖学的知識は必須である．

(1) 舌 下 隙　sublingual space

　舌下部にあり，舌下腺が位置する(図 3-20)．上部は口底粘膜，底部は顎舌骨筋，外側は下顎骨舌側面，正中部はオトガイ舌筋とオトガイ舌骨筋および結合組織が左右を境界している．顎舌骨筋は下顎第二大臼歯遠心部で終わり，下方の顎下隙と広く交通している．したがって，舌下隙の感染は容易に顎下隙に波及する．歯性感染症の直接の波及は下顎前歯〜第一大臼歯までの範囲である．第二大臼歯の感染は舌下隙，顎下隙の両方に直接波及する可能性がある．また，舌下隙は，同部を走る舌神経と茎突舌筋を介して，翼突下顎隙と口蓋舌弓の口蓋舌筋に沿って口蓋扁桃周囲とも交通している．舌下隙の感染は顎舌骨筋を穿通してオトガイ下隙にも波及する．

(2) 顎 下 隙　submandibular space

　頸部上方の両側にあり，口底と顎二腹筋が形成する顎下三角の後半部を占め，顎下腺，顎下リンパ節，疎性結合組織からなる(図 3-20)．すなわち，上方および内方は顎舌骨筋下面と下顎骨，外方は頸筋膜浅葉，広頸筋と皮膚の3層からなり，後方は顎下腺および顎下リンパ節と疎性結合組織が翼突下顎隙と側咽頭隙を境している．顎下隙への直接の感染の波及は，第三大臼歯の炎症の舌側拡大が多い．第二大臼歯については前述した．顎下隙は上前方の舌下隙と大きな交通があり，口底峰窩識炎を発症する．顎下隙は，茎突舌骨筋とその内側の舌下神経によって，翼突下顎隙と交通している．したがって，深部組織隙への拡大の中心である．

(3) オトガイ下隙　submental space

　下顎骨下縁，舌骨，左右顎二腹筋前腹の間に存在する(図 3-20)．下顎前歯の炎症の下内方への拡大，舌下隙の炎症が顎舌骨筋を，または顎下隙の炎症が顎二腹筋を超えると，オトガイ下隙の炎症となる．

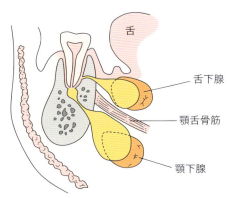

図 3-20 隙の解剖

a：炎症波及の経路

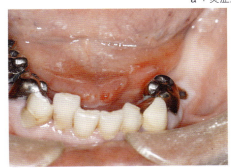

b：口腔内写真

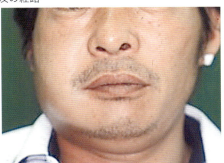

c：顔貌写真

図 3-21 舌下隙，顎下隙の膿瘍

（4）翼突下顎隙　pterygomandibular space

　外側は下顎枝，内側は内側翼突筋と咽頭壁，上方は頭蓋底の翼状突起と外側翼突筋，前方は口腔粘膜，後方は耳下腺隙の結合組織の一部で囲まれている（図 3-22）．同部の化膿性炎では，開口障害が強く起こる．感染の原因は歯冠周囲炎が多い．翼突下顎隙は内側翼突筋と咽頭壁との間を通って咽頭周囲隙と交通している．

（5）側（傍）咽頭隙　lateral pharyngial space

　咽頭の左右にあり，下方は胸部の縦隔までつづき，総頸動脈，内頸静脈，迷走神経が存在する（図 3-23）．歯冠周囲炎などで起こることもあるが，翼突下顎隙膿瘍や顎下腺膿瘍などからの炎症拡大が多い．開口障害が強く，声門浮腫によって呼吸困難を起こすことがある．なお，翼突下顎隙と側咽頭隙は交通している．

（6）歯性降下性（落下性）縦隔炎
descending mediastinitis caused by odontogenic infection

　歯性感染症が下方に進展し，縦隔へ波及した炎症であり，致死率が高く重篤である．咽頭隙からの下降性進展が多く，頸部の隙を介して短時間に縦隔へ波及する．症状は，激しい胸痛，高熱，悪寒，咳，呼吸困難，胸部圧迫感，喘鳴などがみられる．処置は，早期の対応が重要で，抗菌薬投与，歯性感染症部の切開排膿処置，縦隔炎に対しては**縦隔ドレナージ**および**縦隔洗浄**などである．

　縦隔は，左右の肺の間の胸郭中央部の総称で，前方は胸骨，後方は胸椎，上方は胸郭上口を通じて頸部に連続している．下方は横隔膜に遮断されている．縦隔上部には，大動脈弓，気管，食道，胸管，迷走神経および横隔神経があり，縦隔の前部には，結合組織およびリンパ節がある．中部には心臓，気管分岐部，奇静脈，後部には食道，胸部大動脈などが存在する．

（7）咬筋下隙の炎症　inflammation of submasseter space

　咬筋下隙は，外側は咬筋，内側は下顎枝，前方は頰筋，後は耳下腺，上方は頰骨によって囲まれている．内容物はなく，下顎枝の骨膜と咬筋膜とが接する疎性結合組織が存在するのみである．この隙への炎症は，上顎第一大臼歯の頰側根や下顎第一大臼歯遠心根の根尖性歯周炎が，頰側の骨膜炎や頰隙炎を経て波及する．また，下顎枝に及んだ骨髄炎が頰側の皮質骨を穿破して直接咬筋下隙に至る．さらに，炎症が進展すると，筋突起や側頭筋に沿って上方の側頭下窩や側頭窩へと波及する．

［症　　状］

　耳下腺咬筋部を中心とした頰部の腫脹と強い開口障害をきたす（図 3-24-a）．

［治　　療］

　口腔外からの触診では，咬筋の硬結が強いため波動は触知されにくいが，CT や

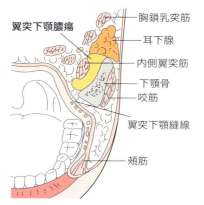
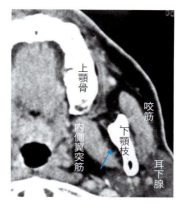

図 3-22 翼突下顎隙の模式図

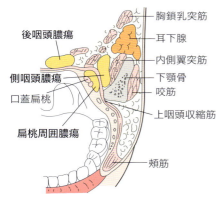

図 3-23 側(傍)咽頭隙周辺の模式図

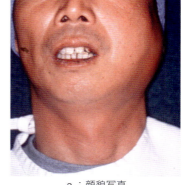

a：顔貌写真

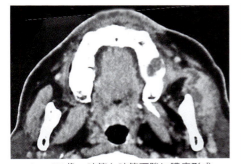

b：CT像；咬筋と咬筋下隙に膿瘍形成

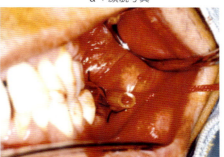

c：口腔内より切開，ドレナージ

図 3-24 咬筋下隙の炎症

3章 炎症

MRIの画像所見で膿瘍の存在が疑われるときは(図3-24-b)，口腔内より下顎枝前縁の頬粘膜に切開を加え，下顎枝の外側に向かって咬筋下の剝離を行い，ドレナージする(図3-24-c)．炎症が長引くと，咬筋の拘縮により開口障害が持続するので，完全に消炎後に開口訓練を行う必要がある．

(8) 頬隙の炎症　inflammation of buccal space

頬部は，前後が口角から咬筋，上下は頬骨弓と下顎骨の範囲で，内外側は頬部粘膜と皮膚である．頬筋，頬脂肪体が含まれる．

　　i　頬部膿瘍　abscess of cheek

　　ii　頬部蜂窩織炎　cellulitis of cheek

口底と同様に膿瘍(図3-25)と蜂窩織炎がある．上下顎両方の歯が炎症の原因疾患になり得る．

［症　　状］

膿瘍では，頬部に限局性の腫脹がみられる．頬筋は薄い筋であるが，頬筋内側の頬部粘膜側では腫脹が口腔内に(図3-26)，外側の頬部皮膚側では顔面の腫脹が著明である(図3-27)．

蜂窩織炎では，頬脂肪体と頬筋付近の疎性結合組織中に急速に拡大し，顔面部の腫脹が著明である．眼窩方向へ炎症が拡大すると，浮腫性腫脹により閉眼する．

［治　　療］

排膿目的で頬部皮膚を切開するときは，顔面神経の走行に注意し，皮膚切開後は鈍的に炎症部に到達する．

(9) 歯性扁桃周囲炎　odontogenic peritonsillitis

歯性炎症が口蓋扁桃周囲に波及した炎症である(図3-28)．

歯冠周囲炎や下顎大臼歯抜歯後感染などの口底部炎症の後方拡大により生じる．口蓋扁桃は口蓋舌弓と口蓋咽頭弓の間にあり，口峡の口腔粘膜固有層の中に疎性結合組織が拡がっている．舌下隙や翼突下顎隙と連絡がある．

［症　　状］

口蓋扁桃の発赤，腫脹があり，腫脹側軟口蓋は下垂し，口蓋垂は健側に偏位する(図3-28)．片側性である．嚥下痛，嚥下障害，開口障害があり，食物摂取不良である．38℃以上の発熱もある．

［治　　療］

抗菌薬の投与．嚥下痛，嚥下障害，開口障害があるので，水分・栄養補給が必要である．膿瘍形成を認めたときは切開排膿処置を行う．排膿後は症状が軽減する．

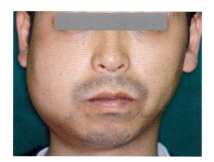

図 3-25 頰部膿瘍
頰部の著明な腫脹

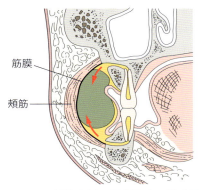

図 3-26 頰筋内側の頰部膿瘍の模式図
口腔内の腫脹

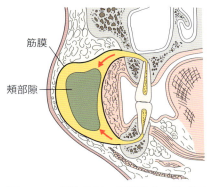

図 3-27 頰筋外側の頰部膿瘍の模式図
頰部の腫脹

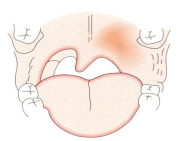

a：模式図

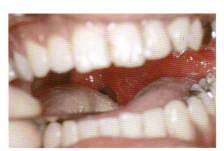

b：口蓋垂は健側である右側へ偏位している．

図 3-28 歯性扁桃周囲炎

（10）眼窩蜂窩織炎（図 3-29）　orbital cellulitis

　歯性化膿性炎症が眼窩にまで波及することがある．この波及についてはさまざまな経路が考えられている．1 つは上顎骨骨膜炎が上顎骨の前壁を伝って眼窩に波及する経路，上顎洞などの副鼻腔からの波及経路で感染する経路，他に翼口蓋窩から下眼窩裂を経て感染が波及する経路などがある．さらに，血行感染による経路がある．この場合は，急速に両側の眼窩に起こることがあり，注意を要する．

　［症　　状］

　眼瞼の腫脹と自発痛がみられる．また，眼球の突出，眼球の運動障害および眼球の圧迫により強い疼痛が出現することがある．

　［治　　療］

　全身状態の改善と強力な抗菌薬療法はもちろんのこと，口腔内外から眼窩のドレナージが必要となる．専門医と協力して処置をすすめる．

2　口底蜂窩織炎（口底蜂巣炎）　cellulitis of oral floor

　下顎の化膿性炎症が舌側に波及し，口底全体に進展する炎症である．通常，口底蜂窩織炎はまず舌下隙あるいは顎下隙への感染から始まる．舌下隙への感染は感染源が下顎前歯部や小臼歯部の場合が多い．下顎大臼歯部，特に，第二大臼歯や第三大臼歯が感染源となった場合には，直接，顎下隙に感染することが多い．

　［症　　状］

　発熱を伴う口底部の腫脹，自発痛が生じ，急速に範囲が広がる（図 3-30）．舌下部が腫脹すると**二重舌**がみられる（図 3-31）．炎症が後方に拡大し，翼突下顎隙，側咽頭隙に達すると，嚥下痛，嚥下障害，開口障害，咽頭浮腫が著明となり，気道の狭窄がみられる．このように，呼吸困難を生じるような深部隙への進展例は，古くから**ルードヴィッヒアンギナ** Ludwig's angina（図 3-32）とよばれた．口底膿瘍と比較すると炎症の拡大速度は速く，症状は激烈である．波動を触知するのは困難で，**気泡爆鳴**（ブツブツという音）を聞くことがある．

　［治　　療］

　適切な抗菌薬の静脈内投与と，感染している隙のドレナージが必要となる．切開排膿処置は口腔内外からのアプローチがはかられ，早期に広く切開し，各層，各方向に排膿路をつくり，内圧を減少させる．安静，水分摂取，栄養，解熱など全身状態の改善をはかることも重要である．

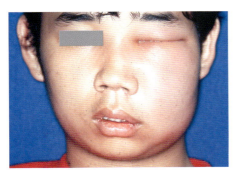

図 3-29　眼窩蜂窩織炎

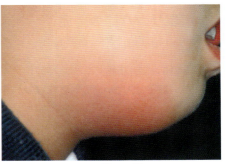

a：発　赤

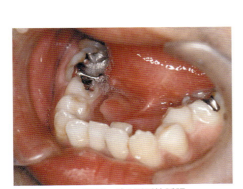

a：舌下ヒダの浮腫性腫脹

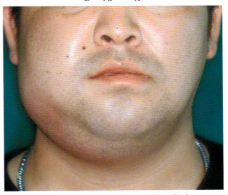

b：頰部から顎下部の腫脹と発赤

図 3-30　口底蜂窩織炎

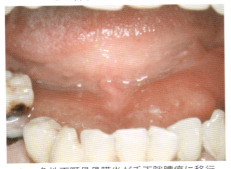

b：急性下顎骨骨膜炎が舌下隙膿瘍に移行

図 3-31　二 重 舌

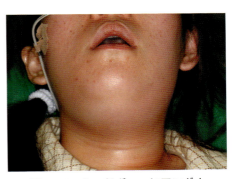

図 3-32　ルードヴィッヒアンギナ

3 章　炎　症

3 所属リンパ節の炎症
inflammation of related lymph nodes

　顎口腔領域と関連するリンパ節は，**顎下リンパ節，オトガイ下リンパ節，頰部リンパ節，耳下腺リンパ節，頸部リンパ節**である．口腔領域の炎症により，関連するリンパ節に二次的なリンパ節炎が生じる．すなわち，上下顎臼歯部の炎症では，顎下リンパ節炎が，下顎前歯部，下唇ではオトガイ下リンパ節炎がみられる．

　口腔領域に炎症がなく，リンパ節のみに炎症症状がみられることもある．慢性経過をとる特異性炎や，悪性腫瘍の転移によるリンパ節腫脹もあるので注意を要する．

　小児の場合は，リンパ節周囲炎を生じることが多い．

（1）急性化膿性リンパ節炎　acute lymphadenitis
　口腔に急性炎症が生じると，所属リンパ節に炎症が随伴する．

［症　　状］

　リンパ節は，白血球の浸潤，充血，浮腫などによりリンパ節腫を形成し，疼痛を伴い腫大する．弾性硬，圧痛は強い．皮膚の発赤，熱感を認め，発熱，倦怠感を訴える．進行に伴い，隣在するリンパ節への炎症波及により，互いに融合してリンパ節周囲炎となり，炎症症状が増す（図 3-33）．リンパ節は軟化し，リンパ節周囲膿瘍を形成する．

［治　　療］

　抗菌薬を投与する．膿瘍を形成したときは，切開排膿処置を行う．原発部の治療も行う．

（2）慢性化膿性リンパ節炎　chronic lymphadenitis
　急性リンパ節炎から移行する場合と，口腔の慢性炎症に随伴して起こる場合がある．

［症　　状］

　急性リンパ節炎から移行する場合は，リンパ節が線維化して硬化する（図 3-34）．大きさは縮小するが，軽度の圧痛が残る．原発部の治癒後も，線維性増殖のため硬く残ることもある．口腔の慢性炎症に随伴して起こる場合も同様である．

［治　　療］

　治療の必要はないが，経過観察をする．硬化が継続する場合は病理学検査を行う．

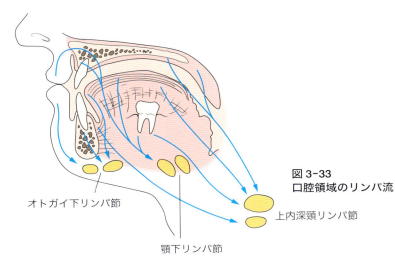

図 3-33
口腔領域のリンパ流

オトガイ下リンパ節

顎下リンパ節

上内深頸リンパ節

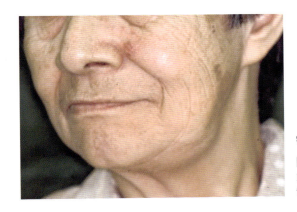

顎下リンパ節が腫大している.

図 3-34
急性化膿性リンパ節炎後の
慢性化膿性リンパ節炎

E 肉芽腫性炎（特異性炎）

特定の細菌感染により特徴的な組織像を示す肉芽腫を形成する疾患の総称である．放線菌症，結核，梅毒，ハンセン病などが含まれる．

1 顎放線菌症 actinomycosis

口腔常在菌である**放線菌** *Actinomyces israelii* の感染による疾患である．放線菌はグラム陽性嫌気性菌である．放線菌症の特徴は，発症以前に非特異性炎（顎炎など）が存在する．したがって，既存の炎症に放線菌が感染すると考えてよい．下顎部に発症例が多く，片側性である．

［症　状］

初期には顎炎などの炎症が存在する．その後，下顎角部，顎下部，咬筋部，頬部などに不定形の**板状硬結**が生じ，開口障害を認める．硬結部の皮膚は暗赤色を示す（図 3-35）．自発痛，圧痛は軽度である．その後，硬結部の皮膚に数個の小さな皮下膿瘍が形成され，皮下膿瘍の自潰や切開により膿を認める．膿中に円形，灰白色，帽針頭大の小顆粒（**放線菌塊**，ドルーゼ druse）がみられる．排膿部に瘻が形成され，瘻周囲に肉芽組織が増殖し，徐々に増殖が拡大するとともに硬結が強まる．

下顎角部以外の顎放線菌症（図 3-36）も同様な症状を示すが，部位により開口障害は認めない．

［診　断］

特徴的な所見である板状硬結，小さな皮下膿瘍・瘻形成から推定できるが，確定診断は膿あるいは菌塊からの放線菌の確認である（図 3-37）．

［治　療］

ペニシリン系抗菌薬の投与と，排膿処置＋腫脹部の掻爬（肉芽と膿の除去目的）を併用する．抗菌薬の投与期間は，症状が消失するまで継続するので長期にわたることもある．治癒後も皮膚に瘢痕が残る．

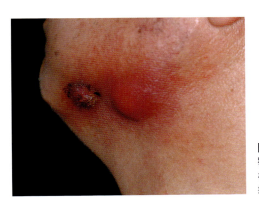

図 3-35
顎放線菌症
板状硬結部の皮膚に皮下膿瘍を形成し，瘻を認める．

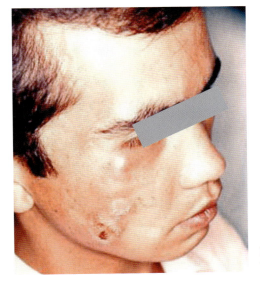

図 3-36
下顎角部以外の顎放線菌症

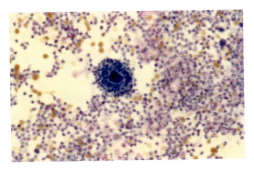

図 3-37
辺縁が放射状を呈する菌塊（ドルーゼ）
（May-Giemsa 染色）

2 口腔結核　oral tuberculosis

　結核菌 *Mycobacterium tuberculosis* の感染による疾患で，結核結節や肉芽形成を特徴とする疾患である．結核菌は抗酸性好気性菌である．口腔結核は，口腔原発例は少なく，他の原発巣からのリンパあるいは血行性による二次感染がほとんどである．

[症　　状]

　微熱を認める．

　粘膜：すべての粘膜に発症するが，舌(図 3-38)，歯肉に多い．潰瘍性病変として現れ，潰瘍の特徴は，辺縁不整，**穿掘性**で易出血性である．潰瘍の外方への増殖，周囲の硬結はない．

　リンパ節：リンパ節に発症するものを**結核性リンパ節炎**とよんでいる(図 3-39)．粘膜の結核より頻度が高い．初期は軽度圧痛を伴うリンパ節の腫大である．進行すると，リンパ節の増大とともに，周囲組織と癒着し，波動を触知する．やがて瘻を形成する．

[診　　断]

　確定診断は結核菌の存在と病理組織学的検査である．しかし，多くの症例で口腔病変部から結核菌の分離はできない．肺結核があれば喀痰培養により結核菌を証明できる．結核菌の染色には Ziehl-Neelsen 染色を用いる．結核菌の培養期間は約 1 か月である．

　病理組織所見：**ラングハンス巨細胞**，**類上皮細胞**，**乾酪壊死**などからなる肉芽腫がみられる(図 3-40, 41)．

　ツベルクリン反応：陽性である．

　インターフェロン-γ 遊離試験(IGRT，結核感染を評価する血液検査)：陽性．

　PDR(喀痰や胃液などマラ遺伝子を検出)：陽性．

　補助診断として QFT 検査，T-スポット検査もある．

[治　　療]

　抗結核薬を投与する．抗結核薬は単独投与(1 種類)ではなく，**多剤併用療法**(通常 3 種類)を用いる．理由は，作用機序の異なる何種類かの抗結核薬の投与による相乗作用と，菌の薬物耐性獲得阻止である．不規則な治療や治療の中断をさけるため，WHO は，結核撲滅の世界戦略の 1 つとして直接監視下短期化学療法(DOTS)を積極的に推進している．

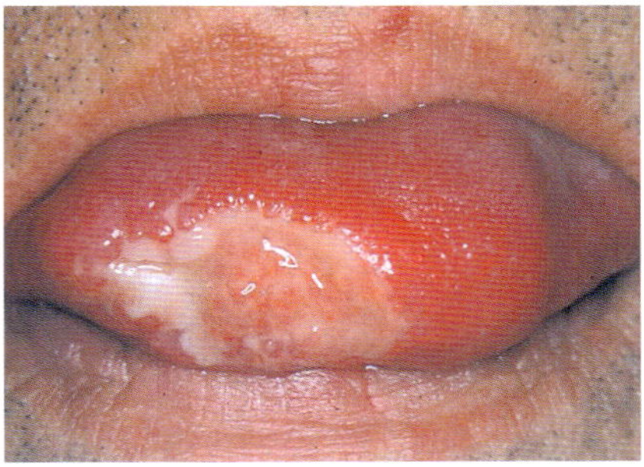

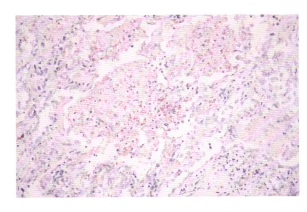

図 3-38　舌尖部の結核性潰瘍
辺縁不整，穿掘性で易出血性である．
(内田安信，河合　幹，瀬戸晥一 編：顎口腔外科診断治療大系 第 1 版，p.318，図 2，講談社，1991 より)

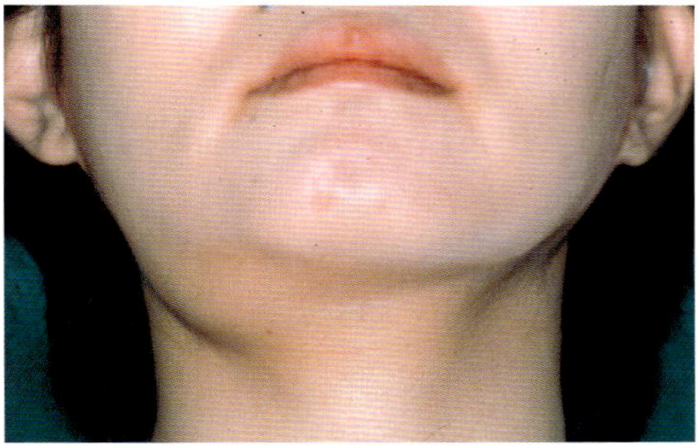

図 3-39　結核性リンパ節炎
軽度圧痛を伴うリンパ節の腫大

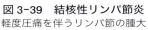

図 3-40
赤色を呈する桿菌
(Ziehl-Neelsen 染色)

3章　炎症

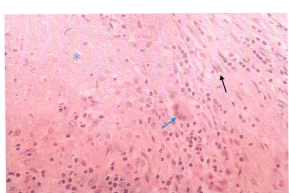

図 3-41
乾酪壊死(*)，類上皮細胞(←)，ラングハンス巨細胞(→)
(Hematoxylin-eosin 染色)

3 口腔梅毒　oral syphilis

梅毒トレポネーマ *Treponema pallidum* の感染による疾患で，後天および先天(性)梅毒に分類されている．性感染症 sexually transmitted diseases(STD)の 1 つである．

[症　　状]

後天(性)梅毒：感染力の強い期間は感染後 2 年である．

後天(性)梅毒は次の 4 期に分類される．

　第 1 期梅毒：感染から約 3 週間．梅毒トレポネーマの侵入部位の皮膚や粘膜に小豆大の初期硬結を認める．初期硬結は数週で吸収されることもあるが，中心部に潰瘍を形成して周囲に硬く盛り上がってくることが多い(硬性下疳)．第 1 期梅毒疹は，放置していても 2～3 週間で自然に消退する．消退後は，約 3 か月後に第 2 期梅毒疹が出現するまで自覚症状がない．

　第 2 期梅毒：感染 3 か月後から約 3 年後までの期間．梅毒トレポネーマが血行性に移行し，多彩な症状が現れる．丘疹性梅毒疹，梅毒性乾癬の出現頻度が高い．

　　1）梅毒性バラ疹：第 2 期初期に認められる．直径約 1 cm 大の楕円形の淡紅色斑で躯幹を中心にほぼ全身に散在性に出現する．自覚症状はなく，数週で自然消退する．

　　2）丘疹性梅毒疹：感染後 12 週でバラ疹に遅れて出現する．えんどう豆大の赤褐色の丘疹，結節である．

　　3）扁平コンジローム：丘疹性梅毒疹の一種であり，陰部や肛門周囲などに好発する湿潤，浸軟した淡紅色～灰白色の疣状丘疹をいう．梅毒トレポネーマが多数存在しているため感染源である．

　　4）梅毒性乾癬：手掌や足底に生じる丘疹性梅毒疹．

第 3 期・第 4 期梅毒は，最近ほとんどみられない．

　第 3 期梅毒：感染 3 年以後から 10 年後までを第 3 期という．炎症性肉芽腫である**ゴム腫**(図 3-42)を形成する．

　第 4 期梅毒：感染 10 年以後．心血管系，脳脊髄に異常を認める．

先天(性)梅毒：梅毒トレポネーマは母体から胎盤を経由して胎児に感染するので，胎盤が完成する妊娠 4 か月以後に母子感染が成立する．生後数年以内に症状が現れる早期先天(性)梅毒では梅毒疹がみられ，学童期以降に症状が現れる晩期先天(性)梅毒では，**Hutchinson 3 徴候**(実質性角膜炎，内耳性難聴，Hutchinson 歯，図3-43)やゴム腫などがみられる．先天(性)梅毒は現在ではまれである．

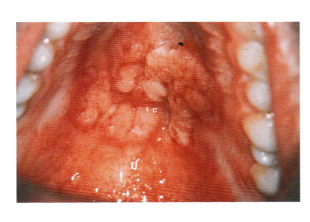

図 3-42
口蓋のゴム腫

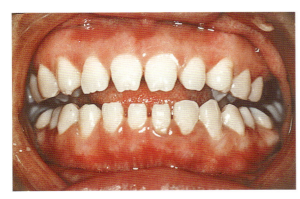

図 3-43
Hutchinson 歯
切縁の半月状の切れ込みと，樽状の形態

［診　断］

　梅毒トレポネーマの抗体は，感染後約 3 週間の陰性期間を経てはじめて陽性となる．

　梅毒トレポネーマ抗原法である **TPHA**(*Treponema pallidum* hemagglutination test)法と **FTA-ABS**(fluorescent treponemal antibody-absorption test)法を用いて判定する．

［治　療］

　ペニシリン系抗菌薬を使用する．ペニシリンは梅毒トレポネーマに感受性が高く，耐性菌の報告もないため第一選択されている．

F 歯性全身感染症

　歯に関連する感染から病原菌が血液中に侵入，あるいは病原菌毒素が吸収され，症状を示す感染症である．病原性の弱い菌によっても歯性全身感染症は発症する．

1　菌血症　bacteremia

　菌血症とは，本来無菌である血流中に細菌が侵入し，血中から細菌が検出される状態をいう．一過性のこともあれば断続的，持続的な場合もある．抜歯や歯磨きの際に一時的な菌血症が生じる．これは，歯肉に常在する細菌が血流に入るためであり，通常は問題ない．通常，抜歯などで起こる一過性の菌血症は**無症状**である．悪寒，発熱，脱力感，錯乱，吐き気，嘔吐，下痢などの症状があるときは，後述の敗血症を疑う．菌血症は無症状であるが，心臓弁膜症，免疫力の低下などの重症感染症を起こすリスクが高い人では疾患が誘発される．

(1) 菌血症で問題となる疾患

　感染性心内膜炎である．循環血中の細菌は体内のさまざまな部位に定着し，脳を包む膜の感染症(髄膜炎)，心臓を包む膜の感染症(心外膜炎)，心臓内側の膜の感染症(心内膜炎)，骨の感染症(骨髄炎)，関節の感染症(感染性関節炎)などを起こす．心疾患などがあると，抜歯による一過性の菌血症でも感染性心内膜炎を発症する可能性が高い．感染性心内膜炎のリスク別基礎心血管疾患を**表 3-1** に示した．

　感染性心内膜炎：心臓の内膜は，心室，心房，および弁組織を覆う薄い膜で構成されている．細菌などの病原体が原因で起こる内膜の炎症が感染性心内膜炎である．症例の多くが細菌のため細菌性心内膜炎とよぶこともある．細菌が弁膜などの心内膜に付着し，弁膜で増殖し，疣贅とよばれる特徴的な疣(いぼ)が生じたり，さらに，

表 3-1　感染性心内膜炎のリスク別基礎心血管疾患

高リスク群	人工弁，心内膜炎の既往，複雑な先天性心疾患とその術後
中リスク群	複雑でない先天性心疾患，動脈管開存症，心室中隔欠損症，1 次孔欠損による心房中隔欠損症，大動脈縮窄症，肥大型心筋症，リウマチ性をはじめとした心臓弁膜症，僧帽弁閉鎖不全や弁膜の肥厚を伴う僧帽弁逸脱症
低リスク群	中リスク群心疾患のない人と同等のリスクで，2 次孔欠損による心房中隔欠損症，心房中隔欠損症や心室中隔欠損症の根治手術後 6 か月以降，無害性心雑音，冠動脈バイパス術後，僧帽弁閉鎖不全や弁膜の肥厚を伴わない僧帽弁逸脱症，ペースメーカーや植込み型除細動器(ICD)装着後，リウマチ熱の既往があるが後遺症がない場合

弁膜自体を破壊したり，また，感染巣や塞栓源となり菌血症や血栓を生じて他臓器に小膿瘍や塞栓ができたり，免疫反応による炎症を生じるなど多彩な所見を示す．

感染性心内膜炎の臨床診断基準を表3-2に示す．

表3-2　感染性心内膜炎の臨床診断基準

血液培養が陽性	患者が抗菌薬を服用している場合など，菌が発育しないこともある
心内膜が侵蝕されている所見	心エコー図検査所見陽性：動揺性疣贅，膿瘍，弁穿孔，人工弁の新たな弁輪部裂開
発　熱	熱発が5日間以上つづく

（2）感染性心内膜炎を起こす病原体

口腔常在菌である口腔レンサ球菌．

（3）感染性心内膜炎の予防

感染性心内膜炎の中リスク以上の症例では，抗菌薬の術前投与が必須である．術前投与にはペニシリン系抗菌薬を使用する．

感染性心内膜炎の予防投与が必要な処置を表3-3に示した．

表3-3　感染性心内膜炎予防に対する抗菌薬の術前投与

予防投与が必要な処置	出血を伴う処置．歯石除去，骨膜下局所麻酔注射を含む
予防投与が不要な処置	出血を伴わない処置

2　敗血症　sepsis

敗血症は細菌による血液の感染症であり，死亡するリスクも高い．通常，細菌は感染部位にとどまるが，時に血中に侵入，増殖して重篤な全身症状を示す．これが敗血症である．したがって，菌血症と敗血症の相違点は，無症状の場合が菌血症，症状がある場合が敗血症といえる．特徴的な敗血症の名称を表3-4に示す．敗血症は口腔感染症，術後感染などや留置カテーテル（長く留置するほどリスクが高まる）

表3-4　特徴的な敗血症の名称

膿血症	化膿性転移巣形成が著明
毒血症	細菌や感染巣で形成された毒素が著明

などで誘発される.

　体内の細菌や毒素などの刺激によって遊離された炎症性サイトカインによって引き起こされる生体の過剰な反応である.　炎症性サイトカインは好中球を活性化し,タンパク分解酵素,活性酸素などが遊離される.　侵襲が大きいと,これらタンパク分解酵素や活性酸素の防止機構が破綻して,自己の組織破壊が起こる.　自己の組織破壊が起こると循環障害,臓器障害となって現れ,敗血症(性)ショックとなる.　これによって,強い全身症状と臓器障害が起こる.　敗血症は,敗血症(性)ショックの他にも播種性血管内凝固症候群(DIC)や多臓器不全などの誘引となる.

[症　　状]

　発熱,悪寒,戦慄,意識障害,悪心,嘔吐,全身倦怠感,筋肉痛,白血球数増加(重症になると低下傾向),体温上昇(重症になると体温低下傾向),血圧は低下傾向,過呼吸(呼吸性アルカローシス),代謝性アシドーシス,血小板減少,全身性炎症反応症候群(SIRS).

　敗血症(性)ショック:多臓器不全,DIC,成人呼吸促迫症候群,肺感染症,昏睡.

[診　　断]

　末梢血検査,赤沈,CRP,エンドトキシン測定,カンジダ抗原測定,血液培養.

[治　　療]

　敗血症を疑ったら,診断を確定する検査結果を待たずに抗菌薬を投与する.　抗菌薬投与が遅れると,死亡するリスクが大幅に高くなる.　感染の可能性が高い菌に基づいて抗菌薬を選択する.　次に,血液培養を行って原因菌を特定し,原因菌に感受性の高い抗菌薬に切り替える.　感染巣の処置,呼吸循環の管理,輸液・栄養管理,多臓器不全の発症に対応した処置を行う.

(1) 敗血症(性)ショック　septic shock

　特徴的所見は,一般的に低血圧を伴う急性循環不全と多臓器不全である.　最初は,低血圧でも皮膚が暖かく,尿量が減少し,覚醒状態が低下して錯乱状態が増加し,急性多臓器不全が生じる.　敗血症(性)ショックの死亡率は約40%である.

(2) 全身性炎症反応症候群　systemic inflammatory response syndrome(SIRS)

　SIRSとは,炎症性サイトカインによる全身性の過剰反応のことである.　外傷,熱傷,膵炎,侵襲の強い術後など感染を伴わない全身性炎症と,感染を伴う全身性炎症の両者を含んでいる.　感染を伴うSIRSが**敗血症** sepsis である.　したがって,SIRSと診断された患者は多彩な疾患の集団である.

　SIRSの診断基準を**表3-5**に示した.

表 3-5　SIRS の診断基準

（4 項目のうち 2 項目以上を満たすものが SIRS）

体　温	38 度以上または 36 度以下
脈　拍	90 回/分以上
呼吸数	20 回/分以上
白血球	12,000/mm³以上または 4,000/mm³以下

3　歯性病巣感染症　odontogene focal infection

歯に関連する感染病巣が，この病巣と直接連絡のない遠隔部に疾患を生じる感染症である．感染病巣は無症状の場合もある．

原因として，抗原抗体反応による感染性アレルギー説，細菌説，神経説，ストレス説などいくつかの説がいわれている．

原 因 菌：口腔レンサ球菌，ブドウ球菌など．

感染病巣：口腔の慢性感染症．

二次疾患：多彩な疾患がある．主な疾患を表 3-6 に示す．

表 3-6　主な二次疾患

呼吸器疾患	肺炎，気管支炎，気管支喘息
心血管系疾患	アテローム動脈硬化症，血栓塞栓症，心内膜炎，心筋炎，動静脈炎
腎疾患	腎炎，ネフローゼ
皮膚疾患	掌蹠膿疱症（図 3-44），湿疹，蕁麻疹，結節性紅斑，多形（滲出性）紅斑
関節，筋疾患	関節炎，筋炎
眼疾患	虹彩炎，虹彩毛様体炎，脈絡膜炎
リウマチ性疾患	リウマチ性関節炎，リウマチ熱
アレルギー性疾患	Quincke 浮腫
神経疾患	神経痛

［診　　断］

原因と考えられる感染病巣の処置を行い，二次疾患が軽減あるいは治癒してから歯性病巣感染症を確認できる．

［治　　療］

原因と考えられる感染病巣の処置と状態によって二次疾患の処置を行う．

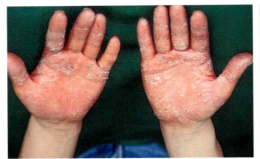
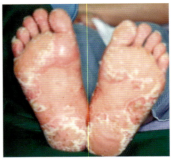

図 3-44 掌蹠膿疱症
慢性下顎骨骨髄炎が感染病巣となっている.

4　骨吸収抑制薬による顎骨壊死ないし骨髄炎

　ビスホスホネート系薬物 bisphosphonate(BP)は，多発性骨髄腫や骨転移を有する癌患者に対して，また，骨粗鬆症患者の骨量増加を目的に広く使用されている．しかし，これらの患者に，頻度は低いが，難治性の顎骨壊死 BP-related osteonecrosis of the jaw(BRONJ)が発生する．このような状況のなかで，骨粗鬆症や癌の骨転移による骨病変の新たな治療薬として，デノスマブが用いられるようになった．

　BP は，破骨細胞を抑制することにより骨吸収を阻害する．一方，デノスマブは，BP のように骨に沈着，残留せず，破骨細胞にアポトーシスを誘導しないなど，作用機序が BP と異なるため，顎骨壊死 osteonecrosis of the jaw(ONJ)は発生しないと期待された．しかし，デノスマブ治療を受けている患者にも BRONJ と同様の顎骨壊死 denosumab-related ONJ(DRONJ)がほぼ同じ頻度で発生する．作用メカニズムは異なるが，BP とデノスマブが臨床的に酷似する ONJ 発生に関与することから，両者を包括した**骨吸収抑制薬関連顎骨壊死** anti-resorptive agents-related ONJ(**ARONJ**)という名称が使われるようになってきた．さらに，癌治療において抗癌薬としばしば併用される血管新生阻害薬，あるいは分子標的治療薬，特に，チロシンキナーゼ阻害薬などの投与を受けている患者では BRONJ，あるいは DRONJ 発生率が増加することから，世界的なコンセンサスはいまだ得られていないが，**薬剤関連顎骨壊死** medication-related ONJ(**MRONJ**)という名称も用いられている．

　ARONJ の臨床症状とステージング(表 3-7, 図 3-45, 46)では，BP 投与患者において，下唇を含むオトガイ部の知覚異常(Vincent 症状)は，歯槽骨が露出する前にみられる ARONJ の予兆症状とされている．ARONJ の治療は，当初保存療法が推奨さ

表 3-7　ARONJ の臨床症状とステージング

ステージ	臨床症状および画像所見	
ステージ 0	臨床症状	骨露出/骨壊死なし，深い歯周ポケット，歯牙動揺，口腔粘膜潰瘍，腫脹，膿瘍形成，開口障害，下唇の感覚鈍麻または麻痺（Vincent 症状），歯原性では説明できない痛み
	画像所見	歯槽骨硬化，歯槽硬線の肥厚と硬化，抜歯窩の残存
ステージ 1	臨床症状	無症状で感染を伴わない骨露出や骨壊死，またはプローブで骨を触知できる瘻孔を認める
	画像所見	歯槽骨硬化，歯槽硬線の肥厚と硬化，抜歯窩の残存
ステージ 2	臨床症状	感染を伴う骨露出，骨壊死やプローブで骨を触知できる瘻孔を認める．骨露出部に疼痛，発赤を伴い，排膿がある場合と，ない場合とがある
	画像所見	歯槽骨から顎骨に及ぶび漫性骨硬化/骨溶解の混合像，下顎管の肥厚，骨膜反応，上顎洞炎，腐骨形成
ステージ 3	臨床症状	疼痛，感染または1つ以上の下記の症状を伴う骨露出，骨壊死，またはプローブで触知できる瘻孔 歯槽骨を超えた骨露出，骨壊死（例えば，下顎では下顎下縁や下顎枝に至る，上顎では上顎洞，頬骨に至る），その結果，病的骨折や口腔外瘻孔，鼻・上顎洞口腔瘻孔形成や下顎下縁や上顎洞までの進展生骨溶解
	画像所見	周囲骨（頬骨，口蓋骨）への骨硬化/骨溶解進展，下顎骨の病的骨折，上顎洞底への骨溶解進展

注）ステージ 0 のうち半分は ONJ に進展しないとの報告があり，過剰診断とならないよう留意する．
（米田俊之 ほか：骨吸収抑制薬関連顎骨壊死の病態と管理，顎骨壊死検討委員会ポジションペーパー 2016 より）

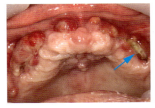

図 3-45　ARONJ の口腔内写真　ステージ 2
義歯不適合による義歯性潰瘍から発症
上顎左側臼歯部頬側歯槽骨露出（←）

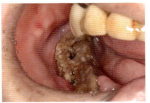

図 3-46　ARONJ の口腔内写真　ステージ 3
休薬せず抜歯，右側下顎大臼歯の抜去後治癒不全
下顎右側大臼歯部歯槽骨露出，顎下部皮膚に瘻孔形成

れ，ONJ の拡大，感染の進展を防ぐことができない場合にかぎって外科療法を行う
とされていたが，近年，ステージ 1 に関しては，抗菌薬の投与や口腔内洗浄などの
保存療法が推奨され，ステージ 2 以上の ARONJ に対しては腐骨除去，顎骨の辺縁
切除や区域切除などの外科療法をすすめたほうが保存療法を行うよりも治癒率が高
いとの結果が集積しており，外科療法を推奨する傾向にある．

　顎骨壊死検討委員会のポジションペーパー(2016)によると，ビスホスホネート系
薬物に代表される骨吸収抑制薬の投与を受けている患者に対する侵襲的歯科治療
は，4 年以上投与を受けている場合，あるいは ARONJ のリスク因子(表 3-8)を有
する骨粗鬆症患者の場合は，骨折のリスクを含めた全身状態が許容すれば，2 か月
前後の休薬について医科主治医と協議，検討するとしている．侵襲的歯科治療前の
休薬の可否に関しては，統一した見解は得られていない．

5　破 傷 風

　破傷風菌 *Clostridium tetani* はグラム陽性嫌気性の細長い桿菌で，芽胞は菌末端に
あり，菌体より膨隆し，太鼓のばち状を呈する．破傷風菌は通常，芽胞のかたちで
存在し，外傷により創面が菌に汚染され，宿主側の条件がそろった場合に感染が成
立する．潜伏期間は 4 日〜3 週であるが，時には数年後に発症することもある．

［症　　状］
　第 1 期(1〜2 日)：全身倦怠，肩こり，不眠，頭重感，微熱
　第 2 期(5〜6 日)：部分的な筋肉けいれんが出現する．牙関緊急，痙笑，項部硬
　　　　　　　　　　直，嚥下障害，発語障害
　第 3 期(2〜4 週間)：全身的なけいれんが出現する．強直性けいれん，後弓反張，
　　　　　　　　　　　呼吸困難，著しい血圧変動がみられ，嚥下性肺炎や窒息によ
　　　　　　　　　　　る死亡が多い．
　第 4 期：回復期

［診　　断］
　創から破傷風菌が検出されれば診断が確定するが，わずかな菌でも破傷風が起こ
るため，菌が検出されないことも多い．菌の検出が診断の条件ではない．

［治　　療］
　抗菌薬投与は補助療法として行う．抗破傷風ヒト免疫グロブリン(TIG)の投与が
効果的である．

表 3-8　ARONJ のリスク因子

1. 局 所 性	・骨への侵襲的歯科治療（抜歯, インプラント埋入, 根尖, あるいは歯周外科手術など） ・不適合義歯, 過大な咬合力 ・口腔衛生状態の不良, 歯周病, 歯肉膿瘍, 根尖性歯周炎などの炎症性疾患 ・好発部位：下顎＞上顎, 下顎隆起, 口蓋隆起, 顎舌骨筋線の隆起 ・根管治療, 矯正治療はリスク因子とはされていない
2. 骨吸収抑制剤	・窒素含有 BP＞窒素非含有 BP 　窒素含有 BP：ゾレドロン酸（ゾメタ）, アレンドロネート（テイロック, フォサマック, ボナロン）, リセドロネート（アクトネル, ベネット）, パミドロネート（アレディア）, インカドロネート（ビスフォナール）, ミノドロン酸（ボノテオ, リカルボン）, イバンドロネート（ボンビバ） 　窒素非含有 BP：エチドロネート（ダイドロネル） ・デノスマブ（ランマーク, 悪性腫瘍）（プラリア, 骨粗鬆症） ・悪性腫瘍用製剤＞骨粗鬆症用製剤 　悪性腫瘍用製剤：（ゾメタ, アレディア, テイロック, ランマーク） 　骨粗鬆症用製剤：（ダイドロネル, フォサマック, ボナロン, アクトネル, ベネット, ボノテオ, リカルボン, ボンビバ, プラリア） ・投与量および投与期間 　　　　　（カッコ内は商品名, 後発品については個別に確認のこと）
3. 全 身 性	・がん（乳がん, 前立腺がん, 肺がん, 腎がん, 大腸がん, 多発性骨髄腫, その他のがん） ・糖尿病, 関節リウマチ, 低 Ca 血症, 副甲状腺機能低下症, 骨軟化症, ビタミン D 欠乏, 腎透析, 貧血, 骨パジェット病
4. 先 天 性	・MMP-2 遺伝子, チトクローム P450-2C 遺伝子などの SNP
5. ライフスタイル	・喫煙, 飲酒, 肥満
6. 併 用 薬	・抗がん薬, 副腎皮質ステロイド, エリスロポエチン ・血管新生阻害剤（サリドマイド, スニチニブ, ベバシズマブ, レナリドミドなど） ・チロシンキナーゼ阻害剤

注）いずれの因子もエビデンスに基づいて確定されたものではないことに留意.
（米田俊之 ほか：骨吸収抑制薬関連顎骨壊死の病態と管理, 顎骨壊死検討委員会ポジションペーパー 2016 より）

治　療　法

1　治療方針

　炎症性疾患に対する治療法には，原因を除去ないし排除する原因療法，手術療法，さらに，抗炎症薬の投与の他，罨法や輸液などによる局所と全身への対症療法がある．これら治療法は，炎症の種類や程度，経過や進展状態，患者の全身状態を評価して診断したのち施される．しかし，単独では行われず，適宜，各種を組み合わせた治療方針を立てる．

　顎・口腔領域の炎症は，原因が微生物の感染による歯性化膿性炎症が多いことから，治療方針はその対策が主となる．重症例では，側(傍)咽頭隙膿瘍やルードヴィッヒアンギナによる気道閉塞，さらに，縦隔への波及により致死的な経過をたどることもあるので，迅速で的確な対応が必要となる．また，囊胞や腫瘍に継発した二次感染や，術後の創傷感染もある．これらは，前述の歯性化膿性炎とは診断と対策が異なる場合がある．

　抗菌薬打ち切りの判定は，局所炎症巣の症状，発熱，白血球数と白血球像，CRP，全身状態の改善を確認して行う．投与終了後も，再燃や副作用の有無，局所と全身の経過を注意深く観察する．

2　原因療法

（1）抗菌薬の投与

　投与に際しては炎症の程度，患者の全身状態，抗菌薬の臓器移行性や血中濃度，投与量，投与間隔，薬物併用を考慮して決定する．一般に，軽症であれば経口投与が，重症であれば点滴静脈内投与が施される．患者の全身状態として肝障害や腎障害があるか，また，感染に対する抵抗能が低下している基礎疾患を有しているかを把握する．

　本来の治療の原則は，起炎菌を同定して，細菌に最も奏効する抗菌薬を選択すべきであるが，それには時間がかかるので，起炎菌不明のまま投薬を開始しなければならない．歯性化膿性炎の起炎菌は口腔レンサ球菌と嫌気性菌の**混合感染**によるものが多いとされている．したがって，口腔レンサ球菌にすぐれた抗菌力を示すペニシリン系(アンピシリン)，エステル型セフェム，ファロペネムナトリウム水和物などが使用される．なかでもファロペネムナトリウム水和物は各種耐性株や嫌気性菌に効果があるばかりでなく，**β-ラクタマーゼ産生菌**にも効果があるといわれてい

る．また，細菌が集塊となり，その周りに抗菌薬に抵抗を示すバイオフィルムを形成する細菌に対しては，**14 員環系のマクロライド**も有効性が認められている．しかし，抗菌薬は時代の変遷とともに奏効しなくなり，再評価されるので，新しい情報には注意を払う．

（2）最近の抗菌薬情報

顎口腔領域の歯性感染症で，β-ラクタマーゼ陽性率が最も高い菌種は *Prevotella* であり，しかも最も高頻度に分離されている．このうち黒色色素産生性の *Prevotella* で陽性率が高い．黒色色素産生性 *Prevotella* の各種 β-ラクタム系抗菌薬に対する感受性を表 3-9 に示す．PIPC/TAZ, CMZ, FRPM が β-ラクタマーゼを産生する *Prevotella* にすぐれた効果があることが判明している．

（3）免疫療法

免疫血清療法とワクチン療法とがある．口腔外科では，前者の受動免疫を与え治療する血清療法が用いられる．重症の感染症には免疫グロブリン製剤が，顔面外傷に際して破傷風などの感染を強く疑われるときは抗毒素血清が用いられる．

表 3-9　黒色色素産生性 *Prevotella* の各種 β-ラクタム系抗菌薬に対する感受性

抗菌薬 （ブレイクポイント， μg/mL）	β-ラクタマーゼ陰性菌株 （n=40）			β-ラクタマーゼ陽性菌株 （n=31）		
	MIC（μg/mL）		感受性率 (%)*	MIC（μg/mL）		感受性率 (%)*
	MIC50	MIC90		MIC50	MIC90	
PIPC（16）	0.12	1	100	16	64	64.5
PIPC/TAZ（16）	≦0.03	≦0.03	100	≦0.03	4	100
CEX（2）	1	4	87.5	128	>128	12.9
CCL（4）	0.5	2	100	>128	>128	16.1
CXM（2）	0.25	1	90.0	32	>128	6.5
CFTM（2）	0.12	0.5	100	16	128	12.9
CFDN（2）	0.25	1	97.5	16	64	19.4
CPDX（2）	0.12	1	100	16	64	12.9
FRPM（4）	≦0.03	0.12	100	0.12	4	90.3
CMZ（16）	0.06	0.25	100	0.25	2	100
CBPZ（16）	1	8	100	2	16	96.7
CFPM（16）	0.5	2	100	128	>128	16.1

*感受性率：（ブレイクポイント値以下の MIC 値であった菌株数）/（総分株数）として算定．

（栗山智有：日本口腔外科学会雑誌，48：379-385，表 3 より）

3　対症療法

　炎症を引き起こした患者に対しては，全身および局所の抵抗力を高めて，炎症の拡大の防止と炎症性反応の早期消退をはかる必要がある．その対策を次に示す．

　局所の清掃・消毒と全身の安静：顎口腔領域の炎症では，高熱，開口障害や嚥下障害から食物摂取時の障害を引き起こし，脱水や低栄養がみられることが多い．この改善のため，全身的には患者を安静にさせ，輸液による電解質バランスの保持と栄養補給を施す．局所は，特に口腔内が不潔になりやすいので，口腔内の洗浄や消毒が行われる．

　抗炎症薬の投与：生体にとって好ましくない反応である発熱と，激しい疼痛による機能障害を防ぐために抗炎症薬が投与される．抗炎症薬は，シクロオキシゲナーゼ(COX)の選択的阻害作用にすぐれた薬物を用いるべきで，ジクロフェナックナトリウムやピロキシカムが歯科の認可を受けている．化膿性炎症の早期に抗炎症薬を投与するときは，抗菌薬が投与されていることが必須である．しかし，抗菌薬にニューキノロン製剤を用いる場合は，キノロンの副作用であるけいれんを防止するためにプロスタグランディンを抑制しないアセトアミノフェン製剤を抗炎症薬として使用する．

　罨法や理学療法：罨法には冷罨法と温罨法がある．前者は，寒冷の作用で貧血を生じさせるため，解熱鎮痛と滲出防止作用がある．後者は，温熱の作用で充血を生じさせるため，吸収作用と栄養作用がある．したがって，原則として冷罨法は急性炎に，温罨法は慢性炎に応用される．

4　手術療法

(1) 膿瘍切開手術

　骨膜炎で，すでに骨膜下膿瘍を形成している場合には，切開を行い，排膿路を講じる(図 3-47)．蜂窩織炎では，大きめの切開や皮切を行い，各層，各方向にわたって減圧し，排膿をはかる(図 3-48-b)．切開に先立ち膿瘍の証明を行う．それは，触診による波動の確認と試験的穿刺による膿の証明である．膿は破棄しないで，培養後の菌の同定と抗菌薬感受性試験に用いる(図 3-48-a)．

　切開して，排膿を促したのちにドレーンを挿入し，排膿路の閉鎖を防ぐ．浅在性であればガーゼドレーンを(図 3-49-b)，深在性であればゴムドレーンを施す(図 3-48-c)．切開排膿の意義は，壊死した白血球や微生物，さらに，炎症性産物を除去して，生体のもつ治癒能力を鼓舞するとともに，減圧をはかって感染の進行を防

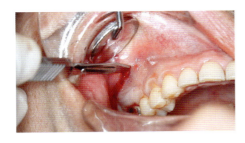

図 3-47
上顎骨骨膜炎切開手術

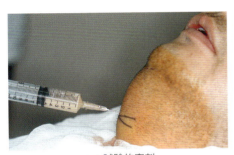

a：試験的穿刺

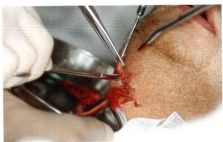

b：切開手術

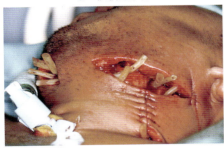

c：ゴムドレーンの留置

図 3-48
口底から頸部に進展したガス蜂窩織炎に対する手術

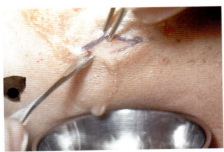

a：切開手術

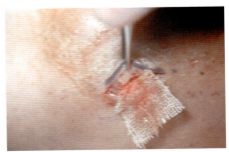

b：ガーゼドレーンの挿入

図 3-49　皮下膿瘍手術

止することである．

（2）腐骨や骨髄炎に対する手術

形成された腐骨は外科的に切除し，腐骨周囲の幼弱な肉芽組織を掻爬する．亜急性，慢性の経過をたどる硬化性や化膿性の骨髄炎に対しては**皮質骨除去術 decortication** が施される（p.504 参照）．皮質骨除去術とは，病変部下顎骨の外側皮質骨を骨切りして除去し，周囲軟組織から顎骨内への血液供給をはかるものである．骨破壊が重度になると，区域切除術が施されることもある．

（3）歯瘻の手術

診察と検査から歯瘻の原因を追求し，原因歯が存在する場合には抜去するか保存治療を行う．外歯瘻では，瘻孔や瘻管を外科的に切除する（図 3-50）．術野を広く展開し，瘻管を明視野で切除したのち，皮膚欠損部を同時に閉鎖する手術の Rhomboid-to-W technique が有用で，試みられている．

（4）歯性上顎洞炎の手術

原因歯のある場合には，抜去して上顎洞の穿孔部を拡大し，洞内に貯留した膿汁を排泄し，しばらく洞内の洗浄を行う．排膿が止まり，炎症が緩解すれば，次に述べる上顎洞穿孔閉鎖術が施される．頬側の粘膜骨膜弁か口蓋弁もしくは口蓋島状弁が適用される．

上顎洞粘膜の炎症が緩解しないで排膿がつづく場合には，Caldwell-Luc 法に準じた上顎洞炎根治手術を行う（図 3-51）．

（5）上顎洞穿孔（口腔上顎洞瘻）閉鎖術

上顎洞の炎症がまったく消失してから，残遺した上顎洞の穿孔を閉鎖する．穿孔は多くの場合，抜去した上顎洞炎の原因歯である歯槽頂付近にある．穿孔部の頬側歯槽部に末広がりに形成した頬側歯肉粘膜弁（図 3-52）や，硬口蓋粘膜に形成した口蓋弁などの粘膜骨膜弁法を用いて閉鎖する方法がある．穿孔部が比較的大きい場合は，大口蓋神経血管束を茎とした島状弁 island flap による穿孔閉鎖（図 3-53）を行う．その場合，穿孔部周囲の粘膜骨膜を洞側に向かって剥離したのち，縫合して，島状弁に先立ち洞側閉鎖を行うと，すなわち，二層閉鎖を施すと弁が壊死に陥ることはない．

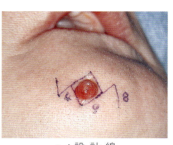
a：設 計 線

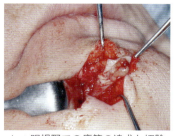
b：明視野での瘻管の追求と切除

図 3-50
外歯瘻の手術
（Rhomboid-to-W technique）

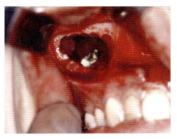
図 3-51　歯性上顎洞炎の手術

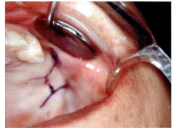
図 3-52　頰側歯肉粘膜弁による上顎洞穿孔閉鎖術

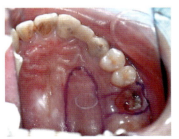
a：口蓋に島状弁の設計

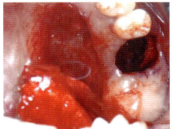
b：穿孔部周囲の粘膜で洞側閉鎖

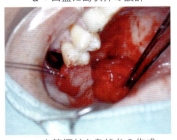
c：血管柄付き島状弁の作成

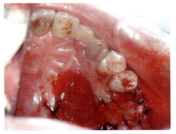
d：島状弁で穿孔部の口腔側を閉鎖

図 3-53
口蓋島状弁による
上顎洞穿孔閉鎖術
（a, b, d はミラー使用）

4 粘膜疾患

概　　説

　口腔粘膜は，消化管の門戸をなし，温熱的・化学的刺激を絶えず受けているため，上皮の新陳代謝は著しく，味覚や知覚などの感覚もよく発達している．なかでも味覚は，唾液量や精神状態などの全身状態にも左右される．

　口腔粘膜は部位によって構造が異なる．すなわち，**咀嚼粘膜**(歯肉，硬口蓋)は**被覆粘膜**(口唇，頬粘膜，軟口蓋，口底，舌下面)よりも物理的刺激を多く受けるため，角化の程度は著明である．また，**特殊粘膜**(舌背部)は粘膜表面から突出した多数の乳頭が認められ，そこには味蕾が存在する．乳頭は，表層から組織学的に粘膜上皮，粘膜固有層と粘膜下組織からなるが，粘膜固有層と粘膜下組織の境界は不明瞭である．粘膜上皮は角化の程度により，**角化上皮**，**錯角化上皮**と**非角化上皮**に分類される．咀嚼粘膜は角化上皮あるいは錯角化上皮であり，角化上皮では表層から角化層，顆粒層，有棘細胞層，基底細胞層がみられるが，錯角化上皮と非角化上皮では，顆粒層が不明瞭になるか，あるいはみられない．

　口腔粘膜に症状を現す疾患を口腔粘膜疾患と総称するが，その範囲は定まったものではない．口腔粘膜疾患には，内科疾患や皮膚疾患などの全身疾患の部分症状として病変が現れるものも少なくない．また，口腔粘膜のみに限局した病変から，口腔顎顔面領域の病変が粘膜に波及したものまで，その疾患を統一した見地から分類することはむずかしい．

　粘膜疾患を，症候や解剖学的な部位別分類で記載しているものもあるが，本書では，疾患の本態を理解して治療に立脚することが重要と考え，原因別に分類した．なお，口腔，顎顔面以外に症状が認められ，診断と治療が必要な場合には，内科，小児科，皮膚科などの専門医に対診することが必須である．

A 口腔粘膜の発育異常

1 Fordyce 顆粒(斑,病)
Fordyce granules, Fordyce spots, Fordyce disease

口腔内における**皮脂腺**の異所性集積である．

好発部位：左右対称性に頰粘膜の大臼歯相当部，下唇の粘膜皮膚移行部．

好発年齢：成人男子に多い．

[症　　状]

口腔粘膜に，多数の帽針頭大ないし粟粒大の黄色小顆粒物として認められる(図4-1)．また，口唇粘膜，第三大臼歯後方粘膜などにも生じ，まれに舌，歯肉，口蓋などにも発生する．触れると，ざらざらした感じを呈するが，自覚症状はほとんどない．

特徴として，頰粘膜の黄色小顆粒物がみられる．

[診　　断]

病理組織所見：上皮下に異所性に発育した皮脂腺がある．

[治　　療]

治療の必要はない．

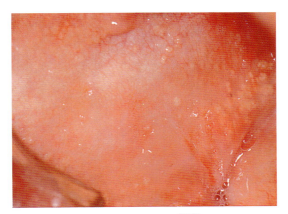

図4-1　Fordyce 顆粒

2 上皮真珠　epithelial pearl

　歯堤は，歯胚を形成したのちに退化するが，これが小さな上皮細胞巣（Serres腺）として残存することがあり，真珠様の球状物，すなわち，上皮真珠を形成する（図4-2）．この上皮細胞内に囊胞を形成するものは乳児の**歯肉囊胞（歯堤囊胞）**とよばれる．同様の病変が新生児の硬口蓋正中部に発生する場合には，口蓋突起癒合時の封入上皮に由来する**エプスタイン真珠**とよばれる．硬軟口蓋の境界部に同様の病変が発生する場合には，発育中の口蓋腺の残遺上皮に由来する**Bohn結節**とよばれる．

　好発部位：歯の萌出部位に相当する歯槽粘膜．
　好発年齢：新生児または生後3か月．

［症　　状］

　乳歯萌出前の頰側歯槽堤上，または歯槽頂に大小さまざまな硬い白色球状物がみられる．まれに単発性のことがある．乳児の成長に伴って自然に消失する．

［診　　断］

　病理組織所見：扁平上皮に裏装され，腔内に角質物をみたした小囊胞である．

［治　　療］

　治療の必要はない．

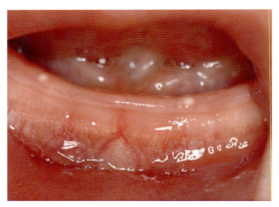

図4-2　上皮真珠

3 正中菱形舌炎　median rhomboid glossitis

　胎生期における舌形成過程で，退縮する**無対結節**の沈下不全により残存して生じる先天異常である．小児に生じないことから先天異常説を否定する意見もあり，最近ではカンジダ症との関連が指摘されている．出現頻度は約 0.2％である．

好発年齢：小児にはまれ，中年以後の男性に多い．

[症　　状]

　舌背の正中部で，分界溝の前方部，すなわち，舌後方 1/3 の部分に，菱形あるいは楕円形の境界明瞭な隆起物あるいは陥凹を呈する（図 4-3）．非炎症性赤色斑で，大きさは長さ 2〜3 cm，幅 1〜2 cm で，表面は糸状乳頭を欠き，平坦もしくは軽度隆起を示す．時には結節状隆起を呈することがある．ほとんど自覚症状がない．二次的な変化として炎症を起こしたときは軽度の疼痛を訴える．

　特徴として，舌背正中溝後方で，有郭乳頭の直前部に生じる．

[診　　断]

病理組織所見：上皮下にリンパ球や形質細胞の浸潤，毛細血管やリンパ管の増生，線維化などの慢性炎症像を認め，上皮には棘細胞層の肥厚や過角化が認められる．上皮の角化層にはしばしば**カンジダ菌糸**がみられる．

鑑別診断：慢性肥厚性カンジダ症（p.147 参照）との鑑別が重要である．

[治　　療]

　特別な処置は必要ない．

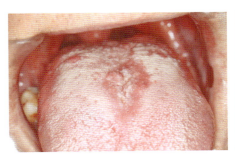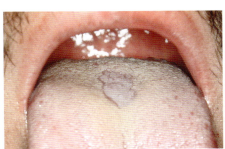

図 4-3　正中菱形舌炎

4 舌扁桃　tonsilla lingualis

　舌根部にはWaldeyer咽頭輪の一部としてリンパ組織が存在する．これらのリンパ組織は舌小胞を形成する．舌の側縁後方に異所性に多数の舌小胞が集まったものを舌扁桃という．また，葉状乳頭にリンパ組織が集合したものもある．
　好発年齢：中年の女性に多く，小児にはみられない．
［症　　状］
　舌の後方側縁に対称的に，結節状に隆起した腫瘤として認められる（図4-4）．色調は淡赤色ないし暗赤色で，大きさは帽針頭大から大豆大の半球状結節が数個集まる．上気道感染や義歯による機械的刺激などにより顕著となり，疼痛や違和感を訴えることがある．
［診　　断］
　しばしば舌癌を疑って受診する場合がある．
　鑑別診断：片側性で，潰瘍を形成するものは舌癌との鑑別が必要である．
［治　　療］
　治療の必要はないが，炎症症状が強い場合には対症療法を行う．

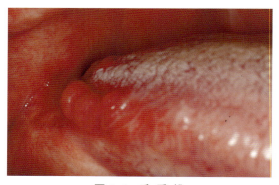

図4-4　舌扁桃

5 溝(状)舌　furrowed tongue

　先天異常である．遺伝的な素因によるものもあり，Down 症候群では 80％に現れる．ビタミン B 群欠乏，悪性貧血，Sjögren 症候群などでも同様な症状を呈することがある．

好発年齢：高齢者に多く，小児には少ない．

[症　　状]

　舌背表面に多数の溝がみられる(図 4-5)．溝の数，深さや大きさなどはさまざまであり，形は左右ほぼ対称的である．溝の形態的変化は正常に近いものから，深く多数に及ぶものまで多彩である．自覚症状は乏しく，味覚障害もない．高度なものでは巨舌を伴う．舌表面に深い溝が多くみられる状態を溝(状)舌(皺状舌)とよび，溝が舌背から側縁全体に及ぶものを陰嚢舌とよぶ．地図状舌を伴うものが多い．

　Melkersson-Rosenthal 症候群では，溝(状)舌と肉芽腫性口唇炎(p.21，図 1-26 参照)，顔面神経麻痺などを伴っている．不潔になりやすいため軽度の炎症を伴うことがある．二次的感染により疼痛を訴えることがある．

[診　　断]

　鑑別診断：舌の慢性炎症や外傷，ビタミン欠乏などとの鑑別が必要である．

[治　　療]

　特別の処置は必要ない．二次的な感染を伴うものには，含嗽薬などの対症療法を行う．

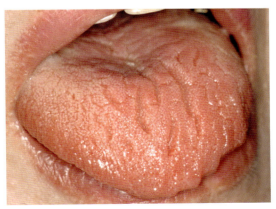

図 4-5　溝(状)舌

B 感染症による粘膜疾患

1 口腔カンジダ症　candidiasis

　口腔内常在菌である *Candida albicans* による感染症である．健康人では病原性がきわめて弱く，発症が認められないが，体力や抵抗力の減弱している乳幼児，老人，妊婦あるいは悪性腫瘍，免疫不全，糖尿病，悪性貧血などの血液疾患や慢性の基礎疾患を有する患者 compromised host に発症する．また，抗菌薬，副腎皮質ステロイド薬の長期投与により口腔内常在菌の均衡が破れたときや，義歯による刺激，口腔乾燥症，溝(状)舌など，局所的な原因によっても発生する．成人の口角炎，ことに老人の口角炎の多くはカンジダ性口角炎である．

［症　　状］

　症状や経過により急性偽膜性と慢性肥厚性に大別される．前者の不整形偽膜は剝離可能で，除去できる．後者は容易には剝離できない．

(1) 急性偽膜性カンジダ症

　真菌が粘膜表層で繁殖し，剝離した上皮とともに白苔となって粘膜を覆う(図 4-6)．白苔は孤立あるいは散在した小さい白点から始まり，次第に拡大していく．白苔は剝離しやすく，擦過すると基底面はびらんを形成し，出血をきたしやすく，接触痛も著しい．表在性であった病変が慢性化し深部に進むと，白苔は厚くなり，剝離しにくくなる．小児が罹患すると**鵞口瘡**という(図 4-6-b)．

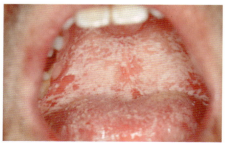

　　a：成人の口腔に発生したカンジダ症　　　　b：鵞口瘡(口唇裂未手術児)
図 4-6　急性偽膜性カンジダ症

(2) 慢性肥厚性カンジダ症

　慢性に経過したカンジダ症は，粘膜上皮が肥厚し，角化が亢進して白板症様を呈する．白斑の表面は粗造で不整形となる(図 4-7)．全身的な基礎疾患により慢性化したものが多く，自然治癒が困難である．癌病変も疑って観察を行う必要がある．

［診　　断］

　病理組織所見：粘膜上皮の過形成による肥厚あるいは乳頭腫状増殖である．PAS 染色により上皮層に菌糸がみられる．塗沫染色(PAS 染色または Grocott 染色)により菌糸および胞子を認める．

　鑑別診断：白板症との鑑別が必要である．

［治　　療］

　急性偽膜性カンジダ症には含嗽薬や抗真菌薬（アムホテリシン B，ミコナゾール，フルコナゾールなど）の外用薬が有効である．慢性肥厚性カンジダ症では抗真菌薬の外用は効果がなく，抗真菌薬を内服させる．比較的限局した症例では外科的切除が行われることがある．

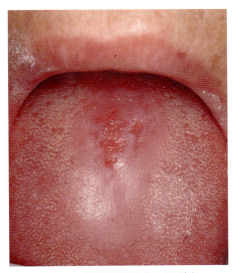

図 4-7　慢性肥厚性カンジダ症

2 壊死性潰瘍性歯肉口内炎
necrotizing ulcerative gingivostomatitis

　細菌感染による潰瘍を伴う病変であり，全身の抵抗力が弱った患者に発症することが多い．通常，病変は歯肉（辺縁歯肉）部より始まり，歯槽粘膜，周囲粘膜へと急激に広がる．

［症　　状］

　疼痛を伴った比較的浅い不整形の潰瘍であり，自発痛・接触痛が強く，易出血性である．表面は壊死物質により覆われ，口臭があり，発熱を伴う．歯間乳頭がクレーター状に陥没すると，歯と歯の間に隙間ができる（図4-8）．プラーク，ストレス，喫煙，栄養障害など，複数の要因が考えられる．

［診　　断］

　臨床症状から判断する．細菌検査は原因菌が常在菌であり，決め手とはならない．また，**ヒト免疫不全ウイルス（HIV）感染**に注意する．

［治　　療］

　安静と局所洗浄が重要であり，口腔清掃に努める．必要に応じて，抗菌薬および抗炎症薬の投与，補液，栄養補給を行う．

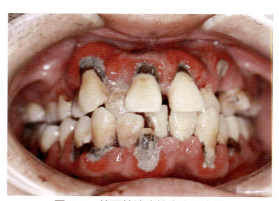

図4-8　壊死性潰瘍性歯肉口内炎

3 口角炎(口角びらん) angular cheilitis

 原因は，カンジダ症，唾液分泌過多，糖尿病，貧血，Sjögren症候群など，さまざまである．小児の場合は，口角部のよだれを放置し，細菌感染により発症することがある．また，食生活の乱れや過度なダイエットなど，栄養バランスの崩れが原因となる場合もある(図4-9-a)．

[症　状]
 上唇と下唇をつなぐ口の端の部分である口角に，ただれやひび割れができる状態であり，両側性に現れることが多い(図4-9-b)．接触痛があり，大きく口をあけると亀裂が生じて出血する．

[治　療]
 原因となる基礎疾患がある場合はその治療を行う．口角部を清潔に保つことが必要である．副腎皮質ステロイド含有軟膏の塗布は，ウイルス感染やカンジダ症が原因の場合には悪化するおそれがある．基礎疾患の評価が重要であり，保湿用の軟膏，アシクロビル含有軟膏，抗菌薬含有軟膏などを適宜使い分ける．

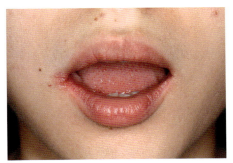

a：若年者　　　　　　　b：高齢者
図4-9　口角炎(口角びらん)

C ウイルスによる感染症

1 単純疱疹（ヘルペス性歯肉口内炎）
herpes simplex（herpetic gingivostomatitis）

単純疱疹ウイルス herpes simplex virus（HSV）による急性感染症である．HSV には HSV-1 と 2 がある．HSV-1 は口腔粘膜に，HSV-2 は外陰部に感染する．

初感染は通常幼児期に起こるが，ほとんどが不顕性感染であり，1～10％が重度のヘルペス性歯肉口内炎などの顕性症状を呈する．成人初感染例では，症状が重度化することが多い．その後，脊髄知覚神経節に潜伏し，ストレスや局所刺激により全身的抵抗力が低下した際に活性化して，**口唇ヘルペス**（図 4-10）や**ヘルペス性歯肉口内炎**（図 4-11）を回帰発症する．

好発部位：口唇，口唇皮膚境界部．

好発年齢：20～30 歳代に多く，小児，老人には少ない．

［症　状］

一般に，口唇ヘルペスとして口唇，その皮膚境界部に小水疱（図 4-10-a）が出現するが，口腔粘膜に発症した場合にはすぐに破綻し，アフタ性口内炎様症状が認められる．通常，皮膚，口唇部分では，小水疱は小膿疱となり，破れて痂皮を形成する（図 4-10-b）．口腔粘膜ではアフタが融合し，偽膜で覆われる（図 4-11）．通常 7 日ほどで瘢痕を残すことなく治癒するが，重度な症状を示すヘルペス性歯肉口内炎では，摂食が困難になり，発熱などの全身症状を伴う．

［診　断］

上皮内に小水疱が認められる．小水疱や潰瘍から HSV を分離するか，免疫組織学的に HSV を染色する．急性期と回復期のペア血清にて抗体価が回復期で 4 倍以上であれば確定する．

［治　療］

軽症例では，非ステロイド抗炎症薬，抗菌薬などの軟膏の塗布を行う．重症例では，抗ウイルス薬（アシクロビル，ビダラビン，バラシクロビル塩酸塩）の経口あるいは経静脈投与，口唇ヘルペスではアシクロビル軟膏の塗布を行う．ソフトレーザーの照射には速効性の鎮痛作用がある．

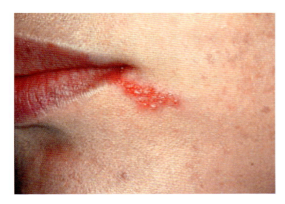

a：症例1；小水疱

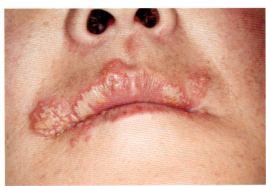

b：症例2；小膿疱

図 4-10
単純疱疹
（口唇ヘルペス）

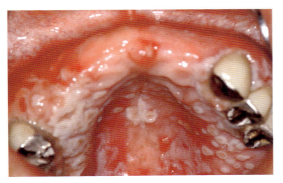

図 4-11
ヘルペス性歯肉口内炎

4章 粘膜疾患

2 帯状疱疹　herpes zoster

　水痘・帯状疱疹ウイルス varicella-zoster virus（VZV）感染症の回帰発症である．初期感染は水痘で，長期間の潜伏ののち，脊髄後根に潜伏し再活性されたもの．発症の誘因として，高齢，免疫不全，副腎皮質ステロイド薬の使用などがあげられる．

　好発部位：顎顔面領域では，三叉神経領域（特に，第3枝に多い）．

　好発年齢：60歳代．

［症　　状］

　前駆症状として全身倦怠感，発熱などがあり，神経痛様の疼痛とともに発疹が現れる．発疹は脳，脊髄神経領域に一致して現れる．

　発疹の初期は小紅斑で，次第に丘疹から小水疱，小膿胞となり，破れて痂皮を形成する（図4-12-a）．三叉神経第2枝・第3枝が罹患したときのみ口腔粘膜にも症状が現れるが，皮膚症状が先行する（図4-12-b）．口腔粘膜では口蓋，舌，頰粘膜，口唇粘膜の順に水疱，びらんがみられる（図4-12-c）．通常，2～3週間で治癒するが，高齢者では後遺症として**帯状疱疹後神経痛**が残ることが多い．

　特徴として，顔面では三叉神経領域（第3枝に多い）に沿って水疱形成と疼痛が生じる．時に顔面神経膝神経節がおかされると，耳介部の水疱，顔面神経麻痺，内耳障害（耳鳴，めまい，難聴）を生じる **Ramsay-Hunt 症候群**（**Hunt 症候群**）を発症する（図4-13）．

［診　　断］

　急性期と回復期のペア血清により抗体価が回復期で4倍以上であれば確定する．

［治　　療］

　抗ウイルス薬（アシクロビル，ビダラビン，バラシクロビル塩酸塩）が経口あるいは経静脈投与される．また，消炎鎮痛薬，ビタミン B_{12} の内服など症状に合わせた対症療法を行う．帯状疱疹後神経痛の予防には星状神経節ブロックが行われる．

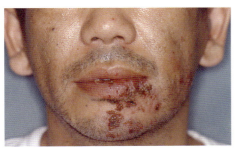

a：症例1；顔貌写真

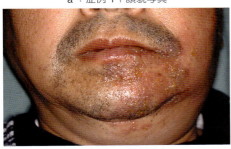

b：症例2；顔貌写真

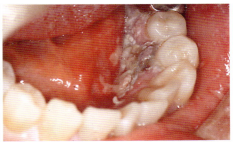

c：症例2；口腔内写真

左側三叉神経第3枝が罹患し，痂皮を形成した帯状疱疹

図4-12　帯状疱疹

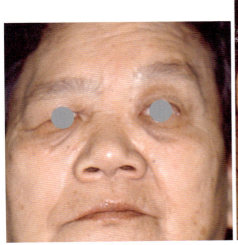

a：顔貌写真

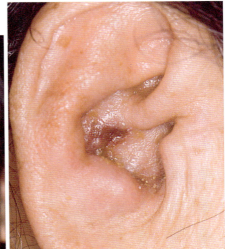

b：耳介部の水疱

図4-13　Ramsay-Hunt症候群

3 ヒト免疫不全ウイルス（HIV）感染症
acquired immunodeficiency syndrome（AIDS）

［症　　状］

　human immunodeficiency virus（HIV）感染後，2～8週間で50%以上の患者が初期症状を発現する．HIV抗体や病原体を検出できない空白期間（ウインドウ・ピリオド）は，核酸増幅検査（NAT）の導入により，感染後3か月から28日まで短縮された．AIDS発症までの無症候期は5～10年である．

　初期症状：39℃を超える発熱，リンパ節の腫脹，咽頭炎，皮膚発疹（紅斑性丘疹），筋肉痛，カンジダ症などである．

　口腔内症状：口腔カンジダ症の他，アフタ性口内炎，毛状白板症（図4-14），口腔乾燥症，口腔の不快感，痛み，口臭，味覚異常などがみられる．　→p.314, Kaposi肉腫参照．

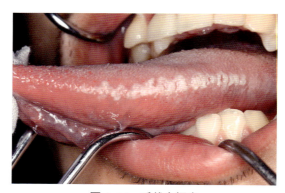

図4-14　毛状白板症

4 ヘルパンギーナ herpangina

coxsackie virus A 群,特に A4 による感染である.
好発部位：口腔後方部に小水疱やアフタを生じる（図 4-15）.
好発年齢：主に 1〜4 歳の幼児.小児や若年者に多い.

[症　状]

夏季に流行をみる.口峡部に多発するアフタを主症状とする.4〜5 日の潜伏期間ののち,発熱,咽頭痛で発症する.口腔粘膜の変化は,軟口蓋,ことに口蓋弓,扁桃にアフタが現れ,口峡部の粘膜に発赤,潮紅を認め,嚥下痛,発熱（39℃以上）を伴う.通常,発熱は 2〜3 日で平熱に戻り,粘膜の症状も 7 日以内に治癒する.**アフタ性咽頭炎**ともよばれる.

特徴として,口腔後方部に小水疱やアフタがみられる.夏季に幼児や小児に生じるため,鑑別診断は容易である.

[治　療]

含嗽薬を使用する.また,症状により非ステロイド抗炎症薬などの対症療法が行われる.

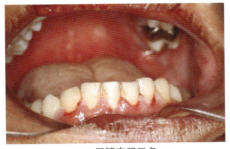 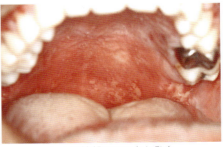

a：口腔内アフタ　　　　　　　　b：口峡部のアフタと発赤

図 4-15　ヘルパンギーナ

5　手足口病　hand-foot and mouth disease

coxsackie virus A16，あるいは entero virus 71 による感染．
好発年齢：小児．
［症　　状］
3～5日の潜伏期ののち，38℃前後の発熱とともに口腔，手，足に水疱を形成する（図4-16）．口腔の水疱は容易に破れてアフタとなるが，手足の水疱は比較的破れにくい．全身症状は軽いが，感染力は強い．皮疹，粘膜疹ともに1～2週で消失する．
［治　　療］
安静，栄養補給．特に治療の必要はない．

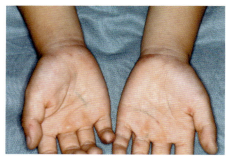

a：手の水疱

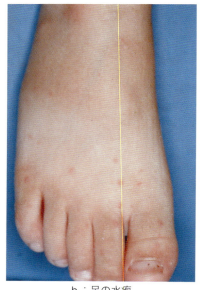

b：足の水疱

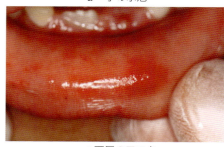

c：下唇のアフタ

図4-16　手足口病

6 麻疹 measles

麻疹ウイルスによる全身性感染症である．小児が罹患後は終生免疫を獲得する．

[症　状]

感染から8〜14日の潜伏期を経て，反復する悪寒と戦慄が生じる．39〜40℃の高熱を発し，眼瞼結膜，鼻，上気道および口蓋から咽頭にかけてカタル性炎を起こす．経過中，頬粘膜に **Koplik 斑** Koplik spot（粟粒大の白斑）が数個〜数10個現れる（図4-17）．3〜4日後，高熱は一時下降するが，再度上昇し，顔面から全身に広がる発疹を生じる．この時期には Koplik 斑は消退する．発疹は1週間以内に米糠状の落屑を残し，2週間後には消退する．

[治　療]

それぞれの症状に応じた対症療法を行う．全身的合併症の防止に努める．

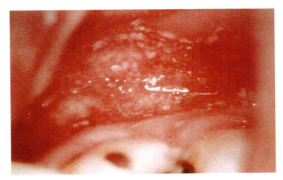

図 4-17　Koplik 斑
（前田隆秀 ほか：小児の口腔科学，学建書院，2005 より）

7 風疹 rubella

風疹ウイルスの飛沫感染による発疹性の急性感染症である．**三日はしか**ともよばれ，短期間に症状は回復し，痕を残さない．

2〜3週間の潜伏期間を経て，発熱，全身の発疹，耳たぶの後ろのリンパ節腫脹などの症状が現れる．Koplik 斑はみられない．妊娠初期に母体が風疹にかかると，胎児が**先天性風疹症候群**（難聴，先天性心疾患，白内障など）になる可能性が高い．

治療薬はなく，対症療法のみである．予防ワクチン接種により，より多くの人が免疫をもつことによる社会的防衛が，感染の急激な拡大には最も効果的である．

D アフタ病変

1 慢性再発性アフタ　chronic recurrent aphthae

[症　　状]

　原因不明の疾患であり，アフタの再発を，数週間から数か月の間隔で繰り返す．病変は表在性の潰瘍で，周囲に紅暈を伴う．口唇，頬粘膜，舌に好発し，直径2～5 mmのアフタが1～数個発生する(図4-18)．有痛性で接触痛が強い．**Behçet病**に注意する．

[治　　療]

　副腎皮質ステロイド薬の局所療法(軟膏，付着錠)が有効である．

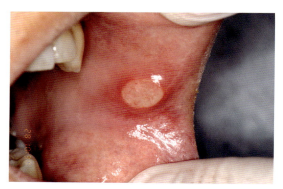

図4-18　慢性再発性アフタ

2 Bednarアフタ　Bednar aphtha

　授乳時，硬い乳首などの摩擦によってできる硬口蓋部の表在性の潰瘍である．刺激をさけて，口腔内を清潔に保つようにする．

3 Riga-Fede病

　乳幼児の下顎切歯部の出生歯や新生歯が，吸啜時に舌下面を摩擦することで生じる潰瘍病変である(p.4参照)．原因歯の抜去や歯の鋭縁部の研磨を行う．

E 角化異常

1 白板症 leukoplakia

→p.320 参照.

2 紅板症 erythroplakia

→p.323 参照.

3 地図状舌 geographic tongue

舌表面の乳頭の萎縮により生じる.地図のような紋様を呈し,経時的に変化する.このため,**良性遊走性舌炎(移動性舌炎)** ともよばれる.原因は不明で,遺伝的な体質が考えられる.

好発年齢：若い女性.

[症　状]

舌表面に円形ないし半円形の境界明瞭な斑として現れる(図 4-19).斑の部分は乳頭が消失して淡紅色を呈する.通常,複数の小さな斑が次第に拡大,融合して,あたかも地図を描くように移動していく.移動速度は速く,1日～数日で形を変え,消失する.一般に,再発を繰り返し治癒させることが困難である.自覚症状はなく,無害な舌粘膜の変化である.

[診　断]

病理組織所見：紅斑部は平坦で糸状乳頭を欠く.しばしばびらんを呈し,上皮内に好中球が浸潤・集積して膿疱を認める.上皮下には炎症を伴う.白色部では上皮が肥厚し,錯角化している.

[治　療]

特別な治療法はない.炎症症状を伴うときは抗炎症薬を投与する.

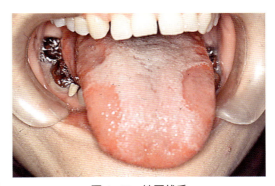

図 4-19　地図状舌

4 毛舌(黒毛舌) hairy tongue (black hairy tongue)

　舌背の後方部の糸状乳頭が著明に延長し,角質層が黄白色あるいは黒色,黒褐色に着色したもので,毛状にみえることから毛舌とよばれる.着色は,タバコや食品などさまざまな外来性色素により影響される.また,細菌により産出される色素によるといわれている.

　乳頭の角化突起の延長と細菌による着色,抗菌薬や副腎皮質ステロイド薬の内服による**菌交代現象**に関連するものが多い.カンジダなどの真菌による関与が考えられている.時に慢性の胃腸障害や全身疾患が誘因となる.

［症　　状］

　通常,舌背中央部後方に限局して黒色の高まり(図 4-20)として認められるが,舌背全面に着色をみることもある.自覚症状はないが,糸状乳頭が著しく長いものでは不快感を訴えることがある.

［診　　断］

　病理組織所見：糸状乳頭の角化亢進が認められる.角化突起間には多数の細菌塊が認められる.

［治　　療］

　抗菌薬や副腎皮質ステロイド薬が原因となっているときは,内服を中止すると回復する.一般に含嗽薬などを用いる.

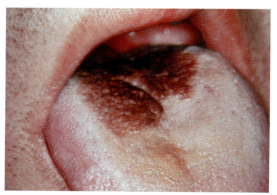

図 4-20　毛　　舌

F 原因不明あるいは自己免疫疾患

1 移植片対宿主病　graft versus host disease(GVHD)

臓器・組織の提供者 donor の移植組織 graft が，患者である受給者 recipient，すなわち宿主 host に入ると，移植組織の中に存在する免疫系担当細胞(リンパ球：特に T 細胞)が宿主を非自己と認識し，宿主の組織抗原を攻撃して起こる症状で，**他家移植**後に発症する．白血病，悪性リンパ腫，多発性骨髄腫などの液性癌の治療として，強力な化学療法や放射線治療に伴って行う造血幹細胞移植後や，非照射血を用いた輸血後に発症することが多い．

［症　状］

急性と慢性に分けられる．急性の場合には皮膚・粘膜，肝臓，消化管などが障害されやすく，皮疹や粘膜疹(図 4-21)，黄疸，下痢などの症状が出現しやすい．また，慢性の場合には，皮膚・粘膜，眼球，肺，肝臓，腎臓など多くの器官が障害されやすく，症状や程度も患者により異なり，きわめて多様である．

皮膚・口腔粘膜症状としては，皮膚の萎縮性変化，扁平苔癬様所見や脱毛，爪変化などがみられる．

［治　療］

副腎皮質ステロイド薬やシクロスポリン，メトトレキサート，タクロリムス水和物などの免疫抑制薬の全身投与が選択される．症状に応じて外用薬(塗布薬)，内服薬，点眼薬などの局所療法を併用する．GVHD による反応は，残存腫瘍を攻撃する効果もあるため，軽症の GVHD では経過観察されることが多い．

造血幹細胞移植に際し，本症を防ぐ最善の方法は，HLA 型の一致した提供者から移植組織を得ることである．また，輸血に際しては，できるだけ新鮮血輸血をさけ，放射線照射血を使用する．なお，輸血後の GVHD は，発症すると増殖したリンパ球が組織内に侵入するため，血漿交換も意味がない．有効な治療法がなく，致死率が非常に高い．

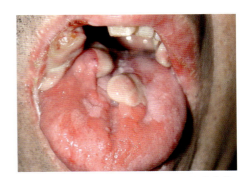

図 4-21　移植片対宿主病の口腔粘膜症状

2　口腔扁平苔癬　oral lichen planus

　口腔粘膜において炎症性の角化異常を示す疾患で，粘膜下組織にT細胞を主体とするリンパ球の細胞浸潤が認められる．原因は不明であるが，細胞性免疫の関与があるのではないかと考えられている．

　好発部位：頰粘膜で，両側性にみられることが多く，舌や歯肉組織にも出現する．

　好発年齢：30〜50歳代の女性に多く，小児には少ない．

［症　　状］

　乳白色の光沢のある線条と，その周囲粘膜の炎症性発赤が特徴である．典型的なものは網目状の線条模様を呈する．炎症が強く，基底細胞層の障害が強い場合には，びらんや潰瘍を伴うこともある（図4-22〜24）．同時に皮膚にもみられることがあり，皮膚扁平苔癬は，扁平に隆起した丘疹として両側の四肢に認められることが多い（図4-25）．

［診　　断］

　臨床的に丘疹型，網目状型，斑状型，萎縮型，水疱型，びらん型または潰瘍型などに分類されているが，網目状型とびらん型が多い．特徴ある白色の線条が口腔内両側性に出現している場合には診断が比較的容易であるが，これが目立たない場合や，他の病変との鑑別が困難な場合には病理学検査を行わざるを得ない．

　病理組織所見：粘膜上皮の下方の粘膜固有層に帯状にTリンパ球の細胞浸潤をみる．上皮の錯角化による角化の亢進，棘細胞層の不規則な肥厚，基底細胞の変性や破壊などの障害，上皮層の菲薄化などがみられる（図4-26）．

　なお，降圧薬，抗リウマチ薬，精神安定薬などの各種薬物により扁平苔癬様症状lichenoid drug reactionが出現することがある．また，歯科用の金属アレルギーも同様な組織所見を呈し，臨床所見，病理学検査では扁平苔癬との鑑別はつかない．

［治　　療］

　根本治療はない．対症療法として副腎皮質ステロイド軟膏，噴霧剤あるいは貼付剤などが用いられる．重症の場合には副腎皮質ステロイド薬あるいはビタミンAの全身投与を行うことがあるが，副作用があることから，治療法は慎重に選択すべきである．切除術，クライオサージェリーなど外科療法が施行されることがあるが一般的ではない．また，患者の全身状態を考慮してビタミン製剤，抗アレルギー薬，抗炎症薬，精神安定薬，肝庇護剤などが使用されることもある．

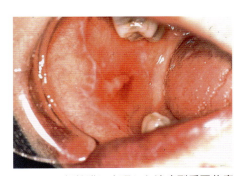

図 4-22　頬粘膜に出現した潰瘍型扁平苔癬
発赤部の中央には一部潰瘍がみられ，周囲に白色線条が確認できる．

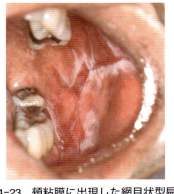

図 4-23　頬粘膜に出現した網目状型扁平苔癬
白色線条と周囲粘膜の発赤が特徴的である．

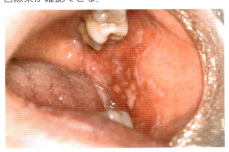

図 4-24　頬粘膜に出現した丘疹型扁平苔癬
丘疹状の白色隆起の周囲にはびらんがみられ，その周囲には白色線条が認められる．

図 4-25　皮膚の扁平苔癬
手背部に出現した扁平苔癬

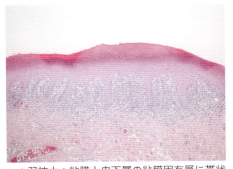

a：弱拡大；粘膜上皮下層の粘膜固有層に帯状のTリンパ球浸潤をみる．

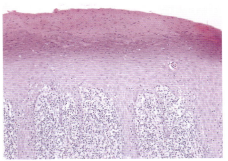

b：中拡大；上皮に錯角化亢進，有棘細胞層の不規則な肥厚および上皮脚の鋸歯状化がみられる．また，細胞の変性や破壊などがみられることも多い．上皮下に水疱をみることもある．

図 4-26　扁平苔癬の病理組織像（Hematoxylin-eosin 染色）

3 尋常性天疱瘡 pemphigus vulgaris

天疱瘡は，何らかの原因により上皮細胞の膜表面に存在する細胞接着タンパク(デスモグレイン)に対する自己抗体(IgG)が産生され，細胞接着を障害して発症する．すなわち，上皮層における細胞間橋の変性により有棘細胞層の融解(**棘融解**)が起こり，上皮内に水疱を形成する．自己免疫疾患と考えられている．

一般に天疱瘡は，尋常性天疱瘡と落葉性天疱瘡に分けられるが，尋常性天疱瘡が多い．

［症　　状］

尋常性天疱瘡には，水疱やびらんが口腔粘膜や皮膚に出現するもの(粘膜皮膚型)と，主に口腔粘膜に出現するもの(粘膜優位型)とがある．水疱は，口腔粘膜のいずれの部位にも突然出現する．通常，皮膚症状は口腔粘膜に症状が出現したあとに認められる．口腔粘膜の水疱は表在性で破綻しやすい．水疱の破綻後にはびらん性口内炎や潰瘍性口内炎の状態を呈し，疼痛のため摂食障害をきたし，来院することが多い(図 4-27-a)．

［診　　断］

棘融解が起きているため，擦過によって容易に粘膜上皮が剥離する．この現象を**Nikolsky 現象**という(図 4-27-b)．抗デスモグレイン抗体(抗 Dsg 抗体)検査で，粘膜皮膚型は抗 Dsg 抗体 1 および 3 が，粘膜優位型は抗 Dsg 抗体 3 が陽性となる．また，落葉性天疱瘡の場合には，抗 Dsg 抗体 1 が陽性となる．

病理組織所見：棘細胞層の細胞間水腫，細胞間橋の消失が起こり，裂隙の形成が認められる．上皮内の水疱腔には，上皮細胞(**Tzanck 細胞**)が，単独あるいは数個集合して浮遊している(図 4-27-c)．

［治　　療］

一般に，副腎皮質ステロイド薬や免疫抑制薬による治療が選択される．しかし，易感染性が生じるため，必要により抗菌薬が投与されることがある．また，水分，栄養補給についても考慮する．

4 類天疱瘡 pemphigoid

天疱瘡と類似した臨床所見を示す自己免疫疾患である．類天疱瘡は，天疱瘡と異なり上皮下に水疱を形成する．類天疱瘡には水疱性類天疱瘡と粘膜類天疱瘡(瘢痕性類天疱瘡)があり，口腔に症状を現すのは粘膜類天疱瘡がほとんどである．高齢者に多い．血液中より抗基底膜抗体(抗 BP180 抗体，抗 BP230 抗体)が検出される．

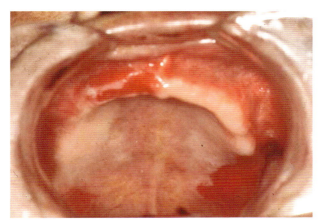

a：義歯の刺激により水疱が破綻している．

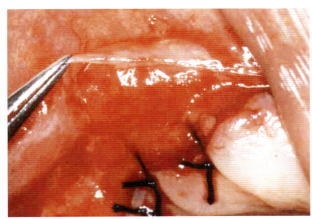

b：Nikolsky 現象
上皮が容易に剝離でき，びらん性口内炎症状を呈する．

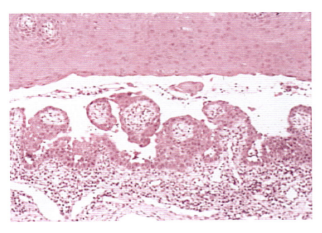

c：病理組織像
（Hematoxylin-eosin 染色）
棘融解，上皮内の水疱腔には Tzanck 細胞が浮遊している．

図 4-27
天疱瘡

5　多形(滲出性)紅斑　erythema exsudativum multiforme

　粘膜や皮膚に生じる炎症性疾患(図 4-28)で，軽症なものから全身症状も著明となるような重症例もある．**症候**であり単一の疾患ではない．

[症　　状]

　口腔粘膜では紅斑性，びらん性あるいは潰瘍性口内炎のかたちでみられる．症状が重度になると発熱，頭痛など全身症状も出現する．症状が他部位の皮膚や陰部粘膜，眼に症状が出現したものは，粘膜・皮膚・眼症候群(**Stevens-Johnson 症候群**)といわれ，発熱，頭痛，下痢など，著明な全身症状が出現する．皮膚の軽症例では，辺縁が鮮紅色で隆起を伴う紅斑を特徴とする所見が全身の皮膚に発症する．四肢の伸側，特に，関節部の伸側に好発する．紅斑は融合し，地図状を呈したり多形をきたすためこの病名がある．しかし，重症化すると，口腔粘膜に発症した場合と同様に，皮膚や粘膜に潰瘍，びらんあるいは紅斑などの症状が出現し，丘疹，水疱も形成する．

[原　　因]

　薬物，ウイルス，マイコプラズマ，自己免疫疾患，悪性腫瘍などがある．しかし，薬物以外の原因の特定は困難であることが多い．

[診　　断]

　炎症のスクリーニング検査の他，原因を特定するためにヘルペスウイルスやマイコプラズマの抗体価，血清中の免疫複合体検索などさまざまな検査が行われる．

[治　　療]

　重症型の場合には入院治療が原則で，輸液などを用いて水分や栄養補給を行い，全身状態の改善に努める．原因が特定できるものについては原因の除去に努めるが，原因を特定できないものに対しては，一般に，抗アレルギー薬，抗炎症薬，抗ヒスタミン薬，副腎皮質ステロイド薬などの対症療法薬が用いられる．二次感染予防のための抗菌薬が使用されることも多い．また，口腔粘膜に症状が著明な場合には，口腔内の清掃や消炎，疼痛をコントロールする目的で含嗽薬やゲル状の局所麻酔薬を用いる．

　多形(滲出性)紅斑型薬疹の場合には原因薬物の中止や変更を行う．これを行わずその薬物の投与をつづけることにより重症化し，**中毒性表皮壊死剥離症(TEN)型薬疹**(p.183 参照)へ移行する．なお，薬疹の場合には，原因薬物以外のあらゆる薬物について慎重投与を必要とする．

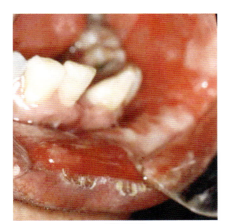

a：原因不明

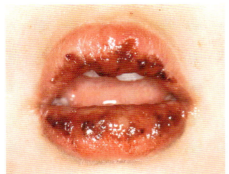

b：薬物による

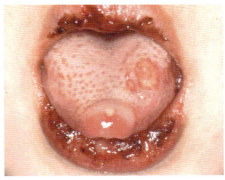

c：bの舌所見

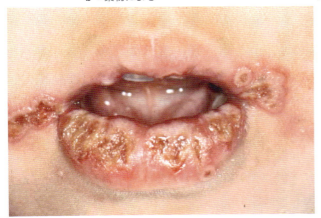

d：単純疱疹ウイルスによる

図 4-28
多形（滲出性）紅斑

6 全身性エリテマトーデス systemic lupus erythematosus（SLE）

代表的な自己免疫疾患で，抗核抗体，抗 DNA 抗体，抗 Sm 抗体など，さまざまな自己抗体を産生する．これらの自己抗体は，体内にある抗原と反応して免疫複合体を形成後，補体系の活性化を誘発して組織に障害（Ⅲ型アレルギー反応）を与えて発症する．また，抗原と反応して，補体の活性化や抗体依存性細胞障害など直接的な組織障害（Ⅱ型アレルギー反応）も引き起こす．そのため，全身のさまざまな部位，臓器に多彩な症状を出現させる．

好発年齢：20〜40 歳代の若い女性に多く，男女比は 1：9 といわれている．

［症　　状］

発熱，全身倦怠感，関節痛，浮腫などの全身症状を初発症状とすることが多い．顔面の**頬部紅斑**（蝶形紅斑 butterfly rash，図 4-29-a），**ディスコイド疹**（円板状皮疹，図 4-29-b），光線過敏症，頭髪の脱毛などの皮膚症状や口腔粘膜潰瘍（図 4-29-c），咽頭粘膜潰瘍などの粘膜症状が出現する．また，筋痛，多発性関節痛などの筋・関節炎症状や，ループス腎炎による腎症状，多様な精神症状やけいれんなどの神経症状，貧血，白血球減少，血小板減少などの血液成分破壊性症状，さらに，心血管症状，肺症状，消化器症状など多臓器障害による症状が出現する．その他，局所症状として四肢末梢のしびれや蒼白化，あるいはチアノーゼなどの虚血症状をきたすレイノー Raynaud 現象もみられる．

［原　　因］

遺伝的素因をもち，環境因子である紫外線，感染，性ホルモン，薬物などが発症に関与するといわれているが，詳細は不明である．

［診　　断］

現在，1997 年にアメリカリウマチ学会によって提唱された診断基準（分類基準）が用いられている（表 4-1）が，2012 年，新しい診断基準が提唱された（表 4-2）．

一般に，血液検査で貧血，白血球減少（特にリンパ球減少），血小板減少がみられる．また，ループス腎炎により BUN やクレアチニンが上昇する．ネフローゼ症候群を伴う場合は，血清タンパクおよびアルブミンの低下，高コレステロール血症が認められる．一般に，血清補体価は低下し，さらに，γ グロブリン，特に IgG の増加が著明となり，リウマトイド因子の陽性化もみられる．最も有用な情報は，抗核抗体，抗二本鎖 DNA 抗体，抗 Sm 抗体，抗リン脂質抗体などの陽性所見である．

［治　　療］

軽症例に対しては非ステロイド抗炎症薬が用いられるが，通常，副腎皮質ステロ

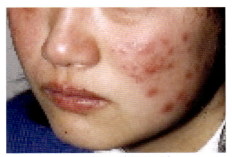

a：頰部紅斑（蝶形紅斑）
（都立大塚病院，リウマチ膠原病科
立石睦人先生のご厚意による）

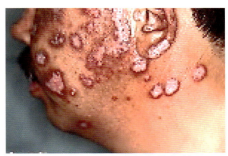

b：ディスコイド疹（円板状皮疹）
（都立大塚病院，リウマチ膠原病科
立石睦人先生のご厚意による）

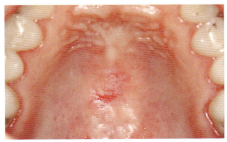

c：口腔粘膜潰瘍

図 4-29
全身性エリテマトーデス

イド薬の投与が主となる．重症例に対しては副腎皮質ステロイド薬の多量投与やステロイド・パルス療法が適用される．副腎皮質ステロイド薬が副作用のため使用できない場合や，効果がみられない抵抗性の場合には，シクロホスファミド水和物，シクロスポリン，ミコフェノール酸モフェチル，アザチオプリン，タクロリムス水和物などの免疫抑制薬が使用される．自己抗体や免疫複合体の対策には血漿交換療法があるが，効果は一過性で，薬物療法の併用が必要である．最近，Bリンパ球刺激因子に対するヒト型免疫グロブリンモノクローナル抗体のベリムマブが，既存の治療で効果不十分な全身性エリテマトーデスに対する併用薬として認可された．

表 4-1　全身性エリテマトーデス診断基準（分類基準）

（アメリカリウマチ学会，Hochberg，1997）

1．頬部紅斑
2．ディスコイド疹（円板状皮疹）
3．光線過敏症
4．口腔潰瘍
5．非びらん性関節炎（2 関節以上）
6．漿膜炎　　a）胸膜炎，または，b）心膜炎
7．腎障害　　a）0.5 g/日以上または 3＋以上の持続性タンパク尿，または，b）細胞性円柱
8．神経障害　a）けいれん，または，b）精神障害
9．血液異常　a）溶血性貧血，b）白血球減少症（＜4,000/μL），c）リンパ球減少症（＜1,500/μL），
　　　　　　　または，d）血小板減少症（＜100,000/μL）
10．免疫異常　a）抗二本鎖 DNA 抗体陽性，b）抗 Sm 抗体陽性，または，c）抗リン脂質抗体陽性
　　　　　　　　1）IgG または IgM 抗カルジオリピン抗体の異常値，2）ループス抗凝固因子陽性，
　　　　　　　　3）梅毒血清反応生物学的偽陽性，のいずれかによる
11．抗核抗体陽性

※観察期間中同時あるいは経時的にいずれかの 4 項目以上が存在すれば全身性エリテマトーデスといえる.

表 4-2　全身性エリテマトーデス診断基準（分類基準）

（Systemic Lupus International Collaborating Clinics ; SLICC, 2012）

臨床項目（11 項目）
1．急性皮膚型ループス：頬部紅斑（蝶形紅斑），中毒性表皮壊死，斑点状丘疹，光線過敏
2．慢性皮膚型ループス：古典的円板状ループス（頭頸部または全身性の円板状エリテマトーデス），
　　　　　　　　　　　　増殖性（疣贅性）ループス，深在性ループス，粘膜ループスなど
3．口腔潰瘍または鼻咽腔潰瘍
4．非瘢痕性脱毛
5．2 か所以上の関節炎・滑膜炎：腫脹，または，圧痛と 30 分以上の朝のこわばり
6．漿膜炎（胸膜炎，心外膜炎のいずれか）
7．腎病変（尿蛋白 0.5 g/日以上，赤血球円柱のいずれか）
8．神経学的病変：痙攣発作，精神病，多発性単神経炎，脊髄炎，末梢・中枢神経障害，急性錯乱状態
9．溶血性貧血
10．白血球減少（4000/mm³未満），または，リンパ球減少（1000/mm³未満）
11．血小板減少（10 万/mm³未満）
免疫項目（6 項目）
1．抗核抗体陽性
2．抗 dsDNA 抗体陽性（ELISA 法では基準値の 2 倍を超える）
3．抗 Sm 抗体陽性
4．抗リン脂質抗体陽性
5．低補体（C3，C4，CH50）
6．直接クームス試験陽性（溶血性貧血なし）

※上記のうち臨床項目，免疫項目をそれぞれ 1 項目以上含み，合計 4 項目以上を満たす場合 SLE とする.
　これらの項目は同時に出現しなくてよい.
※「抗核抗体もしくは抗 dsDNA 抗体が陽性で，生検で証明されたループス腎炎が存在する場合に SLE と
　診断」に関しては国際的合意が得られていない.

参考　皮膚と口腔粘膜の構造

皮膚の構造（図4-30-a）

　皮膚は，表皮と真皮に分けられる．表皮と真皮との境には基底膜とよばれる薄い膜状の構造がある．

　皮膚の最外層に位置する表皮は，細胞同士が強固に連結された重層扁平上皮からなり，角質層の細胞は無核である（正角化）．表面より角化層，顆粒細胞層，有棘細胞層，基底細胞層よりなる．また，上皮下の結合組織は線維に富んでおり，皮膚付属器（毛根，皮脂腺，汗腺）を含み，コラーゲンやエラスチンなどの線維に富む細胞外基質の中に線維芽細胞が存在し，毛細血管や神経も入り込んでいる．

口腔粘膜の構造（図4-30-b）

　粘膜組織は，粘膜上皮（重層扁平上皮）と粘膜固有層（豊富な血管を伴う線維性結合組織とその直下の脂肪組織）から成り立っている．

　上皮下の結合組織では，血管腔（内皮細胞）と線維芽細胞の細胞核が目立つが，健常な口腔粘膜では，炎症性細胞浸潤はみられない．また，有棘細胞層から角化層に移行する部位に顆粒細胞はみられない．口腔粘膜の速い細胞代謝を反映して，最表層においても細胞核が残存した錯角化を示す．

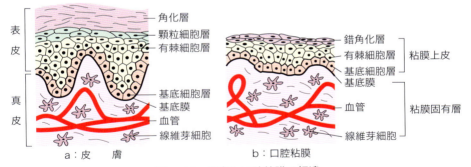

図4-30　皮膚と口腔粘膜の相違

7　Behçet 病　Behçet disease

　Behçet 病は，原因不明の全身性炎症性疾患で，国の難病特定疾患の 1 つに指定されている．再発性アフタを認めた場合には，本症の可能性の有無について検索していく．

好発年齢：30 歳前後に多く，性差はない．

[症　　状]

　口腔粘膜の**再発性アフタ**，**結節性紅斑**などの皮膚症状，**ぶどう膜炎**などの眼症状（図 4-31），**外陰部潰瘍**の 4 つの主症状の他，関節，消化管，血管，中枢神経などの多臓器にさまざまな副症状を示す．副症状としては，関節炎，消化器潰瘍，血管の炎症性あるいは血栓性閉塞と動脈瘤形成，精神症状や髄膜刺激症状などがある．症状は遷延経過をとる．

　本疾患においては，主症状の 4 つが全部出現する完全型と，これらのうちのいくつかが出現する不全型，疑いのある型などがある．特徴的なことは，主症状の 1 つである再発性アフタはほぼ必発し，また，早期から出現する．原因は不明であるが，基本的病態が好中球機能の亢進に基づく炎症，血小板機能亢進による易血栓形成性からの血管侵襲であることから，免疫異常によるものと考えられている．また，遺伝的素因の関与や微生物，特に，レンサ球菌の抗原性についても推測されている．

[診　　断]

　発作時に赤沈の亢進，CRP の上昇，白血球増加など急性炎症反応がみられるため，これらの検査は活動性の判定に重要である．本症患者ではヒト組織適合抗原の HLA-B51（B5）の保有率が高い．血清 Ig-D や，補体活性と補体量 CH50 の増加も認められる．また，皮膚の針反応で被刺激性の亢進もみられる（表 4-3）．

[治　　療]

　症状が全身にわたるため内科，皮膚科，眼科，歯科・口腔外科など各科が協力して治療にあたる．通常は，全身的な消炎の目的で非ステロイド抗炎症薬や抗アレルギー薬が用いられる．生命予後を考え，神経，血管，腸管の病変や失明のおそれがある眼症状に対しては，その治療を優先する．症状が著明な場合や，神経，腸管病変に対しては副腎皮質ステロイド薬が全身的に投与される．また，眼症状に対してはコルヒチンが用いられることが多い．しかし，これらが効果がない場合にはシクロスポリンやシクロホスファミド水和物などの免疫抑制薬が用いられる．再発性アフタの治療には副腎皮質ステロイド軟膏，貼付剤あるいは噴霧剤が使用される．

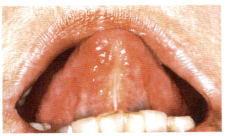
a：舌下面の再発性アフタ

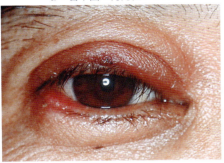
b：眼の症状

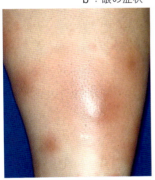
c：皮膚の結節性紅斑

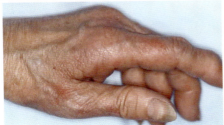
d：関節炎症状（副症状）

図 4-31　Behçet 病の症状

表 4-3　Behçet 病の診断基準（抜粋）

[主症状]
1. 口腔粘膜の再発性アフタ性潰瘍
2. 皮膚症状
    a．結節性紅斑様皮疹
    b．皮下の血栓性静脈炎
    c．毛嚢炎様皮疹，痤瘡様皮疹
3. 眼症状
    a．虹彩毛様体炎
    b．網膜ぶどう膜炎（網脈絡膜炎）
    c．a，b を経過したと思われる虹彩後癒着，水晶体上色素沈着，網脈絡膜萎縮，視神経萎縮，併発白内障，続発緑内障，眼球癆
4. 外陰部潰瘍

[副症状]
1. 変形や強直を伴わない関節炎
2. 副睾丸炎
3. 回盲部潰瘍で代表される消化器病変
4. 血管病変
5. 中等度以上の中枢神経病変

[病型診断の基準]
1. 完全型
    主症状 4 つ
2. 不全型
    a．主症状 3 つ
       （あるいは主症状 2 つと副症状 2 つ）
    b．眼症状＋主症状 1 つ
       （あるいは副症状 2 つ）
3. 疑い
    主症状の一部が出没
4. 特殊病型
    a．腸管(型)Behçet 病
    b．血管(型)Behçet 病
    c．神経(型)Behçet 病

[参考となる検査所見]
1. 皮膚の針反応
2. 炎症反応
    赤沈亢進，血清 CRP の陽性化，末梢血白血球数の増加，補体価の上昇
3. HLA-B51 の陽性
4. 病理所見
5. 神経型の診断
    髄液検査における細胞増多，IL-6 増加，MRI の画像所見

（厚生労働省特定疾患調査研究班，2010）

4 章　粘膜疾患

G 色素沈着異常

1 内因性色素沈着　intrinsic pigmentation

(1) メラニン色素沈着症　melanin pigmentation

上皮の基底層にはメラニン色素産生細胞が存在しており，これが産生するメラニン色素が過剰に産生された場合にメラニン色素沈着症が生じる．有色人種に多くみられる．通常，メラニン色素の沈着は日光の刺激により生じる．ホルモンバランスが崩れた場合や原因不明のことも多い．

一方，全身疾患や腫瘍性病変に伴って出現するメラニン色素沈着がある．**Addison病**は副腎皮質機能低下により，副腎皮質刺激ホルモン(ACTH)の分泌が亢進し，メラニン色素刺激ホルモン(MSH)が活性化され，全身の皮膚および粘膜にメラニン色素の沈着をきたす．また，メラニン色素の沈着が一症状として出現する症候群の代表的なものに **Peutz-Jeghers症候群**や **McCune-Albright症候群**(p.274参照)がある．メラニン色素の産生を伴う腫瘍性病変には，**色素性母斑**や，きわめて悪性度の高い**悪性黒色腫**がある．

好発部位：口腔領域では，前歯部の歯肉，頬粘膜，赤唇(図4-32)，口蓋などに発症することが多い．

好発年齢：加齢とともに出現頻度が高くなる．

[診　　断]

単なるメラニン色素沈着症と診断するためには，全身疾患や腫瘍性病変に伴ったメラニン色素沈着でないことを鑑別する必要がある．除外診断が必要である．

[治　　療]

メラニン色素沈着症と確定できた場合で，しかも美的障害の訴えが強い患者に対し病変部の切除を行う．病変部の切除後の創は，一次縫縮するか粘膜移植を行う．凍結療法やレーザーを応用する方法もある．

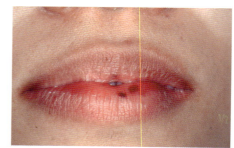

図4-32　メラニン色素沈着症

(2) Addison病（慢性副腎皮質機能低下症） Addison's disease

　Addison病とは，1855年，Thomas Addisonにより報告された慢性副腎皮質機能低下症のことで，副腎皮質の組織破壊もしくは機能喪失により発症する．結核や自己免疫に由来する副腎萎縮が主な原因といわれている．先天性に副腎低形成がみられる先天性Addison病は，副腎の発生・分化に関与する*DAX-1*遺伝子の変異や欠損が明らかとなった．しかし，その発生はきわめてまれである．

[症　　状]
　副腎皮質ホルモンの分泌低下により慢性的な全身倦怠感，易疲労性，起立性低血圧の他，食欲不振や胃腸症状，体重減少，記憶障害やうつ症状などがみられる．
　副腎皮質刺激ホルモンの分泌過剰では，皮膚および粘膜のメラニン色素沈着が著明となる（図4-33）．色素沈着は黄褐色〜黒褐色を呈するのが特徴である．特に，顔面や頸部，手背などの露出部，圧迫の加わる部位，外傷部位，皮膚のシワに好発する．口腔内では頰粘膜や歯肉，口唇に斑点状の色素沈着がみられる．

[診　　断]
　色素沈着，消化器症状，低血圧，高カリウム血症を伴う低ナトリウム血症から本症を疑う．rapid ACTH testが診断に最も重要で，副腎不全でコルチゾール低反応を認める．

[治　　療]
　グルココルチコイドによる補充療法を生涯にわたってつづける．補充療法中の患者に手術や感染などのストレスが加わると，急性副腎不全を起こす可能性があるので，注意が必要となる．

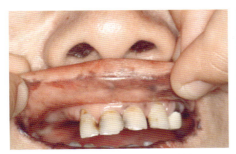 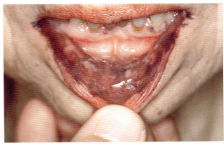

図4-33　Addison病

(3) Peutz-Jeghers 症候群　Peutz-Jeghers syndrome

　Peutz-Jeghers 症候群は，**メラニン色素沈着，消化管ポリポージス**の合併をみる症候群で，常染色体優性遺伝といわれている．

［症　　状］

　初発症状として，幼少時から口唇(図 4-34)，口腔粘膜，指趾屈側の皮膚に黒褐色の小色素斑が出現する．色素沈着は，1～2 歳より口唇に多くみられる．また，食道を除く全消化管にポリープが多発性に発生する．10～20 歳の若年齢で，50％以上が診断されるといわれている．ポリープは，粘膜筋板の平滑筋が樹枝状に増殖したもので，過誤腫と考えられているが，腺腫が散在することがあり，癌化の母地となることがあるといわれている．

［診　　断］

　幼少時の腸重積を契機として本症が発見されることが多い．家族内に発生していることが多いので，家族歴は正確に調査する必要がある．診断は，口唇・口腔粘膜・手足の色素斑および消化管ポリポージスの併発により比較的簡単である．ポリープの存在を確認するためには便潜血反応，注腸造影検査，内視鏡検査を行う．

　※腸重積：腸の一部が腸の他の部分に入り込んで通過障害や血行障害を起こす病気で，腹痛，嘔吐，血便を 3 大症候とする．生後 3 か月～3 歳くらいまでの乳幼児に好発する．

［治　　療］

　専門医のもと，消化管ポリープの切除が行われる．

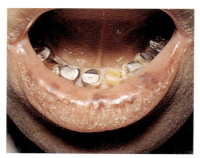

図 4-34　Peutz-Jeghers 症候群
(飯田　武 ほか：小歯科カラーアトラス 口腔外科学（上），学建書院，1991 より)

2 色素性母斑　pigmented nevus

母斑細胞とは，胎生期の神経堤を原基として，メラノサイトにもシュワン細胞にも分化できなかった未分化な細胞をいう．この母斑細胞の集団が何らかのきっかけでメラニン色素を産生すると，褐色や茶色の色素斑として認められる（図4-35）．また，母斑細胞の数が増加すると盛り上がった形態を示す．これら母斑細胞からなる，いわば腫瘍性の形成異常を色素性母斑とよぶ．なお，いわゆる「ホクロ」は単純黒子とよび，幼児期より発症する直径数ミリまでの褐色から黒褐色の斑で，色素性母斑の前段階のものと考えられている．病因は不明で，一部は，遺伝，日光の紫外線刺激，女性ホルモンなどの関与が指摘されている．

［症　状］

生後数年から発現し思春期以後に増加する．はじめは黒色の隆起しない色素斑として生じ，年齢とともに徐々に隆起し，色調は中年以後次第に淡くなる傾向を示す．

［診　断］

診断確定のためには生検を行う．色素性母斑は，母斑細胞の増殖部位により**接合性母斑，真皮内母斑，複合性母斑**に分けられる．悪性黒色腫との鑑別が重要となる．

［治　療］

切除し，病理組織検査を行う．

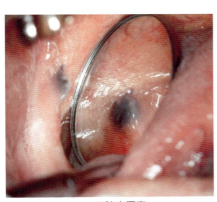
a：口腔内写真

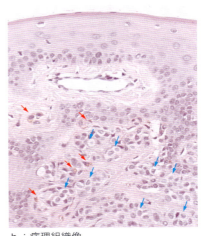
b：病理組織像
（Hematoxylin-eosin 染色）
多数の母斑細胞（→）が粘膜固有層に認められ，メラニン色素沈着（→）も散見される．

図4-35　色素性母斑

3 悪性黒色腫　malignant melanoma

悪性黒色腫は，上皮基底層の**メラノサイト**に由来する悪性腫瘍で，皮膚，粘膜，脳，脊髄，眼，消化器などに発生する．なかでも頭頸部粘膜に発生する悪性黒色腫は全悪性黒色腫の約 10％を占めるといわれる．

[症　　状]

細胞内にメラニン色素を有することから，肉眼的には黒褐色や黒青色を呈することが多く，その形状は腫瘤状，膨隆状，結節状あるいは凹凸不整な表面形状を呈するものなどさまざまである（図 4-36）．なかにはメラニン色素産生が乏しく，肉眼的に黒色を呈さない**無色素性悪性黒色腫** amelanotic melanoma とよばれるものもある（図 4-37）．腫瘍表面に潰瘍を形成すると易出血性となるが，硬結は少ないとい

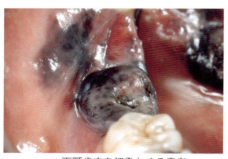

a：下顎歯肉を初発とする患者

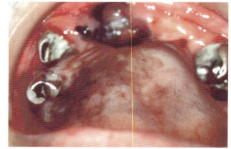

b：上顎歯肉を初発とする患者

図 4-36　悪性黒色腫

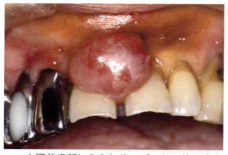

a：上顎前歯部にみられるエプーリス状の病変

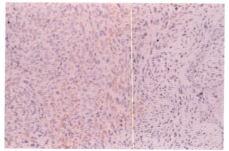

b：病理組織像
（Hematoxylin-eosin 染色）

図 4-37　無色素性悪性黒色腫
病理学検査の結果，無色素性悪性黒色腫と診断

われている.

腫瘍周囲には，原発腫瘍との連続性がなく，少し離れた位置に色素沈着性の病変を伴うことが多く，**衛星病変 satellite lesion** とよばれている.

皮膚原発の悪性黒色腫は，悪性黒子型黒色腫，表在拡大型黒色腫，結節型黒色腫，末端黒子型黒色腫の 4 つの病型に分類される.粘膜の悪性黒色腫は末端黒子型黒色腫の病型に類似することが多いといわれている.本病型は日本で最も多くみられ，足底，手掌，手足の爪部に好発する.前駆症として褐色〜黒褐色の色素斑が出現し，次第に色素斑の中央部を中心として黒い色調が強くなり，その中央部に結節や腫瘤の形成，潰瘍を伴うようになる.

好発部位：口腔では，上顎歯肉と硬口蓋に好発する.

［診　　断］

診断確定の生検が必要な際には，腫瘍に対する侵襲を少なくすることに努め，あらかじめ，診断確定後の治療を考慮した準備が必要である.

一般に，次の黒色斑が認められる場合には，悪性黒色腫が強く疑われる.

A：asymmetry；黒色斑を半分に分割した際，互いの形態や大きさに対称性がみられないもの

B：border irregularity；境界が不規則なものや染み出し状のもの

C：color variation；色調が多彩なもの

D：diameter；黒色斑の大きいもの

E：elevation；隆起を伴うもの

上記症候に，滲出性や出血，潰瘍形成をみるものは，さらに強く悪性黒色腫が疑われる.

［治　　療］

外科療法：すべての病期の悪性黒色腫に対して主要な治療法で，黒色腫が認められる部分を含む腫瘍辺縁を，正常組織の一部まで含めて広範囲の切除を施行する.リンパ節転移が疑われる症例には，頸部リンパ節の郭清を行う.

化学療法：粘膜の悪性黒色腫に対する抗悪性腫瘍薬単独使用の報告はほとんどない.手術後に行うアジュバント療法として，DAV（ダカルバジン，ニムスチン塩酸塩，ビンクリスチン硫酸塩）療法や，CDV（シスプラチン，ダカルバジン，ビンテシン硫酸塩）療法などが用いられる.

放射線療法：最近，重粒子線（炭素イオン線）療法の局所制御性が有効であるといわれている.

生物学的療法：バイオセラピーや免疫療法ともよばれ，免疫機構を活発にする.

4 外因性色素沈着　exogenous pigmentation

　外因性の色素沈着には，薬物やカロテンなどの黄赤色色素を含んだ野菜や果実の摂取により皮膚や粘膜に色調の変化を生じた場合と，金属や入れ墨 tattoo などの異物が直接組織内に入り，沈着した場合とがある．病名は外来性色素沈着症である．

［症　　状］

　口腔内では，外傷による異物迷入の他，金属補綴物の除去時に組織損傷部から削片が迷入し，色素沈着を呈することがよくみられる（図 4-38）．また，職業により重金属類の暴露や，薬物のかたちで体内に摂取された場合に，口腔粘膜の着色がみられることがある．かつて抗スピロヘータ薬として用いられたビスマス（蒼鉛）化合物は，その連用により中毒症状として歯肉辺縁の黒青色の**線状着色**（**蒼鉛縁**）をきたした．また，水銀や鉛による歯肉辺縁部の着色も，同じく外因性色素沈着に由来する．このような，重金属に由来する着色のみられた粘膜は，循環障害や栄養障害により，時に潰瘍，壊死をきたすこともある．

［診　　断］

　診断確定のためには生検を行う．特に，悪性黒色腫（p.178 参照）との鑑別が重要となる．病理組織学的には，金属は，粘膜固有層の毛細血管壁の内皮細胞，その周囲のマクロファージや線維芽細胞の胞体内に沈着している．

［治　　療］

　歯科用金属による着色の場合は限局していることが多く，患者の希望により粘膜の切除を行う．

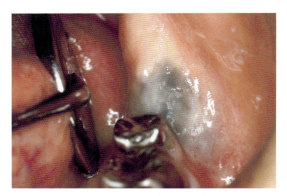

図 4-38　外因性色素沈着

H 血液および内分泌疾患による粘膜変化

1 Hunter 舌炎　Hunter's glossitis

　Hunter 舌炎は**悪性貧血**に伴う消化器症状の一症状といわれ，初期からみられる．
　悪性貧血は，萎縮性胃炎に伴う内因子 intrinsic factor（IF）欠乏の結果もたらされるビタミン B_{12} の吸収不全による**ビタミン B_{12} 欠乏症**がその病態である．胃粘膜病変の発生機序には自己免疫の関与が考えられている．ビタミン B_{12} は，葉酸とともに核酸合成に不可欠である．ビタミン B_{12} の欠乏により巨赤芽球の多くは成熟を完了せず骨髄内で崩壊する（無効造血）．その結果，高度の貧血を呈する．また，ビタミン B_{12}，葉酸の欠乏は，全身的に他の細胞系にも影響する．特に，増殖の活発な上皮，粘膜，精子などに類似の変化をきたす．

[症　状]
　舌乳頭の萎縮は舌尖部や舌縁部から始まり，なかでも糸状乳頭の萎縮が著しい（図 4-39）．やがて，舌の発赤や平滑化，光沢とともに灼熱感や疼痛を伴う．このような**赤い平らな舌**（赤平舌）を Hunter 舌炎とよぶ．
　悪性貧血の症候は，貧血一般に共通する症状に加え，胃底部・胃体部の高度の萎縮と腺組織の崩壊がみられる．なかには胃癌の合併をみることもある．

[治　療]
　ビタミン B_{12} の非経口投与が原則で，体内貯蔵量をみたしたのちも，定期的な維持投与を終生つづける必要がある．

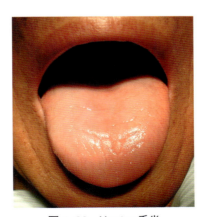

図 4-39　Hunter 舌炎

2 Plummer-Vinson 症候群　Plummer-Vinson syndrome

　長期にわたる**鉄欠乏性貧血**によって，舌炎，口角炎，嚥下障害を三徴とする症候群である．月経過多，悪性腫瘍，潰瘍からの消化管出血による鉄分喪失と鉄分摂取不足が貧血の原因になる．

［症　　状］

　口腔粘膜では，粘膜の萎縮により舌炎，口角炎，口角の亀裂などが発症する．舌は，舌尖部，舌側縁の糸状乳頭の萎縮によって，いわゆる**赤い平らな舌**（図 4-40-a）となり，灼熱感や接触痛が生じる．下咽頭から上部消化管粘膜の萎縮により，食道は食道膜様隆起とよばれるヒダ状の狭窄をきたし，嚥下障害が発生する．このような萎縮粘膜は，いわゆる「前癌状態」といわれ，口腔癌や咽頭癌などの発生との関連性が指摘されている．爪は丸みがなくなり扁平化し，さらに進行すると，スプーンのように中央が凹んだ状態を示し，**スプーン状爪**とよばれる（図 4-40-b）．その他の自覚症状として，易疲労感，動悸などの貧血症状がみられる．

　好発年齢：中年以降の女性に多く発症する．

［検　　査］

　末梢血塗抹染色検査で小球性低色素性貧血を示す．血清生化学検査で，総鉄結合能と不飽和鉄結合能が上昇する．場合により，胃カメラによる原因の究明を行う．

［治　　療］

　原因疾患の治療と鉄剤投与（原則，経口投与）を行う．しかし，胃切除や吸収不良症候群により経口投与の効果が期待できない場合や，何らかの理由で急速かつ十分な鉄欠乏の改善が望まれる場合には，非経口投与（通常静脈内投与）を行う．

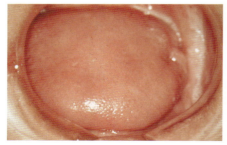
a：赤い平らな舌

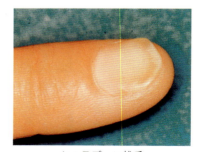
b：スプーン状爪
（歯科医師国家試験 第 99 回）

図 4-40　Plummer-Vinson 症候群

I 化学的障害

1 薬　疹　drug eruption

　薬物の副作用の一種で，投与された薬物に対し，生体にとって不都合な反応が皮膚に表現されたものを薬疹とよぶ．薬疹の発疹型で最も多いのは，赤いブツブツした小丘疹がほぼ全身に生じる**紅斑丘疹型**で，次いで，さまざまな形態の紅斑が生じる**多形紅斑型**や，全身が均等に赤くなる**紅皮症型**，膨疹を生じる**蕁麻疹型**（図4-41）などがある．しかし，一般的に薬疹で生じる発疹は多種多様で，特有の発疹が比較的少ないことから，発疹が実際に薬疹かどうかの診断も困難であるといわれている．
　薬疹のなかには，次に示すような重症な経過を示すものがある．

(1) 中毒性表皮壊死剥離症　toxic epidermal necrolysis（TEN）
　本症は，薬疹のなかでは最も重症で，死亡率20〜30％といわれている．

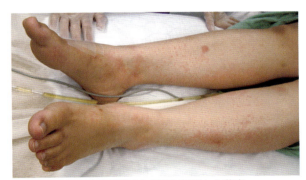

a：全身麻酔中に下肢に発現した薬疹

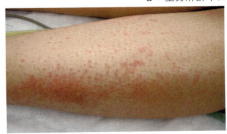

b：時間の経過により点状の発赤を認め，やがて癒合し拡大した．

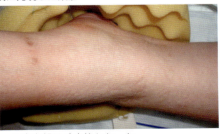

c：癒合部は丘疹状となった．
その後，副腎皮質ステロイド薬の静脈注射により軽快した．

図4-41　薬　疹

現在では，診断基準の統一により，水疱などによる皮膚の剥離面積が10%以下のものを粘膜・皮膚・眼症候群（**Stevens–Johnson 症候群，SJS**），30%以上のものを**中毒性表皮壊死剥離症（TEN）**，その中間の 10〜30%のものを SJS/TEN のオーバーラップとしている．

［症　　状］

　皮膚だけでなく眼，口唇，陰部などの粘膜が傷害されるのが特徴で，初期から急激な経過で TEN に至る場合と，他のタイプの薬疹から比較的緩徐な経過で TEN に進行していく場合とがある．

［治　　療］

　早期に副腎皮質ステロイド薬の大量投与，免疫グロブリン製剤や血漿交換などが行われる．致死性の疾患のため，早期の治療が重要になる．

（2）粘膜・皮膚・眼症候群（Stevens–Johnson 症候群，SJS）

　TEN と並び重症の薬疹の 1 つであるが，皮膚の剥離面積が 10%以下のため比較的生命予後もよいといわれている．原因は，薬物の副作用が最も多いといわれているが，細菌，ウイルス，マイコプラズマなどの感染によるものもある．原因の特定は困難なことがある．発生機序としてⅢ型アレルギーの関与が考えられているが，詳細はいまだ不明である．

［症　　状］

　発熱，浮腫や水疱を伴う紅斑，口唇部の痛みを伴うびらん，目の充血，食欲不振，全身倦怠感，関節痛などを初期症状として，四肢の手掌や足裏，顔面の左右対称性の紅斑や丘疹として突然発症する．時には，口唇や口腔粘膜に出血性の粘膜疹をみることもある．これらは，重症になるのに伴い，水疱やびらんを伴って全身性に拡大する．結膜の病変は，角膜混濁や癒着をきたし，回復後も後遺症を残すことがあるので，早期から副腎皮質ステロイド薬の投与を十分に行うとともに，眼科医のもとでの定期的な診療が必要となる．

（3）重症薬疹を引き起こす可能性のある原因薬物

　抗てんかん薬（カルバマゼピン，ゾニサミド，フェニトイン），消炎鎮痛薬（ジクロフェナクナトリウム，プラノプロフェン），抗不整脈薬（メキシレチン塩酸塩），脱炭素酵素阻害薬（アセタゾラミド），抗結核薬（イソニアジド，リファンピシン），サルファ剤（サラゾスルファピリジン）による症例が報告されている．抗菌薬，合成抗菌薬，睡眠導入薬，総合感冒薬，抗リウマチ薬などもその原因薬物になりうるといわれている．

2 化学傷 chemical burn

　化学物質が直接的に作用することで組織損傷をきたすものを，化学熱傷あるいは化学傷とよぶ．その程度は作用した薬品の性状や濃度，作用時間に左右される．

　口腔粘膜領域では，根管治療時における亜ヒ酸製剤の漏出や，次亜塩素酸ナトリウムによる障害があげられる（図4-42）．その他，医療行為における誤薬，化学実験や検査におけるピペット操作による誤吸引，自殺行為や犯罪などにかかわるものの報告がある．

[症　状]

　化学物質の濃度の低い軽症例では，粘膜の発赤や疼痛をみるものの，多くは自然治癒が期待できる．中等度以降の損傷では水疱形成やびらんを伴い，重症例では粘膜や骨の壊死，浮腫が著明となる．損傷範囲が広範囲なものや重症例では，粘膜が二次的に瘢痕拘縮をきたすため機能障害を伴う．

[治　療]

　作用した化学物質の希釈や中和を目的に洗浄を行う．粘膜損傷の程度によっては二次感染予防の対策を要する．瘢痕拘縮により機能障害を認める場合には，形成外科的加療が必要なこともある．

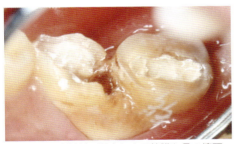 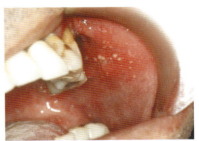

a：亜ヒ酸製剤の漏出による粘膜と骨の壊死　　b：酸化亜鉛ユージノールパスタによる頬粘膜の炎症

図4-42　化　学　傷

J 薬物性歯肉増殖症

薬物性歯肉増殖症とは，ある種の薬物の連用が誘因となって歯肉増殖をきたす疾患をいう．

抗てんかん薬，免疫抑制薬，カルシウム拮抗薬などの薬物の連用により歯肉増殖が認められることがある．本症の特徴として一般的に，前歯部の発現頻度が高い，若年者に多い，通常，投与後3か月以内に発症する，歯間乳頭部の歯肉腫大を初発とする，骨吸収の有無はあるが，アタッチメントロスや歯の動揺は伴わない，などがあげられる．

1 ヒダントイン歯肉増殖症　hydantoin gingival hyperplasia

ヒダントイン歯肉増殖症は，抗てんかん薬のジフェニルヒダントインの連用により起こる歯肉の増殖症をいう．別名，**フェニトイン，ダイランチン，アレビアチン歯肉増殖症**ともいわれる．ヒダントイン連用患者の歯肉増殖症の発現頻度は約50〜60％である．これら歯肉増殖の重症度に関連する重要な因子として，プラークの関与が論じられている（図4-43）．

［症　状］

早期に症状を現すものは，投薬2週間ころから，歯肉の圧痛と歯肉縁および歯間乳頭の発赤が生じる．次いで，歯間乳頭部を中心に肉芽が盛り上がり，次第に増殖傾向を示す．増殖の進行に伴い，腫大部は腫瘤状となり，歯肉は分葉状に肥大する．増殖が著明な場合には，歯冠の大部分に覆いかぶさることもある．しかし，歯肉の色や硬度は正常歯肉と変わらないものが多い．

好発年齢：10〜19歳で，性差はない．

好発部位：前歯部から生じ，さらに臼歯部に及ぶことが多い．歯のない部位には症状がみられない．

［治　療］

抗てんかん薬の変更．増殖の強いものは歯肉切除術を行う．

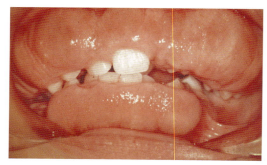

図4-43　ヒダントイン歯肉増殖症

2 ニフェジピン歯肉増殖症　nifedipine gingival hyperplasia

　ニフェジピンなどに代表される**カルシウム拮抗薬**は，通常，高血圧症，不整脈，狭心症の治療薬として用いられている．1984年に，カルシウム拮抗薬と歯肉腫大に関する報告がなされて以降，本薬物の歯肉に対する影響を指摘する報告が数多くみられる（図4-44）．

　カルシウム拮抗薬連用患者の歯肉増殖症の発現頻度は約20%といわれ，ヒダントイン同様にプラークとの因果関係は定かではないが，歯肉増殖の重症度と口腔清掃状態との関連が考えられている．

［治　　療］

　カルシウム拮抗薬の変更．歯肉増殖の強いものに対しては歯肉切除術を行う．
　口腔清掃を励行させる．

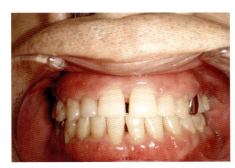 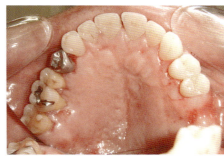

図4-44　ニフェジピン歯肉増殖症

K 物理的障害

1 放射線口内炎 radiostomatitis

一般に，放射線照射に伴って引き起こされる．10 Gy で**味覚の減退**，20 Gy で**口腔乾燥症**，40 Gy で**口内炎**が発症するといわれている．放射線口内炎は，まず活性酸素などの作用により，上皮細胞の脱落，消失から粘膜炎を生じる．加えて，**唾液腺の障害**による唾液の分泌低下により口腔粘膜の防御機構が障害され，さらに，二次感染の修飾が加わることで発症すると考えられている（図 4-45）．

［症　状］

粘膜の発赤，浮腫，びらん，潰瘍，偽膜形成を生じ，疼痛を伴う．多くは急性放射線障害の一種で，頭頸部領域の放射線照射において口腔が照射域に含まれる際に発症する．本症は程度の軽いものを含めると，ほぼ全例にみられる障害である．口内炎の程度によっては疼痛や咽頭部の粘膜炎による嚥下困難から摂食障害を引き起こす．その結果，放射線治療に対するモチベーションを減退させ，治療の継続が困難になることもある．

粘膜炎は，放射線照射の終了に伴い軽快治癒するが，唾液腺機能の低下による口腔乾燥症や，味蕾への直接的障害による味覚異常は残存する．

［治　療］

対症療法を行う．含嗽薬による口腔清掃と二次感染の予防を行う．接触痛に対しては，ゼリー状の局所麻酔薬が塗布される．口腔乾燥に対しては，保湿目的のネブライザーや人工唾液などが用いられる．

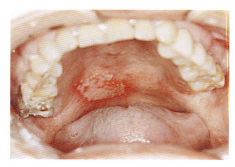 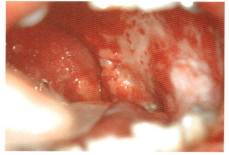

図 4-45　放射線口内炎

2 熱　　傷 burn

　熱傷とは，高熱の気体，液体，固体に触れて生じる皮膚および粘膜の傷害をいう．
［症　　状］
　一般に，その傷害深度により3期に分類される．
　1度熱傷：表皮熱傷 epidermal burn といわれ，主に表皮だけが傷害され，紅斑や浮腫を生じる．
　2度熱傷：真皮熱傷 dermal burn といわれ，水疱形成を特徴とする．2度熱傷ではその深度により上皮基底層を越えて傷害されるため，最も痛みが強いが，治癒後にはほとんど瘢痕を示さない浅達性2度熱傷 superficial dermal burn（図4-46）と，真皮の乳頭下層まで傷害され知覚鈍麻を伴う深達性2度熱傷 deep dermal burn とに分けられる．
　3度熱傷：皮下熱傷 deep burn といわれ，真皮全層と皮下組織が傷害されるため黒褐色の痂皮で被覆される．局所は，壊死により知覚が消失し，強い瘢痕を伴う．
［治　　療］
　小範囲熱傷の場合は局所療法が主体となる．口腔粘膜に最も多くみられる熱い食物の摂取によって生じる熱傷は，比較的広範囲となるものの，ほとんどが1度熱傷のため，副腎皮質ステロイド軟膏の塗布や，除痛を目的として局所麻酔薬ゼリーを用いる．
　なお，熱傷の評価は熱傷面積と傷害深度により，9の法則（小児は5の法則）や手掌法（手掌の面積が体表面積の約1％）を用いて行う．体表面積の20％以上が2度〜3度熱傷に傷害されている広範囲熱傷や，顎顔面領域の熱傷において受傷時に気道損傷を疑う場合には，ただちに専門施設での救急管理を必要とする．

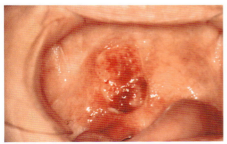
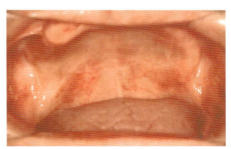

a：浅達性2度熱傷　　　　　　　　b：治癒後；ほとんど瘢痕を示さない．

図4-46　熱　　傷

5 囊　胞

概　説

　囊胞は生体組織に形成された囊状病変で，囊胞壁によって形成された囊胞腔が存在する．囊胞は口腔顎顔面領域での発生頻度が高く，顎骨および軟組織に発生する．顎顔面領域に発生する囊胞の多くは**歯原性囊胞** odontogenic cysts であり，これらは臨床的には顎骨中心性病変としてみられる．病理学的には，囊胞内腔は上皮性被覆が存在する**上皮性囊胞** epitherial cysts であることが特徴である．

　歯原性囊胞は，2017 年 WHO 分類(表 5-1)に示されるように，被覆する上皮の起源がいかなる歯原性上皮によるか，または囊胞の成立機序が発育異常か，炎症によるかなどによって分けられる．臨床において最も頻繁に遭遇する歯原性囊胞は歯根囊胞であり，次いで，埋伏歯の歯冠を囊胞内に包含する含歯性囊胞がある．これらの臨床像と病理組織像の十分な理解は歯科医師の職責上不可欠である．

　顎骨の囊胞性疾患のなかで，歯原性角化囊胞は，その局所浸潤性などから，2005年 WHO 分類では歯原性腫瘍として分類され，角化囊胞性歯原性腫瘍と改称されたが，2017 年 WHO 分類において再び囊胞へと再分類され，名称も元の歯原性角化囊胞へと戻された．**歯原性角化囊胞**は，エナメル上皮腫などとの鑑別において，とりわけ重要であることを強調しておく．

　囊胞内腔に上皮被覆をもつ囊胞としては，鼻口蓋管囊胞がある．これは，胎生期の鼻口蓋管または切歯管の上皮の遺残から発生する囊胞とされる．内腔に上皮被覆をもたない線維性結合組織被膜のみからなる囊胞が下顎に形成されることがある．これには単純性骨囊胞および脈瘤性骨囊胞が含まれる．

　顎骨の非歯原性囊胞には，顎骨内に発生するものと，軟組織に発生するものとがある(表 5-2)．

　上顎骨の含気洞である上顎洞には，特有の囊胞性病変が現れる．これには，術後性上顎囊胞と上顎洞貯留囊胞とがある．

　本章では，顎骨ならびに軟組織に発生する囊胞については，特に重要なものについて重点的に記述する．不足は口腔病理学の教科書など専門他書を参照されたい．

190

表 5-1 歯原性上皮性嚢胞の分類（WHO，2017）

炎症性歯原性嚢胞　Odontogenic cysts of inflammatory origin
　　歯根嚢胞　Radicular cyst
　　炎症性傍側性嚢胞　Inflammatory collateral cysts

歯原性ならびに非歯原性発育性嚢胞　Odontogenic and non-odontogenic developmental cysts
　　含歯性嚢胞　Dentigerous cyst
　　歯原性角化嚢胞　Odontogenic keratocyst
　　側方性歯周嚢胞とブドウ状歯原性嚢胞　Lateral periodontal cyst and botryoid odontogenic cyst
　　歯肉嚢胞　Gingival cyst
　　腺性歯原性嚢胞　Glandular odontogenic cyst
　　石灰化歯原性嚢胞　Calcifying odontogenic cyst
　　正角化性歯原性嚢胞　Orthokeratinized odontogenic cyst
　　鼻口蓋管嚢胞　Nasopalatine duct cyst

表 5-2 顎口腔領域の非歯原性嚢胞

1．顎骨の非歯原性嚢胞
　1.1　鼻口蓋管嚢胞　Nasopalatine duct cyst（切歯管嚢胞　Incisive canal cyst）
　1.2　孤立性骨嚢胞　Solitary bone cyst（単純性骨嚢胞　Simple bone cyst）
　1.3　脈瘤性骨嚢胞　Aneurysmal bone cyst
　1.4　上顎洞の嚢胞
　　1.4.1　術後性上顎嚢胞　Postoperative maxillary cyst
　　1.4.2　上顎洞の貯留嚢胞　Retention cyst of maxillary sinus
　　　　　（上顎洞粘液瘤　Mucocele of maxillary sinus）

2．軟組織の非歯原性嚢胞
　2.1　口蓋乳頭嚢胞　Cyst of palatine papilla
　2.2　鼻唇嚢胞　Nasolabial cyst（鼻歯槽嚢胞　Nasoalveolar cyst）
　2.3　粘液貯留嚢胞　Mucous retention cysts（粘液瘤　Mucocele とラヌーラ　Ranula）
　2.4　類皮嚢胞　Dermoid cyst と類表皮嚢胞　Epidermoid cyst
　2.5　リンパ上皮性嚢胞　Lymphoepithelial cyst
　2.6　甲状舌管嚢胞　Thyroglossal duct cyst
　2.7　鰓嚢胞　Branchial cyst

5章

嚢胞

A　顎骨嚢胞　cysts of the jaw bones

1　炎症性歯原性嚢胞　odontogenic cysts in inflammatory origin

歯胚のエナメル器または歯堤の残存，あるいは **Malassez の上皮遺残**などに起因する嚢胞で，嚢胞内腔は上皮によって被覆される．

(1) 歯根嚢胞　radicular cyst

歯根嚢胞は最も発生頻度の高い顎骨嚢胞である(図 5-1)．慢性根尖性歯周炎の範疇に属する嚢胞性病変で，慢性炎症性病変中に形成された上皮被覆を嚢胞腔内にもつ．その成因は**炎症性**である．

好発部位：下顎よりも上顎に多く発生(その比 4：6)する．上顎では犬歯を含めた前歯部に多い．下顎における好発部位は大臼歯部で，上顎とはその分布が異なる．

好発年齢：10 歳以下の小児での発現はわずかで，10 歳代より漸増傾向をとり，30〜40 歳代で最多となる．性差は，男性(58％)が女性(42％)よりも多い．

［症　　状］

一般的に無症状に経過し，原因である無髄処置歯のエックス線検査によってみつけられることが多い．また，原因歯根尖部相当の歯槽骨の無痛性または圧痛を伴う膨隆として検出される．嚢胞の発育増大はきわめて緩徐であるが，進行した場合では歯槽部の軟性波動性の腫瘤として認められることもある．上顎小臼歯および大臼歯部では，歯根嚢胞の骨吸収により嚢胞が上顎洞内へと進行することがある．

［診　　断］

エックス線所見：原因となった無髄処置歯の根尖歯根膜腔に連続した正円形または楕円形の境界明瞭なエックス線透過像として認められる．このエックス線透過像は，歯槽骨白線から移行する幅の狭い線状のエックス線不透過性辺縁によって囲まれている場合が多い．歯根嚢胞の大きさは直径 15 mm 以下で，5 mm 程度のものが大多数である．嚢胞摘出の際に病変の一部が骨内に残り，これが再び増大する場合や，抜歯時に歯根肉芽腫を残存させたために，新たに残存した肉芽腫から上皮性嚢胞が形成された場合を，**残存嚢胞** residual cyst という．

病理組織所見：3 層構造で，内腔に面して上皮層が存在し，その外周に肉芽組織層，さらにその外周に結合組織層が認められる．内腔に面した上皮層は一般的に非角化性重層扁平上皮である．肉芽組織層は毛細血管形成が盛んで，リンパ球，形質細胞および組織球などの浸潤がみられる．結合組織層は線維性組織からなり，少数のリンパ球浸潤などがみられる．

囊胞腔の内容は，帯黄色透明の粘稠な液体で，**コレステリン結晶**を含んでいる．

[治　療]

内腔の上皮裏装が形成された歯根囊胞の状態では，自然治癒や，歯内療法処置による縮小ないしは治癒を望むことはできない．これに対し，囊胞上皮が形成されていない歯根肉芽腫の状態であれば，歯内療法によって病変の器質化や瘢痕化治癒が期待できる．臨床的には根尖の病変が歯根肉芽腫の段階か，または歯根囊胞の段階かを判断することは困難である．したがって，大きな病変は別として，まず歯内療法処置が可能であれば，それを試み，縮小化がみられなければ**歯根尖切除術**を併用した**囊胞摘出術**が適応となる．また，可能な限り術前に原因歯の根管充填を終了するべきで，術中根管充填の予後は術前に比べ著しく劣る．また，歯根尖切除による逆根管充填法は再発率が比較的高い．囊胞切除後の骨欠損の処理は，欠損腔の大きさによって異なる．比較的小さければ歯肉弁を完全に閉創して問題ない．しかし，比較的大きな欠損では摘出開放術により二次治癒をはかる．

(2) 炎症性傍側性囊胞　inflammatory collateral cysts

下顎第三大臼歯に生じるものと，下顎第一・第二大臼歯の根分岐部に生じる2型が存在し，比率は6：4である．

囊胞上皮は，歯周ポケットの接合上皮または退縮エナメル上皮に由来する．

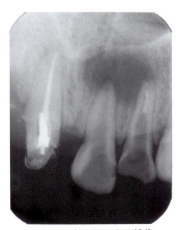
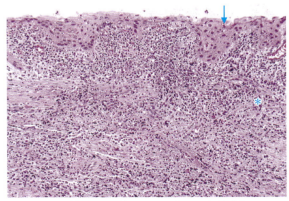

a：デンタルエックス線像　　　b：病理組織像（Hematoxylin-eosin 染色）
　　　　　　　　　　　　　　　　→内腔上皮層　＊肉芽層

図 5-1　歯根囊胞

2 歯原性ならびに非歯原性発育性囊胞

odontogenic and non-odontogenic developmental cyst

（1）含歯性囊胞（濾胞性囊胞） dentigerous（follicular）cyst

　未萌出歯または埋伏歯の歯頸部に付着連結し，歯冠部を取り囲むように形成される（図 5-2）．本囊胞は歯冠形成終了後のエナメル器の退縮エナメル上皮に由来し，退縮エナメル上皮層の間隙に組織液の貯留が生じ，徐々に拡大発育すると考えられる．囊胞腔内は上皮裏装を有し，成因は**発育性**である．

　好発部位：含歯性囊胞は下顎第三大臼歯と上顎永久犬歯に最も多く発生する．次いで，上顎第三大臼歯，下顎第二小臼歯の順となる．含歯性囊胞はすべての顎骨囊胞のうち 16.7% を占める．

　好発年齢：10 歳代が最も多く，20 歳代，30 歳代の順となる．男性に多い．

［症　　状］

　一般的に無症状に経過し，萌出遅延歯や歯の欠損部のエックス線検査によって埋伏歯とともに発見されることが多い．含歯性囊胞は検出された時点で，大きく顎骨を広範に吸収しているものもあり，歯原性角化囊胞またはエナメル上皮腫などとの鑑別が重要となる．自覚症状としては，著明な拡大と骨吸収をきたした例において顎骨の無痛性膨隆および腫脹を自覚する．下顎角部または体部に発生し，囊胞が下顎管に接触，または下顎管を圧排する場合にも下歯槽神経侵襲はなく，知覚低下または麻痺などの症状は現れない．一般的に囊胞の内容液は淡黄色透明で，角化物を含まない．含歯性囊胞に細菌感染が合併した場合には，自発痛が現れる．

［診　　断］

　エックス線所見：特徴は，未萌出歯または埋伏歯の歯冠部を取り囲む**単房性エックス線透過像**として認められ，周囲骨組織との境界はエックス線不透過性辺縁を介して明瞭である．埋伏歯歯冠と囊胞との相対的位置関係には多様性があり，囊胞の中央に歯冠が位置するもの（中心型），歯冠から囊胞が側方へ偏在するもの（側方型），埋伏歯全体を取り囲むもの（周囲型）などがある．拡大した含歯性囊胞では，皮質骨の菲薄化を伴う顎骨の膨隆が認められる．含歯性囊胞は拡大に伴い隣接する歯の歯根吸収をきたす場合があり，他の顎骨囊胞に比べ歯根吸収能が強い傾向がある．

　病理組織所見：内腔は退縮エナメル上皮に由来する数層の重層扁平上皮によって被覆されている．通常，上皮に角化はみられないが，角化性の上皮が被覆するものもあり，歯原性角化囊胞に類似する．炎症性変化がある場合は，囊胞壁の肥厚傾向がみられる．下層には歯小囊に由来する比較的薄い線維性結合組織層が認められる．

進展した含歯性囊胞は，単房性エナメル上皮腫など歯原性腫瘍との鑑別を要することから，生検は実施するべきである．また，低頻度であるが，含歯性囊胞内腔の上皮から扁平上皮癌が二次的に発生することもあるので，生検または摘出物の病理学検査は必須である．

[治　療]

　摘出によって完治し，再発の頻度は低い．囊胞に含まれる未萌出歯および埋伏歯の保存に臨床的意義が認められない場合，囊胞摘出と同時に抜歯する．しかし，囊胞に含まれる未萌出歯を萌出誘導し機能させることを目的とする場合は，囊胞壁の**開窓**を行い，囊胞中の未萌出歯歯冠を口腔内へ露出させる．通常，開窓部から口腔へ露出された未萌出歯は比較的すみやかに萌出方向に移動し，これに伴って周囲の囊胞性骨欠損部に骨が形成される．

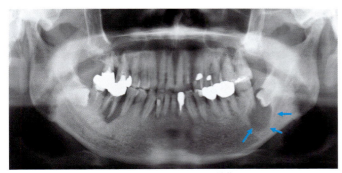

a：パノラマエックス線像

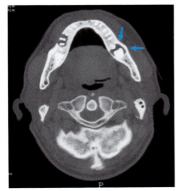

b：CT像

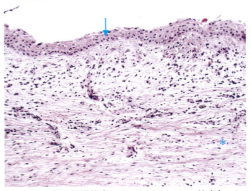

c：病理組織像（Hematoxylin-eosin 染色）
　→重層扁平上皮層　＊結合組織層

図 5-2　含歯性囊胞

(2) 歯原性角化嚢胞　odontogenic keratocyst（OKC）

　2005 年 WHO 分類では良性腫瘍として，角化嚢胞性歯原性腫瘍 keratocystic odon-togenic tumour の名称で扱われていた．2017 年 WHO 分類以降，再び嚢胞として分類され，歯原性角化嚢胞の名称に再度修正された．

　好発部位：下顎（大臼歯部から下顎枝部）．

　好発年齢：20〜30 歳代．

［症　　状］

　無自覚無症状で増大する．治療時のエックス線検査により偶然発見されることが多い．比較的広範囲の病変でも顎骨の膨隆が少なく，オトガイ神経の知覚異常も生じないことが多い．二次感染により，疼痛，開口障害や排膿を認めることも多い．嚢胞の内容物は白色粥状，オカラ状あるいはクリーム状の角化物である．

　特徴として，臨床および画像所見ともにエナメル上皮腫と共通しているが，歯根吸収はまれである．内容物は**角化物**である．

［診　　断］

　エックス線所見：境界明瞭な単房性または多房性エックス線透過像であるが，透過性が低い（**曇り像** cloudy appearance，**天の川像** Milkey Way appearance）．輪郭が不規則な凹凸を示す場合もしばしばある（図 5-3-a）．歯根吸収はまれで，あっても吸収の程度は軽度である．歯の移動も軽度である．

　病理組織所見：表面が波状を示す薄い錯角化重層扁平上皮で裏装された嚢胞であり，上皮の基底面は平坦で，立方形‐円柱状基底細胞の柵状配列が目立つ．裏装上皮は結合組織からの剥離傾向が強く，角化を示す．上皮下の炎症性細胞浸潤は軽度で，上皮の蕾状また索状増殖がみられることがある．また，嚢胞壁内に**娘嚢胞**や**小上皮塊**が存在することも多く，これが再発の原因とされる（図 5-3-d）．

　鑑別診断：エナメル上皮腫との鑑別が重要である．歯冠を取り囲んだ場合には，含歯性嚢胞との鑑別が必要となる．

［治　　療］

　摘出後の再発が多いとの理由から，顎骨の辺縁切除または区域切除が適応されたこともあったが，現在では保存的な縮小手術が適応される．単純な嚢胞摘出による術後の再発率は 20％程度（最大 62％）と報告されている．これは，本腫瘍が上皮下結合組織中に上皮島，小嚢胞を形成すること，そして，他の顎嚢胞に比べて嚢胞の辺縁形態が複雑であることなどから，摘出時に取り残しを生じやすいことが指摘されている．また，嚢胞上皮細胞自体の増殖能が活発であることも再発の要因と考えられる．

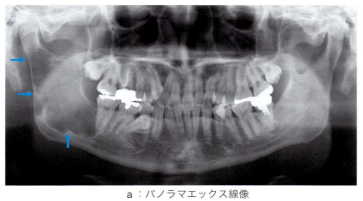

a：パノラマエックス線像

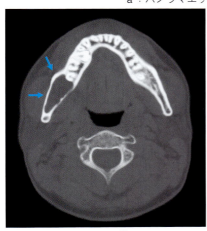

b：CT像

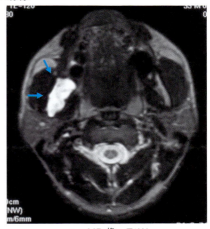

c：MR像；T2W

5章 囊胞

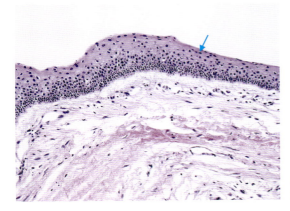

d：病理組織像
　（Hematoxylin-eosin 染色）
　→錯角化扁平上皮層

図 5-3
歯原性角化囊胞

これら再発要因への対応として，摘出手術時には，露出骨面をバーなどで一層骨削除して新鮮骨面を露出することがすすめられる．摘出後の骨欠損については，その大きさによって一次閉鎖，または開放創として二期治癒とする．エナメル上皮腫の摘出反復療法に準じて，一定の時間経過後に摘出を反復することも有効である．

　嚢胞開窓術（Partsch I 法）の単独適応の効果は不十分と考えられる．しかし，下顎の半側に及ぶような著しく進展した例においては，まず一次手術として外部嚢胞壁の一部切除ならびに残存嚢胞壁の保存による，いわゆる嚢胞開窓術（Partsch I 法）を行い，十分な観察のもと病変の縮小をはかったのち，二次手術として摘出および骨削除を行い，開放創とすることも侵襲低減に役立つ．

　基底細胞母斑症候群：歯原性角化嚢胞が多発する場合には**基底細胞母斑症候群** basal cell nevus syndrome（BCNS）の部分症であることが多い．最近では基底細胞上皮腫（基底細胞癌）が好発するため，母斑性基底細胞癌症候群 naevoid basal cell carcinoma syndrome（NBCCS）ともよばれる．

　皮膚病変としては多発性基底細胞母斑，点状小窩，類表皮嚢胞，掌蹠異角化症があり，顎骨病変として多発性顎嚢胞（図 5-4），その他，骨の系統的異常として二分肋骨（図 5-5）ならびに脊椎異常，顔貌所見として両眼隔離，前頭骨および側頭骨の突出，下顎前突，その他，大脳鎌の石灰化，トルコ鞍の架橋などの症状を特徴とする　→p.65 参照．

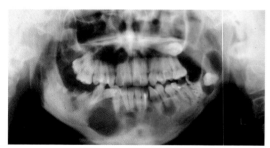

図 5-4　多発性顎嚢胞

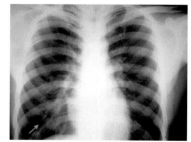

図 5-5　**基底細胞母斑症候群**
　　　→ 二分肋骨

(3) 歯肉囊胞　gingival cyst

歯槽粘膜に出現する歯原性囊胞と定義される．

好発部位：下顎犬歯・小臼歯部．

好発年齢：成人，小児いずれにも出現するが，頻度は低く，0.5％以下である．

［症　状］

無痛性，ドーム状の小囊胞が歯肉粘膜下に形成される．水疱に似ている．付着歯肉部に起こる．色調は青みを帯び，透明感がある．骨吸収傾向は少ない．

［診　断］

病理学的には，囊胞上皮は歯堤上皮由来である．

［治　療］

摘出術．

(4) 腺性歯原性囊胞　glandular odontogenic cyst

唾液腺または腺性上皮から形成される発育囊胞とされる．

好発部位：下顎骨．発現頻度は 0.5％以下とされる．

好発年齢：40〜70 歳．性差はない．

［症　状］

顎骨の無痛性腫脹．

［診　断］

ホタテ貝状辺縁を形成する単房性または多房性のエックス線吸収像．

［治　療］

摘出術が適応されるが，再発率は 30〜50％．

(5) 正角化性歯原性囊胞　orthokeratinized odontogenic cyst

通常の歯原性角化囊胞に類似するが，単房性で埋伏歯を伴い，病理学的に顆粒細胞層を伴う正角化を示す重層扁平上皮からなる．

好発部位：下顎臼歯部および後部．

［症　状］

無痛性顎骨腫脹．

［診　断］

画像診断上では，多くの場合，境界明瞭な単房性エックス線吸収像として認められる．

［治　療］

比較的薄い囊胞壁を構成する病変で，埋伏歯を伴う．摘出術が適応される．再発率は 2％以下とされる．

（6）側方性歯周（歯根膜）囊胞　lateral periodontal cyst

　歯根の側面から発生した歯根囊胞は**側方性歯周囊胞** lateral radicular cyst とよばれ，根管側枝からの炎症波及や歯内療法時の器具の歯根側面への穿孔によるものと考えられる．多房性を示す場合は，ブドウ状歯原性囊胞 botryoid odontogenic cystとよばれる．

　萌出した生活歯の歯根側面に発生し，歯槽骨内に存在する囊胞で，歯根膜中の歯原性上皮の遺残に由来するまれな**発育囊胞**である（図5-6）．隣接歯の歯軸傾斜をきたすことがある．概念的には根管側枝からの炎症性囊胞とは区別される．

　好発部位：下顎犬歯，下顎小臼歯，次いで上顎前歯部となる．

　好発年齢：中年以降．

［症　　状］

　一般的に無症状で，エックス線検査で偶然発見されることが多い．細菌感染によって自発痛または歯槽部の圧痛などが現れる．

［診　　断］

　エックス線所見：歯根側面に接した直径 1 cm 以下の単房性エックス線透過像として認められる．境界はエックス線不透過性辺縁により明瞭である．

　病理組織所見：側方性歯周囊胞の発生過程については，歯槽骨内に存在する歯堤の遺残より発生するとする考えが有力である．その他，発生当初は萌出中の永久歯胚歯冠を被覆する歯表組織が歯の萌出に伴い根側方向へ移動し，囊胞化するとする説もある．囊胞の内面は比較的薄い非角化扁平上皮で覆われている．内容液は角化扁平上皮からなり，内容液中に角化物がみられるものもあり，歯原性角化囊胞との鑑別を要することがある．歯周囊胞の上皮細胞中には，グリコーゲンを豊富に有する明細胞がみられる．また，限局した上皮細胞の増殖がみられ，上皮の肥厚となり，囊胞腔内へ突出する．これをプラークとよぶ．

［治　　療］

　一般的に囊胞摘出を行う．囊胞が付着した歯は可能な限り保存する．

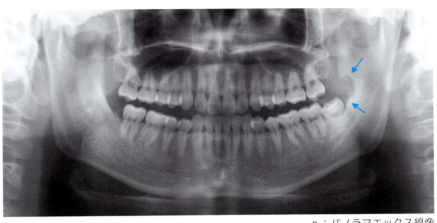

a：パノラマエックス線像

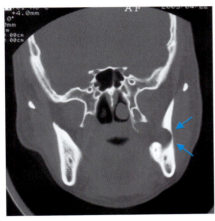

b：CT像

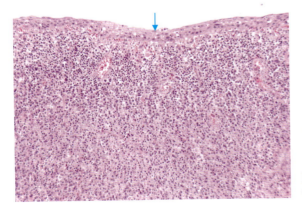

c：病理組織像
（Hematoxylin-eosin 染色）
→扁平上皮層

**図 5-6
側方性歯周嚢胞**

（7）石灰化歯原性囊胞　calcifying odontogenic cyst

　2005 年 WHO 分類では，石灰化囊胞性歯原性腫瘍として分類されていたが，囊胞形成が特徴的であり，外科的摘出後の再発は少なく，2017 年 WHO 分類において囊胞に再分類された．顎骨囊胞としては出現率 1% 以下と，まれである．

　好発部位：上顎前歯または小臼歯．

　好発年齢：10 歳代で 40% を占める．性差はなく，上下顎の差もない．

　［症　　状］

　歯の欠損部の顎骨に膨隆をきたす．大きくなると皮質骨(特に下顎下縁)の菲薄化を呈する．

　歯の硬組織誘導を特徴とする歯原性囊胞である(図 5-7)．

　［診　　断］

　エックス線所見：エックス線不透過像を有する境界明瞭な透過性病変として現れ，囊胞は単房性で出現することが多い．

　病理組織所見：囊胞上皮には，**幻影細胞 ghost cell** とともにエナメル上皮細胞様の排列が認められ，扁平上皮化生の所見も認められる．

　幻影細胞には異栄養性石灰化像が認められる．

　囊胞上皮に接して象牙質を形成する場合がある．

　［治　　療］

　摘出術．

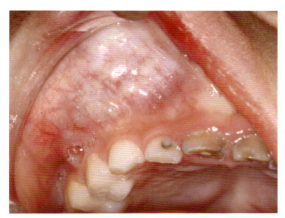

a：口腔内写真

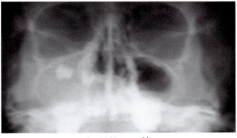

b：Waters 法

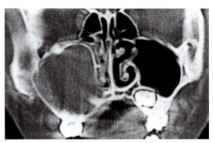

c：CT 像

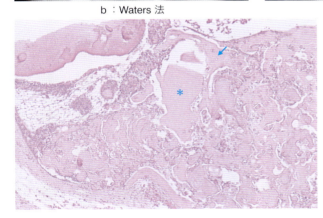

d：病理組織像
　（Hematoxylin-eosin 染色）
　→幻影細胞
　＊石灰化物

図 5-7
石灰化歯原性囊胞

(8) 鼻口蓋管囊胞（切歯管囊胞）　nasopalatine duct cyst（incisive canal cyst）

　胎生期における鼻口蓋管の遺残上皮に由来する上皮性の囊胞である（図 5-8）. 非歯原性顎骨囊胞としては最も多く，全顎骨囊胞の約 11％を占める. 切歯管囊胞ともよばれるように，切歯管内で囊胞の発育が生じるものが多い. また，切歯管の下端から口蓋粘膜下において発育する場合は，**口蓋乳頭囊胞**とよばれることもある.

［症　　状］

　切歯管上部，すなわち鼻腔側で囊胞が拡大する場合は，鼻腔粘膜を挙上し，鼻腔内の腫脹として認められる. 切歯管中央部における囊胞の拡大では，無症状に経過し，エックス線検査で偶然発見されることが多く，上顎中切歯または側切歯が既治療歯である場合は，歯根囊胞と誤認されることがある. 切歯管下方部において囊胞が拡大する場合では，口蓋乳頭部の腫脹または膨隆が出現する.

［診　　断］

　エックス線所見：上顎中切歯歯間部の単房性エックス線透過像として認められ，形態は円形，卵円形，またはハート形となる. エックス線透過像はエックス線不透過性辺縁で区画され，切歯歯根の白線の消失はない. 囊胞の拡大範囲のなかにある切歯が既治療歯で，歯根の白線像が消失している場合は歯根囊胞との鑑別が必要となり，当該歯の歯髄生活反応を検査するべきである. また，比較的開大した切歯孔の場合は，正常解剖構造であるにもかかわらず切歯管囊胞に類似したエックス線像となることがあり，慎重な鑑別が必要となる.

　病理組織所見：囊胞内腔は多列線毛円柱上皮または立方上皮，ないしは重層扁平上皮で裏装される. 粘膜下結合組織または囊胞壁中に神経束や比較的太い血管が認められることがある.

［治　　療］

　囊胞摘出術によって完治する.

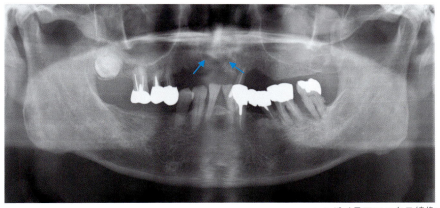

a：パノラマエックス線像

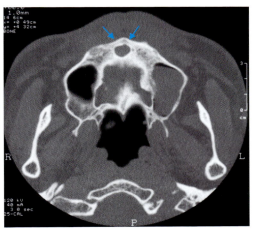

b：CT像

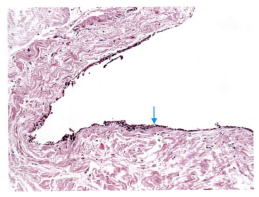

c：病理組織像
　（Hematoxylin-eosin 染色）
　→立方上皮層

図 5-8
鼻口蓋管囊胞

5章 囊胞

3　その他の顎骨領域の非歯原性嚢胞

　顎骨中に発生する嚢胞で，歯原性上皮に由来しないものを非歯原性嚢胞に分類する．これらには，胎生期の鼻口蓋管上皮に由来する鼻口蓋管嚢胞，上顎洞根治手術後に発生する術後性上顎嚢胞，裏装上皮をもたない**偽嚢胞**としての単純性骨嚢胞や脈瘤性骨嚢胞が含まれる．

（1）孤立性骨嚢胞（単純性骨嚢胞）　solitary bone cyst（simple bone cyst）

　主に下顎体部，または下顎正中部に発生する**非上皮性嚢胞**で，まれな病態である（図 5-9）．上顎での発生はほとんどない．嚢胞内腔は上皮成分をもたない薄い線維性被膜で覆われる．嚢胞は少量の漿液性内容液を有するか，まったくないかのいずれかである．全顎骨嚢胞中の 1％程度の発現率である．発生原因については，外傷による骨中心性に生じた血腫が器質化したことによるとする説などがあるが，よくわかっていない．

［症　　状］

　自他覚症状としては，無痛性の骨の膨隆が現れる．通常，嚢胞に隣接する歯は，歯髄生活反応は陽性を示す．下歯槽神経の知覚低下は通常現れないが，ごくまれに知覚低下を示す場合がある．

［診　　断］

　エックス線所見：孤立性骨嚢胞のエックス線所見は特徴がある．通常，単房性のエックス線透過像として認められるが，その辺縁は不規則で平滑さに欠ける．他の顎嚢胞に比べ濃度の低いエックス線不透過性辺縁で囲まれる．また，エックス線透過像の辺縁が，ホタテ貝の貝殻の形 scalloping margine を思わせることがある．

　病理組織所見：嚢胞を解放すると腔内は空洞の状態であることが多く，少量の漿液性内容液が認められることがある．内腔表面の被覆組織は血管を含む線維性結合組織で，**上皮成分はまったく認められない**．この線維性被膜と骨組織との境界部では破骨細胞性骨吸収像が散見される．本嚢胞は，まれに骨異形成症を合併する．

［治　　療］

　まず嚢胞内腔の穿刺吸引によって嚢胞内容液の有無と，存在する場合には，その性状を検査する必要がある．まったく内容を吸引しないか，少量の淡黄色透明な漿液性内容液を少量吸引すれば孤立性骨嚢胞を疑う．治療は骨を開削開放し，薄い嚢胞壁をできるだけ剥離除去し，閉創する．その際，下歯槽神経血管束の損傷がないように注意する．嚢胞が小さい場合は，内腔を口腔へ開放するのみでも化骨治癒が進行する．

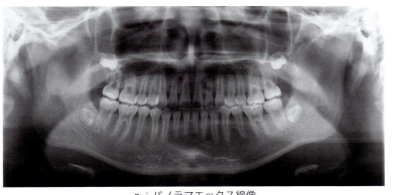

a：パノラマエックス線像

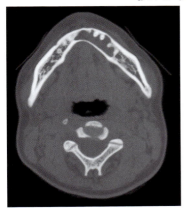

b：CT像

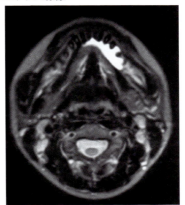

c：MR像；T2W

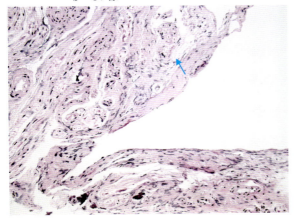

d：病理組織像
　（Hematoxylin-eosin 染色）
　→結合組織層

図 5-9
孤立性骨囊胞

（2）脈瘤性骨嚢胞　aneurysmal bone cyst

　血液を嚢胞内容とした単房性または多房性の**偽嚢胞**である（図 5-10）．発生原因については局所の循環障害，顎骨中心性巨細胞肉芽腫などの先行疾患に継発する二次的病変であるとする説があるが，よくわかっていない．

[症　状]

　自他覚症状としては，顎骨の腫脹膨隆が現れる．腫脹部の自発痛を自覚することがある．隣接する歯の移動によって咬合不全が現れることもある．20 歳以下の若年者に発生し，女性にやや多い．下顎骨での発生が上顎骨での発生よりも多い．下顎では臼歯部から下顎枝にかけての発生がほとんどで，前歯部での発生はほとんどみられない．

[診　断]

　エックス線所見：円形または楕円形の外形で，通常は単房性であるが，エックス線透過像中に隔壁像が認められることがある．または多房性エックス線透過像として認められる．

　病理組織所見：菲薄化した骨壁に接して多様な厚みの多房性嚢胞構造がみられ，嚢胞腔内には血液を貯留している．嚢胞は線維性組織からなり，**内腔の上皮裏装は認められない**．

　嚢胞に介在する結合組織中には，豊富な毛細血管または血管が走行する．

[治　療]

　血管が豊富であることから，止血に十分な注意を要する．大きさによって，顎骨切除などの適応も考慮される．

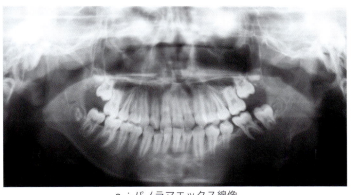

a：パノラマエックス線像

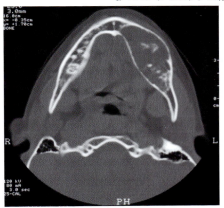

b：CT 像

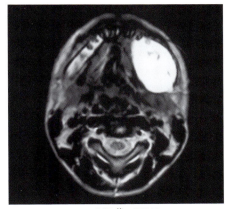

c：MR 像；T2W

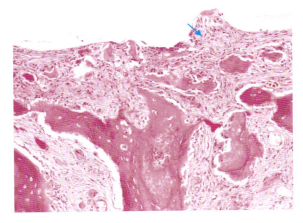

d：病理組織像
　（Hematoxylin-eosin 染色）
　→線維性組織

図 5-10
脈瘤性骨嚢胞

5章 嚢胞

（3）上顎洞の囊胞　cysts associated with maxillary antrum

i　術後性上顎囊胞　postoperative maxillary cyst

　上顎洞炎に対して行われた上顎洞炎根治手術の術後において，晩発性に発生する囊胞（図 5-11）で，**術後性頬部囊胞**ともよばれる．手術によって生じた肉芽組織が瘢痕化し，瘢痕が縮小する過程において囊胞が形成される．

［症　　状］

　上顎洞炎根治手術を施行したのち，数年〜数十年後に上顎の腫脹，特に，当該側上顎歯肉頬移行部歯肉の腫脹，頬部の腫脹が出現する．腫脹が波動を伴うことがあり，無痛性か，自発痛を伴うこともある．また，隣接する上顎小臼歯または大臼歯に違和感，歯痛などを自覚することがある．鼻腔内に腫脹が拡大することもある．鼻症状としては，鼻閉，鼻漏がみられる．囊胞が眼窩方向に拡大する場合では，流涙，眼球突出，複視などの眼症状が現れることがある．

　エックス線所見：通常，上顎洞炎根治手術の術後，長期に経過すると上顎洞は縮小または萎縮した形態となる．すなわち含気洞が消失し，骨性成分が厚くなる．単純エックス線像ではエックス線不透過性が増す．このような術後の上顎に囊胞が発生すると，上顎の形態異常に加えて囊胞像が重畳するために複雑な像となる．Waters 法，パノラマエックス線検査，CT 検査は診断に不可欠である．

　病理組織所見：囊胞壁は上皮に裏装されるが，円柱上皮，偽性重層線毛円柱上皮または扁平上皮など多様である．内容液は褐色粘稠なものが多く，コレステリン結晶を含むこともある．

［診　　断］

　過去の上顎洞炎根治手術の既往は診断に重要である．また，歯肉頬移行部の手術瘢痕は本疾患の診断に重要な所見となる．画像診断は本疾患の診断には必須で，特に，Waters 法，パノラマエックス線検査は囊胞の進展範囲ならびに当該上顎洞の変形を知る手立てとなる．

　さらに，CT 検査は，病変の範囲，大きさ，形態の詳細を知るために必須である．

　画像診断上，含気洞の萎縮による上顎全体の変形とともに，円形または不整形の境界明瞭な陰影欠損として検出される．頬側壁の吸収消失が認められることが多い．上顎骨頬骨稜または上顎洞後壁の吸収消失がある場合は，悪性腫瘍の存在をも念頭においた慎重な対応が求められる．

［治　　療］

　上顎洞炎根治手術に準じて囊胞摘出ならびに鼻腔への**対孔形成**または開放を行う．

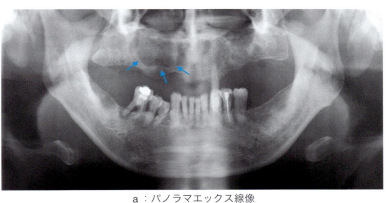

a：パノラマエックス線像

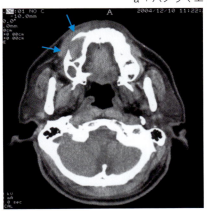

b：CT像　　　　　　　　　　c：MR像；T2W

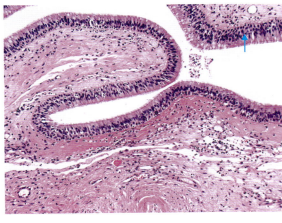

d：病理組織像
（Hematoxylin-eosin 染色）
→重層線毛上皮層

図 5-11
術後性上顎嚢胞

ii　上顎洞貯留嚢胞（上顎洞粘液嚢胞）　mucosal cyst of the maxillary antrum

　上顎洞粘膜の分泌腺の排出障害によって嚢胞化が起こる（図 5-12）もので，嚢胞の内腔に上皮裏装が認められるものは分泌型嚢胞，結合組織性で上皮裏装をもたないものは非分泌型嚢胞に分けられる．

［症　　状］

　小さいものは無症状に経過する．嚢胞が拡大し半月裂孔の閉塞などが現れると，鼻閉，鼻漏などの鼻症状が現れる．または上顎洞炎症状が出現することもある．

［診　　断］

　エックス線所見：パノラマエックス線検査などで，上顎洞内に**半球状**または**ドーム状**の境界明瞭なエックス線半不透過像が認められる．CT によって明瞭な上顎洞内のエックス線不透過性病変として認められる．上顎洞底部に多くみられ，多房性の形態をとることもある．

　病理組織所見：肥厚した粘膜固有層の中に，上顎洞粘膜分泌腺の腺体および導管部上皮に裏装された嚢胞腔を認め，内部に粘液を貯留する．

　嚢胞が小さく無症状のものの多くは，歯科受診時のパノラマエックス線検査により偶然発見されるものが多い．嚢胞が大きく拡大し，臨床症状が出現する場合などでは，上顎洞炎，歯性上顎洞炎，歯原性嚢胞の上顎洞内への拡大侵入などとの鑑別を要する．

［治　　療］

　嚢胞が小さく無症状のものは，摘出などの外科的処置を適応せず経過観察する．臨床症状が現れている場合では，抗菌薬または消炎鎮痛薬による消炎処置により保存的に治療する．しかし，これら保存療法の効果が得られない場合，または上顎洞内で大きく拡大している場合は，外科的に摘出する．

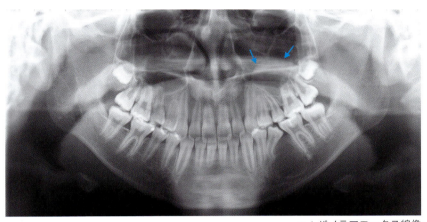

a：パノラマエックス線像

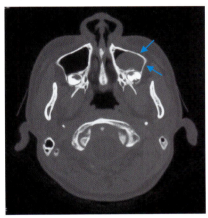

b：CT像

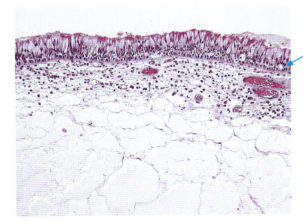

c：病理組織像
（Hematoxylin-eosin 染色）
→線毛上皮層

図 5-12
上顎洞貯留嚢胞

B　軟組織に発生する囊胞

1　類皮囊胞および類表皮囊胞　dermoid cyst and epidermoid cyst

　類皮囊胞および類表皮囊胞は，先天的な原因と後天的な原因によって発生すると考えられている．先天的なものとして，第一，第二鰓弓の正中癒合部に迷入した，胎生期の上皮あるいは無対結節の異常陥没によって生じるので，口底正中部が好発部位とされている．しかし最近，顎下腺や小唾液腺上皮に分化すべき細胞から本囊胞が発生することがあるといわれており，この場合は口底正中部とは限らない．

　後天的な原因としては，外傷などにより上皮または表皮が組織中に迷入することで生じるといわれている．本囊胞は組織学的な構成によって，類皮囊胞および類表皮囊胞に分けられる．広義の類皮囊胞は上述の類皮囊胞，中間型類皮囊胞および類表皮囊胞を含む．

［症　　状］

　年齢的には思春期以降，特に，20歳前後に多くみられるが，性差はない．囊壁は内層の上皮層と外層の結合組織層からなる．上皮は通常，角化重層扁平上皮で，囊腔内には変性角化物があり，脂肪，コレステリン，剝離上皮などを含んでおり，黄白色の粥状ないし豆腐のカス状(**オカラ状**)を呈している．囊壁に毛囊，汗腺，皮脂腺などの皮膚付属器官を含むものを類皮囊胞という．また，囊壁に皮脂腺のみを有するものを中間型類皮囊胞といい，皮膚付属器官を含まないものを類表皮囊胞という．

　発生部位により，顎舌骨筋の上に形成される**舌下型**(図5-13-a)と，顎舌骨筋の下方に形成される**オトガイ下型**(図5-13-b～d)とに分けられる．オトガイ下型より舌下型が多い．口底に発生するものでは類皮囊胞は少なく，類表皮囊胞のことが多い．時に顎下部，頬部，舌などに生じ，まれに顎骨内に発生することもある．頬部皮膚部の類皮囊胞は，病理所見が同様でも，アテローム(粥腫)のことが多い．

［治　　療］

　外科的に囊胞を摘出する．囊壁が厚いので周囲からの剝離は比較的容易である(図5-14)．舌下型では口腔内切開で摘出する．この際，Wharton管，舌下腺の損傷に注意する．オトガイ下型ではオトガイ部の皮膚切開を行い，摘出する．

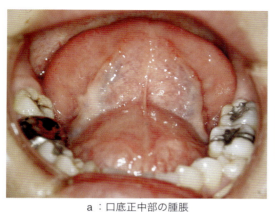
a：口底正中部の腫脹

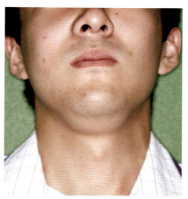
b：オトガイ下部の腫脹

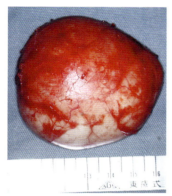
c：摘 出 物

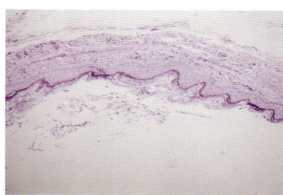
d：病理組織像（Hematoxylin-eosin 染色）

図 5-13　類皮嚢胞

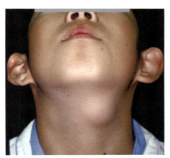
a：左顎下部の腫脹

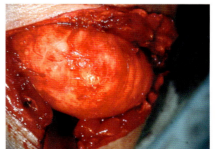
b：摘出直前

図 5-14　左側に偏位した類皮嚢胞

2　鼻歯槽囊胞　nasoalveolar cyst

　Klestadt 囊胞ともいわれ，胎生期に上顎隆(突)起，球状隆(突)起，および外側鼻隆(突)起が癒合する部位に迷入した上皮によって，鼻翼付近の骨と軟組織との間に発生する囊胞である．顔裂性囊胞の 1 つとされてきたが，現在では，顔裂性囊胞はWHO の分類(1992)から除外されており，非歯原性囊胞に分類されている．最近，本疾患の発症に鼻涙管の発生が関与するといわれている．

［症　　状］

　本囊胞は，はじめのうちはなんら症状は認められないが，囊胞が増大すると，上顎側切歯と犬歯の歯肉頬移行部付近の口腔前庭にも半球形の膨隆を示し(図 5-15-a)，波動が触知される．また，鼻翼付近や鼻前庭に膨隆を現す(図 5-15-b, c)．内容液は淡黄色，粘稠性の液体である．エックス線検査では，ほとんど異常がみられない．しかし，囊胞が拡大すると，その圧迫により上顎外側骨壁に窩状吸収がみられることがある．囊壁は，内面を重層扁平上皮，時に線毛円柱上皮または立方上皮で覆われた結合組織である(図 5-15-d)．本症はかなりまれなもので，20 代から 30代に多く，女性にやや多い傾向がある．通常片側性であるが，まれに両側性のことがある．本囊胞はしばしば鼻前庭囊胞との鑑別が困難である．

［治　　療］

　口腔内の鼻翼部相当の歯肉頬移行部から摘出する．

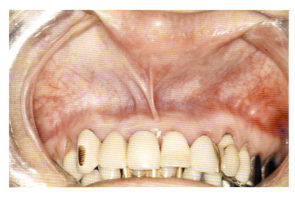

a：口腔内写真
左側の口腔前庭に膨隆が認められる．

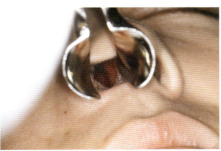

b：健側（右側）の鼻前庭

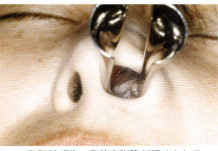

c：患側（左側）の鼻前庭膨隆が認められる．

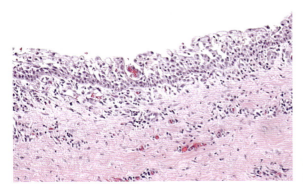

d：病理組織像
　（Hematoxylin-eosin 染色）

**図 5-15
鼻歯槽嚢胞**

3 貯留嚢胞 retention cyst

　貯留嚢胞とは，大小唾液腺が，その腺体あるいは導管または排泄管の閉鎖または排泄管からの漏洩によって，その分泌液である唾液が組織内に貯留停滞した嚢胞である．これには**粘液嚢胞，ラヌーラ（ガマ腫）**などがある．口腔軟組織にできる嚢胞では最も多く，特に，上顎犬歯尖頭が刺激する口角寄りの下唇が好発部位である．嚢壁は薄い結合組織性の被膜により形成されており，上皮があるものと，上皮がないものがあり，肉芽組織のこともある．内容液は一般に透明な粘液である．

（1）粘液嚢胞　mucous cyst

　下唇（図 5-16），次いで舌下面に好発する．まれに歯肉頬移行部に生じる．発生原因としては外傷があげられる．口唇を咬む習慣や吸引の習慣によって排泄管に炎症が起こり，その結果，排泄管が癒着して本嚢胞が発生すると考えられている．半球状の正常粘膜で覆われた無痛性で可動性の膨隆として認められる．大きくなると粘膜面は緊張し透過性を増し，波動を触知する．しばしば口唇を咬むことにより内容液は排出され，再発を繰り返す．特に，舌下面に生じた粘液嚢胞は舌尖下面のBlandin-Nuhn 腺（前舌腺）によるもので **Blandin-Nuhn（腺）嚢胞**（前舌腺嚢胞）とよばれる．下顎切歯切端の慢性刺激によって損傷を受け，その結果，導管が癒着して嚢胞が発生すると考えられている．

［治　　療］

　嚢胞の摘出術ないし小唾液腺を含めた切除が行われる．全摘出は比較的容易である．摘出時，嚢胞が破れた場合には，周囲の唾液腺を含めて切除する．

（2）ラヌーラ（ガマ腫）　ranula

　舌下腺の排泄管障害によって生じる貯留嚢胞である．外見がガマ蛙の咽頭嚢に似ているので，この名称が用いられている．しかし，最近では動物の名に由来する病名は使われなくなる傾向にある．ラヌーラは一般に，若年者に多く発生する．嚢壁は薄い線維性結合組織で，上皮組織はみられないが，まれに線毛上皮を有することがある．腫脹の現れる部位によって舌下型（図 5-17-a），顎下型，舌下顎下型（図5-17-b, c）の 3 型に分けられるが，舌下型が最も多い．

［治　　療］

　全摘出が可能であれば実施するが，嚢壁が薄く破損しやすいので，一般には開窓術を施行し，**副腔**を形成する．頻回に再発を繰り返すものは舌下腺の摘出が行われる．

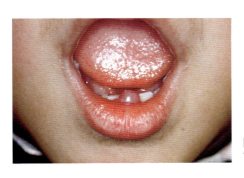

図 5-16
下唇の粘液囊胞

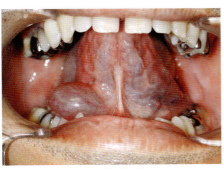

a：舌下型

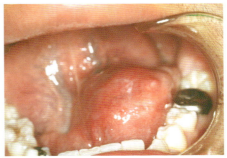

b：舌下顎下型

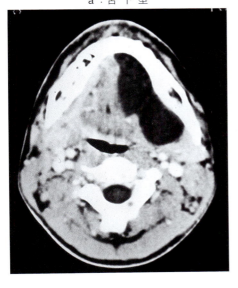

c：bのCT像

図 5-17
ラヌーラ

5章 囊胞

4 先天性頸囊胞　congenital cervical cyst

　頸部に現れる先天性囊胞には，胸鎖乳突筋の前方にみられる鰓囊胞と，甲状舌管の残遺から発生する甲状舌管囊胞とがある．

(1) **鰓 囊 胞**　branchial cyst（図 5-18）

　胎生期の鰓裂に由来すると考えられる囊胞で，胸鎖乳突筋の前方の側頸部に発生することが多く，**側頸囊胞**ともよばれる．最近では，頸部リンパ節内に埋入された上皮，おそらく唾液腺由来の上皮の囊胞性変化によって発生すると考えられ，**リンパ上皮性囊胞**という名が一般的である．囊胞は重層扁平上皮で裏層されているが，一部に多列円柱上皮などからなる上皮層と結合組織の層からなっており，この中にリンパ性組織が存在することが多い．内容は乳粥状の液体のことが多く，粘性は高くない．古くから，本症から悪性腫瘍が発生することが指摘されているが，きわめてまれである．

［症　　状］

　胸鎖乳突筋の前縁に接して，側方上頸部に境界明瞭な半球状の可動性腫脹として認められる．内方に大きくなると圧迫感や狭窄感が現れることがある．まれに下顎角部，顎下部，耳下腺部，口底部，舌などにも発生する．

［治　　療］

　摘出術を行う．完全に摘出されないと再発したり側頸瘻を形成することがある．手術に際して囊胞が頸部の重要な脈管，神経に接していることがあるので，囊胞を剥離摘出するときは注意が肝要である．

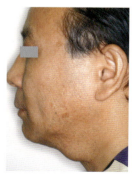
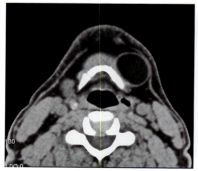
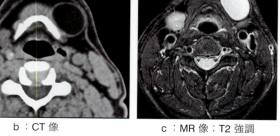

a：顔貌写真　　　b：CT 像　　　c：MR 像；T2 強調

図 5-18　鰓 囊 胞

(2) 甲状舌管囊胞　cyst of the thyroglossal duct

　胎生期の甲状舌管の**残遺上皮**より発生するまれな囊胞である．舌盲孔から甲状腺峡部の間のいずれかの部位に発生し，頸部の正中部にみられることから**正中頸囊胞**ともいわれる．甲状舌管は，胎生期に舌体と舌根の境界部から発生する甲状腺の原基より細長い管として，正中線に沿って舌骨の前面を下降して甲状腺を形成するものである．その後，その管は消失するが，時に管の一部が残遺することがある．上気道感染によって甲状舌管が残遺する付近のリンパ組織が感染をきたし，その刺激によって囊胞化するという考え方が有力である．囊胞内壁は扁平上皮あるいは線毛円柱上皮であり，時に甲状腺の組織が認められることもある．内容は乳白色もしくは黄褐色の粘稠な液である．

［症　　状］

　小さいものは無症状である．口腔内に発生した場合には，大きくなると舌が挙上され（図 5-19-a），舌運動障害，嚥下障害および言語障害などを起こす．しかし，口腔にみられるものは少なく，その多くはオトガイ下部で，舌骨付近の正中部にみられる．その症状は発生部位と大きさにより異なるが，一般に皮膚あるいは粘膜に覆われた境界明瞭な球状の波動を触知する腫瘤として認められる．新生児では呼吸困難を伴う（図 5-19-b）．

［治　　療］

　口腔内のものは，摘出術が行われる．瘻が存在する場合には，その完全摘出を行う．頸部のものは，Sistrunk 法（くりぬき法，core out 法），すなわち，舌骨の中央部 3 分の 1 の部分切除とともに摘出する．

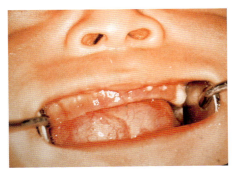
　　　　a：舌の挙上

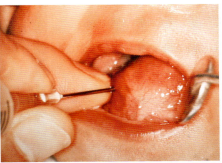
　　b：呼吸困難改善のための内容液吸引

図 5-19　甲状舌管囊胞（新生児）

6 腫瘍・腫瘍類似疾患

概　説

　健常組織では，各細胞は常に一定の秩序を保って存在しており，これを恒常性とよぶ．しかし，恒常性を失った腫瘍細胞がなんらかの理由で出現すると，腫瘍細胞は周囲組織と無関係に自律性に増殖をつづけて，数を増し，集塊（腫瘍）をつくる．

　腫瘍のなかには発育が非常に緩慢なものや，一定の大きさに達すると，長期にわたってほとんど増大しないものがある．また，原発部位では膨張性に周囲を圧排して増殖するが，基本的に周囲組織に浸潤せず，決して遠隔の組織，臓器に転移しないものがある．これらを総称して良性腫瘍とよび，予後は良好である．

　これに対して悪性腫瘍では，腫瘍細胞の分化度は低く，増殖する細胞の数が多いため腫瘍の成長はすみやかである．さらに，原発部位では，腫瘍細胞は隣接組織を浸潤性に破壊して増殖し，遠隔転移を起こす．このような腫瘍容積の増大に伴い，患者は悪液質に陥り，予後不良となり，やがて死の転帰をとる．

　良性腫瘍と悪性腫瘍の臨床症状の違いを表6-1に示す．

　口腔領域では，腫瘍の発生母組織が，歯を構成する歯胚，歯堤と考えられるものがある．これらを歯原性腫瘍とよび，他組織由来（非歯原性）のものと区別してきた．頭頸部腫瘍に関する 2017 年 WHO 分類（WHO Classification of Head and Neck Tumours）では，特に歯原性腫瘍の鑑別疾患として，代表的な骨腫瘍や骨病変とともに歯原性囊胞も明記されている．

表6-1　良性腫瘍と悪性腫瘍の臨床症状の違い

	良性腫瘍	悪性腫瘍
発　育	遅く，膨張性	速く，浸潤性
境　界	明瞭，周囲組織とは可動性	不明瞭，周囲との癒着や硬結あり
表　面	平　滑	凹凸不整，増大すると潰瘍あり
疼　痛	な　し（例外あり）	粘膜潰瘍や圧迫による二次的な疼痛あり
転　移	な　し	しばしばあり

A 良性腫瘍

1 歯原性良性腫瘍

　歯の発生・形成にかかわる細胞・組織に由来する腫瘍の総称である．歯の発生・発育は顎骨内で進行するため，大部分は顎骨内に発生する（顎骨中心性）が，一部が歯の萌出部位である歯肉に発生する（周辺性または辺縁性）．顎口腔領域に特有のものであり，大多数は良性腫瘍で，組織奇形に近い過誤腫から再発傾向の高いものまで，その生物学的態度には差がある．さらに，良性腫瘍や囊胞から悪性腫瘍が発生する場合もある．

(1) 分　類

　構成細胞の種類に従って，後述の「誘導」の概念を基盤に分類される．

　歯原性腫瘍は3群に大別される（表6-2, 3）．その1つが間葉組織の誘導をほとんど伴わない上皮性腫瘍であり，一方には間葉性腫瘍の群がある．後者には歯原性上皮が含まれることがあるが，基本的な構成要素とはみなされない．

　歯原性上皮と間葉組織の両方が腫瘍成分として関与する腫瘍型は，かつては歯原性混合腫瘍として分類されたが，歯原性上皮の増殖に歯原性外胚葉性間葉組織の誘導を伴ったものということになる．この群には歯の硬組織形成に至らないものから，至るものまで，構成細胞の分化の程度に応じて多様な腫瘍型が存在する．

　この概念は，1992年の歯原性腫瘍に関するWHO国際分類で導入されたが，2005年の分類では，他の頭頸部腫瘍と同様に，悪性，良性の順に記載されている．2017年WHO分類では，角化囊胞性歯原性腫瘍や石灰化囊胞性歯原性腫瘍が，それぞれ，歯原性角化囊胞，石灰化歯原性囊胞として歯原性囊胞に再分類された．このため，これらの疾患については囊胞の項に記載を変更した．良性腫瘍はこれまでと同様に歯原性上皮と外胚葉性間葉との間の誘導現象の有無をもとに3群に分類されている．エナメル質あるいは象牙質の形成は第2群にのみ認められる．

① 実質は歯原性上皮のみからなり，歯原性外胚葉性間葉のかかわりがなく，間質は線維性結合組織である群．

② 実質は歯原性上皮と歯原性外胚葉性間葉の両者よりなり，誘導現象の結果，エナメル質あるいは象牙質の形成を伴うこともある群．

③ 実質は間葉あるいは歯原性外胚葉性間葉のみからなり，偶発的に歯原性上皮を含むこともある群．

　第1群では，エナメル上皮腫は，次の4群に亜分類された．すなわち，従来の充

表 6-2　歯原性腫瘍の WHO 組織分類（2005）

悪性腫瘍
　歯原性癌腫
　　転移性（悪性）エナメル上皮腫　Metastasizing（malignant）ameloblastoma
　　エナメル上皮癌-原発型　Ameloblastic carcinoma-primary type
　　エナメル上皮癌-二次型（脱分化型），骨内性
　　　Ameloblastic carcinoma-secondary type（dedifferentiated），intraosseous
　　エナメル上皮癌-二次型（脱分化型），周辺性
　　　Ameloblastic carcinoma-secondary type（dedifferentiated），peripheral
　　原発性骨内扁平上皮癌-充実型
　　　Primary intraosseous squamous cell carcinoma-solid type
　　角化嚢胞性歯原性腫瘍に由来する原発骨内扁平上皮癌
　　　Primary intraosseous squamous cell carcinoma derived from keratocystic odontogenic tumour
　　歯原性嚢胞に由来する原発性骨内扁平上皮癌
　　　Primary intraosseous squamous cell carcinoma derived from odontogenic cysts
　　明細胞性歯原性癌　Clear cell odontogenic carcinoma
　　幻影細胞性歯原性癌　Ghost cell odontogenic carcinoma
　歯原性肉腫
　　エナメル上皮線維肉腫　Ameloblastic fibrosarcoma
　　エナメル上皮線維象牙質肉腫およびエナメル上皮線維歯牙肉腫
　　　Ameloblastic fibrodentino-and fibro-odontosarcoma
良性腫瘍
　歯原性上皮からなり，成熟した線維性間質を伴い，歯原性外胚葉性間葉組織を伴わない腫瘍
　　エナメル上皮腫，充実型/多嚢胞型　Ameloblastoma，solid/multicystic type
　　エナメル上皮腫，骨外型/周辺型　Ameloblastoma，extraosseous/peripheral type
　　エナメル上皮腫，類腱型　Ameloblastoma，desmoplastic type
　　エナメル上皮腫，単嚢胞型　Ameloblastoma，unicystic type
　　扁平上皮性歯原性腫瘍（歯原性扁平上皮腫）Squamous odontogenic tumour
　　石灰化上皮性歯原性腫瘍（歯原性石灰化上皮腫）Calcifying epithelial odontogenic tumour
　　腺腫様歯原性腫瘍　Adenomatoid odontogenic tumour
　　角化嚢胞性歯原性腫瘍　Keratocystic odontogenic tumour
　歯原性上皮と歯原性外胚葉性間葉からなり，硬組織を伴うあるいは伴わない腫瘍
　　エナメル上皮線維腫　Ameloblastic fibroma
　　エナメル上皮線維象牙質腫　Ameloblastic fibrodentinoma
　　エナメル上皮線維歯牙腫　Ameloblastic fibro-odontoma
　　歯牙腫　Odontoma　　　歯牙腫，複雑型　Odontoma，complex type
　　　　　　　　　　　　　歯牙腫，集合型　Odontoma，compound type
　　歯牙エナメル上皮腫　Odontoameloblastoma
　　石灰化嚢胞性歯原性腫瘍　Calcifying cystic odontogenic tumour
　　象牙質形成性幻影細胞腫　Dentinogenic ghost cell tumour
　間葉あるいは歯原性外胚葉性間葉からなり，歯原性上皮を伴うあるいは伴わない腫瘍
　　歯原性線維腫　Odontogenic fibroma
　　歯原性粘液腫/歯原性粘液線維腫　Odontogenic myxoma/myxofibroma
　　セメント芽細胞腫　Cementoblastoma

※ Adenomatoid odontogenic tumour は，2005 年分類では，腺腫様歯原性腫瘍と訳された．

表 6-3　良性歯原性腫瘍 WHO 分類(2017)

良性上皮性歯原性腫瘍 Benign epithelial odontogenic tumours
　エナメル上皮腫 Ameloblastoma
　　エナメル上皮腫，単嚢胞型 Ameloblastoma, unicystic type
　　エナメル上皮腫，骨外型/周辺型 Ameloblastoma, extraosseous/peripheral type
　　転移性エナメル上皮腫 Metastasizing ameloblastoma
　扁平歯原性腫瘍 Squamous odontogenic tumour
　石灰化上皮性歯原性腫瘍 Calcifying epithelial odontogenic tumour
　腺腫様歯原性腫瘍 Adenomatoid odontogenic tumour
良性上皮間葉混合性歯原性腫瘍 Benign mixed epithelial and mesenchymal odontogenic tumours
　エナメル上皮線維腫 Ameloblastic fibroma
　原始性歯原性腫瘍 Primordial odontogenic tumour
　歯牙腫 Odontoma
　　歯牙腫，集合型 Odontoma, compound type
　　歯牙腫，複雑型 Odontoma, complex type
　象牙質形成性幻影細胞腫 Dentinogenic ghost cell tumour
良性間葉性歯原性腫瘍 Benign mesenchymal odontogenic tumours
　歯原性線維腫 Odontogenic fibroma
　歯原性粘液腫/歯原性粘液線維腫 Odontogenic myxoma/myxofibroma
　セメント芽細胞腫 Cementoblastoma
　セメント質骨形成線維腫 Cemento-ossifying fibroma

実型/多嚢胞型に類腺型を含めて「通常型」とし，単嚢胞型と骨外型/周辺型は亜分類として残された．これまで歯原性癌腫に分類されていた転移性エナメル上皮腫は，良性のエナメル上皮腫の組織像を示すとして，新たにこの亜分類に加えられた．

　通常型：従来の充実型/多嚢胞型であり，再発率が高い．類腺型も同様に再発率が高い．通常型の大半を占める充実型/多嚢胞型は，好発年齢が30〜40歳代で，約80%は下顎に生じ，下顎臼歯部から下顎枝部に好発する．いわゆる類腺型は間質の著しい膠原線維形成を特徴とし，実質である上皮胞巣は圧迫されて索状を呈する．充実型/多嚢胞型との相違点は，上下顎の発生頻度がほぼ等しいこと，好発部位が下顎前歯部であること，エックス線検査で，内部にエックス線不透過像(残存した骨梁)を伴う境界不明瞭な骨破壊像を示し，線維骨形成性病変や悪性腫瘍と診断されることがあるなどである．予後は，従来の充実型/多嚢胞型と類腺型で違いはない．

　骨外型/周辺型：充実型/多嚢胞型の骨外型で，歯肉，歯槽粘膜に発生する．発生年齢の平均は50歳以上で，骨内のものより10歳以上高く，骨への浸潤がなく，再発率は低い．

　単嚢胞型：単胞性嚢胞形成を特徴とし，多くの症例が下顎第三大臼歯の埋伏を伴う．画像診断では含歯性嚢胞との鑑別が重要となる．発生年齢は，充実性のものよ

り若く，約 3/4 の症例が 10〜20 歳代である．2005 年 WHO 分類では，腫瘍性上皮の存在様式により，組織学的に内腔型(腫瘍性上皮が裏装上皮様に腔の内面を覆い，あるいは腔内に突出して存在し，囊胞壁内への浸潤がないもの)と，壁性型(囊胞壁内に通常型のエナメル上皮腫の胞巣が浸潤しているもの)の 2 つに亜分類されていた．両者は治療法が異なり，内腔型では囊胞摘出術と長期の経過観察が，壁性型では胞巣の浸潤範囲により通常のエナメル上皮腫に準じた処置が必要である．このため，2017 年 WHO 分類では，内腔型のみが単囊胞型として分類された．

　転移性エナメル上皮腫：原発病巣も転移病巣も，病理組織学的に典型的な良性のエナメル上皮腫の組織像で，臨床的にも緩慢な発育・伸展を示すものである．転移部位は肺が多く，5 年生存率は約 70% である．なお，明らかな異形成を呈するものは，エナメル上皮癌として鑑別されなければならない．

　2017 年 WHO 分類における第 2 群の変更点は，2005 年 WHO 分類で石灰化歯原性囊胞から名称変更のうえ，細分類となった石灰化囊胞性歯原性腫瘍と象牙質形成性幻影細胞腫のうち，囊胞状の形態を示す石灰化囊胞性歯原性腫瘍が再び「石灰化歯原性囊胞」の名称に戻され歯原性囊胞に分類されたことである．

　病理組織学的には，いずれにもエナメル上皮腫様の腫瘍実質内や，間質内に「幻影細胞」とよばれる細胞が単独で，あるいは集簇して認められることが特徴であり，石灰化を伴うことがある．しかし，臨床的には，囊胞を形成するものは摘出により予後良好であるのに対し，充実性増殖を示すものは骨侵襲が強く，特に，エックス線像で境界が不明瞭な例では，周囲骨を含めた顎骨の離断が必要となる．また，悪性転化の報告もある．これらのことから，2017 年 WHO 分類では，前者を歯原性囊胞，後者を歯原性腫瘍として分類が見直された．

　第 3 群における変更点は，2005 年 WHO 分類で骨腫瘍として分類されていた骨形成線維腫が，「セメント質骨形成線維腫」として再び歯原性腫瘍に戻されたことである．

(2) 歯胚各組織間の相互誘導と歯原性腫瘍

　歯原性腫瘍は，歯の発生過程にみられる組織構造を模倣するので，その分類を理解するためには歯の組織発生，特に，歯胚の各組織間にみられる相互誘導作用が重要である(図 6-1)．歯を構成する組織のうちエナメル質は外胚葉に，象牙質，歯髄およびセメント質は外胚葉性間葉に由来する．その過程は次のようである．

　原始口窩上皮から派生した歯原性上皮は深部に伸びて歯堤となり，それを取り囲むように歯原性外胚葉性間葉が分化し，増殖を誘導され，歯の原基である歯乳頭を形成する．さらに，歯堤の先端は次第に膨らんでエナメル器が形成され，内エナメル上皮が円柱状のエナメル芽細胞へと分化するのに伴い，歯乳頭に象牙芽細胞が誘

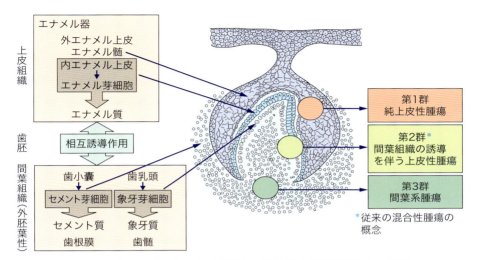

図 6-1　歯の形成過程と歯原性腫瘍の組織発生（相互誘導）との関係
　エナメル器からエナメル質が，外胚葉性間葉由来の歯乳頭から象牙質と歯髄が，歯小囊からセメント質と歯根膜が形成される．良性歯原性腫瘍の第 1 群は歯原性上皮から，第 3 群は外胚葉性間葉から発生し，第 2 群は歯原性と外胚葉性間葉が揃い，相互誘導を伴うことにより発生する．
(高田　隆，宮内睦美，小川郁子 ほか：歯原性腫瘍の組織発生と病態．病理と臨床，19：275-280，2001/小川郁子，宮内睦美，工藤保誠，高田　隆：歯原性腫瘍の病理診断．病理と臨床，23(11)：1187，2005 より一部改変)

導される．これがエナメル芽細胞に接して象牙質基質を形成する．次いで，内エナメル上皮が機能的に分化し，エナメル芽細胞の成熟が誘導されて機能化し，象牙質基質表面にエナメル基質の産生，添加を開始する．その後，象牙質，エナメル基質に石灰化が進み，歯冠の完成に至る．歯根や歯周組織の形成においても，歯原性上皮と歯原性外胚葉性間葉との間に誘導現象がみられる．

　これらの過程に基づいて歯原性腫瘍の組織所見を解釈すると，歯原性上皮なくして象牙質の形成はありえず，歯原性上皮に接して最初に形成される類骨様基質は未熟な象牙質を表すことになる．歯原性上皮と歯乳頭との間に生じるこれら一連の過程は「歯原性上皮-外胚葉性間葉間の相互誘導」とよばれ，エナメル質と象牙質の形成には必須の現象である．すなわち，歯原性上皮と外胚葉性間葉の両者がなければエナメル質や象牙質は形成されず，象牙質の形成には歯原性上皮の存在が，エナメル質の形成には歯原性上皮に加えて象牙質の存在が必要である．

　したがって，歯原性上皮と外胚葉性間葉との間に形成される基質は，細管構造がなくても象牙質(骨様象牙質)と解釈される．一方，象牙質の形成がないにもかかわらず，歯原性腫瘍の上皮胞巣内外に認められる石灰化物は，エナメル質ではなく，形態から滴状または球状硬組織とよばれる．

1　エナメル上皮腫　ameloblastoma

　顎骨に発生する代表的な歯原性良性腫瘍で，歯牙腫にならび発生頻度が高い．施設によって発生頻度に差があり，歯牙腫が最も多い場合もある．日本では欧米に比べて頻度が高い．腫瘍細胞はエナメル器によく似ており，歯の原器から発生する．

　好発部位：下顎に 80～90％（大臼歯～下顎枝：70％，小臼歯：20％，切歯：10％），上顎（図 6-4）に 10～20％（高齢者に多い）．

　好発年齢：10～20 歳代とする報告と，20～40 歳代または 30～40 歳代の二峰性との報告がある．3：2 で男性に多い．

［症　　状］

　緩慢に顎骨の無痛性腫脹，膨隆や変形，歯の移動，萌出障害，歯列不正，歯根の鋭利な吸収や歯の動揺がみられる．腫瘍が増大して骨膜を押し上げると，その形のままに新生骨がつくられ，骨は膨隆する．この新生骨は薄く，ペコペコとした羊皮紙様感を触れる．嚢胞形成の強いものでは波動を触れる．下顎では下唇の知覚低下や麻痺がみられることがある．特徴として，内部にエックス線不透過像（石灰化像）を含まない．大部分は骨より外へ出ないが，時には軟組織内へ浸潤する．

［診　　断］

　エックス線所見：単房性（図 6-2），多房性（図 6-3），蜂巣状あるいは石ケンの泡状の境界明瞭な嚢胞様エックス線透過像がみられ，辺縁硬化像を示す．多房性が多いが，10～20 歳代では単房性が多い．腫瘍に接する歯根は**鋭利**な刃物で切断されたように**吸収**される．境界は明瞭で，滑らかな一層のエックス線透過像（**骨硬化縁**）をもつ．単房性ではホタテ貝状辺縁を呈する．大きくなると，下顎下縁は膨隆して希薄化し，卵殻状（皮質骨の希薄化）を呈する．50％に埋伏歯を伴う（若年者に多い）．

　病理組織所見：2017 年 WHO 分類では 4 型に亜分類された．

　① **通常型**：従来の分類のもので，局所浸潤性を特徴とする．基本的組織亜型として濾胞型と叢状型に大別される他，類腱型もこの通常型に分類される．これらの組織型と臨床上の病態との相関関係については未解決である．

　　濾胞型：腫瘍実質が大小の濾胞を形成する．濾胞周辺細胞は，エナメル芽細胞に類似した円柱・高円柱細胞からなる．中心部は星芒状または円形・多角型の細胞からなる．中央には嚢胞化（**実質嚢胞**）や扁平上皮化生がみられる．間質には硝子化も認める（図 6-5-a）．

　　20 歳代以降の下顎骨の小臼歯部や前歯部に多い．エックス線所見としては，多房性や蜂巣状が多く，80％に骨への浸潤がみられる．

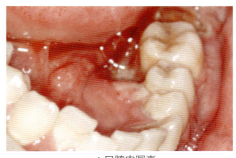
a：口腔内写真

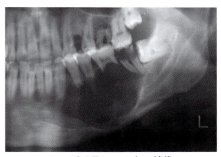
b：パノラマエックス線像

図6-2　エナメル上皮腫：単房性エックス線像：症例1

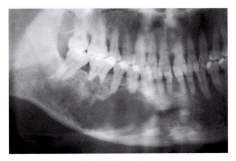
図6-3　エナメル上皮腫：
　　　　多房性エックス線像：症例2

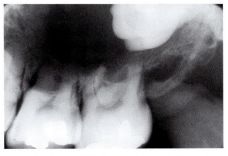
図6-4　上顎エナメル上皮腫：症例3

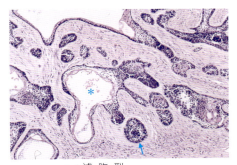
a：濾胞型
　＊実質嚢胞
　→高円柱細胞が並ぶ

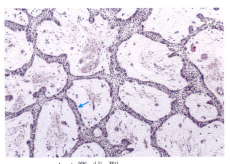
b：叢状型
　→高円柱細胞が並ぶ

図6-5　エナメル上皮腫：病理組織像
（Hematoxylin-eosin染色）

叢状型：腫瘍細胞が不規則な多数の細長い索状になってお互いに連なり，その間にある結合組織（間質）を取り囲む．間質はわずかで，変性により**間質嚢胞**を認める．周囲への浸潤が少ない（図 6-5-b）．

10～30 歳代の下顎枝部と下顎骨大臼歯部に多い．エックス線所見としては，単房性が多い．

類腺型：細胞成分に乏しく，間質が著しいコラーゲン線維の増殖からなる．上顎前歯部に生じることが多い．再発率は通常のエナメル上皮腫と同等もしくは低い．

② **周辺型**：顎骨中心性と区別される．全エナメル上皮腫の 1% 程度で，下顎小臼歯舌側歯肉や上顎小臼歯口蓋歯肉に好発する．外向性増殖を示し，再発率は低い（図 6-6）．

③ **単嚢胞型**：組織学的にのみ診断でき，臨床的あるいはエックス線的には診断できない．全エナメル上皮腫の 15% 程度で，若年者（10～20 歳代）の下顎骨大臼歯部に生じ，歯原性嚢胞と診断されることが多い．しばしば埋伏歯を含む（図 6-7）．再発率は低い（10% 前後）．

単嚢胞型は摘出術のみで予後良好で，過剰な治療は必要ない．

含歯性嚢胞や歯原性角化嚢胞とエックス線的に区別することは困難である．

④ **転移性エナメル上皮腫** metastasizing ameloblastoma：エナメル上皮腫の組織学的・細胞学的特徴を有し，良性と同様の組織像を呈するにもかかわらず，転移（多くは肺）をきたしたもの．確定診断は，転移を確認してから行う．

［治　　療］

良性腫瘍であるが，骨を浸潤性に破壊して増殖するため，腫瘍の単純摘出では，必ず骨内に腫瘍細胞を残存させることになる．したがって，摘出後に肉眼的に正常な骨梁が認められても，やがて腫瘍の増殖が始まり，再発することが多い．

治療方針としては，顎骨切除術と開窓療法縮小後切除術の 2 つがある．

顎骨切除術：腫瘍周囲の顎骨健康域を含めて広く切除する方法で，下顎骨であれば辺縁切除術，区域切除術，半側切除術，亜全摘出術があり，上顎骨では部分切除術，亜全摘出術，全摘出術がある．

下顎骨では，区域切除術以上の手術により，術後障害として顎の偏位，顎運動不全，咬合不能を，下歯槽神経切断により知覚麻痺を起こす．しかし，再発は少ない．このような骨切除後の下顎骨再建を自家骨移植単独，金属プレートやチタンメッシュと骨移植の併用により行う．多くの場合，腸骨を使用する．さらに最近では，血管柄付き骨移植や骨付き皮弁を用いた再建を行う．この場合，血管柄付き腸骨，腓骨や肩甲骨なども用いられるが，あくまでも良性腫瘍の治療である．障害と再建

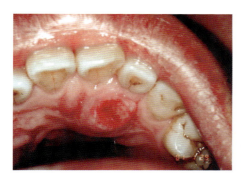

図 6-6 周辺型エナメル上皮腫

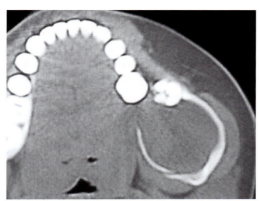 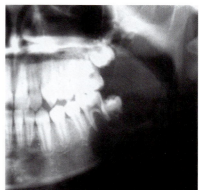

a：CT 像　　　　　　　　　　　　　　b：エックス線像

図 6-7 単嚢胞型エナメル上皮腫

のリスクとのバランスに考慮する必要がある．

　神経欠損に対しては，大耳介神経または腓腹神経の移植術による下歯槽神経再建が行われるが，まだ多くの未解決の点がある．さらに，下顎骨再建部位の咬合回復はデンタルインプラントによって行われるが，きわめて困難な場合も多い．

　下顎切除後は骨移植を行う場合が多いのに対して，上顎では顎義歯により機能再建を行うことが多い．血管柄付き腸骨，腓骨や肩甲骨なども再建に用いられるが，下顎骨と同様に，障害と再建のリスクとのバランスに考慮する必要がある．

　開窓療法縮小後切除：最近では，機能温存療法を採用することが多い．大きな嚢胞性の症例では，開窓術にて腫瘍を縮小させたのちに切除する．また，若年者では，顎骨を保存する目的で，腫瘍摘出後に周囲骨を健康部分と思われるところまで骨バーで削除する．反復療法または凍結外科を行う場合もある．

2 石灰化上皮性歯原性腫瘍（歯原性石灰化上皮腫, Pindborg 腫瘍）
calcifying epithelial odontogenic tumor（Pindborg tumor）

埋伏歯の退縮したエナメル器から発生する．

好発部位：下顎臼歯部（2/3 が下顎に発生，大臼歯部は小臼歯部の 3 倍）．

好発年齢：20〜60 歳代，わずかに女性に多い．

［症　　状］

発育緩慢な骨内性の無痛性腫瘤である．約半数で未萌出歯や埋伏歯に関連するため，歯数は不足していることが多い．腫瘍塊中に石灰化物を有し，多くは埋伏歯に隣接している．局所浸潤性である．

好酸性物質の産生・分泌により，徐々に石灰化する特徴をもつ良性腫瘍である．

［診　　断］

エックス線所見：単房性または多房性のエックス線透過像中にさまざまな大きさのエックス線不透過像があり，多くは埋伏歯の歯冠に近接して存在する（図 6-8-a, b）．

病理組織所見：扁平または多角形の上皮性細胞からなり，核は大小不同（**多形像**）で，核分裂を認めない．腫瘍細胞間には細胞間橋が目立つ．均質好酸性び漫性物質の貯留（アミロイド様物質）や石灰化所見がある（図 6-8-c）．**アミロイド様物質**の沈着は Congo-Red 染色に陽性で，これが石灰化する．

しばしば，同心円状（**Leisegang 環**）を呈し，癒合しあう．

臨床診断では，歯牙腫，含歯性嚢胞とされやすい．病理組織学的には扁平上皮癌との鑑別が必要である．

［治　　療］

エナメル上皮腫に準じた外科的切除を行う．

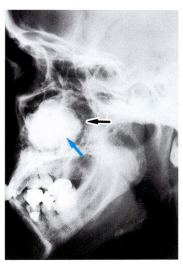

a：エックス線像
　上顎洞にクルミ大の均一なエックス線不透過像（←）
　周囲に比較的境界明瞭なエックス線透過像と不透過像
　の混在した雲海状像（←）

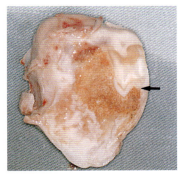

b：摘出物
　埋伏歯（←）がみられる．

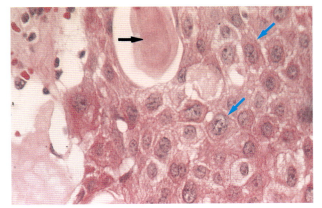

c：病理組織像
　（Hematoxylin-eosin 染色）
　腫瘍細胞は密に配列し，細
　胞間橋（←），石灰化物（←）
　が認められる．

図 6-8
石灰化上皮性歯原性腫瘍

（岡野博郎，松本晃一：小歯科カラー
アトラス口腔外科学（下），高橋庄二
郎 ほか編，学建書院，1988 より）

3 腺腫様歯原性腫瘍　adenomatoid odontogenic tumor

歯胚のエナメル器の中間層細胞を主とした過形成または過誤腫である（図6-9）.

好発部位：上顎前歯犬歯部（上顎は下顎の2倍），下顎前歯・小臼歯部に多い.

好発年齢：10〜20歳代，女性に多い.

［症　　状］

無痛性腫脹で埋伏歯を伴うことが多い. 腫瘍は，部分的に嚢胞性で，充実性病変が大きな嚢胞の壁に塊としてのみ存在することもある. 平均2cmで，巨大化しない.

［診　　断］

エックス線所見：含歯性嚢胞様の所見で，境界明瞭な単房性のエックス線透過像と，内部に不規則な（砂粒状）石灰化所見を認める. 含歯性嚢胞では病変の辺縁がエナメル–セメント境に付着しているが，本腫瘍では，その付着がエナメル–セメント境を根尖側に越え，歯根の半分以上を含む場合がしばしばみられる.

病理組織所見：上皮は紡錘細胞が渦巻状の塊状物，ならびにシート状や叢状索のかたちで存在する. 円柱形細胞の**花冠状配列**は腺管状所見を呈する. この腺管状所見は，基底膜で裏装された間質嚢胞（偽腺腔）である. しばしば，円柱形細胞層の間にPAS陽性の好酸性物質が存在する. 結合組織は好酸性硝子様物質を有しており，硝子様物質には細管状パターンがみられる. エナメル基質，アミロイド様物質，石灰化がみられる場合もある.

鑑別診断：含歯性嚢胞との鑑別が重要である. エックス線所見および手術時所見により，含歯性嚢胞に類似しているが，石灰化物が存在することが有用な診断的特徴である.

［治　　療］

摘出後，周囲の健全な骨を削除する.

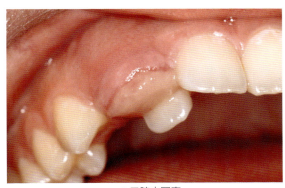
a：口腔内写真

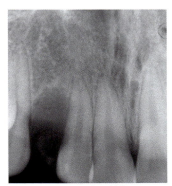
b：エックス線像

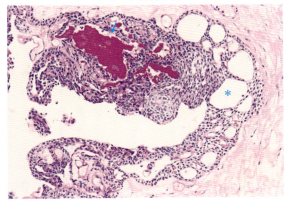
c：免疫組織像（PAS染色）
上皮細胞巣に石灰化物（←）がみられる．
＊腺管様構造

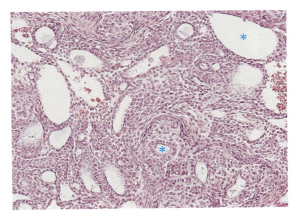
d：病理組織像
（Hematoxylin-eosin染色）
歯原性上皮細胞からなる管状構造を示す．
＊腺管様構造

図6-9
辺縁性腺腫様歯原性腫瘍

4　象牙質形成性幻影細胞腫　dentinogenic ghost cell tumour

　従来の石灰化歯原性囊胞は，2005 年 WHO 分類により，囊胞状の形態を示す石灰化囊胞性歯原性腫瘍と，充実性に増殖する象牙質形成性幻影細胞腫の 2 型に細分類された．しかし，囊胞を形成する石灰化囊胞性歯原性腫瘍は，摘出搔爬術で予後良好であるが，充実性増殖を示す象牙質形成性幻影細胞腫は，顎骨の離断が必要となることがある．このことから，2017 年 WHO 分類では，石灰化囊胞性歯原性腫瘍は石灰化歯原性囊胞として歯原性囊胞に再分類され，象牙質形成性幻影細胞腫はそのままの名称で歯原性腫瘍に残された．

　好発部位：上顎前歯部または小臼歯．

　好発年齢：40〜60 歳代で，男女比は 2：1 で，男性に多い．上下顎とも臼歯部に多い．

　［症　　状］

　歯の欠損部の顎骨に膨隆をきたす．大きくなると皮質骨（特に下顎下縁）の菲薄化を呈する．また，痛みを伴う症例も少なくない．

　肉眼的に，充実性で石灰化物を含む歯原性良性腫瘍である（図 6-10）が，小囊胞を形成する例もある．エナメル上皮腫と同様に周囲組織への局所侵襲性を特徴とする．歯牙腫を随伴する例が約 20％から半数を占める．

　［診　　断］

　エックス線所見：さまざまな程度のエックス線不透過物を有する境界明瞭なエックス線透過像に，埋伏歯または歯牙腫を伴うことが多い．また，歯根吸収を認めることがある．

　病理組織所見：主な上皮成分はエナメル上皮腫に類似し，円柱細胞からなる基底層と，エナメル髄に似た所見を示す．**幻影細胞** ghost cell（好酸性の角化変性をきたした石灰化を伴う大型細胞）を特徴とする．間質における硝子化とは異なる類（異形）象牙質を上皮成分に接して認めるのも特徴である．

　［治　　療］

　顎骨切除術．

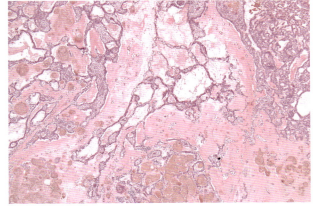

a：低倍率

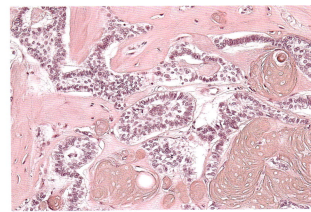

b：高倍率

図 6-10
象牙質形成性幻影細胞腫

5　歯牙腫（複雑型，集合型）
odontoma（complex type, compound type）

　歯の硬組織の増殖を主体とする腫瘍である．歯原性腫瘍のなかで，エナメル上皮腫とともに最も高頻度に発生する，成熟歯牙硬組織の形成異常による**過誤腫**である．

　埋伏歯の歯冠部に発生することが多いため，歯槽骨内にみられる．巨大なものはまれである．歯の象牙質およびエナメル質が無痛性に増大あるいは数を増すもので，その形状により複雑型と集合型に分けられ，頻度は1：3である．大部分の症例は，永久歯の萌出障害によりエックス線検査にて発見される．

　複雑型：歯の硬組織および歯髄が正常な歯の形態をとらずに，異常配列あるいは増大したものである．

　集合型：歯の3硬組織と歯髄が，不定形ではあるが，比較的歯に近い配列をした大小さまざまな歯牙様塊が多数集合したものである．

　埋伏歯の発現率は70〜80％と高率である．

　好発部位：複雑型は下顎臼歯部，集合型は上顎前歯部．

　好発年齢：10〜20歳代．

［症　　状］

　大きくなると歯列不正を生じ，無痛性腫脹が歯肉や顎骨に生じる．まれに下顎神経を圧迫し，仮性三叉神経痛を発症する．

［診　　断］

　エックス線所見：歯の萌出遅延または埋伏歯がみられ，エックス線不透過像を認める．

　複雑型：帯状のエックス線透過像に囲まれた，不規則な塊状のエックス線不透過像を認める（図6-11）．

　集合型：不規則な歯牙様エックス線不透過像の塊を認める（図6-12）．

　病理組織所見：周囲被膜部や軟組織内には，歯原性上皮の存在により硬組織が誘導されて未石灰化象牙質がみられる．また，幻影細胞の出現をみることがある．

　鑑別診断：複雑型は，骨腫や骨性異形成症との鑑別が必要である．集合型の診断は容易である．

［治　　療］

　摘出術．

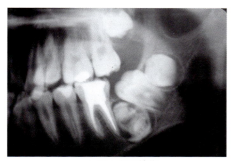

a：エックス線像

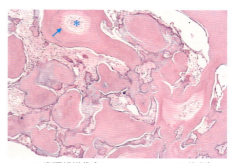

b：病理組織像（Hematoxylin-eosin 染色）
＊歯髄様構造　→象牙質様構造

図 6-11　複雑型歯牙腫

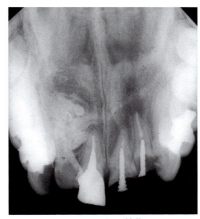

a：エックス線像

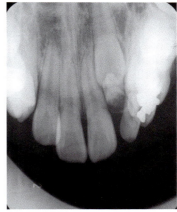

b：エックス線像

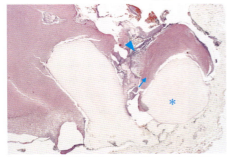

c：病理組織像（Hematoxylin-eosin 染色）
＊歯髄様構造　→象牙質様構造
▶エナメル質基質

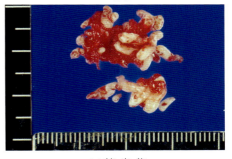

d：摘 出 物

図 6-12　集合型歯牙腫

付　エナメル上皮線維歯牙腫　ameloblastic fibro-odontoma

　2017 年 WHO 分類では，エナメル上皮線維象牙質腫とエナメル上皮線維歯牙腫については，歯牙腫の発育段階として過誤腫としての取り扱いについての提言がなされる一方で，これらの疾患の位置づけについては，さらなる症例の蓄積が必要とされた．このことから，本書では，エナメル上皮線維歯牙腫については，従前の名称のまま記載する．

　エナメル上皮線維腫の組織像の一部に歯牙腫の構造がみられる腫瘍である．比較的まれなもので，摘出により良好な予後を得る（図 6-13）．

　平均年齢がエナメル上皮線維腫やエナメル上皮腫よりも低い．このことから，この 2 つの腫瘍から進展するという考え方は否定される．

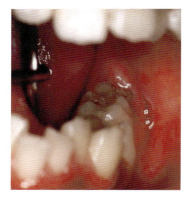

a：口腔内写真

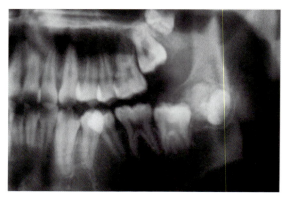

b：エックス線像

図 6-13　エナメル上皮線維歯牙腫

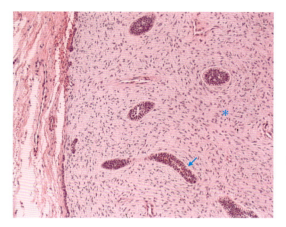

c：病理組織像
（Hematoxylin-eosin 染色）
→歯堤を思わせる歯原性上皮塊の増殖
＊線維腫様構造

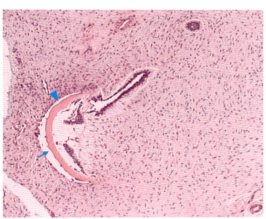

d：病理組織像
（Hematoxylin-eosin 染色）
▶象牙質
→脱灰されたエナメル質

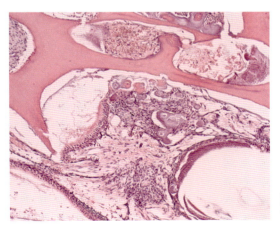

e：病理組織像
（Hematoxylin-eosin 染色）
各種の歯の構造成分を含み，歯牙腫様の構造を示す．

図 6-13
つづき

6 歯原性線維腫 odontogenic fibroma

さまざまな量で，あきらかに非活動性の歯原性上皮を含む線維芽細胞性腫瘍で，歯乳頭，歯小嚢，または歯根膜由来である（図 6-14）．

好発部位：下顎大臼歯部．

好発年齢：比較的若年の女性に多い．

［症　　状］

発育は緩慢で，顎骨を無痛性に膨隆させる．埋伏歯や歯の欠損を伴うことがある．

［診　　断］

エックス線所見：**境界明瞭**な単房性または多房性**エックス線透過像**．

病理組織所見：被膜を有しない線維芽細胞の増殖で，組織内に歯原性上皮や硬組織形成を伴うことがあるが，いずれも腫瘍の基本的構成要素ではない．

第 1 の型：歯小嚢に類似している．

第 2 の型：島状や索状の歯原性上皮を含む，さらに細胞の豊富な線維性組織で構成されている．境界は明瞭もしくは被膜に覆われ，異形成のセメント質や骨に類似した硬組織を含んでいることがある．

鑑別診断：歯原性のものは，埋伏歯，腫瘍中の歯原性上皮や小石灰化物の存在が鑑別点となる．化骨性線維腫などの線維−骨病変との鑑別も必要である．

［治　　療］

摘出術．必要に応じて周囲健常骨を削除．

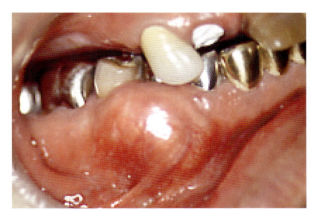

a：口腔内写真

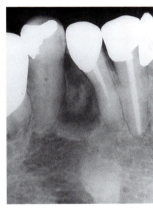

b：エックス線像

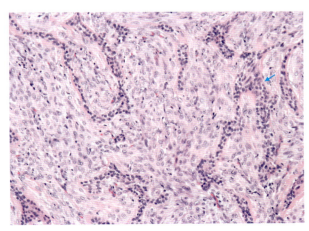

c：病理組織像
（Hematoxylin-eosin 染色）
細胞成分に富む線維組織の増殖
→歯堤を思わせる上皮成分

図 6-14
歯原性線維腫

7　歯原性粘液腫/歯原性粘液線維腫　odontogenic myxoma/myxofibroma

豊富な粘液様間質内の円形および角状の細胞からなる局所浸潤性の良性腫瘍．現在は歯原性であると考えられている．

好発部位：下顎大臼歯部，上顎前歯・大臼歯部．
好発年齢：10〜40歳代，特に10〜20歳代で約半数を占める．やや女性に多い．

[症　　状]

無痛性に緩慢に発育し，骨の膨隆に伴い歯の位置異常や咬合不全が認められる．歯が欠如していることもあり，歯原性であるという根拠の1つになっている．発育が非常に早いことがある．局所浸潤性で，きわめてやわらかいゼリー様腫瘍である．

[診　　断]

エックス線所見：境界明瞭な**石ケン泡状**または**テニスラケット状**の**エックス線透過像**で，直線的または微細な樹枝状の骨中隔(骨梁)の残存がみられる(図6-15)．または骨外に向かって放射状に突出する旭日像を認めるさまざまな大きさの多房性のエックス線透過像を呈する．

病理組織所見：紡錘形あるいは星芒状の腫瘍細胞と粘液腫様ムコイド間質からなる．歯原性上皮や硬組織形成を伴うことがあるが，いずれも腫瘍の基本的構成要素ではない．線維成分の多いものは粘液線維腫とよばれる．

[治　　療]

掻爬術や摘出術を行った場合は，完全切除は困難で，再発率が高い．健康部分を含めて顎骨切除術(下顎では辺縁切除術，区域切除術など，上顎では部分切除術など)が適応となる．

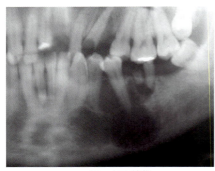
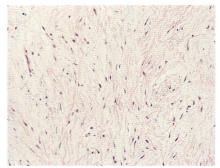

a：エックス線像　　　　　　　　b：病理組織像(Hematoxylin-eosin染色)

図 6-15　歯原性粘液腫
豊富な粘液様基質の中に紡錘形の腫瘍細胞を散在性に認める．

8 セメント芽細胞腫（良性セメント芽細胞腫，真性セメント質腫）
cementoblastoma（benign cementoblastoma, true cementoblastoma）

1992年WHO分類以前には，セメント質腫は4亜型，すなわち，良性セメント芽細胞腫，セメント質形成線維腫，巨大型セメント質腫，根尖性セメント質腫（根尖性セメント質異形成症）に分類されていた．しかし，1992年分類では，良性セメント芽細胞腫のみがセメント質腫として残され，他のものはセメント質骨形成線維腫，開花性セメント質異形成症，根尖性セメント質異形成症とされた．2005年分類では，良性セメント芽細胞腫からセメント芽細胞腫に名称を変更した．

好発部位：下顎大臼歯部．
好発年齢：10～20歳代，女性に多い（男女比1：3.5）．

[症　状]

セメント質から増殖し歯根とは連続性を保つが，周囲の骨とは薄い軟組織で分離されている．無痛性に緩慢に増大し類球形で直径3～4 cm，顎骨を膨隆させるものもある．関連した歯根は吸収されて短くなり，腫瘍の硬組織は歯根に癒着している．

[診　断]

エックス線所見：境界明瞭で，中心部のエックス線不透過像は辺縁の非石灰化組織と均一の幅の透過帯によって囲まれている（**taget appearance**）．歯根に癒着し，エックス線像ではセメント質との境界を認めない（図6-16-a）．

病理組織所見：セメント質様組織の増殖と，多くの改造線がみられる．塊状物の辺縁部や病変周囲のより活発な増殖部では，石灰化していないシート状のセメント質様構造や類セメント質様構造（図6-16-b）が，軟組織では破セメント細胞がみられる．

鑑別診断：非定型的な骨肉腫に類似し，軟骨腫や骨芽細胞腫などとの鑑別が困難な場合がある．

[治　療]

摘出術．

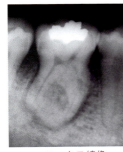
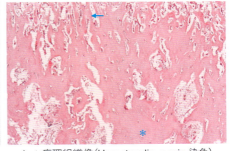

a：エックス線像　　b：病理組織像（Hematoxylin-eosin染色）
→石灰化が未成熟なシート状セメント質様構造
＊セメント質様構造

図6-16 セメント芽細胞腫

9　セメント質骨形成線維腫　cemento-ossifying fibroma

　骨形成線維腫は，1992 年 WHO 分類以前には，セメント質を形成する線維腫をセメント質形成線維腫とよび，セメント質腫の一種として歯原性腫瘍に分類し，骨を形成する線維腫を化骨性線維腫として骨腫瘍に分類していた．1992 年 WHO 分類では，セメント質を線維骨の一種とみなし，セメント質形成線維腫と化骨性線維腫を一括してセメント質骨形成線維腫として骨原性腫瘍に分類した．

　さらに，2005 年 WHO 分類では，骨原性腫瘍の分類の中にセメント質骨形成線維腫の名称があることは，歯原性腫瘍との整合性からも問題があると判断され，セメント質を形成するものを含んだままで，化骨性線維腫に再度名称を変更した．

　しかし，2017 年の改定では，歯周靭帯に骨形成能があることから，歯の植立領域の骨形成線維腫は歯原性腫瘍とみなし，セメント質骨形成線維腫として歯原性腫瘍の第 3 群に再び分類された．

好発部位：下顎臼歯部．

好発年齢：成人女性（30〜40 歳代）．

［症　　状］

　顎骨中心性に発生し，発育緩慢，無痛性の顎骨膨隆による顔面変形や皮質骨の菲薄化が認められる（図 6-17）．まれに，辺縁性に発生し，エプーリス状を呈することもある．

［診　　断］

　エックス線所見：境界明瞭なエックス線透過像を示し，内部には硬組織形成の量に応じたエックス線不透過像の混在を認める．

　病理組織所見：組織学的にも境界は明瞭であり，線維芽細胞に富んだ結合組織の中に，細胞の封入を欠いた好塩基性のセメント粒様硬組織や梁状の類骨，無層骨あるいは層板骨がさまざまな割合で形成されている．

　鑑別診断：線維性（骨）異形成症との鑑別が重要である．鑑別の要点としては，膨脹性の発育を認め，本腫瘍と周囲の正常骨の間に明瞭な境界を確認できることがあげられる．線維性（骨）異形成症の他，根尖性セメント質異形成症，良性骨芽細胞腫，セメント芽細胞腫，類骨骨腫などとの鑑別が必要である．

［治　　療］

　顎骨保存療法に努める．再発はほとんどない．

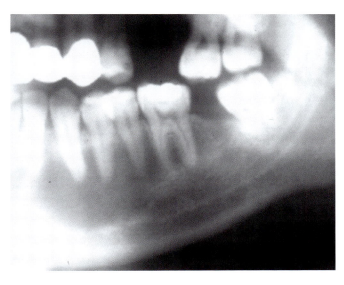

a：エックス線像

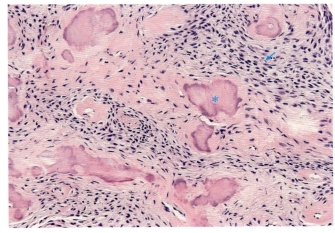

b：病理組織像
　（Hematoxylin-eosin
　　染色）
　＊セメント粒様硬組織
　→線維芽細胞に富む線
　　維組織の増殖

図 6-17
セメント質骨形成線維腫

2 非歯原性良性腫瘍

1 上皮性腫瘍 epithelial tumor

(1) 乳頭腫(扁平上皮乳頭腫) papilloma(squamous papilloma)

口腔に発生する良性腫瘍のなかでは比較的頻度が高い.

ヒトパピローマウイルス(HPV)感染との関連が指摘される一方で,慢性刺激により発症し,真の腫瘍ではない場合(反応性過形成)もある.

好発部位:歯肉,舌,頬粘膜,口蓋.

好発年齢:成人.

[症　　状]

有茎性あるいは広基性に発育し,乳頭状,疣贅状,カリフラワー状などさまざまな外観を呈する(図 6-18-a).口腔粘膜に広範に多発性に生じたもので,真の腫瘍ではない過形成と考えられるものを**乳頭腫症** papillomatosis とよぶ.

[診　　断]

病理組織所見:重層扁平上皮表面から乳頭状に突出した上皮細胞の腫瘍性増殖が認められ,増殖した上皮組織の中に結合組織の芯がある(**central core**,図 6-18-b).上皮には過角化症や棘細胞層肥厚を伴うことが多い.

鑑別診断:乳頭状増殖の規則性や結合組織の炎症性細胞浸潤の有無が,反応性病変か否かの診断基準になる.**口腔開花性乳頭腫症**と**疣贅状癌**との鑑別が必要である.義歯床による口蓋乳頭腫症に注意する.

[治　　療] 切除術.

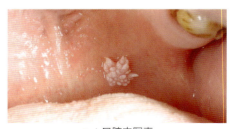
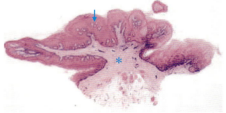

a:口腔内写真　　　　　　b:病理組織像(Hematoxylin-eosin 染色)
　　　　　　　　　　　　　＊central core
　　　　　　　　　　　　　→乳頭状の扁平上皮の増殖

図 6-18　乳 頭 腫

2 非上皮性腫瘍 non-epithelial tumor

a 軟組織腫瘍
(1) 線維腫 fibroma

口腔では発生頻度の高い結合組織性の良性腫瘍である．線維性結合組織に由来する腫瘍であるが，口腔内では過形成が多く(**刺激性線維腫**)，真の腫瘍はまれである．顎骨内から発生する顎骨中心性線維腫は歯原性と考えられている．

好発部位：舌，口唇，頬粘膜，歯肉．
好発年齢：30～50歳．

[症　　状]

表面粘膜は正常かつ平滑で，ポリープ状であり(図6-19)，自発痛，圧痛はみられない．**軟性線維腫**(粘膜から発生)から**硬性線維腫**(皮膚から発生)までさまざまな硬さである．最近では，**線維性過形成**とよばれることが多い．線維組織の増殖に被覆粘膜上皮の過形成を伴ってポリープ状を呈する場合は，**線維性ポリープ**とよぶ．真の被膜はない．誤咬，咬癖，あるいは歯冠修復物や義歯床縁の慢性機械的刺激によるものは刺激性線維腫とよび，特に，義歯床縁の刺激によるものを**義歯性線維腫**とよぶ．

[診　　断]

病理組織所見：密に増殖する膠原線維束が，多数の毛細血管や炎症性細胞を伴いながら不規則に交錯しあい，周囲との境界は不明瞭である．

[治　　療]

原因の除去および切除術．

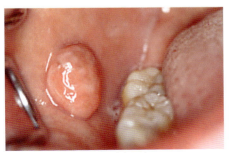
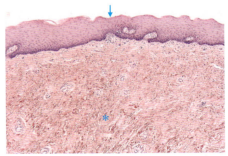

a：口腔内写真

b：病理組織像(Hematoxylin-eosin染色)
　→上皮は偽上皮過形成の状態
　＊走行がやや不規則な線維組織の密な増殖

図6-19　線維性過形成

(2) 脂 肪 腫　lipoma

脂肪組織由来の良性腫瘍である(図6-20〜22).

好発部位：頰部，頰粘膜，口底，口唇.
好発年齢：中年以後(50〜60歳代).

[症　　状]

緩慢に発育する無痛性腫瘤である．粘膜下組織に発生し，被覆粘膜は正常で，弾性軟，時には波動様感(**偽波動**)を触れる．きわめてまれに顎骨中心性もある．

特徴として，腫瘍が表面粘膜に近いときは黄色くみえる．

[診　　断]

エックス線所見：中心性では，境界明瞭な単房性エックス線透過像.

画像所見：MRI，特に T1 強調 MR 像が有用である．

病理組織所見：成熟した脂肪組織の増殖からなり，それを各小葉に分ける線維性被膜と，連続した結合組織がみられる．基質および腫瘍細胞の性状により，単純性脂肪腫，線維脂肪腫，粘液脂肪腫，血管脂肪腫，血管筋脂肪腫，骨・軟骨脂肪腫などに分類される．

鑑別診断：**外傷性偽脂肪腫**(外傷性頰脂肪体ヘルニア)との鑑別が必要であるが，既往歴より明らかである．

[治　　療]

全摘出術．

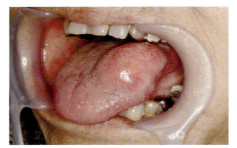
a：口腔内写真

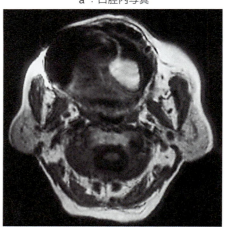
b：MR像；T1強調

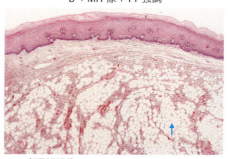
c：病理組織像
　(Hematoxylin-eosin 染色)
　→周囲と比較的明瞭に境界された脂肪組織の増殖

図 6-20　舌脂肪腫

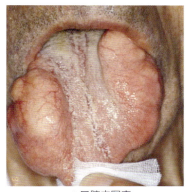

a：口腔内写真　　　　　　　　　　b：MR像；T1強調

図6-21　両側舌縁脂肪腫

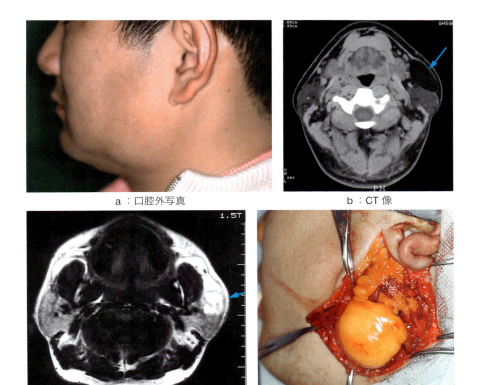

a：口腔外写真　　　　　　　　　　b：CT像

c：MR像；T1強調　　　　　　　　d：摘出術

図6-22　頰部脂肪腫

（3）血管腫・血管奇形　hemangioma・vascular malformations

　血管原性腫瘍・血管奇形の診断と治療については，乳児血管腫と脈管奇形とが異なる病態であることが指摘されて以降，血管原性腫瘍と血管奇形についてさまざまな議論がなされてきており，現在では，国際血管腫血管奇形学会(the International Society for the Study of Vascular Anomalies：ISSVA)の病型分類(いわゆる ISSVA 分類)に準拠することが有用とされている．日本でも「血管腫・血管奇形・リンパ管奇形診療ガイドライン 2017」(第 2 版：厚生労働科学研究費補助金難治性疾患等政策研究事業)が提示されている．

　また，小児の血管原性腫瘍(乳児血管腫，先天性血管腫)は幼児期から徐々に自然退縮することが少なくない．これら乳幼児期から小児期にみられる血管腫と，成人後にも症状が継続する血管奇形とは病態が異なると区別して理解すべきであり，ガイドラインでは，「動静脈奇形」，「静脈奇形」，「毛細血管奇形」，そして「乳児血管腫」について，それぞれの診療アルゴリズムが明記されている．

ⅰ　軟組織の血管腫・血管奇形

好発部位：舌，口唇，頬部．

好発年齢：若年者に多く，出生時に存在することも多い．

［症　　状］

　表在性のものは暗赤色を呈するが，皮膚に生じ，腫瘍表面の高まりのないものは**血管性母斑**とよばれる．口腔内のどこにでも発生する．出生時から存在するものが多いが，幼児期に退縮してしまうものもある．一方，顎骨中心性(骨血管腫)はまれであるが，生検時の出血などにより致死的となる場合がある．顎骨中心性血管腫では骨の膨隆があり，大きくなると顔面の変形が現れる．

　表在性の症例では，圧迫により退色反応が陽性であることが多い．特に，ガラス板で圧迫して退色反応をみる方法を，ガラス板法とよぶ．

　体位変換により形態が変わる場合は，起立性血管腫とよぶ．動静脈奇形では，コマ音，拍動，心電図異常を示す場合がある．

［診　　断］

エックス線所見：異常に拡張した血管腔内に静脈石が存在する場合がある．顎骨中心性では蜂巣状の境界明瞭なエックス線骨透過像があり，骨梁構造が粗にみられるなど，無数の血管の存在を示唆する像がみられる．広範囲に及ぶものでは CT，MRI の他に，血管造影や RI-angiography などを行う．これらは血管の拡張，走行異常などを示す．深部血管腫では血管造影が必要である．造影剤により腫瘍が濃染(集積)された場合は tumor stain とよぶ．多発性，層状構造を示す静脈石は，海綿状血

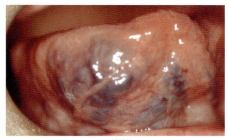
a：症例1

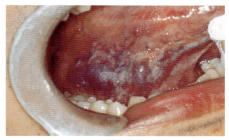
b：症例2

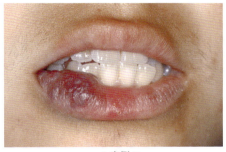
c：症例3

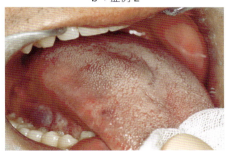
d：症例4

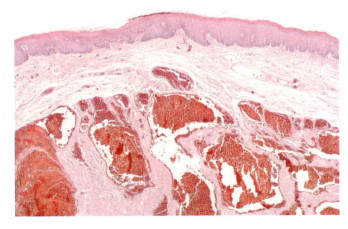

e：病理組織像
（Hematoxylin-eosin染色）
大小不同の血管の増殖と，その内腔に存在する赤血球

図6-23
海綿状血管腫

管腫(図6-23)に生じ，唾石との鑑別が重要である．

病理組織所見

　毛細血管奇形(単純性血管腫)：毛細血管が不規則に増殖したもの．

　海綿状血管腫：血管壁の構造は毛細血管奇形と同様，一層の内皮細胞であるが，その内腔の異常に拡張したものであり，中に石灰化物(静脈石)を認めることがある．

　静脈奇形：血管壁の構造が静脈壁に似て厚く，中膜(平滑筋)を認める．

蔓状血管奇形(蔓状動静脈瘤)：拡張し，蛇行する動脈，静脈，そして，動静脈の吻合(動静脈瘻)がある．これらは深部に存在し，び漫性の膨隆として認められる．膨隆部を指で圧迫すると，脈拍とともに奔流のような血流の抵抗を感じる．

　〈ガイドラインにおける異常を認める部位による分類〉

　① 毛細血管奇形

　② リンパ管奇形

　③ 静脈奇形　→血栓や静脈石の形成

　④ 動静脈奇形　→先天性血管形成異常

　⑤ 動静脈瘻

　若年性血管内皮腫：小児の唾液腺(耳下腺，口蓋腺)に発生し，血管成分に富む．① の幼弱型で，過誤腫，若年性血管腫ともよばれる．

　鑑別診断：静脈石は唾石との鑑別が重要である．

［治　　療］

　切除術，摘出術，梱包療法，硬化療法，塞栓術，マグネシウム針刺入，凍結外科療法，電気凝固など．

口腔に血管腫・血管奇形を生じる症候群

●Osler-Rendu-Weber 症候群　Osler-Rendu-Weber syndrome

（Osler 病，Osler-Rendu-Weber 病）

① 全身諸臓器の多発性先天性の血管腫・血管奇形　→皮膚，肝臓，脾臓，肺，腎臓など．

② 口腔(口唇，口蓋，舌)，鼻腔粘膜の毛細血管拡張症　→歯肉出血，鼻出血．

③ 常染色体優性遺伝．

●Sturge-Weber 症候群　Sturge-Weber syndrome

① 中胚葉性の血管異常と，それによって生じる皮膚と神経の異常．遺伝性疾患．

② 三叉神経の分布領域に一致した(特に第 1 枝)顔面皮膚の血管腫(火焔状母斑，ブドウ酒色様血管腫)．

③ 緑内障．

④ 血管腫対側のてんかん様けいれん．

●Maffucci 症候群　Maffucci syndrome

　多発性の内軟骨腫と，皮下や軟部組織の血管腫・血管奇形を合併した疾患．血管腫・血管奇形には静脈石を伴うことがある．まれに，内軟骨腫が悪性変化を生じて続発性軟骨肉腫となることがある．

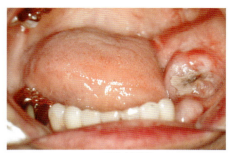

a：口腔内写真

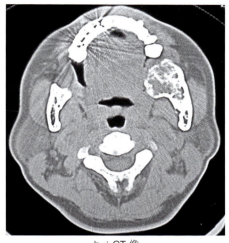

b：CT像

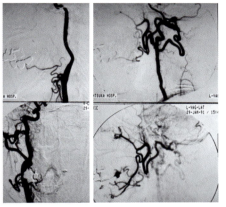

c：血管造影像
　椎骨動脈後頭動脈吻合より
　顎動脈への逆流（右図上，下）

図6-24
顎骨中心性血管腫

ii　顎骨中心性血管腫（骨血管腫，図6-24）　central hemangioma

［症　　状］
① 肉眼的には診断が困難な場合が多い．
② 抜歯，外傷後の異常出血やエックス線検査により偶然発見される．
③ 歯の動揺や偏位．
④ 歯頸部からの出血．
　→歯周疾患と誤診される場合があるので注意が必要となる．
⑤ 腫瘍相当部の抜歯により大出血をきたすことがある．
　→場合によっては致死的になる．

［診　　断］
エックス線所見：境界不明瞭なエックス線透過像．
血管造影により腫瘍の大きさを確認する．血管の蛇行やコイル状の拡大を認める．

［治　　療］
塞栓術や顎骨の切除術が，単独または併用される．

（4）リンパ管腫　lymphangioma

リンパ管の増殖による新生物で，多くは過誤腫である．血管腫に類似するが，血管腫より発生頻度は低い．皮膚，粘膜のどの部位にも発生するが，口腔は最も好発しやすい部位の1つである（図6-25）．

大舌症や大唇症の原因となる．

好発部位：頸部，顎下部に多く，舌（片側性），頬粘膜，口唇，口底．

好発年齢：出生時～乳幼児．

［症　　状］

表在性の場合には，肉眼的に半透明の小顆粒状の隆起があり，敷き石状所見を呈する．境界不明瞭なため再発も少なくない．

［診　　断］

エックス線所見：深在性の場合は，血管腫との鑑別が重要であり，MRI，CT，エコーなどによる検査が必要である．

病理組織所見：粘膜直下に拡張したリンパ管の増殖をみる．**毛細（管）リンパ管腫**，海綿状リンパ管腫，**囊胞性リンパ管腫**，**全身性リンパ管腫症**に分類される．ほとんどが**海綿状リンパ管腫**である．時には管腔内に血液が充満し，血管リンパ管腫の像を示すこともある．

鑑別診断：血管腫との鑑別が重要である．

［治　　療］

一般的に，切除または摘出術が行われる．その他の治療法として冷凍外科，レーザー療法．

囊胞性リンパ管腫　cystic lymphangioma（図6-26）

周囲が脂肪組織であれば囊胞性リンパ管腫に，筋組織であれば海綿状リンパ管腫になる．頸部が好発部位である．完全摘出術が最も望ましいが，術後障害が大きい場合には硬化療法を行う．術後の機能障害を軽減させる目的で，当初より腫瘍に硬化剤を注入する方法と，重要部分を残存させて大部分の切除をはかったのちに，残存部に硬化剤を注入する方法とがある．硬化剤（ブレオマイシン，OK-432（ピシバニール®），高張ブドウ糖液など）の局所注射が有効である．

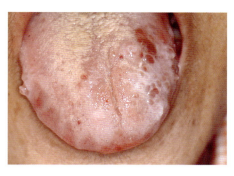

a：口腔内写真

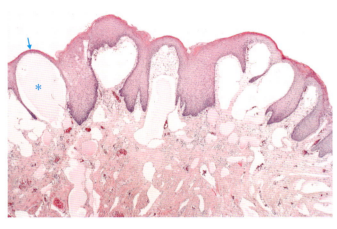

b：病理組織像
（Hematoxylin-eosin
染色）
→菲薄化した上皮
＊一部に赤血球を含む
リンパ液の貯留

図 6-25
リンパ管腫

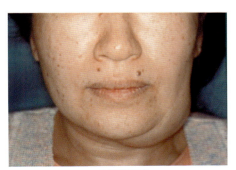

a：顔貌写真

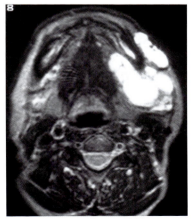

b：MR 像；T2 強調

図 6-26　囊胞性リンパ管腫

b 骨腫瘍　tumor of bone

→p.260 外骨症参照.

(1) 骨　腫　osteoma

成熟した緻密骨あるいは海綿骨よりなる.

真性腫瘍よりは非腫瘍性の骨増生が多いと考えられている.

好発部位：下顎角部, 硬口蓋, オトガイ部, 上顎洞.

好発年齢：成人男性.

［症　状］

単発性が多いが, 多発することもまれにある. **Gardner 症候群**(下記)では多発する.

中心性(内骨腫)：顎骨の内部から生じ, び漫性の塊をつくり, エックス線検査により偶然発見される. 増大すると歯列不正, 顔面変形をきたし, 神経痛様の痛みを感じる(図 6-27-a).

辺縁性(外骨腫, 外骨膜性)：境界明瞭な小腫瘤として生じ, 徐々に発育する骨膜から発生して, 顎骨の外側へ発育する(図 6-27-b). 無痛性で骨様硬の腫瘤, 有茎性の場合が多い. 増大すると顔面が変形し, 機能障害が生じる.

［診　断］

エックス線所見：限局性無構造, 周囲と連続した境界明瞭なエックス線不透過の塊状物.

病理組織所見：緻密骨からなる**緻密骨腫**(図 6-27-c)と, 線維脂肪髄を伴う海綿骨からなる**海綿様(状)骨腫**に大別される.

鑑別診断：内骨腫では, 内骨症, 慢性硬化性骨髄炎との鑑別, 外骨腫と外骨症との鑑別, 類骨骨腫, 良性骨芽細胞腫, 歯牙腫(複雑型)との鑑別を要する.

［治　療］

切除術, 大きな場合には顎骨切除術.

Gardner 症候群　Gardner syndrome

家族性に発生することが多く, 性差は認めず, 日本人 14,000 人に 1 人が発症する. 顎骨などに**多発性の骨腫**を認める. 過剰歯, 集合型歯牙腫, または埋伏歯が 30%に認められる. 皮膚の**多発性類表皮囊胞**と**線維腫**も多発することがある. 大腸の**多発性腺腫様ポリープ**は, 50%の患者が 30 歳までに癌腫になり, 未治療の場合, 患者のすべてが癌腫を発病させる. 死亡することも多い.

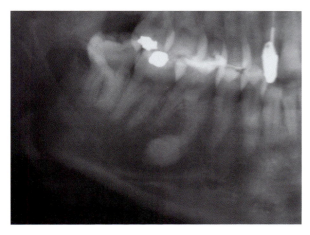

a：中心性骨腫

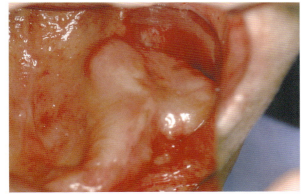

b：辺縁性骨腫（ミラー像）

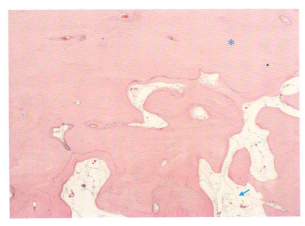

c：緻密骨腫
　病理組織像
　（Hematoxylin-eosin 染色）
　＊細胞成分の少ない層板骨
　　の増殖
　→粗な結合組織

図 6-27
骨　　腫

6章 腫瘍・腫瘍類似疾患

(2) 外骨症(骨隆起), 内骨症　exostosis(bone torus), enostosis

　反応性あるいは発育障害と考えられる骨の限局性過剰発育である. さらに, 歯の機能との関係を重視する機能説, 粘膜の化学的刺激によるとする骨の限局性発育説, さらに, 遺伝説などがある.

　好発部位：口蓋正中部(**口蓋隆起** palatal torus, 図 6-28), 下顎の小臼歯部舌側面(**下顎隆起** mandibular torus, 図 6-29), 歯槽骨頬側面.

　好発年齢：成人女性(18 歳以上の男性の約 40％弱, 女性では約 56％に発生).

　[症　　状]

　表面は正常粘膜で被覆され, 無痛性骨様硬である. 口蓋隆起は長円形または楕円形であり, 表面は平滑で, 時に分葉状である. 肉眼所見により, 塊状, 分葉状, 紡錘状に分類される. 下顎の小臼歯部舌側面では, 両側性に発生する. 歯槽骨頬側面では, 時に多発する.

　[診　　断]

　エックス線所見：限局性無構造, 境界明瞭なエックス線不透過の塊状物.

　病理組織所見：さまざまな割合で線維脂肪髄を伴う成熟層板骨組織.

　[治　　療]

　通常は処置を必要としないが, 増大し, 発音や義歯装着の妨げになる場合は切除する.

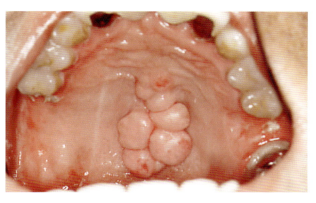

a：口腔内写真

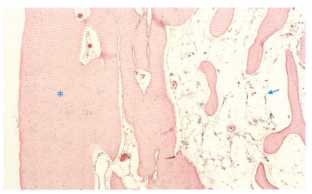

b：病理組織像
　（Hematoxylin-eosin染色）
　＊細胞成分に富む層板骨の
　　増殖
　→粗な結合組織

図 6-28
口蓋隆起

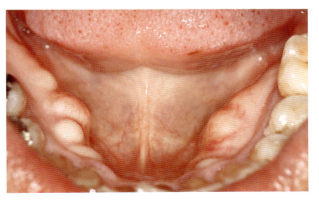

図 6-29
下顎隆起

（3）骨形成線維腫　ossifying fibroma

2017 年 WHO 分類では，骨形成線維腫は，歯原性と非歯原性に分けられた．歯原性のものはセメント質骨形成線維腫として良性間葉性腫瘍に，非歯原性のものは若年性梁状骨形成線維腫と若年性砂粒様骨形成線維腫に分類された．

ⅰ　若年性梁状骨形成線維腫　juvenile trabecular ossifying fibroma

好発部位：上顎．

好発年齢：10 歳前後．

［症　　状］

急速な顎骨の膨隆．

［診　　断］

エックス線所見：境界明瞭なエックス線透過像，病変内には硬組織の形成量に応じたエックス線不透過像の混在を認める．皮質骨の菲薄化や穿孔がみられる場合もある．

病理組織所見：組織学的には被膜を認めない．核分裂像の目立つ細胞成分と膠原線維に富む線維性結合組織内に，未熟骨（骨芽細胞の縁取りが不明瞭）の形成を認める．

［治　　療］

切除術．術後の再発に注意を要する．

ⅱ　若年性砂粒様骨形成線維腫　juvenile psammomatoid ossifying fibroma

好発部位：頭蓋顔面骨（眼窩周囲に前頭骨，篩骨など）．

好発年齢：20〜30 歳前後．

［症　　状］

急速な顎骨の膨隆．

［診　　断］

エックス線所見：境界明瞭なエックス線透過像，病変内には硬組織の形成量に応じたエックス線不透過像の混在を認める．

病理組織所見：組織学的には被膜を認めない．膠原線維は乏しいが，細胞成分に富む線維性結合組織内に，砂粒体様硬組織の形成を認める．

［治　　療］

切除術．術後の再発に注意を要する．

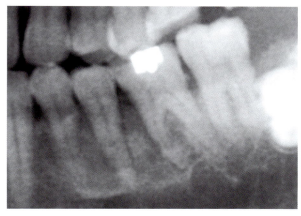

a：エックス線像

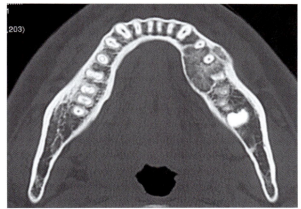

b：CT像

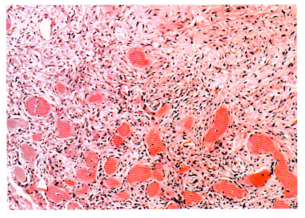

c：病理組織像

図6-30
骨形成線維腫（成人）
（北海道医療大学歯学部 中山英二先生提供）

c 軟骨腫 chondroma

成熟した軟骨組織からなる腫瘍である．むしろ軟骨肉腫のほうが多い．

好発部位：指趾に多く，顎骨はまれであるが，上顎前歯部，下顎関節突起または筋突起に好発する．

好発年齢：年長者に多い．性差はない．

［症　　状］

徐々に増大する顎骨の孤立性・無痛性腫瘤である．**内軟骨腫**（骨髄腔に発生）と，**外軟骨腫**（皮質骨に発生）がある．外軟骨腫はまれであり，通常は内軟骨腫をさす．最初は無症状に経過する．

下顎関節突起発生例では顎の運動障害や咬合異常が生じる．多発性では幼児期より手指の変形や腫瘤形成を伴う．**Ollier 病**や **Maffucci 症候群**（p.254 参照）では多発性に生じる．

局所浸潤性であるが，予後は良好である．部分的に悪性像を示す症例もあり，長期的な経過観察が必要である．

Ollier 病：多発例中，主に半側の発育障害を伴うもので，悪性化の頻度は高い．

Maffucci 症候群：多発例中，全身性に血管腫を伴うもの．

［診　　断］

エックス線所見：エックス線透過像中に，石灰化の程度に応じたさまざまなエックス線不透過像を呈する．斑紋状の場合もある．

病理組織所見：分葉状を呈する成熟した硝子様軟骨組織の増殖からなる．小窩内には小型，単核の軟骨細胞が封入され，基質にはしばしば石灰化を伴う．

鑑別診断：分化型軟骨肉腫との鑑別がしばしば困難である．再発した場合は分化型軟骨肉腫の可能性を再検討すべきである．

［治　　療］

健常組織を含んだ切除術．

顎関節滑膜性骨軟骨腫症（図 6-31）
synovial chondromatosis of the temporomandibular joint

滑膜から異所性に軟骨が発生し遊離するまれな腫瘍類似疾患である．滑膜の単独活性化の結果として直接化生が生じる原発性と，炎症や外傷による滑膜への持続的刺激で滑膜の化生が生じる二次性とに分けられる．　→p.372 参照．

好発年齢：40〜60 歳代，女性．

[**症　　状**]

顎運動時痛，関節雑音，顎運動障害，開口時の下顎の罹患側偏位，腫脹．

[**診　　断**]

画像所見：石灰化物の存在が重要な所見であり，CT や二重造影エックス線検査で確認できる．

関節鏡視下所見：遊離体は白色〜乳白色で，表面平滑または分葉状，1〜10 mm の真珠様物．

病理組織所見：原発性では不規則な細胞巣の中に軟骨細胞の集落が存在し，二次性では軟骨性組織の連続した帯状の明確な層がある．原発性は活動的に増殖するため周囲組織に波及する傾向を示し，二次性は周囲への侵襲はない．

鑑別診断：顎関節内障，関節ネズミ，ガングリオンとの鑑別を要する．

顎関節滑膜性骨軟骨腫症はまれであり，症状が類似しているため顎関節内障と診断されることがある．

[**治　　療**]

予　　後：良好であるが，活動性病変の滑膜が残存すれば再発する．

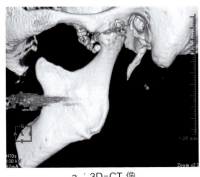 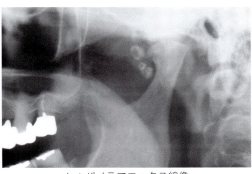

a：3D-CT 像　　　　　　　　　　b：パノラマエックス線像

図 6-31　顎関節滑膜性骨軟骨腫症

d 神経組織腫瘍

(1) 神経鞘腫　neurilemoma, Schwannoma

末梢神経系の軸索を取り巻く神経鞘(Schwann 鞘)の **Schwann 細胞**に由来する腫瘍である(図 6-32).

好発部位：舌，口蓋，口底，頬などの頭頸部.

好発年齢：成人.

［症　　状］

粘膜下に限局した境界明瞭な腫瘤として触れ，他の組織と癒着せず可動性である．徐々に増大し，無痛性であるが，顎骨中心性に発生したものでは下顎骨を膨隆させるとともに，疼痛や知覚麻痺を起こすことがある．頸部では，切除後に神経脱落症状を呈することが多い．頸部交感神経由来の場合には，術後に Horner 症候群が生じる.

［診　　断］

エックス線所見：顎骨中心性では，境界明瞭な単房性または多房性のエックス線透過像を示し，時には下顎管の**ロート状拡大**を呈する.

病理組織所見：腫瘍細胞の配列に特徴がみられ，それによって **Antoni A 型**と **Antoni B 型**に分けられる.

Antoni A 型：腫瘍細胞が束になって走り，その細胞核は卵円形かやや細長く，横一列に密に接して並び，いわゆる**観兵式様配列，柵状配列**をしている．この柵状配列の細胞核によって取り囲まれた線維束の部分を Verocay 小体とよんでいる.

Antoni B 型：腫瘍細胞が網状にまばらで，したがって，その核の分布も A 型と異なり，特異な像を呈しない.

通常，Antoni A 型(観兵式様配列，柵状配列)と Antoni B 型が混在している.

［治　　療］

一般に摘出術が行われるが，顎骨中心性のものでは，腫瘍の大きさおよび骨の吸収程度により顎骨区域切除も行われる.

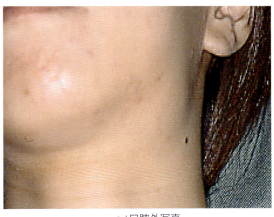

a：口腔外写真

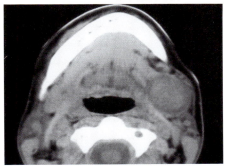

b：CT像

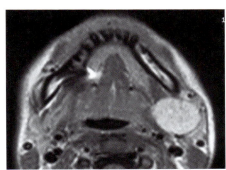

c：MR像

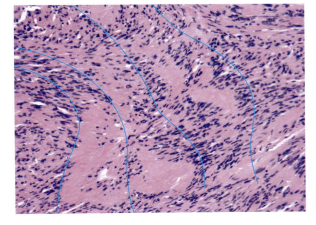

d：病理組織像（Antoni A 型）
　（Hematoxylin-eosin 染色）
　核の観兵式様配列

図 6-32
顎下部神経鞘腫

（2）神経線維腫　neurofibroma

末梢神経周膜組織の増殖した被膜を欠く過誤腫である．常染色体優性遺伝による．

好発部位：頰粘膜，舌，口蓋．

好発年齢：小児期よりみられることが多い．

［症　状］

神経線維腫は，粘膜下の硬い腫瘤を形成するか，び漫性に発育する．大きい場合は懸垂腫瘍となる．まれに顎骨中心性に発生することがある．孤立性の場合（**孤立性神経線維腫**）と，**von Recklinghausen 病**（**神経線維腫症Ⅰ型**）の一症状として多発する場合とがある．単発性（孤立性）は少ない．

多発性粘膜神経腫は多発性内分泌腺腫症Ⅲ型の一症状である．

［診　断］

病理組織所見：Schwann 細胞と線維芽細胞が膠原線維と絡み合いながら波状を呈して増殖し，被膜を欠いている．

線維腫，脂肪腫との鑑別が必要である．

［治　療］

切除術，摘出術が行われる．大きい場合は完全切除術が困難な場合が多く，整容性を重視した部分切除術が行われる．

von Recklinghausen 病（神経線維腫症Ⅰ型）

多発性神経線維腫と，皮膚にカフェオレ斑（ミルクコーヒー斑）がみられる（図 6-33）．悪性化して神経線維肉腫となることがある．

7〜20％に，口腔内に神経線維腫が発生する．

切断神経腫　amputation neuroma

切断後の末梢神経の過剰再生による病変である．

神経切断部の近心端に硬い小腫瘤を形成し，疼痛や知覚異常を伴うこともある．

神経周膜由来の結合組織間質を伴って，Schwann 細胞と神経線維束が不規則に過長，増生している．

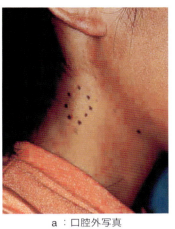
a：口腔外写真

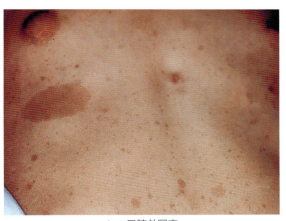
b：口腔外写真

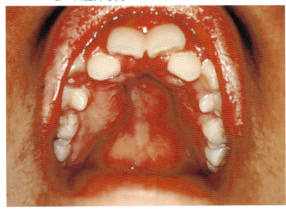
c：口腔内写真

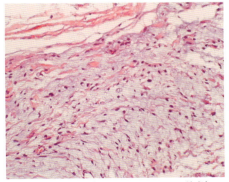
d：病理組織像（Hematoxylin-eosin 染色）

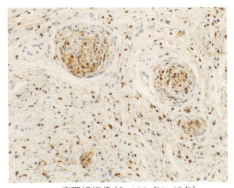
e：病理組織像（S-100 タンパク）

図 6-33　von Recklinghausen 病（神経線維腫症Ⅰ型）

3 腫瘍類似疾患

1 エプーリス（歯肉腫） epulis

臨床的病名である．歯肉に生じた炎症性，反応性で，良性の限局性腫瘤で，間葉系組織の増殖物である．歯根膜または骨膜由来と考えられている．

有茎性あるいは広基性の腫瘤で，色や硬さは毛細血管と膠原線維の量によって左右される．一般的な分類を表6-4に示すが，線維性と巨細胞性に二分する説もある．

慢性の刺激や炎症に対する組織の反応性の結果生じたものであって，乳頭腫やエナメル上皮腫などの上皮系腫瘍および悪性腫瘍はエプーリスとはよばない．

好発部位：上顎前歯部の歯間乳頭部．

好発年齢：成人．

表6-4 エプーリスの分類

炎症性エプーリス	肉芽腫性エプーリス	頻度高い．炎症性細胞浸潤を伴う毛細血管に富んだ幼若な結合組織
	線維性エプーリス	頻度高い．線維組織の増殖
	血管腫性エプーリス	頻度低い．毛細血管の増生・拡張が著明．血管腫様妊娠性エプーリスを含む
	骨形成性エプーリス	線維性組織の中に硬組織の形成が著明．硬組織は塊状，梁状をなし，線維骨と同様の構造
	セメント質形成性エプーリス	上記と同様で，セメント質を形成
腫瘍性エプーリス	線維腫性エプーリス	線維成分の増殖は単調で，周囲結合組織の圧排像
	線維骨腫性エプーリス	
	骨腫性エプーリス	
	巨細胞性エプーリス	肉芽組織の中に破骨細胞類似の巨細胞を有する周辺性巨細胞修復性肉芽腫と同様の組織像[*]
臨床的に特殊なエプーリス	義歯性エプーリス（義歯性線維腫または義歯性線維症）	線維性エプーリスの組織像
	妊娠性エプーリス（妊娠腫）	血管腫性エプーリスの組織像
	先天性エプーリス	顆粒細胞腫の組織像

[*] 2017年WHO分類では周辺性巨細胞性肉芽腫

（1）肉芽腫性エプーリス　epulis granulomatosa

炎症性肉芽組織の増殖で，被覆粘膜は正常上皮である（図6-34）．

病理組織所見：毛細血管が豊富で，炎症性細胞（好中球，リンパ球）が散在性に認められる．特に，表皮直下や血管の近くに比較的多く存在する．

（2）線維性エプーリス　epulis fibrosa

肉芽腫性エプーリスの線維化したものである（図6-35）．

病理組織所見：線維の増殖と，血管周囲に炎症性細胞浸潤を伴う炎症性肉芽組織が認められ，線維の走行は一定していない．

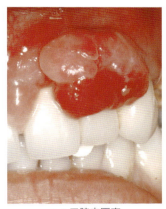
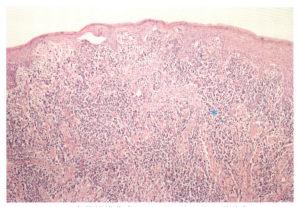

a：口腔内写真　　　　　　　　　b：病理組織像（Hematoxylin-eosin 染色）
　　　　　　　　　　　　　　　　＊円形細胞浸潤と幼若な肉芽組織の増殖

図6-34　肉芽腫性エプーリス

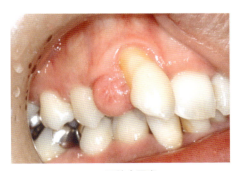
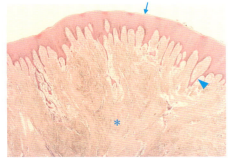

a：口腔内写真　　　　　　　　　b：病理組織像（Hematoxylin-eosin 染色）
　　　　　　　　　　　　　　　　→上皮過形成様の所見　▶上皮脚の延長
　　　　　　　　　　　　　　　　＊密な線維組織の増殖

図6-35　線維性エプーリス

(3) 血管腫性エプーリス　epulis haemangiomatosa

拡張した毛細血管が多数みられ，一見，血管腫様であり易出血性である．

病理組織所見：上皮下の結合組織は厚く，多数の円形細胞浸潤を認める．その深部には拡張した無数の血管があり，その壁は薄く血管腫様の組織である．

(4) 骨形成性エプーリス　epulis osteoplastica

線維組織中に硬組織形成が著明なもので，最近ではセメント質形成性エプーリス epulis cementplastica とも一括して扱われる傾向にある（図 6-36）．

(5) 線維腫性エプーリス　epulis fibromatosa

頻度は少ない．

病理組織所見：増殖する線維のパターンは単調で硬い．上皮突起がみられず，平坦な上皮である．

(6) 巨細胞性エプーリス　giant cell epulis, epulis gigantocellulesis

欧米人には多いが，日本人には少ない．

病理組織所見：卵円形または紡錘形の細胞と多数の多核巨細胞からなる．巨細胞修復性肉芽腫と同様の組織像である．

(7) 義歯性エプーリス（図 6-37）

→p.280，義歯性線維腫参照．

(8) 妊娠性エプーリス（妊娠腫）　epulis granidarum

臨床的に，血管に富んだ血管腫性エプーリスの状態で発見されることが多い．出産後には縮小，消失するので，出血が著しい場合以外は処置を控える．

(9) 先天性エプーリス　congenital epulis

新生児の歯槽突起に発生するもので，上下顎前歯部が好発部位である（図 6-38）．

病理組織所見：細胞質に好酸性顆粒が充満する円形ないし多角形の細胞の増殖からなる．顆粒細胞腫と同様の組織像である．

［診　　断］

悪性腫瘍の歯肉転移によりエプーリス状を呈することがあるので，注意が必要である．

［治　　療］

骨膜を含んだ切除術が原則である．歯根膜由来と考えられる症例や再発例では，関連している歯の抜去が必要である．しかし，全例で抜歯が必要ではないことに注意する．

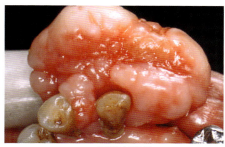
a：口腔内写真

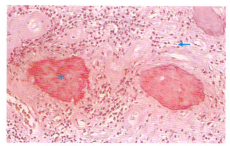
c：病理組織像（Hematoxylin-eosin 染色）
＊類骨形成
→線維組織の増殖

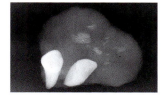
b：エックス線像（摘出物）

図 6-36
骨形成性エプーリス

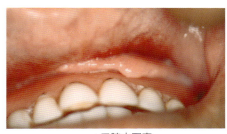
a：口腔内写真

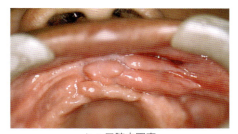
b：口腔内写真

図 6-37　義歯性エプーリス

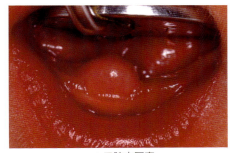
a：口腔内写真

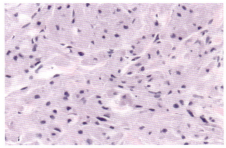
b：顆粒細胞腫病理組織像
　（Hematoxylin-eosin 染色）
　好酸性顆粒を豊富に有する細胞の増殖

図 6-38　先天性エプーリス

2 線維性（骨）異形成症　fibrous dysplasia

骨の形成障害で，骨組織が線維性結合組織に置換される疾患で，原因不明である．炎症にも腫瘍にも属さない．病理組織像では，線維性骨の梁状形成と線維組織の増殖がみられる（図6-39）．

好発部位：上顎臼歯部．

好発年齢：20歳未満の若年者．

［症　状］

骨が，び漫性，かつ無痛性に膨隆する．膨隆が大きくなると顔面に変形をきたすようになる．単骨性と多骨性があり，顔面の場合，**顔面線維性（骨）異形成症**とよぶ．病変部の肉眼所見はシャーベット状である．血液検査によりリン（P）の値がやや高いことがある．多発性の場合は**McCune-Albright症候群**のことが多い．

［診　断］

エックス線所見：初期（骨破壊期）ではエックス線透過像を示す．後期では細かい骨梁が無数に認められ，すりガラス状エックス線像，また，ところどころに嚢胞様のエックス線透過像が認められる場合もある．

病理組織所見：細かい骨梁が密に認められ，骨梁間に小さい網目が構成される．その間隙は線維成分によってみたされ，骨に沿って造骨細胞，ところによっては破骨細胞が並び，吸収，造骨がともに進行している．

成熟した症例では，エックス線的ならびに病理組織学的に骨形成線維腫（セメント質骨形成線維腫）との鑑別が困難となる場合もある．

［治　療］

骨の発育が終了する年齢に達すると症状の進行は停止するので，若年者では経過観察が基本である．成長発育終了後に膨隆部の骨削除や減量手術を行う．経過により再度，骨削除を行うこともある．

McCune-Albright症候群（多骨性線維性（骨）異形成症）

McCune-Albright syndrome

線維性（骨）異形成症に皮膚の色素沈着，内分泌異常を伴う．女性に好発する．

多骨性で，同側皮膚にカフェオレ斑および内分泌障害，特に女性で，性的早熟がみられる．

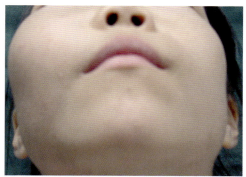

a:顔貌写真　　　　　　　　　b:3D-CT像

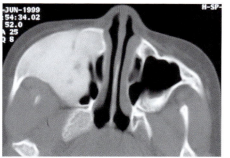

c:CT像　　　　　　　　　d:パノラマエックス線像

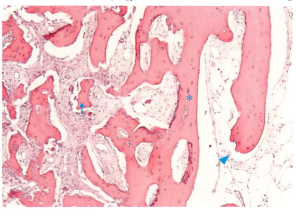

e:病理組織像
　（Hematoxylin-eosin 染色）
　＊層板骨の増殖
　→塊状の骨組織
　▶粗な線維性組織

図6-39
線維性(骨)異形成症

3　家族性巨大型セメント質腫　familial gigantiform cementoma

　2017 年 WHO 分類では，骨性異形成症は「セメント質骨性異形成症」として非腫瘍性病変に分類されるとともに，家族性巨大型セメント質腫はこれらとは別の独立した疾患概念として分類された．家族性巨大型セメント質腫は常染色体優性遺伝であるが，原因遺伝子はまだ特定されていない．

　好発年齢：若年から発症．

　［症　　状］

　多発性に急速増大する．上下左右の顎骨膨隆により著しい顔面変形を引き起こす．

　［診　　断］

　エックス線所見：境界明瞭なエックス線透過像．病変内には硬組織の形成量に応じたエックス線不透過像の混在を認める．

　病理組織所見：細胞成分と膠原線維に富む線維性結合組織内に，セメント質様，または骨様の硬組織がみられる．

　［治　　療］

　外科的切除．再発に注意する．

4　セメント質骨性異形成症　cemento-osseous dysplasia

　2005 年 WHO 分類では，根尖性セメント質異形成症は線維性（骨）異形成症と類似の組織学的所見であるので，骨性異形成症と命名された．しかし，開花性セメント質や，1992 年 WHO 分類での，その他のセメント質異形成症については明確な説明はなされていなかった．

　2017 年 WHO 分類では，顎骨の歯根膜に由来するとの考えから，骨性異形成症は「セメント質骨性異形成症」と改名され，①根尖性セメント質骨性異形成症，②限局性セメント質骨性異形成症，③開花性セメント質骨性異形成症の 3 型に亜分類された．

（1）根尖性セメント質骨性異形成症　periapical cemento-osseous dysplasia

　真の腫瘍ではなく，歯根膜に由来する歯原性の線維骨性病変と考えられる．多発性に発生する．エックス線検査により偶然発見される．エックス線所見と病理組織所見が病期により変化するので注意する（図 6-40）．

　好発部位：下顎前歯部．

　好発年齢：中年女性．

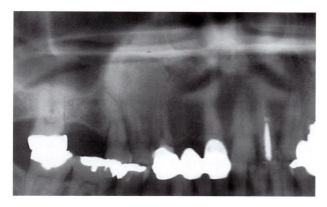

a：症例1
　　エックス線像

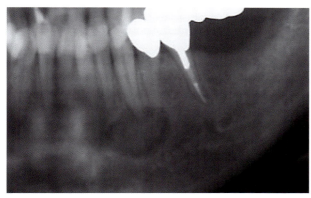

b：症例2
　　エックス線像

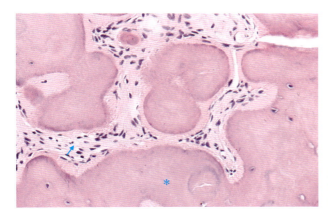

c：病理組織像
　　（Hematoxylin-eosin 染色）
　　＊二次セメント質に類似
　　　した塊状の石灰化物
　　→密な結合組織

図6-40
根尖性セメント質骨性異形成症

［症　　状］

生活歯の根尖部に，単独歯から数歯にわたり歯根に連続した病変として認められる．1 cm を超えることはまれである．

［診　　断］

エックス線所見：病変の初期では，歯根に連続したエックス線透過像を示し，経過とともにエックス線不透過像が増す．後期には塊状のエックス線不透過像となる．

病理組織所見：セメント質ないし骨様組織の形成を伴う線維性結合組織の増殖である．病変の初期は，線維性結合組織の増殖が主であり，経過とともに硬組織の量が増し，後期には高度に石灰化した硬組織塊となる．

［治　　療］

必要ない．

(2) 限局性セメント質骨性異形成症　focal cement-osseous dysplasia

好発部位：臼歯部．

好発年齢：中年女性．

［症　　状］

病変は単発であり，直径 1.5 cm を超えない．

［診　　断］

単発性であること以外は，エックス線所見や病理組織所見の特徴は根尖性セメント質骨性異形成症と同様である．

［治　　療］

必要ない．

（3） 開花性セメント質骨性異形成症　fliod cemento-osseous dysplasia

好発部位：臼歯部，左右対称性に多発する傾向．上下顎骨に及ぶ．

好発年齢：中年以降．

［症　　状］

まったく無症状に，しかも緩慢に経過し，エックス線検査で偶然に発見される．根尖部にエックス線透過像や不透過像を認めるが，経過を観察中に症状が消失することがある．また，大きさが母指頭大(長径約 2 cm)に達すると成長を停止してしまう．

［診　　断］

エックス線所見：周囲にエックス線透過像を伴わない不整形のエックス線不透過像がみられる．

病理組織所見：無細胞性セメント質様組織や，少数の細胞封入を伴う密な骨様組織の塊状増殖よりなる．介在する線維性結合組織の量は少ない．

び漫性硬化性骨髄炎や Paget 病との鑑別を必要とする．

［治　　療］

経過を観察する．硬組織形成が広範囲に及ぶ場合は，虚血のため口腔内に露出することがあるので，二次感染予防のため口腔衛生管理が必要となる．

5 義歯性線維腫　denture fibroma

不適合な義歯の慢性刺激によって，上顎前歯部歯槽堤から歯肉唇移行部にかけて，弁状または分葉状の隆起が生じる．

［診　　断］

病理組織所見：上皮の過形成と上皮脚の延長を認め，上皮下に膠原線維束が錯綜する線維性組織の増殖をみるが，炎症性細胞浸潤は少ない．

［治　　療］

切除し，場合によっては歯槽堤形成術を行う．

6 骨 増 生

→p.258，骨腫参照．

7 組織球腫症　histiocytosis X

最近は，Langerhans 型組織球腫症とよばれる．組織球性腫瘍類似疾患で，組織球異常増多と肉芽腫形成を主徴とする細網内皮系疾患である．原因不明である．放射線，副腎皮質ステロイド薬，抗悪性腫瘍薬による治療が行われる．

(1) 骨の好酸球肉芽腫　eosinophilic granuloma of the bone（図 6-41）

好酸球の浸潤を伴う骨中心性の肉芽腫（図 6-41-f）．

(2) Hand-Schüller-Christian 病

皮膚，肺病変(肺組織球腫症)，骨病変(骨の好酸球肉芽腫で，頭蓋骨に多い)，眼球突出，尿崩症を伴う．小児に多い．

(3) Letterer-Siwe 病

肝脾腫，出血，貧血，骨病変を伴う．

3 歳以下の幼児に好発する．

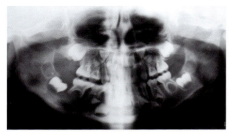

a：右側臼歯部；初診（3 歳）

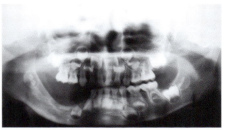

b：切除手術後に照射，終了 5 か月後

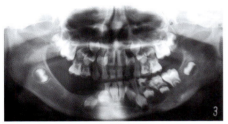

c：左側に再発

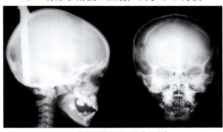

d：側頭骨に発現（6 歳）

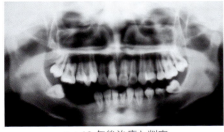

e：10 年後治癒と判定

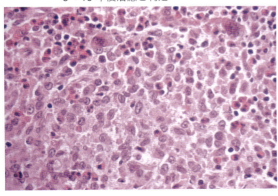

f：病理組織像
（Hematoxylin-eosin 染色）
好酸球の増殖

図 6-41
骨の好酸球肉芽腫

B 悪性腫瘍

1 歯原性悪性腫瘍

歯原性の悪性腫瘍はまれで，歯原性上皮由来の歯原性癌腫と，間葉成分由来の歯原性肉腫に分類される．**表 6-5** に歯原性腫瘍の 2017 年 WHO 分類を示す．

表 6-5　歯原性腫瘍の WHO 分類(2017)

歯原性癌腫	1. エナメル上皮癌
	2. 原発性骨内癌，NOS
	3. 硬化性歯原性癌
	4. 明細胞性歯原性癌
	5. 幻影細胞性歯原性癌
歯原性癌肉腫	
歯原性肉腫	

a　歯原性癌腫　odontogenic carcinomas

(1) エナメル上皮癌　ameloblastic carcinoma

エナメル上皮腫の組織学的・細胞学的特徴を有し，悪性像を示すもの(**図 6-42**)．他の悪性腫瘍と同様に，顎骨の膨隆，時には腫瘍の急速な発育を示し，腫瘍塊が露出すると潰瘍を形成する．骨の破壊吸収および骨外や筋組織への浸潤が著しい．

エックス線所見では，著明な骨破壊像を認める．

病理組織像は，細胞や核の異型性が高く，分裂像の多い未分化な像を示す．

治療は，外科的切除を行う．放射線治療や化学療法はほとんど効果がない．

腫瘍が頭蓋底に及ぶと切除不能となり，予後不良である．頸部リンパ節よりも血行性による全身への転移が多い．肺が最も多く，脊髄，肝臓，脳にみられることが多い．転移の有無は診断にかかわらない．

(2) 原発性骨内癌　NOS primary intraosseous carcinoma, NOS

歯原性上皮由来であるが，他の歯原性癌腫に分類可能な所見を欠くもの．ほとんどが歯原性由来の扁平上皮癌である．

(3) 硬化性歯原性癌　sclerosing odontogenic carcinoma

間質が著明な硬化をきたす原発性の骨内癌．悪性度は高くない．

(4) 明細胞性歯原性癌　clear cell odontogenic carcinoma

明調細胞がシート状に増殖する歯原性の癌．再発，転移をしやすい．

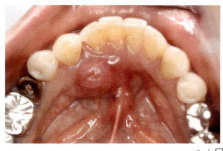
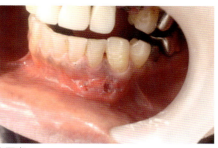

a：口腔内写真

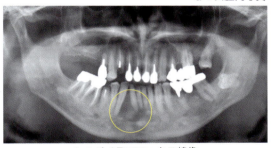

b：パノラマエックス線像　　　　　　　　　c：MR像

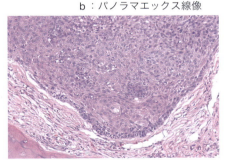

b：右下4567相当部歯槽骨に虫食い状のエックス線透過像を認める．
c：T2でやや高信号を示す境界明瞭なmassを認める．

d：病理組織像
　　（Hematoxylin-eosin染色）

図6-42
エナメル上皮癌

(5) 幻影細胞性歯原性癌　ghost cell odontogenic carcinoma

　幻影細胞と類象牙質形成を特徴とする歯原性の癌．前駆良性腫瘍の悪性転化がおよそ半数みられる．

b　歯原性癌肉腫　odontogenic carcinosarcomas
　病理組織像がエナメル上皮線維腫に類似するが，上皮，間葉の両成分が悪性像を示す悪性混合腫瘍．発生頻度はきわめてまれである．

c　歯原性肉腫　odontogenic sarcomas
　最も多いのはエナメル上皮線維肉腫である．エナメル上皮線維腫に類似した構造をもち，上皮成分は良性であるが，間葉成分が肉腫の特徴を示す．

2 非歯原性悪性腫瘍

1 扁平上皮癌　squamous cell carcinoma

a 口腔癌　carcinoma of oral cavity
1. TNM 分類

　口腔粘膜に発生する上皮性悪性腫瘍を口腔癌という．小唾液腺の腺上皮由来の唾液腺癌も含まれるが，そのほとんど(90%)が口腔粘膜上皮由来の扁平上皮癌である．口腔に隣接する口唇，咽頭(上咽頭，中咽頭，下咽頭)，喉頭，上顎洞，鼻腔および副鼻腔，大唾液腺，甲状腺の領域に発生する癌腫とともに頭頸部癌に分類される．WHO による口腔の解剖学的部位は，頰粘膜部，上歯槽と歯肉，下歯槽と歯肉，硬口蓋，舌(前方 2/3)，口底の 6 つに分けられている(図 6-43)．原発部位別発生頻度では，舌が最も多く(約 40%)，次いで下顎歯肉(約 25%)，上顎歯肉，口底，頰粘膜がそれぞれ 10% 程度で，硬口蓋が最も少ない．

　腫瘍の進展度分類として，UICC の TNM 分類が定められている(表 6-6)．
　T：原発腫瘍の大きさと拡がり．浸潤の深さ．
　N：所属リンパ節(頸部リンパ節)の転移の有無と拡がり．

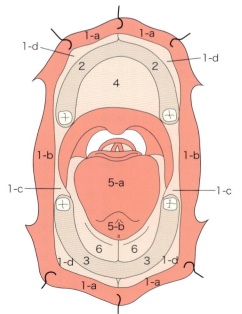

1　頰粘膜部
　a　上・下唇の粘膜面
　b　頰の粘膜面
　c　臼後部
　d　上・下頰歯槽溝(口腔前庭)
2　上歯槽と歯肉(上歯肉)
3　下歯槽と歯肉(下歯肉)
4　硬口蓋
5　舌
　a　有郭乳頭より前の舌背と舌縁
　　 (舌前方2/3)
　b　下面(舌腹)
6　口底

図 6-43
口腔の解剖学的部位と亜部位

表6-6 TNM分類（口唇および口腔，2017）

T 原発腫瘍 （口腔，口唇） Primary Tumor	T0 ：原発腫瘍を認めない Tis ：上皮内癌 　　　　〈腫瘍径〉　　　　　　　〈浸潤の深さ：DOI〉 T1 ：　T ≦ 2 cm　and　　　　DOI ≦ 5 mm T2 ：　T ≦ 2 cm　and　　　 5＜DOI 　　：2＜T ≦ 4 cm　and　　　　DOI ≦ 10 mm T3 ：2＜T ≦ 4 cm　and　　 10＜DOI 　　　4＜T　　　　　and　　　　DOI ≦ 10 mm T4a：4＜T　　　　　and　　 10＜DOI 　　または（口唇）下顎皮質骨を貫通する腫瘍，下歯槽神経，口腔底，皮膚（オトガイ部または外鼻）に浸潤する腫瘍 　　（口腔）下顎もしくは上顎洞の皮質骨を貫通する腫瘍，または顔面皮膚に浸潤する腫瘍 T4b：（口腔・口唇）咀嚼筋間隙，翼状突起，頭蓋底に浸潤する腫瘍，または内頸動脈を全周性に取り囲む腫瘍
N 所属リンパ節 （頸部リンパ節） Regional Lymphnode	N0 ：転移を疑うリンパ節なし　　　〈節外浸潤：ENE〉 N1 ：　N ≦ 3 cm　　単発性　　同側　　without ENE N2a：3＜N ≦ 6 cm　　単発性　　同側　　without ENE 　2b：　N ≦ 6　　　　多発性　　同側　　without ENE 　2c：　N ≦ 6　　　　　　　　両側・対側　without ENE N3a：6＜N　　　　　　　　　　　　　　 without ENE N3b：with clinical ENE 　　　下層の筋層や周囲組織への強度の固着を伴う軟組織への浸潤，皮膚浸潤，神経浸潤の臨床的症状
M 遠隔転移 Distant Metastasis	M0：遠隔転移なし M1：遠隔転移あり

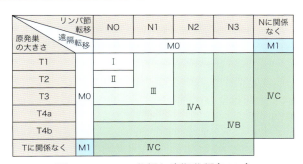

図6-44　TNM分類と病期分類（2017）

M：遠隔転移の有無．

　TNM分類は，腫瘍の進展度の正確かつ客観的な把握，治療計画作成の参考，予後の予測，治療結果の評価，各施設間の情報交換をより簡素化して容易にし，ヒト癌の継続的研究に寄与することを目的としている．また，TNM分類に基づいて病期分類（stage Ⅰ〜Ⅳ）を行い（図6-44），腫瘍の進展度を評価する．

2. 肉眼的所見

　基本的に悪性腫瘍の増殖形式は浸潤性増殖であり，脈管内への浸潤により生じる転移とともに，悪性腫瘍を最も特徴づける病態である．浸潤性増殖では，周囲組織に浸潤し，破壊しながら増殖するので，腫瘍の形態は不規則，不定となり，周囲との境界は不明瞭となる．口腔癌の発育様式としては，腫瘍の進展方向から**外向性増殖** exophytic growth（図 6-45），**内向性増殖** endophytic growth（図 6-46），**表在性増殖** superficial growth（図 6-47）に分けられる．また，初期像としては，① 膨隆型，② 潰瘍型，③ 肉芽型，④ 白板型，⑤ 乳頭型に分類される（表 6-7）．腫瘍が増大すると中央に潰瘍を形成し，その周囲に浸潤した腫瘍を硬結として触知する．さらに進展すると，周囲組織の破壊と壊死，感染，出血などの二次的症状を伴い，激しい疼痛や悪臭を生じ，さまざまな機能障害をきたすようになる．舌への進展では，舌の運動障害をきたし，咀嚼・嚥下・構音障害を生じる．また，咀嚼筋への進展により開口障害を，咽喉部への進展により嚥下障害や呼吸困難をきたすようになる．腫瘍が顔面皮膚へ進展すると顔貌の変形を生じ，やがて顔面に腫瘍が露出し，その脱落により口腔・顔面の穿孔をきたす．上顎では，腫瘍は上顎洞や鼻腔，さらに眼窩に進展し，さまざまな鼻症状，眼球の運動障害や突出をきたすようになる．

　下顎歯肉癌や口底癌，下顎歯肉頬溝部の頬粘膜癌では，容易に下顎骨に進展し骨の破壊吸収を生じる．下顎骨浸潤のエックス線所見は**圧迫型** pressure type と**虫食い型** moth-eaten type に分類される（図 6-48）．虫食い型は，悪性腫瘍の骨破壊像の特徴である．

表 6-7　初期口腔癌の臨床視診型

	特　　徴	鑑別疾患
膨隆型	周囲粘膜から外方へ隆起した腫瘤．腫瘍表面の性状が比較的なめらかで，粘膜下に腫瘤を認め，硬結を触知する．進行症例では腫瘍中央部に潰瘍を生じる	慢性炎症性腫脹，良性腫瘍，唾液腺腫瘍，囊胞
潰瘍型	腫瘍は表面および外方よりも深部に浸潤し，周囲粘膜からほとんど隆起せず，表面に境界不明瞭なびらん，あるいは浅い潰瘍を示す	褥瘡性潰瘍，結核性潰瘍，潰瘍性口内炎，大アフタ，紅板症，潰瘍型扁平苔癬，水疱性疾患
肉芽型	表面にぶつぶつした肉芽様の小顆粒が密集し，腫瘍組織自体が表面へ露呈する．進行症例では隆起を伴う	抜歯後の不良肉芽，炎症性腫瘤（肉芽腫），エプーリス
白板型	周囲よりわずかに隆起した白板で，その中にびらん，あるいは潰瘍を伴う	白板症，扁平苔癬，慢性肥厚性カンジダ症
乳頭型	疣状あるいはひだ状で，明らかに周囲粘膜より隆起し，表面白色で，硬く，一見乳頭腫に類似した外観を示す	乳頭腫，乳頭腫症，白板症，炎症性腫瘤（肉芽腫）

図 6-45 外向性増殖
周囲に堤防状隆起を伴う癌性潰瘍を形成

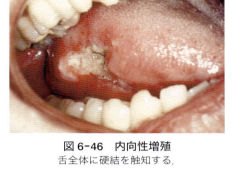

図 6-46 内向性増殖
舌全体に硬結を触知する.

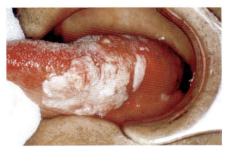

図 6-47 表在性増殖
白板型の増殖. 周囲の硬結は軽度

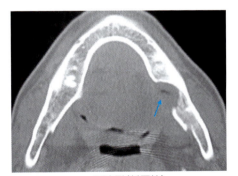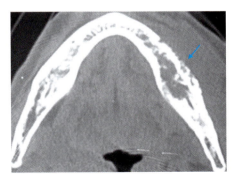

a：圧迫型（低悪性）　　　　　　　　　　b：虫食い型（高悪性）
図 6-48 下顎歯肉癌による顎骨の破壊吸収像
（北海道医療大学歯学部　中山英二先生提供）

3. 転　　移　metastasis of oral cancer

　腫瘍細胞が原発腫瘍組織から分離して遠隔臓器へ運ばれ，そこに定着，増殖して二次的な腫瘍を形成することを，転移という．一般に，癌腫では**リンパ行性転移**が多く，肉腫では**血行性転移**が多いといわれている（表6-8）．

表6-8　口腔癌の転移

リンパ行性転移	口腔はリンパ管に富むためリンパ節転移を起こしやすい（30～40％）．通常舌癌や口底癌が転移をきたしやすく，歯肉癌は転移頻度が低い．口腔の領域リンパ節は頸部リンパ節で，転移を生じやすいのは上内頸静脈リンパ節と顎下リンパ節である（図6-49）
血行性転移	一般に，最も遠隔転移をきたしやすい臓器は，血液の篩器官といわれている肺であるため，TNM分類でのM分類の判定には通常，胸部エックス線単純撮影が行われている（図6-50）．次いで多いのは骨（骨髄）転移であり，血液の通過性が良好である脳，筋肉，脾臓などは転移が少ない

4. 診　　断

　口腔は直視，直達が可能な部位なので，視診や触診で局所の病態を把握することによりかなり的確な診断が得られることが多い．

　画像診断は，近年の各種画像装置の開発や診断技術の向上により有力な診断手段となっている．顎骨内あるいは顎骨に進展した腫瘍については，単純エックス線写真やCTによる診断が重要である．頸部リンパ節転移の診断にはCTと超音波検査が今や不可欠となり，転移の有無について80％が正しく診断されるようになっている．腫瘍の進展範囲，特に，遠隔転移の有無やその部位の診断には，放射線同位元素（RI）やポジトロンエミッション断層撮影像（PET）による検査が有用である．

　最終確定診断には，**生検** biopsy により，腫瘍病変より採取した組織の病理組織学的検査が必要であり，これにより腫瘍の組織学的診断が下される．生検は，単に診断を確定するためだけでなく，腫瘍の悪性度，放射線や化学療法の効果の予測や，リンパ節転移の可能性を判断し，治療計画を立てる参考となる．

　腫瘍が表層に存在する場合の簡便な病理学的検査として，腫瘍表面を擦過して得られた剥離細胞の塗抹標本による**細胞診** cytology がある．この方法は，診断を急ぐときや，腫瘍に対して外科的侵襲を加えるのをさけたいときに用いられる．

　腫瘍の診断に際しては，その症状や部位，拡がりに応じて，前述したさまざまな検査方法を組み合わせ，総合的に診断を進めることが大切である．特に，口腔癌の診断においては，TNM分類や病期分類を正確に行い，それに基づいて治療方針が

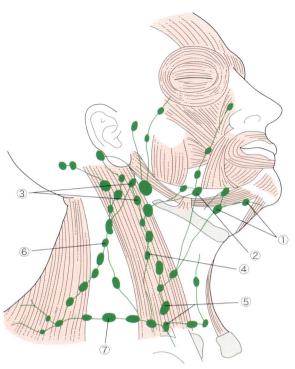

① オトガイ下リンパ節
② 顎下リンパ節
③ 上内頸静脈リンパ節
④ 中内頸静脈リンパ節
⑤ 下内頸静脈リンパ節
⑥ 副神経リンパ節
⑦ 鎖骨上窩リンパ節

図 6-49　口腔の所属リンパ節（頸部リンパ節）

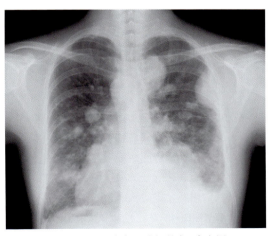

図 6-50　口腔癌の肺転移（M1）症例

決定されなければならない.

5．治療の原則

口腔癌の治療においては，近年の放射線治療技術の向上，さまざまな強力な癌化学療法剤や分子標的治療薬の開発，微小血管吻合による遊離皮弁をはじめとする再建術の発展や各種再建材料の開発，画像診断装置と技術の向上などに伴い，一人ひとりの宿主(患者)の病態に合わせた，さまざまな治療法の組み合わせによる**集学的治療**として行われるようになってきた(図 6-51)．

治療の主体は外科療法であるが，放射線療法と化学療法が補助的に加わり(**adjuvant therapy**)，治療成績の向上(癌を治す)のみならず，口腔の機能や形態を極力温存あるいは回復し，治癒後の患者の **QOL**(**Quality of Life**)の向上を目指すものである．それゆえ，悪性腫瘍の治療においては，原発巣や転移巣の腫瘍の制御のみならず，治療によって損なわれた機能や形態の回復，治療に伴う全身状態の管理，社会復帰へのサポート，長期にわたる経過観察などを総括的に考えて，計画的な治療方針を立てる必要がある．具体的な治療法は口腔癌の各部位の項で述べる．

6．各部位の病態

（1）舌　　癌　carcinoma of tongue

誘因として，歯や義歯の持続的な物理的刺激，喫煙，飲酒などがあげられる．

ほとんどが高分化型扁平上皮癌で，腺系癌はまれである．口腔癌のうち最も頻度が高い(40％)．

好発部位：舌縁が最も多く，次いで舌下面である．舌背や舌尖の発生はまれである．

好発年齢：50～60 歳であるが，20～40 歳の若年者にも，他の口腔癌と比較して多くみられる．性差は 2：1 で男性に多い．

［症　　状］

腫瘤や潰瘍が多く，早くから疼痛を生じる．臨床視診型では膨隆型，潰瘍型(図 6-52-a)が多く，次いで白板型(図 6-52-b)で，肉芽型(図 6-52-c)や乳頭型は少ない．いずれのタイプも，増大すると形成された腫瘤の中央が壊死脱落して潰瘍を形成するようになる．そのため潰瘍の形態が不規則，不整で，潰瘍底に角化壊死を伴い，潰瘍周囲に浸潤した腫瘍を硬結として触知できる．腫瘤の中央が壊死脱落，陥没することにより噴火口状に周囲に堤防状隆起を伴うようになり，特徴的な癌性潰瘍の形態を示すようになる(図 6-45 参照)．内向性増殖により舌筋に深く浸潤すると舌の運動障害をきたし，舌の前方突出が困難となり，嚥下障害や構音障害をきたす(図 6-53)．また，口底を介して下顎骨内側皮質骨を破壊し骨に浸潤を生じる．

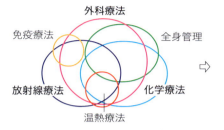

図 6-51 口腔癌の集学的治療
(野間弘康,瀬戸晥一 編:標準口腔外科学 第4版,医学書院,2015 より)

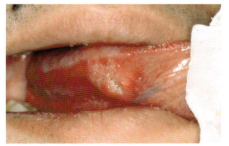

a:潰瘍型

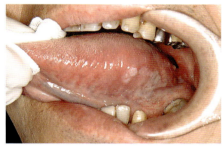

b:白板型

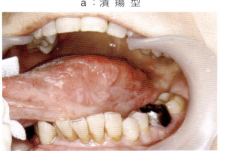

c:肉芽型

図 6-52 舌癌

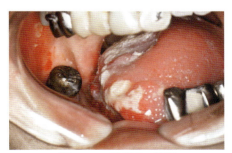

図 6-53 舌癌 T4 症例
舌全体に硬結を触れる.舌の前方突出が困難で,嚥下障害や構音障害がみられる.

リンパ節転移は，上内頸静脈リンパ節，次いで顎下リンパ節に多く，両側に起こることもある．転移頻度は30〜40%程度で，口腔癌のなかでは高いほうである．

[診　断]

進展症例では，肉眼的所見により診断が容易であり，生検による病理組織学的確定診断が行われる．

〈初期像の鑑別診断〉　潰瘍型：褥瘡性潰瘍，結核性潰瘍
　　　　　　　　　　　膨隆型：良性腫瘍(血管腫，リンパ管腫，線維腫など)
　　　　　　　　　　　肉芽型：炎症の肉芽組織
　　　　　　　　　　　白板型：白板症，扁平苔癬
　　　　　　　　　　　乳頭型：乳頭腫

[治　療]

外科療法：原発巣の切除と頸部リンパ節転移巣の切除(**頸部郭清術**)，再建術の組み合わせで行われる．原発巣切除の基本は，十分な安全域を設けて切除することである．腫瘍の増殖様式によって異なるが，通常，腫瘍の辺縁から8〜20 mmの安全域を設ける．T1症例では舌を部分切除(紡錘切除)し，一次縫縮を行う．T2症例では舌半側切除術(図6-54)が，T3〜T4症例では舌亜全摘出術あるいは舌全摘出術(図6-55)が行われる．

リンパ節転移がある場合は，原則として全頸部郭清術(根治的頸部郭清術あるいはその変法)が行われる．この場合，頸部郭清巣と原発巣は，下顎骨内側をとおして，口底粘膜，舌下腺，オトガイ舌筋，顎舌骨筋を含めて一塊として切除する(**pull through operation**，図6-54)．腫瘍が下顎骨に近接ないし浸潤している場合には，下顎骨の辺縁切除あるいは区域切除を行い，下顎骨も一塊として切除する(**composite operation**)．

舌半側切除以上の切除の場合，再建が必要となる．半側切除には遊離前腕皮弁(図6-56)や有茎の大胸筋皮弁，亜全摘出から全摘出の場合には遊離腹直筋皮弁(図6-57)や有茎ないし遊離の広背筋皮弁が多用される．

放射線療法：舌の機能温存の観点から放射線治療が行われる．根治的放射線治療としては，小線源を用いた**組織内照射**が行われる．使用線源として，針状線源にはセシウム針(^{137}Cs)やイリジウムピン(^{192}Ir)，粒状線源には金粒子(^{198}Au グレイン)があり，組織内に挿入する(図6-58)．T1，T2舌癌が対象であり，舌の機能や形態が温存されるが，治療や口内炎の治療に時間がかかり，のちに放射線による骨障害が生じるなどの問題がある．外照射は，進展例に対して術前あるいは術後照射の補助療法として行われる．この場合，シスプラチン，5-FU，ドセタキセル，S-1などの

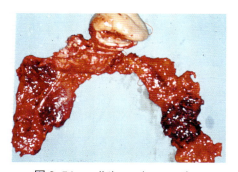

図 6-54　pull through operation
舌半側切除＋患側根治的頸部郭清術
＋健側根治的頸部郭清術変法（内頸静脈温存）

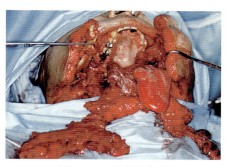

図 6-55　舌全摘出術
下口唇，下顎骨正中部を離断し，顎下部より
両側の全頸部郭清術組織とともに舌を摘出

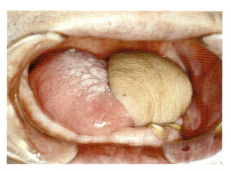

図 6-56　舌半側切除＋前腕皮弁による再建

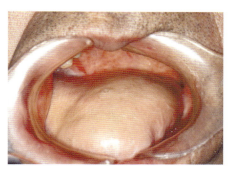

図 6-57　舌全摘出術
　　　　＋腹直筋皮弁による再建

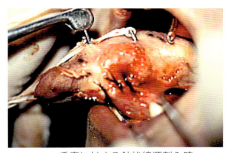

a：舌癌に対する針状線源刺入時

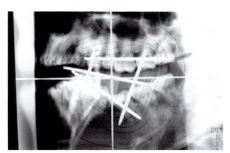

b：針状線源刺入状態を示すエックス線像

図 6-58　舌癌 T2 症例に対する針状線源による組織内照射

癌化学療法薬と併用される.

(2) 口底癌　carcinoma of oral floor

　誘因として，他の口腔癌と同様，不適合義歯の持続的な刺激，口腔清掃不良，喫煙，飲酒が，特に，過度の喫煙によりニコチンが溶け込んだ唾液の口底前方部での貯留などがあげられる．組織型の多くは高〜中等度分化型扁平上皮癌であるが，小唾液腺由来の腺系癌も多く発生する(20%)．発生頻度は口腔癌の10%程度である．

　リンパ節転移は30〜60%と高く，前方部に発生すると反対側や両側に転移をきたしやすい.

　好発部位：発癌物質を含む唾液が貯留しやすい口底前方部の舌下小丘や，舌下小帯付近に好発する.

　好発年齢：50〜70歳である．性差は1：4〜7で男性に多い.

［症　状］

　初期症状はびらん潰瘍型，白板型の表在性を示すものが多い(図6-59)．腺系癌では正常粘膜下の膨隆を示す．口底は，外側に下顎骨，内側に舌，下方に舌下腺〜顎下部，後方に舌口蓋弓に囲まれた狭い場所のため，容易に隣接組織へ浸潤する(図6-60)．舌に進展すると舌の運動障害を生じ，顎舌骨筋を越えて顎下部に進展し，顎下部の腫脹や硬結，開口障害が現れる.

［診　断］

　潰瘍性では不適合義歯や歯の尖鋭部による褥瘡性潰瘍との鑑別，びらん，紅斑，白斑性では扁平苔癬，白板症，紅板症との鑑別が必要である．その他，唾石などによる唾液腺の炎症性腫瘤やラヌーラ(ガマ腫)，類皮囊胞，類表皮囊胞があげられるが，それぞれの疾患の特徴や内容物の性状，消炎処置により鑑別は可能である．最終的には，生検による病理組織学的確定診断が行われる.

［治　療］

　多くは舌筋への進展がみられるので，舌癌と同様の治療が行われる．また，容易に下顎歯肉や下顎骨に進展するため，下顎辺縁切除や区域切除が併用されることが多い(図6-61)．小線源治療も行われるが，舌と比べて組織耐用性が低く，下顎骨に近いことから放射線骨髄炎を併発することが多い．そのため外科手術が主体となる.

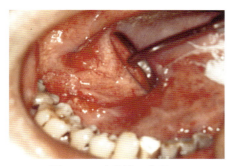
図 6-59 肉芽型口底癌 T1

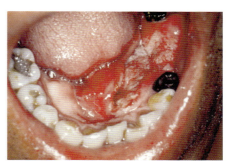
図 6-60 潰瘍型口底癌 T4
下顎骨への浸潤

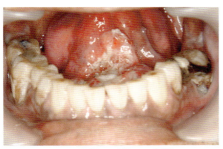
a：下顎骨，舌筋への浸潤

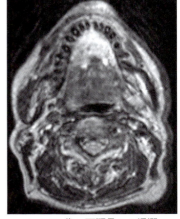
b：CT 像；下顎骨への浸潤

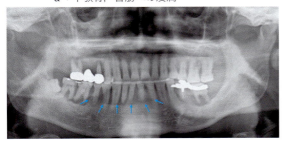
c：パノラマエックス線像；下顎骨への浸潤

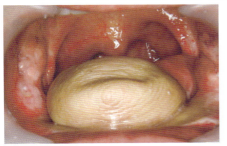

d：口底，舌全摘出術＋下顎辺縁切除術
　　＋両側頸部郭清術
　　＋腹直筋皮弁による舌口底の再建

図 6-61
口底癌 T4

(3) 下顎歯肉癌　carcinoma of lower gum

　不適合義歯の持続的な刺激，喫煙，飲酒などが誘因としてあげられる．ほとんどが高分化型扁平上皮癌で，腺系癌はまれである．口腔癌のうち，舌に次いで発生頻度が高い(25％)．

　好発部位：多くは臼歯部歯肉に発生し(80％)，前歯部の発生は少ない．

　好発年齢：50〜60歳であるが，他の口腔癌と比べて高齢者に多くみられる．性差は2.5：1で男性に多い．

［症　状］

　自覚症状は腫瘤や潰瘍形成で，歯の動揺や義歯の不適合などである．最も多いのが肉芽型(図6-62)で約50％を占め，膨隆型(図6-63)，潰瘍型，乳頭型がほぼ同頻度で，白板型は少ない．腫瘍は容易に下顎骨に浸潤して骨の破壊吸収をきたし，下顎管に達すると歯痛や三叉神経全体に放散する強い痛みを生じ，やがて下唇の知覚鈍麻を生じる．腫瘍が外側に進展すると顔面の腫脹を生じ，やがて顔面皮膚に腫瘤や潰瘍がみられるようになる．内側の進展では，口底を介して，舌や顎下部に進展する．後方では，臼後部から口峡咽頭，翼突下顎隙に進展すると開口障害を生じる．

　リンパ節転移は顎下リンパ節に多く，転移頻度はT2以上で50％程度と高い．

［診　断］

　進展症例では，肉眼的所見より診断が容易であるが，肉芽型の初期像は辺縁性歯周炎との鑑別が困難で，抜歯後に急速に腫瘤が増大して癌と気づく場合もある．

　潰瘍型では褥瘡性潰瘍との鑑別が必要であるが，褥瘡性潰瘍の場合，刺激の原因を除去し，ステロイド軟膏の塗布を行うと1週間で治癒する．白板型や乳頭型では骨の吸収はみられないことが多い．骨髄炎では，骨の虫食い型破壊像や下唇の知覚麻痺などの所見が下顎歯肉癌に類似しているが，腫瘤の形成や現病歴での腫脹の消長，炎症症状の経過から鑑別される．いずれの場合も生検による病理組織学的確定診断が必要である．

　エックス線所見：下顎歯肉癌による骨の破壊は，骨が圧迫性に吸収されていて，境界が平滑で明瞭な骨吸収を示す平滑型pressure type(図6-64)と，骨が虫食い状に吸収，破壊されている境界不明瞭な骨吸収を示す虫食い型moth-eaten type(図6-65)，およびその中間型に分けられる．

　一般に，平滑型の悪性度は低いが，虫食い型は悪性度が高く，局所再発や転移をきたしやすく，予後は不良である．

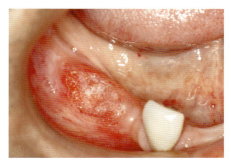
図6-62 肉芽型下顎歯肉癌 T2

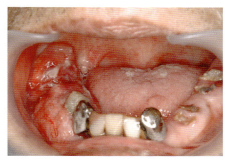
図6-63 膨隆型下顎歯肉癌 T3

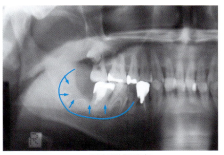
a：平滑型骨吸収

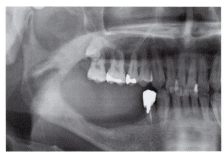
b：下顎辺縁切除術

図6-64 下顎歯肉癌 T2

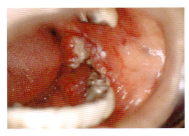
a：下唇の知覚麻痺がみられる．

図6-65
下顎歯肉癌 T4

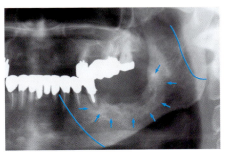
b：虫食い型骨吸収

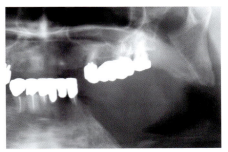
c：下顎区域切除術

表 6-9　下顎骨切除方法

下顎辺縁切除 marginal mandibulectomy	下顎骨下縁を保存し，下顎骨体を離断しない部分切除術で，骨への浸潤が歯槽部に限局するか下顎管に至らない平滑型に適応される
下顎区域切除 segmental mandibulectomy	下顎骨の一部を，歯槽部から下縁まで連続的に切除し，下顎体が部分的に欠損する切除で，虫食い型や下顎管に至る骨吸収を示す場合に行われる
下顎半側切除 hemimandibulectomy	下顎の正中から患側の関節突起，筋突起，下顎枝を含めた下顎骨の半側切除（顎関節離断術）で，腫瘍が骨体部から下顎枝に達し，虫食い型を示す場合に行われる
下顎亜全摘出術 subtotal mandibulectomy	通常，下顎枝から対側下顎枝の範囲以上の切除で，健側の下顎体部から下顎枝に及ぶ骨浸潤がある場合に行われる

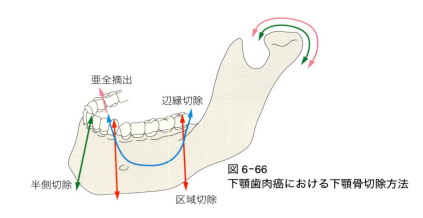

図 6-66　下顎歯肉癌における下顎骨切除方法

［治　療］

　外科療法が主体となる．下顎骨への浸潤の有無とその程度により下顎骨の切除方法が異なる（表 6-9，図 6-66）．

　転移がある場合は全頸部郭清術が併用されるが，転移がない場合でも原発巣に近い顎下部を含めた上頸部郭清術が行われることが多い．

　区域切除が行われた場合は，顎骨の再建が行われる．最近では，腓骨，肩甲骨，腸骨などの血管柄付き骨移植を行い，移植骨へのデンタルインプラントによる咀嚼機能の回復がはかられている（図 6-67）．

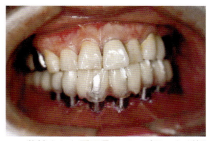
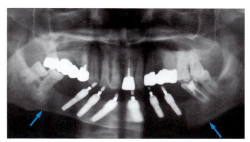

a：移植された肩甲骨にインプラントが埋入された下顎区域切除症例

b：肩甲骨により再建された骨（矢印間）へのインプラントの埋入により咀嚼機能が回復された．

図 6-67　下顎区域切除症例（p.524，図2-82と同症例）

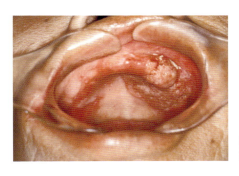

図 6-68
肉芽型上顎歯肉癌 T3

（4）上顎歯肉癌　carcinoma of upper gum

下顎歯肉癌と同様，ほとんどが高分化型扁平上皮癌で，腺系癌はまれである．発生頻度は口腔癌の 10％程度である．

好発部位：下顎歯肉癌と同様，臼歯部歯肉に多く発生する．

好発年齢：50～60 歳で，男性に多い．

［症　　状］

自覚症状は，腫脹，潰瘍，疼痛，歯の動揺や義歯の不適合などである．最も多いのが肉芽型（図 6-68）で，潰瘍型や白板型も多い．腫瘍は容易に上顎骨の破壊吸収をきたし，上顎洞，さらに翼口蓋窩へと進展すると開口障害を生じる．

リンパ節転移は上内頸静脈リンパ節，次いで顎下リンパ節に多い．

［診　　断］

辺縁性歯周炎から発生する歯肉炎，増殖性歯肉炎，エプーリスとの鑑別を要する．確定診断には，生検による病理組織学的診断が必要である．

エックス線所見：皮質骨が薄いため腫瘍が骨に進展しやすく，浮遊歯を示す．上

顎洞へ進展すると，上顎洞のエックス線不透過像を示す．

[治　療]

腫瘍の進展範囲に応じて上顎骨部分切除術，上顎骨全摘出術が行われる．上顎洞癌に準じた外科，放射線，化学療法による三者併用療法が行われることが多い．上顎骨の欠損に対しては，顎補綴により機能の再建が行われる．

（5）頬粘膜癌　carcinoma of buccal mucosa

他の口腔癌と同様，不適合義歯による持続的な刺激，喫煙，飲酒などが誘因としてあげられる．東南アジアやインドではビンロウジュの噛みタバコ，リバーススモーキングなどの特殊なタバコの習慣による発生が多い．組織型では高分化型〜中分化型扁平上皮癌がほとんどであるが，腺系癌もみられる．扁平上皮癌の疣贅状の特殊型である疣贅状癌もみられることがある．

日本における発生頻度は10％程度であるが，特殊なタバコの習慣がある国では，口腔癌のなかで最も発生頻度が高く，インドでは50％を超える．

好発部位：面積の広い頬粘膜平面部での発生が多いが，臼後部にも好発する．

好発年齢：50〜60歳で，わずかに男性に多い．

[症　状]

自覚症状は腫瘤や潰瘍，疼痛で，肉眼的形態では，びらん潰瘍型（図6-69-a），乳頭型，白板型が多い．進展の方向によりさまざまな症状が現れる．上下唇の粘膜部では皮膚に進展し，顔面に腫瘍の形成をみる．上下頬歯肉溝では容易に顎骨に浸潤する．臼後部でも顎骨に進展しやすいが，さらに口峡咽頭を経て咀嚼筋間隙や翼口蓋窩，頭蓋底へと進展し，開口障害や三叉神経領域の疼痛や麻痺症状を呈する．

リンパ節転移は，前方部では顎下リンパ節，臼後部では上内頸静脈リンパ節に発生する．

[診　断]

白板を伴うびらん潰瘍型では，前癌病変である紅斑混在型の白板症や紅板症，前癌状態である扁平苔癬との鑑別が必要である．広範囲に及ぶものでは部位により症状や組織像が異なり，一部癌化をきたしている部位もあるので数か所からの生検が必要となる．

[治　療]

一般に外科療法が主体となるが，T1やT2に対しては小線源治療も有効である．浅い切除の場合には植皮が行われる．広範囲の切除には薄くしなやかな前腕皮弁が有効である（図6-69-b）．上下顎の歯肉頬溝や臼後部では顎骨の切除を伴うことが多い．

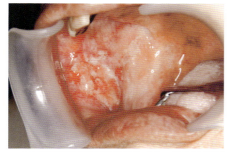
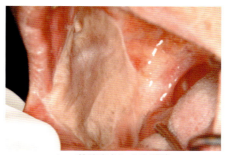

a：右側頬粘膜平面全体にみられ，後方は白板症を伴う．

b：前腕皮弁による再建

図6-69 びらん潰瘍型頬粘膜癌 T3

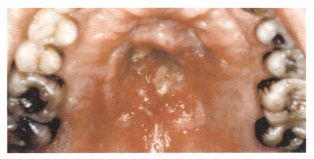

図6-70 潰瘍型硬口蓋癌 T2

(6) 硬口蓋癌　carcinoma of hard palate

他の口腔癌と同様，刺激，喫煙，飲酒などが誘因としてあげられる．硬口蓋癌は口腔癌のなかで最も腺系癌が多く，扁平上皮癌とほぼ同数である．口腔癌のなかで最も発生頻度が少なく，数％程度である．

好発部位：口蓋の正中が多いが，進展して左右や前方の歯肉に近くなると上顎歯肉癌との鑑別が困難となる．

好発年齢：50～60歳で，男性に多い．

［症　状］

自覚症状は腫脹，潰瘍，疼痛などである．扁平上皮癌の場合，多いのが腫瘤潰瘍型で，腫瘤の中央部が陥没し周囲に堤防状隆起を示す（図6-70）．進展すると軟口蓋，鼻腔，上顎洞に進展し，穿孔をきたす．一方，腺系癌は，初期では正常粘膜に覆われた腫瘤を形成するが，増大するとその中央の粘膜に浸潤し，潰瘍を生じる．

［診　　断］

　腺系癌では，生検による組織検査により，多形腺腫などの良性腫瘍との鑑別が必要である．

　エックス線所見：骨への進展をみるにはCTの前頭断が有効である．

［治　　療］

　上顎歯肉癌の治療に準じる．

b　口腔の隣接領域の癌

（1）口　唇　癌　carcinoma of lip

　粘膜癌である口腔癌とは異なり皮膚癌である．皮膚のメラニン色素の程度と日光（紫外線）が重要な要因と考えられている．扁平上皮癌がほとんどで，基底細胞癌もまれに発生する．人種や地域によって発生頻度が異なる．日本では口腔領域の癌の1％以下と最も少ないが，欧米では高く，20〜30％を占める．

　好発部位：下唇に好発する．

［症　　状］

　肉眼的には膨隆型（図6-71），肉芽型，潰瘍型がある．一般に外向性増殖を示し，増大すると潰瘍を形成する．

［診　　断］

　肉眼的所見で診断は容易だが，生検により病理組織学的に確定診断を行う．

（2）上顎洞癌　carcinoma of maxillary sinus

　上顎洞の粘膜に由来する癌腫で，多くは扁平上皮癌であるが，腺系癌も発生する．主な誘因として慢性副鼻腔炎があげられる．

　発生頻度は頭頸部癌の8％であるが，近年，減少傾向にある．

　好発部位：洞の下半部に多く発生する．

［症　　状］

　上顎洞は骨に囲まれているので，癌が骨を浸潤破壊するまで症状が現れにくく，発見が遅れるため，進展例が多い．初期には鼻閉，鼻漏，鼻出血などの鼻症状がみられ，下方の口腔側に進展すると，歯痛，歯の動揺，歯肉頬移行部や歯槽部，口蓋部の腫脹をきたし義歯の不適合を生じる．さらに，歯槽突起の骨を破壊し，口腔に露出し，歯肉粘膜に腫瘤や潰瘍を形成する（図6-72）．上方へは，眼窩底を破壊し眼窩内に進展すると眼球突出や複視などの眼症状が出る．後壁を破壊して後方へ進展すると翼口蓋窩へ，外方では側頭下窩へ進展し，翼状突起の破壊や咀嚼筋へ浸潤し，開口障害をきたす．前方へは顔面皮膚，内方へは鼻腔に進展し，腫瘍が表面に現れてくる．

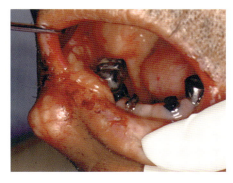

図 6-71 膨隆型口唇癌

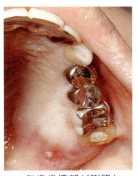

a：臼歯歯槽部が膨隆し，一部潰瘍を形成

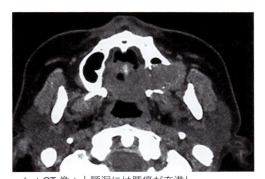

b：CT 像；上顎洞には腫瘍が充満し，骨を破壊し，翼口蓋窩への進展がみられる．

図 6-72 上顎洞癌

リンパ節転移は比較的少なく約 15％で，上内頸静脈リンパ節が最も多い．

［診　　断］

上記の臨床症状から上顎洞癌が疑われる場合は，生検により病理組織学的に確定診断を行う．腫瘍が洞内に限局している場合は，犬歯窩より開洞し，組織片を採取する．鑑別を要する疾患には歯性上顎洞炎，術後性上顎囊胞をはじめとする上顎囊胞などがあるが，囊胞性疾患は穿刺により内容液を吸引できる．癌の場合は，上顎洞壁の骨破壊が診断の決め手となる．

エックス線所見：パノラマエックス線検査により歯槽突起の骨，上顎洞底線，上顎洞後壁の破壊が観察できる．Water's 法エックス線検査により，上顎洞や他の副鼻腔のエックス線透過性や眼窩下縁，上顎洞側壁から頰骨下稜，鼻腔側壁の骨の破壊が観察できる．CT により，洞内の腫瘍の範囲，骨の破壊や洞外への腫瘍の進展観

察を容易に行うことができる．洞外の咀嚼筋など，軟組織への進展は MRI による観察が有効である．

［治　　療］

腫瘍の進展範囲に応じて，上顎骨部分切除術や全摘出術，拡大全摘出術が行われる．一方，上顎洞癌では外科，放射線，化学療法の相乗効果を期待した三者併用療法が行われることが多い．三者併用療法は，抗悪性腫瘍薬の動注，放射線外照射を行ったのちに減量手術や保存的手術を行い，上顎の機能や形態をできるだけ温存する治療法である．上顎骨の欠損に対しては，顎補綴により機能の再建が行われる．

（3）下顎中心性癌　central carcinoma of mandible

下顎骨内を原発とする癌腫で，その由来は歯原性上皮の遺残より発生する扁平上皮癌である（図 6-73）．発生頻度は口腔癌の 1〜2％で，非常にまれである．

好発部位：臼歯部骨体部や下顎角部に多い．

［症　　状］

下顎骨の膨隆，歯の疼痛や動揺，オトガイ神経領域の疼痛，知覚鈍麻・麻痺，開口障害が現れる．表面の歯肉粘膜は正常であることが多いので，抜歯窩の治癒不全や腫瘤形成など，抜歯を契機に気がつくことが多い．

［診　　断］

エックス線所見：初期には，比較的境界明瞭な骨吸収像として現れる．その場合，顎骨嚢胞や歯原性の良性腫瘍との鑑別を要する．また，進展すると骨髄や皮質骨の虫食い状の骨の吸収破壊像，下唇の知覚鈍麻など，下顎骨骨髄炎との鑑別も要する．骨の吸収所見はパノラマエックス線検査と CT が有効であり，骨周囲の軟組織の進展は CT や MRI で観察できる．

上記の臨床症状から下顎中心性癌が疑われる場合は，骨内深部から組織片を採取し，病理組織学的に確定診断を行う．

［治　　療］

下顎歯肉癌の下顎骨進展症例の治療に順じる．多くは下顎区域切除術や半側切除術が行われる．

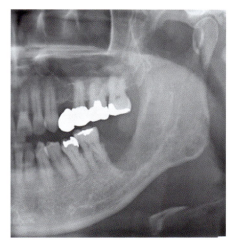

a：エックス線像

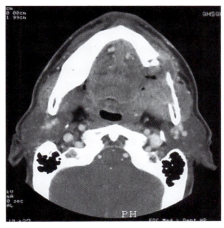

b：CT像

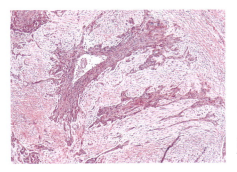

c：病理組織像；中等度分化扁平上皮癌
　（Hematoxylin-eosin 染色）

図 6-73
下顎中心性癌

2 転移性癌 metastatic carcinoma

転移性癌(図 6-74)は，他部位の癌が血行性転移により口腔領域に転移巣を形成する．原発巣としては肺が最も多く，次いで胃，肝臓，腎臓，子宮の順に多い．組織型では 80％が癌腫で，腺癌が多く，未分化癌，扁平上皮癌，肝細胞癌，腎細胞癌などがみられる．発生頻度は口腔癌の 1〜2％．

好発部位：骨髄内に転移巣を形成しやすく，多くは下顎骨に発生する．軟組織では歯肉や舌に多い．

［症　　状］

症状は顎骨中心性癌とほぼ同様である．すなわち，オトガイ神経領域の疼痛，知覚鈍麻・麻痺などの神経症状が先行し，増大すると歯の疼痛や動揺，下顎骨の膨隆，開口障害が現れる．

［診　　断］

生検による病理組織検査を行い，原発腫瘍と転移腫瘍の組織型が同じであることを証明する．口腔の転移巣が先に発見され，その組織型により原発巣がみつかることがある．全身の病巣検査には RI や PET が有用である．

エックス線所見：初期には比較的境界明瞭な骨吸収像として現れ，次第に骨髄や皮質骨の虫食い状の骨の吸収破壊像を示す．

［治　　療］

原発巣は高度の進展や再発した場合が多く，口腔領域以外の部位への転移も伴うため，口腔の転移癌に対しては対症療法のみで根治は行われない．

予　　後：きわめて不良．ほとんどが 1 年以内に死亡する．

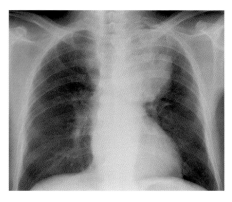

a：胸部エックス線像

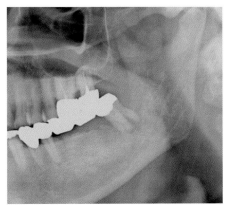

b：口腔転移巣のエックス線像
　　$\overline{8}$周囲に虫食い様骨の吸収がみられる．

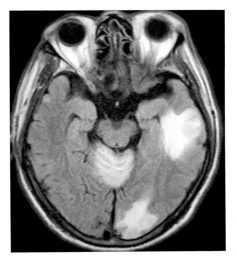

c：CT像；脳にも転移巣がみられた．

図6-74
肺癌から下顎骨への転移性癌
組織型は粘表皮癌であった．

3 肉 腫 sarcoma

　非歯原性間葉性悪性腫瘍に分類される肉腫は,頭頸部領域での発生はまれであり,頭頸部悪性腫瘍の5%程度である.全国の頭頸部癌治療施設(170施設)のアンケート調査では,1980〜1981年の2年間に78の症例がある.病理組織別では悪性線維性組織球腫17例,横紋筋肉腫16例,血管肉腫11例,線維肉腫10例,軟骨肉腫8例,骨肉腫7例の順で,部位では上顎(洞)および鼻腔・副鼻腔,次いで口腔・下顎にみられる.口腔領域では下顎骨の骨肉腫の頻度が高い.

　口腔領域の癌腫と比較した肉腫の一般的な特徴としては,発生頻度は癌腫と比較してきわめて低く,若年者に比較的多くみられる.一般に,放射線感受性は低く,血行性による遠隔転移が多く,予後はきわめて不良である.

a 悪性線維性組織球腫 malignant fibrous histiocytoma(MFH)

　線維芽細胞様細胞と組織球様細胞が混在する低分化,多形性の肉腫である(図6-75).病理組織像では花むしろ模様を呈する紡錘形細胞や多形性細胞からなる通常型(花むしろ多形型),従来,粘液線維肉腫とよばれていた粘液型,多数の破骨細胞様多核巨細胞がみられる巨細胞型,多数の黄色細胞と炎症性細胞浸潤がみられる炎症型に分類され,同一腫瘍内でも部位によって多彩な像を示す.

　大腿,臀部,上腕,肩,後腹膜などに好発し,頭頸部領域の発生頻度は3%程度であるが,頭頸部領域の肉腫のなかでは約20%と発生頻度が高い.

　好発部位:鼻腔・副鼻腔(上顎洞),上顎骨,下顎骨,頬部,耳下腺部などの報告がみられる.

　好発年齢:50〜70歳の中高齢者に好発する.男女比は3:2で男性に多い.

[症 状]

　腫脹や腫瘤を形成し,発生部位に応じてさまざまな症状をきたす.しばしば肺やリンパ節に転移する.5年生存率は26〜47%.特に,多形型は予後が悪い.

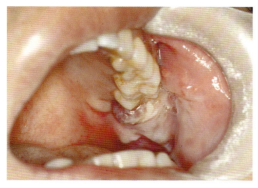

a：上顎骨に発生

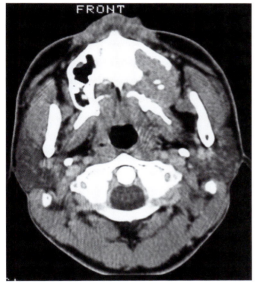

b：CT像

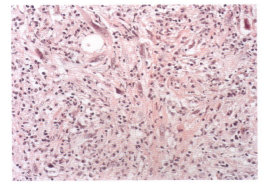

c：病理組織像；通常型（花むしろ多形型）
　（Hematoxylin-eosin 染色）

図 6-75
悪性線維性組織球腫

b　横紋筋肉腫　rhabdomyosarcoma

　横紋筋由来の悪性腫瘍で，小児の軟部肉腫のなかでは最も頻度が高い．組織学的に胎児型，胞巣型，多形型に分類される．

　好発部位：頭頸部領域に約40%の頻度で好発する．眼窩が最も多く，次いで鼻咽喉，副鼻腔，口腔では頬部や軟口蓋に多い（図6-76）．

　好発年齢：組織型により異なるが，主に小児，青年（胎児型，胞巣型）に出現し，男性のほうが多い．

　［症　　状］

　比較的境界明瞭なポリープ様腫瘤を示し，発育は急速である．

　しばしばリンパ節転移や肺，骨髄などに遠隔転移をきたし，予後はきわめて不良である．

c　線維肉腫　fibrosarcoma

　線維芽細胞由来の悪性腫瘍で，多くは軟部組織，下肢，膝部に好発するが，火傷や放射線照射後の瘢痕から発生することがある．成人型と乳児型に分類される．異型性を示す紡錘形の線維芽細胞が細胞束を形成し，細胞間質には膠原線維や細網線維が取り囲み矢筈模様をつくる．腫瘍の分化度により高分化型と低分化型に分けられる．

　好発部位：四肢に好発するが，10%程度が頭頸部領域に発生し，その約半数が顎骨中心性である．日本では上顎に多い．軟部組織では頬部に多い．

　好発年齢：成人型は30〜50歳代の中年に好発する．性差はない．乳児型は4:1で，男性に多い．

　［症　　状］

　肉眼的には無痛性の球状ないし分葉状の弾性のある硬い腫瘤を形成し，増大するに伴い壊死や出血を伴う．顎骨中心性では歯痛，歯の動揺など，歯の症状をきたす．乳児型の腫瘍は比較的急速に増大する．

　［治　　療］

　本腫瘍の放射線や化学療法に対する感受性は低いため，広範囲の切除が必要である．

　予　　後：5年生存率は成人型が40〜50%，乳児型では約80%と良好である．

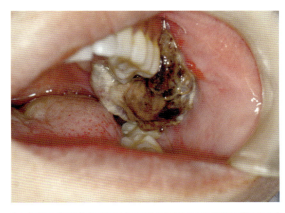

a：上顎翼突部より発生

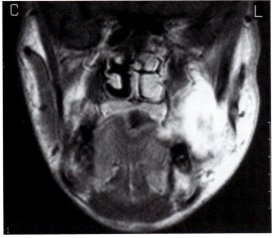

b：CT像

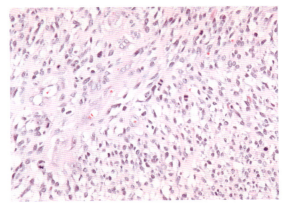

c：病理組織像
　（Hematoxylin-eosin 染色）

図 6-76
横紋筋肉腫

d 骨肉腫 osteosarcoma

　骨を形成する間葉組織から発生し，骨組織を形成する骨原発性悪性腫瘍である（図6-77）．多くは原発性であるが，放射線治療後，Paget病や線維性（骨）異形成症などの骨病変に続発して発生する場合もある．組織学的には肉腫様間葉組織と類骨あるいは骨組織の混在が特徴で，骨形成性のものと骨破壊性のものがあり，骨形成性，軟骨形成性，線維形成性など組織像は多様性を示し，生検による小切片の検索では確定診断ができないことがある．

　骨肉腫は大腿骨などの長管骨に多発するが，顎骨での発生頻度は骨肉腫の10%程度である．

　好発部位：下顎骨の臼歯部の歯槽，骨体部で，上顎骨にも発生する．

　好発年齢：顎骨では30〜40歳代で，やや男性に多い．顎骨以外では10〜20歳代に多い．

　［症　　状］

　初期症状は，顎骨の無痛性あるいは有痛性の腫脹や骨膨隆で，歯や歯槽部の疼痛や知覚異常，弛緩動揺，歯列不正がみられる．下顎ではオトガイ神経領域の知覚鈍麻や麻痺が出現する．腫瘍は骨髄内に増殖するとともに皮質骨を破壊し軟組織にも及ぶ．腫瘍が粘膜下に現れると急速に増大し，対合歯により潰瘍を形成し，壊死や出血を伴う．

　［診　　断］

　臨床検査では，血清アルカリホスファターゼの上昇が診断に重要である．

　エックス線所見：骨を破壊するエックス線透過像，骨を形成するエックス線不透過像，両者の混在像がみられる．骨膜反応による骨の新生像として，**spicula**（**針状骨**：皮質骨に直交する針状の骨新生像），**sunray appearance**（**旭日像**：放射状の骨新生像），**Codmanの三角**（骨膜との間に形成される三角形の骨新生像）など骨肉腫に特徴的なエックス線像がみられる（図6-78）．

　［治　　療］

　顎骨の腫瘍を含めた広範囲切除が基本であるが，術前，術後に放射線治療や化学療法と併用することが多い．

　予　　後：リンパ節転移は低いが，肺や骨，肝臓への血行性転移が多く，5年生存率は30〜40%と低い．

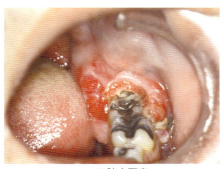

a：口腔内写真　　　　　　　b：病理組織像（Hematoxylin-eosin 染色）

図 6-77　下顎骨骨肉腫（骨形成性）

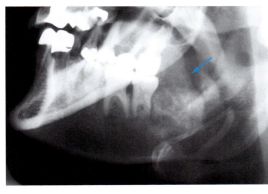

a：エックス線像
→：sunray appearance

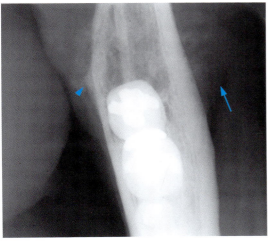

b：エックス線像
→：spicula
▶：Codman の三角

図 6-78
下顎骨骨肉腫

e　その他の肉腫

(1) 血管肉腫（悪性血管内皮腫，図6-79）

　　angiosarcoma（malignant hemangioendothelioma）

　血管肉腫といえば血管内皮細胞から発生する悪性血管内皮腫をいう．血管周皮細胞から発生する肉腫は悪性血管周皮腫といい，別に分類される．頭頸部領域では多くは頭部皮膚に発生し，口腔領域の発生はきわめてまれである．悪性度が高く，血行性に転移することが多い．

(2) 軟骨肉腫　chondrosarcoma（図6-80）

　軟骨を形成する悪性腫瘍で，骨の内部から発生する中心性軟骨肉腫と，骨の表面から発生する周辺性軟骨肉腫がある．体幹部の骨，大腿骨，上腕骨に多く，顎骨にはきわめて少ない．

(3) 悪性神経鞘腫　malignant schwannoma

　神経鞘細胞由来の肉腫で，神経原性肉腫の代表的なものである．口腔領域の発生はきわめてまれであるが，下歯槽神経に関連して下顎骨中心性に発生することがある．

(4) Kaposi 肉腫　Kaposi sarcoma（図6-81）

　後天性免疫不全症候群（AIDS）の合併症状として，全身の皮膚に多発性に生じる．口腔粘膜では口蓋や歯肉に好発し，血管腫様の斑や丘疹，結節を生じる．

(5) 平滑筋肉腫　leiomyosarcoma

　平滑筋由来の肉腫で，平滑筋組織の豊富な子宮，胃，腸，後腹膜に好発するが，頭頸部領域での発生はきわめてまれである．

(6) 脂肪肉腫　liposarcoma

　軟部肉腫のなかでは発生頻度が高く，大腿部，体幹部および後腹膜に好発する．頭頸部領域の発生はまれであるが，頸部，顎下部や頬部，口底などに発生がみられる．

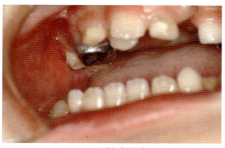
a：口腔内写真

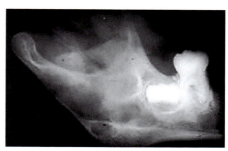
b：エックス線像（切除物）

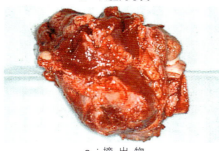
c：摘 出 物

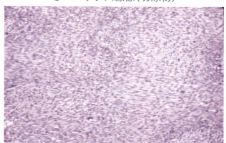
d：病理組織像
（Hematoxylin-eosin 染色）

図 6-79　血管肉腫（未分化）

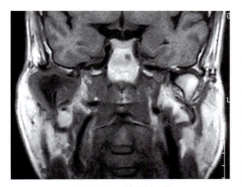
図 6-80　軟骨肉腫

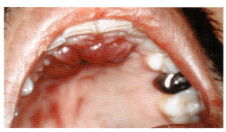
図 6-81　Kaposi 肉腫

4 多発性骨髄腫

形質細胞の悪性腫瘍で，高齢者に多い**造血器腫瘍**である．周囲の骨に浸潤・増殖し，免疫グロブリンを産生する．

[症　　状]

腰・背中の疼痛，貧血による息切れ，倦怠感，血小板減少による出血傾向，白血球減少に伴う感染症などがみられる．口腔領域では歯肉出血や鼻出血がみられることがある．

[診　　断]

血清中や尿中の Bence Jones タンパクが陽性，骨髄穿刺による骨髄腫細胞の確認，エックス線検査による多数の骨破壊病変などで診断される．

[治　　療]

薬物療法が中心で，メルファランなどの抗悪性腫瘍薬やボルテゾミブなどの分子標的治療薬，レナリドミド水和物などの免疫調節薬などを適切に組み合わせて使用する．

5 悪性リンパ腫　malignant lymphoma

悪性リンパ腫(図 6-82)は，リンパ球や単球，組織球が腫瘍化し，リンパ細網系組織に発生する悪性腫瘍で，大きく **Hodgkin 病** Hodgkin disease と**非 Hodgkin リンパ腫** non-Hodgkin lymphoma(NHL)に分類される．

Hodgkin 病では，組織学的に Hodgkin 細胞あるいは **Reed-Sternberg 巨細胞**とよばれる特異な細胞が出現する．一方，非 Hodgkin リンパ腫は多彩なリンパ系組織病変であり，その病理学的分類は形態学的から免疫学的に大きく変化してきた．すなわち，増殖形式と形態学的特徴から濾胞性 follicular とび漫性 diffuse に分けられ，免疫学的には T/NK 細胞型と B 細胞型リンパ腫に区別されるようになった．さらに，WHO 分類では，免疫染色や染色体・遺伝子解析の情報に基づいて分化発生学的段階で分けることで疾患単位に分類されている．

頭頸部領域は悪性リンパ腫の発生頻度が高い領域で，頸部リンパ節に発生する節性リンパ腫と，Waldeyer 輪や鼻腔，副鼻腔，口腔などのリンパ節以外に初発する節外性リンパ腫とがある．日本では Hodgkin 病が少なく，非 Hodgkin リンパ腫が多い．

病期分類はリンパ腫の侵襲の程度によって決められる．組織分類とともに予後を左右し，治療法の選択に重要な因子である．Hodgkin 病と非 Hodgkin リンパ腫ともに Ann Arbor 分類が準用されている(表 6-10)．

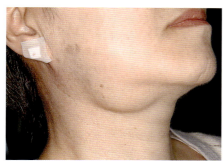 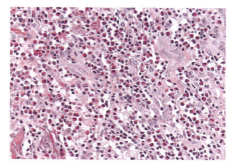

a：顎下リンパ節の腫大がみられる．　　　b：病理組織像（び漫性大細胞リンパ腫）
　　　　　　　　　　　　　　　　　　　　　（Hematoxylin-eosin 染色）

図 6-82　顎下リンパ節に初発した悪性リンパ腫

表 6-10　悪性リンパ腫の病期分類（Ann Arbor, 1971）

Stage Ⅰ	単一リンパ節領域に限局した侵襲（Ⅰ），またはリンパ節以外の1つの臓器または部位に限局した侵襲（ⅠE）
Stage Ⅱ	横隔膜の同側で2つ以上のリンパ節領域の侵襲（Ⅱ），または1つ以上のリンパ節領域と横隔膜を境として，それと同側のリンパ組織以外の臓器または部位への侵襲（ⅡE）
Stage Ⅲ	横隔膜の両側にわたるリンパ節領域の侵襲（Ⅲ），リンパ節以外の臓器または部位への限局性侵襲（ⅢE）
Stage Ⅳ	リンパ節以外の組織・臓器へのび漫性ないし播種性浸潤

好発年齢：50～70 歳で，男性に多い．

[症　　状]

　頭頸部領域では頸部リンパ節に発生し，隣在するリンパ節を侵襲し，腫大して無痛性の腫瘤塊を形成する．口腔の節外性リンパ腫は口腔粘膜のリンパ装置に原発し，歯肉や口蓋，上顎洞，顎骨に多い．歯肉では歯肉乳頭部に無痛性のび漫性腫脹や腫瘤を形成し，表面は潰瘍化する．歯槽骨の吸収，歯の動揺をきたし，歯肉炎ないしエプーリス様の所見を呈する．

[治　　療]

　病期や悪性度によって異なるが，初期で局所に限局している場合には放射線療法が有効である．進行したものでは多剤併用療法と放射線治療が行われる．

C 口腔潜在性悪性疾患（前癌病変と前癌状態）

（1）口腔潜在性悪性疾患（OPMD） oral potentially malignant disorders

2017 年 WHO 分類では，前癌病変，前癌状態の用語の記載はなく，両者を合わせて口腔潜在性悪性疾患という新しい概念として記載された．「臨床的に前駆病変か正常口腔粘膜かにかかわらず，口腔癌になりうるリスクを有する臨床症状」と定義されている．日本では，現在でも前癌病変，前癌状態の用語が使用されているが，国際的には用いられなくなっている．

紅板症，紅板白板症，白板症，口腔粘膜下線維症，先天性角化異常症，無煙タバコ角化症，リバーススモーキングによる口蓋角化症，慢性カンジダ，口腔扁平苔癬，円板状エリテマトーデス，梅毒性舌炎，日光角化症などがあげられている．

本項では，上記の現状から前癌病変と前癌状態として記載する．

（2）前癌病変 precancerous lesion

前癌病変とは，将来そこから癌が高頻度に発生する可能性のある病変をいう．癌の発生には**多段階発癌説**が支持されているが，前癌病変は発癌過程の初期あるいは中間段階にある可能性が疑われながら，現時点では悪性であることが証明できない病変であるといえる．癌は遺伝子の疾患であり，癌の発症には**癌遺伝子**の活性化や**癌抑制遺伝子**の不活性化など，複数の遺伝子異常が蓄積された結果生じることが明らかになっている．癌の診断やその性質（分化度，悪性度），さらには腫瘍の動態をコントロールすることによる癌の治療や予防に応用すべく，癌のゲノム研究が盛んに行われている．

癌抑制遺伝子は，細胞の増殖抑制や分化に関連し，その遺伝子に変異あるいは欠失が生じて細胞の増殖・分化制御が不可能になり，正常細胞から腫瘍細胞への変換が起こりやすい環境が現出される．一方，癌遺伝子は，一般的には正常細胞の増殖・分化に関与している遺伝子群（癌原遺伝子）で，変異などの遺伝子変化で活性化されて細胞の腫瘍化にはたらく．さらに，腫瘍化した細胞において浸潤・転移に関与した遺伝子群が活性化され，癌細胞の生物学特性を発現するようになる．

前癌病変は，すでに発癌過程にあるものとみなされており（図 6-83），その遺伝子異常（変異，欠失，転座，増幅）の検索を行い，癌組織と比較することにより前癌病変が癌化する可能性の予知が検討されている．

1997 年 WHO 分類によると，口腔の前癌病変の臨床的な定義として「それに相対する外見上正常な組織に比べて癌が発生しやすい状態に形態学的に変化した組織」とされ，**白板症，紅板症**，リバーススモーキングによる**口蓋角化症**が分類されてい

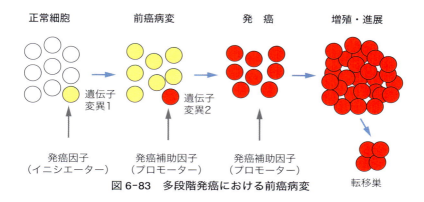

図 6-83 多段階発癌における前癌病変

る．また，前癌病変の組織学的特徴として**上皮異形成** epithelial dysplasia があげられる．その程度は重度，中等度，軽度に分けられており，異形成が強いほど癌になるリスクが高い．さらに，間質への浸潤はないが上皮全層に癌細胞の像を示す**上皮内癌** squamous cell carcinoma in situ や，**日光角化症** actinic keratosis も前癌病変の組織分類としてあげられている．

(3) 前癌状態　precancerous condition

前癌病変とほとんど同義語に用いられることもあるが，厳密には前癌病変は組織学的に認識できる病変に対して用い，前癌状態は全身的な疾患に伴う局所の変化，さらには疫学上での high risk 群に対しても用いるという考えが多い．

1997 年 WHO 分類では「口腔前癌病変に類似した良性の病変」に分類され，「癌発生のリスクを有意に増大させるのに関連した一般的状態」と定義されている．この「一般的状態」には，全身的あるいは局所的に免疫抑制をきたす状態，貧血あるいは虚血に伴う粘膜の萎縮を生じる状態，それらに継続して粘膜のびらんや潰瘍，修復を繰り返す状態などが考えられる．

WHO 分類では，このような前癌状態として次の 7 つの疾患をあげている．
① 鉄欠乏性嚥下障害
② 扁平苔癬　→p.162 参照．
③ 口腔粘膜下線維症
④ 梅毒　→p.124 参照．
⑤ 円板状エリテマトーデス　→p.168 参照．
⑥ 色素性乾皮症
⑦ 表皮水疱症

それぞれの病態については血液疾患や粘膜疾患の章を参照．

1 白板症 leukoplakia

口腔白板症は，角化亢進により口腔粘膜に白斑を生じる臨床名であり，以前は，「除去できない白色の角化性病変で，他の疾患に分類できないもの」と定義されていた．しかし，2017 年 WHO 分類によると，「悪性化のリスクがある白色病変で，特定の組織像を示さないもの」と記載されている．

原因は不明であるが，誘因として局所的にはタバコ，アルコール，不良補綴物，刺激性食品などの物理的・化学的刺激，全身的には貧血，ビタミン A およびビタミン B 群の欠乏，低タンパク血症などがあげられる．

好発部位：歯肉，舌，頬粘膜，口底に発生する．

好発年齢：50〜60 歳代の高齢者である．男性が女性の 2 倍と多い．

[症　　状]

粘膜面の白色病変は，隆起の程度，白斑の濃さ，均一性，びらんや潰瘍の混在の有無，単発性，多発性などさまざまな病態がみられる．臨床的な病型分類では，隆起の程度から平滑型と隆起型に分類され，さらに平滑型では均一な白板型(図 6-84-a)と紅斑混在型(図 6-84-b)，隆起型では丘型(図 6-85-a)と疣型(図 6-85-b)に分けられる．

白板症の癌化率は 4〜18％と報告されている．癌化率が高いのは，部位では舌，臨床型別では紅斑混在型(図 6-88)と疣型，発症様式では多発性(図 6-86)である．白板症は男性に多くみられ女性の約 2 倍であるが，発癌率は女性のほうが高い傾向にある(図 6-87)．一方，癌化率が低いのは，部位では歯肉，臨床型別では白板型，発症様式では単発性である．

[診　　断]

臨床所見から診断は比較的容易であるが，白板型の初期癌との鑑別や上皮異形成の程度が癌化との関連において重要であり，生検による組織検査が必要である．組織所見としては，角化亢進，有棘層の肥厚，上皮脚の肥厚や延長，上皮異形成，上皮下の炎症性細胞浸潤などがみられるが，上皮異形成が高いほど癌化率が高い．

[治　　療]

まず白板症の誘因があればそれを除去する．喫煙者には禁煙を促し，歯の鋭縁の削合や不良補綴物の修復を行う．根治療法として外科的切除が行われる．特に，上皮異形成がみられる場合には，将来の癌化の可能性を考え確実に切除しておく．切除が広範囲に及ぶ場合には植皮が行われる．凍結療法やレーザー療法(蒸散)が行われることもある．薬物療法としてビタミン A 誘導体の投与があるが，効果は不確実である．多発性や上皮異形成が強い白板症は長期の経過観察が必要である．

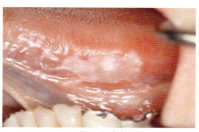
a：均一な白板型

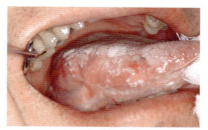
b：紅斑混在型

図 6-84　平 滑 型

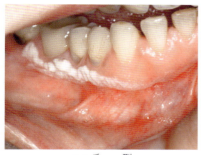
a：丘 型

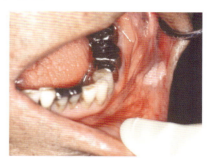
b：疣 型

図 6-85　膨 隆 型

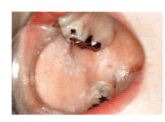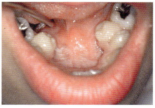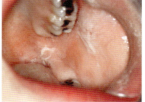

図 6-86　多発性白板症（23歳，女性）

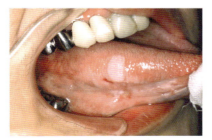
a：白板型；一部紅斑がある．

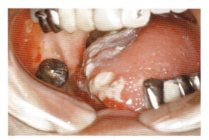
b：1年2か月後；T4N2bM0

図 6-87　白板症の癌化症例（64歳，女性）

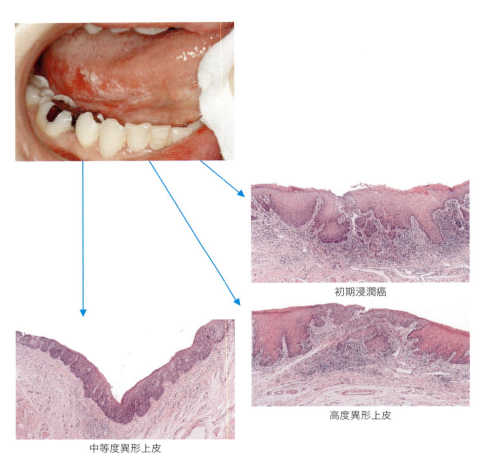

図 6-88 臨床診断：紅斑混在型白板症（31 歳，女性）
紅斑部に上皮異形成が強く，一部に初発浸潤癌の組織像がみられる．
病理組織学的診断は舌扁平上皮癌である（いずれも Hematoxylin-eosin 染色）．

2 紅板症 erythroplakia

紅色肥厚症ともよばれる．鮮紅色ビロード状の非炎症性の限局性紅斑で，WHOの診断基準によれば，白板症と同様に「臨床的にも病理組織学的にも他の疾患に分類されない紅斑」とされている．周囲に白板症を伴うこともある（図 6-89, 90）．

好発部位：舌，軟口蓋，口底，頰粘膜に発生する．
好発年齢：性差はなく，60〜70 歳の高齢者に多い．

[診　断]

生検によって組織学的に確定診断を行う．組織所見では上皮層の萎縮がみられ，上皮異形成は高度で，早期浸潤癌や上皮内癌を伴うことが多い．癌化率は 50％と口腔粘膜病変のなかで最も高い．

[治　療]

周辺の健常組織を含めた確実な外科的切除を行う．広範囲に及ぶ場合には放射線治療や癌化学療法の併用療法など，浸潤癌と同等の治療を行うこともある．

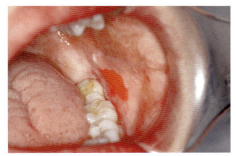
a：頰粘膜の紅板症．周囲に白板症を伴う．

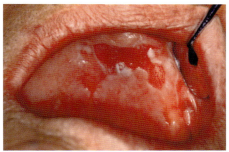
b：口蓋と上顎歯肉の紅板症

図 6-89　紅 板 症

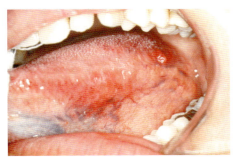
a：舌縁の紅板症

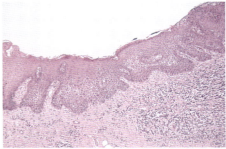
b：病理組織像（Hematoxylin-eosin 染色）

図 6-90　紅板症（一部紅斑型早期癌）

7 唾液腺疾患

概　説

　唾液腺には，炎症，腫瘍，全身疾患と関連した病変などさまざまな疾患が生じる．唾液腺疾患にはその構造上，臓器特異的な症状がある．例えば，食事に関連した症状(腫脹や疼痛)，唾液分泌異常に伴う症状(乾燥感やねばつき感)などである．また，唾液腺は直視できないため，診断には触診や画像検査(MRI など)が重要となる．唾液腺腫瘍には病理組織診断が困難な症例があり，注意を要する．

A　唾液腺の解剖と機能

　唾液腺(図 7-1)には耳下腺，顎下腺および舌下腺の 3 種類の大唾液腺と，口腔粘膜下に広範囲に分布する各種小唾液腺(口唇腺，口蓋腺，頬腺，臼後腺や，舌下面にある Blandin-Nuhn 腺など)があり，腺体と導管(排泄管)によって構成されている．
　耳下腺は，下顎枝と咬筋の外後方，耳介前下方に位置し，主導管(**Stensen 管** Stensen's duct，**ステノン管**)が上顎第二大臼歯相当の頬粘膜に開口する．顎下腺は，下顎骨下縁，顎舌骨筋および顎二腹筋に囲まれた顎下三角部に位置し，主導管(**Wharton 管 Wharton's duct**)が口底粘膜の舌下小丘部に開口する．舌下腺は，左右の口底粘膜の直下にあり，**大舌下腺管**は Wharton 管と合流し，**小舌下腺管**は舌下ヒダに開く(Rivinus' duct)．組織学的には，腺房細胞，介在部導管細胞，線条部導管細胞，筋上皮細胞からなる(図 7-2)．
　唾液は 99％が水分であり，その中に各種無機イオンの他，アミラーゼ，リゾチーム，アルブミン，ラクトフェリン，成長因子などが含まれ，粘膜保護作用，免疫・抗菌作用，浄化作用，緩衝作用の他に，食物の消化，摂食嚥下，味覚，創傷治癒に重要なはたらきをしている．また，唾液は 1 日に 1〜1.5 L 分泌され，pH は 6.4〜7.0 で，ムチンの存在により**漿液腺(耳下腺)**，**粘液腺(口蓋腺)**，**混合腺(顎下腺，舌下腺)**に分けられる．唾液腺の分泌は**副交感神経**の支配を受け(耳下腺は舌咽神経〈耳介側頭神経〉，顎下腺と舌下腺は顔面神経)，神経終末から分泌されるアセチルコリンに反応するムスカリン受容体を介して唾液分泌が生じる．

唾液腺疾患は，炎症，腫瘍，貯留囊胞などの器質的な異常と，唾液分泌低下などの機能的異常とに分けられる．特に，唾液腺腫瘍と他疾患との鑑別が大切で，腫瘍の場合は良性と悪性の鑑別が困難な症例も少なくない．診断には，CT，MRI，エコーなどの画像や唾液腺造影，^{99m}Tc シンチグラフィが有用であり，穿刺吸引による細胞診 fine needle aspiration biopsy も迅速性のある診断補助手段である．唾液の証明には唾液中のアミラーゼをヨードデンプン反応で調べる．

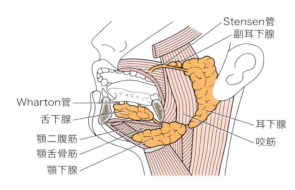

図 7-1　唾液腺の解剖図

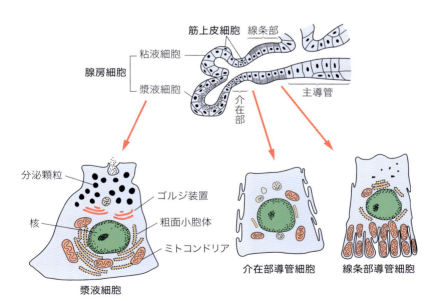

図 7-2　唾 液 腺

B 形態および機能異常

1 異所性唾液腺　allopatry salivary gland

唾液腺が，本来の解剖学的位置とは離れた部位に発生し，唾液分泌を呈することがある．大唾液腺の近くに発生することが多い．耳下腺の前方にみられる**副耳下腺**が典型である．下顎骨中心性の粘表皮癌や頸部リンパ節内に発生した多形腺腫などは，異所性唾液腺から発生した唾液腺腫瘍と考えられる．また，頸部異所性唾液腺から生じた**唾液瘻**の報告もある．

2 唾　液　瘻　salivary fistula

唾液腺開口部以外の部位から唾液が漏出するもので，口腔外に瘻孔があるものを口外瘻(外唾液瘻)，口腔内に瘻孔があるものを口内瘻(内唾液瘻)という．耳下腺が原因となることが多く，頬部の外傷や耳下腺，あるいはその周囲の手術によって腺体や導管が損傷して生じる後天性のものがほとんどである．口内瘻は処置を施す必要がないが，口外瘻は審美障害や皮膚炎などの障害をきたすため，導管開口部を口腔内に移動・形成する(sialodochoplasty)．これが困難な場合は，唾液腺を圧迫し腺体の萎縮をはかる．このとき，導管を結紮してもよい(図7-3)．

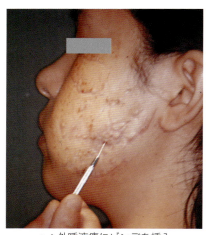
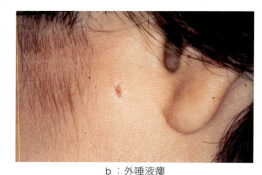

a：外唾液瘻にゾンデを挿入　　　　　b：外唾液瘻

図7-3　唾　液　瘻

3 Frey 症候群　Frey's syndrome

　耳下腺手術や外傷後に生じる後遺症(合併症)の1つである．症状として，食事のたびに耳下腺部の皮膚に発赤・熱感と発汗がみられる．1923年，Freyによって報告されたことにより，この名称がある．

　耳下腺腫瘍などで耳下腺が切除されると，耳下腺の分泌神経(下唾液腺核に由来する副交感神経)を含む耳介側頭神経も同時に切断されるが，行き場を失った耳下腺分泌神経の末梢側が，耳下腺を被覆する皮下の毛細血管や汗腺に誤って接続することが原因である(図7-4)．食事時に唾液分泌の信号が耳介側頭神経に伝わると，皮下の毛細血管が拡張して皮膚の発赤を呈し，汗腺が刺激されて汗をかくことになる．

　耳下腺切除術を行う際は，Frey症候群を予防するために，できるだけ耳下腺被膜を残して耳下腺切除部を覆う，もしくは胸鎖乳突筋の筋膜を耳下腺側に翻転し，その筋膜で切除部を覆うことによって，耳介側頭神経が皮下の毛細血管や汗腺と接続することを防ぐ．

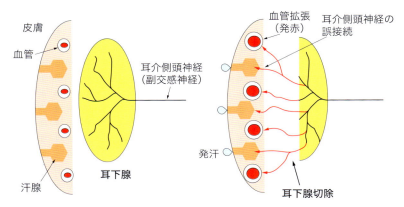

図7-4　Frey症候群の発症機序

4 口腔乾燥症(ドライマウス)　xerostomia(dry mouth)

　唾液分泌量が低下して口腔内が乾燥する病態で，ドライマウスとよばれることもあるが，その原因はさまざまである(図 7-5)．加齢に伴うもの(無歯顎に伴う唾液腺周囲の咀嚼筋力低下によるものなど)，放射線照射による唾液腺萎縮，薬物(降圧薬，抗うつ薬，抗不安薬，利尿薬，抗ヒスタミン薬など)の副作用によるもの，糖尿病や甲状腺機能亢進症などの代謝性のもの，脳腫瘍や精神的ストレスなど中枢性のもの，サルコイドーシス，移植片対宿主病(GVHD)や悪性リンパ腫に伴うもの，**Sjögren 症候群**(p.348 参照)によるものなどがある．なお，ドライマウスを主訴とする患者のなかには，唾液量が正常でも乾燥感やねばつき感を訴える口腔心身症の患者もかなり含まれる．

[症　　状]

　口腔乾燥に伴い，口腔粘膜の灼熱感(ヒリヒリ感)，舌痛，舌乳頭の萎縮，口角炎，齲歯の多発，口臭，歯周病，義歯不適合，味覚異常，咀嚼・嚥下障害などの症状が現れる．また，**口腔カンジダ症**を併発しやすい．

[診　　断]

　唾液量の測定には**ガム試験**が簡便である．唾液量の低下が認められる場合(10 分間で 10 mL 以下)は Sjögren 症候群との鑑別が重要となる．義歯の患者の場合は **Saxon(サクソン)テスト**(ガーゼを口に含み，2 分間 2 g 以下)を，Sjögren 症候群の診断には口唇生検，唾液腺造影，唾液腺シンチグラフィ，血清学的検査，涙腺検査を行う．

[治　　療]

　原疾患の治療(糖尿病の治療や薬物の変更)の他，対症療法として含嗽剤，保湿剤や人工唾液を用いたり，唾液腺マッサージや咀嚼運動指導を行う．Sjögren 症候群では，塩酸セビメリンやピロカルピン塩酸塩を投与してムスカリン受容体を刺激し，残存唾液腺からの分泌を促す．また，齲歯や口腔カンジダ症を予防するため口腔衛生指導も重要である．

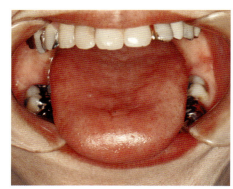

図 7-5　口腔乾燥症
舌乳頭の萎縮がみられる．

5 流涎症 sialorrhea

　唾液分泌が過剰となって流涎(りゅうぜん，よだれ)をきたす場合と，口唇閉鎖不全や嚥下障害などで唾液を嚥下できずに流涎をきたす場合(仮性流涎症とよばれることがある)とがある．前者の原因として，栄養失調，薬物中毒(水銀，鉛)，中枢神経障害などが，後者の原因として，顎関節脱臼による閉口障害や，脳梗塞および口腔癌術後の嚥下障害がある．

7章

唾液腺疾患

C 炎症性疾患

1 唾石症 sialolithiasis

　唾石症は，唾液腺腺体内または導管内に結石（唾石）が形成される疾患である．唾石は，大唾液腺，小唾液腺いずれにも生じるが，ほとんどは**顎下腺**由来（80〜90％）であり，次いで耳下腺に多い．唾石の位置によって腺体内唾石と導管内唾石に分けられるが，顎下腺の場合，腺体と導管の移行部に多い．性差はなく 20〜40 歳代に好発する．

[症　　状]

　腺体部の腫脹（**唾腫**，顎下腺は顎下部）と食事摂取時の疼痛（**唾疝痛**）が特徴である．しばしば導管開口部（顎下腺は舌下小丘部）からの逆行性感染により急性化膿性唾液腺炎を併発し，開口部からの排膿（**唾液管膿瘍**）がみられる．また導管開口部は発赤・腫脹し，導管走行部に圧痛を認める．唾石症の長期経過例では慢性唾液腺炎から腺体の萎縮・線維化が生じ，唾液腺が硬く触知されることがある（図 7-6-a）．

[診　　断]

　診断には次の事項が重要である．

① 食事に伴う一過性の唾疝痛や唾液腺腫脹の臨床症状．

② エックス線検査による石灰化像の確認（図 7-6-b, e）．

③ **双手診**による硬固物の触知．

　顎下腺唾石では，咬合法とパノラマエックス線検査により，導管内唾石か腺体内唾石かある程度診断できる．導管内唾石では楕円形ないしは細長いエックス線不透過像として写り，円形の血管腫静脈石と鑑別できる．腺体内唾石を疑う場合は，CT（図 7-6-c, d）にて確認することが治療法を選択するうえでも大切である．腺体内と導管内に同時に複数個唾石が存在することもあるので，見落とさないようにする．

　鑑別診断：唾石症は顎下腺導管内に多いが，同じ口底部に生じる石灰化物の鑑別診断として，外傷性に口底粘膜に迷入した**外来異物**がある．最も多いのは魚骨である．また，導管内に迷入した異物が核となって唾石が形成されるとする説があるが，まれに開口部から導管内に魚骨が迷入したとする報告もある．口底粘膜に迷入する異物には，他に植物性異物（竹片，稲穂，種子），ガラス片などがある．

[治　　療]

　唾石の外科的摘出術を行う（図 7-6-f）．顎下腺唾石の場合，顎舌骨筋上にある導管内唾石は口底粘膜を切開して摘出する．その際，**舌神経**の損傷に注意する．腺体

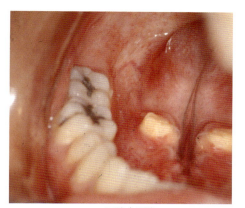
a：口腔内写真

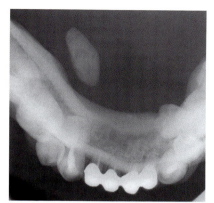
b：咬合法エックス線像

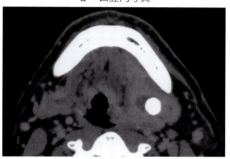
c：CT 像
唾石によって顎下腺炎が生じている．

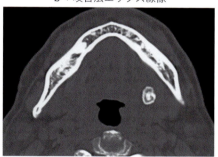
d：CT 像
唾石内部の不均一性がわかる．

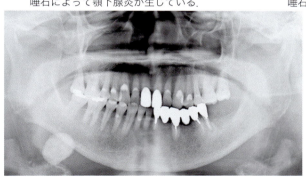
e：パノラマエックス線像

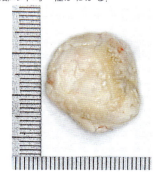
f：摘出された唾石

図 7-6　唾 石 症

内唾石は顎下部皮膚を切開して顎下腺摘出術を行う．導管内唾石の場合，自然排出することもある．

2 急性耳下腺炎 acute parotitis

耳下腺の主導管 Stensen's duct は，上顎第二大臼歯相当の頬粘膜に開口するが，この部位から細菌が**逆行性（上行性）**に侵入して耳下腺に化膿性炎を引き起こしたものである．逆行性感染の原因として，唾石などによる唾液分泌障害や，重症の全身疾患による抵抗力や免疫の低下があげられる．

[症　　状]

全身発熱，片側の耳下腺の腫脹，熱感，自発痛が生じ，耳下腺開口部には発赤・腫脹とともに耳下腺部の圧迫により排膿がみられる（図7-7）．時に開口障害がみられる．顔面神経麻痺はない．

[診　　断]

片側の耳下腺部全体の腫脹と開口部からの排膿により比較的容易である．その際，耳下腺の解剖学的位置を認識して，腫脹の中心が耳下腺部かそれ以外の部位かを見極め，歯性感染の可能性を除外することが大切である．唾石の有無を確認するためのエックス線検査も必要で，高度開口障害や中咽頭まで腫脹がみられる場合は，炎症の進展度や膿瘍形成，さらに，腫瘍の可能性を鑑別するために，CT や MRI も有用である．血液検査では白血球や CRP の上昇の他，**血中アミラーゼ**が上昇する．

[治　　療]

患者を安静にさせ，抗菌薬を投与する．急性症状緩和後，導管開口部からカニューレを挿入して洗浄することもある．

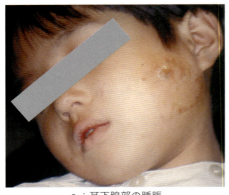 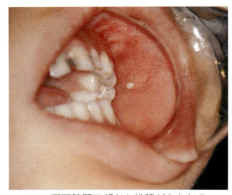

　　a：耳下腺部の腫脹　　　　　　　　b：耳下腺開口部から排膿がみられる

図7-7　急性耳下腺炎

3 慢性硬化性顎下腺炎（Küttner 腫瘍）
chronic sclerosing sialoadenitis of submandibular gland

片側の顎下腺に慢性炎症が持続すると，顎下腺が腫脹したまま線維化して硬化し，あたかも腫瘍のように触知される．性差はない．成因として，唾石や異物による唾液分泌障害に伴う感染の他，自己免疫的機序もあげられる．近年は，IgG4 関連疾患の1つとされている．→p.350 参照．

［症　状］

無痛性であり，腫脹以外に症状はほとんどない．顎下部に境界明瞭で弾性硬の腫瘤として触れ，時に表面に凹凸がある（図 7-8-a）．一般に腫瘤は，可動性であるが，周囲に癒着していることもある．

［診　断］

顎下三角部の腫瘤として，顎下腺腫瘍や結核性リンパ節炎，悪性リンパ腫，転移リンパ節との鑑別が大切となる．特に，顎下腺の多形腺腫と間違えやすい．CT や MRI （図 7-8-b）などの画像診断が基本だが，穿刺吸引細胞診や顎下腺造影も，腫瘍との鑑別診断に有用である．唾石の有無も確認する必要がある．上記の方法で診断がつかなければ生検を行う．

病理組織所見：線維化，導管周囲のリンパ球浸潤，導管の拡張，腺房の萎縮・消失がみられる（図 7-8-c）．

［治　療］

多形腺腫など顎下腺腫瘍との鑑別が困難な場合，摘出術を行う（摘出生検）．

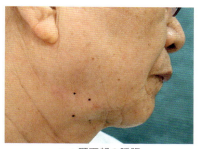

a：顎下部の腫脹

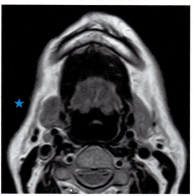

b：MR 像；T2 強調
　　右顎下腺の腫脹

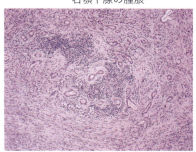

c：病理組織像
　（Hematoxylin-eosin 染色）

図 7-8　慢性硬化性顎下腺炎

D 良性腫瘍

1 多形腺腫　pleomorphic adenoma

　唾液腺腫瘍のなかで**最も発生頻度が高い**良性腫瘍で，全唾液腺腫瘍の 55〜70％を占めるといわれている．特に，**耳下腺**(60〜65％)，**口蓋腺**(10％)，**顎下腺**(9％)に多い．組織学的には，上皮成分と間葉成分とが混在して多彩な像を示すためこの名があり，以前は混合腫瘍ともよばれていたが，両成分とも上皮由来と考えられている．

[症　状]

　20〜50 歳代が多く，小児はまれである．女性にやや多い．好発部位は耳下腺部(耳下腺後下極部)や口蓋部(片側の硬口蓋・軟口蓋移行部)である(図 7-9)．発育はきわめて緩徐で無痛性のため，ある程度大きくなって自覚されることが多い．類球形の腫瘤で表面平滑だが，分葉状を呈することもある．触診による境界は明瞭で，硬さは弾性硬から弾性軟とさまざまである．口蓋腺由来のものは口蓋の片側がドーム状に膨隆するが，表面粘膜は正常である．

[診　断]

　腫瘍性という診断は比較的つけやすい．しかし，良性，悪性の鑑別をするために耳下腺部や顎下腺部では造影剤を用いた CT や MRI にて画像診断を行う．上皮成分と間葉成分(粘液，ヒアリン，軟骨)の比率によって不均一な内部画像を示すが，被膜で囲まれているため境界は明瞭である．造影速度は良性腫瘍の性格を示す．Warthin 腫瘍との鑑別には^{99m}Tc シンチグラフィが有用である．口蓋部では生検が確定的な診断法である．

　病理組織所見：上皮成分と間葉成分とからなるが，両成分とも多様な像を示す．上皮細胞は 2 層性の腺管状増殖あるいは充実性増殖を示し，腺管状，索状，島状の胞巣をつくる．間葉成分には線維性ないし粘液腫性の間質が混在し，時に軟骨様組織が含まれる．線維性の被膜がある(図 7-10)．

[治　療]

　腫瘍実質は被膜で被包されているが，一部被膜がない部位や被膜内に腫瘍細胞が存在することもあるため，被膜直上での単純摘出では再発の危険性がある．周囲組織を含めた切除術が必要である(図 7-9-c)．また，放置すると悪性化(**多形腺腫由来癌** carcinoma ex pleomorphic adenoma)することがあるため，経過観察なしで外科的に切除すべきである．

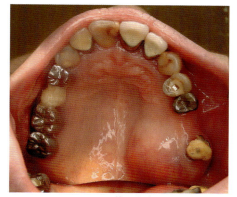

a：口蓋に発生

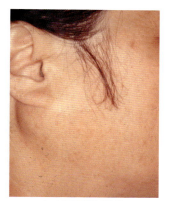

b：耳下腺に発生

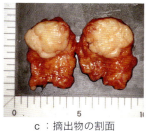

c：摘出物の割面

図7-9 多形腺腫

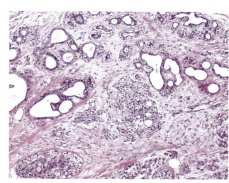

a：典型像

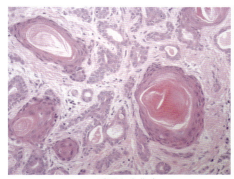

b：扁平上皮化生

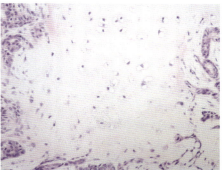

c：軟骨様組織

図7-10 病理組織像の例（Hematoxylin-eosin 染色）

7章 唾液腺疾患

2 Warthin 腫瘍（腺リンパ腫） Warthin tumor(adenolymphoma)

唾液腺の腺上皮の乳頭状増殖とリンパ組織（リンパ球）からなる良性腫瘍である．

好発年齢：40～70歳．5：1で男性に多い．

好発部位：ほとんどが耳下腺に発生し（耳下腺腫瘍の6～10％），浅葉下極部に好発する．また，**両側の耳下腺**に発生することがある（全体の10％程度を占める）．

[症　状]

発育は緩慢で，増大して発見されることが多い．境界明瞭な球形ないし卵円形の無痛性の腫瘤として触知され，硬さは弾性硬から弾性軟で波動を触れることもある（図7-11-a）．

[診　断]

画像診断としてCTやMRIが有用であり，境界明瞭な類円形で，時に囊胞状の像を示すことがある．^{99m}Tcシンチグラムでは特異的な集積像がみられ，本腫瘍の重要な診断方法である（図7-11-b～d）．

病理組織所見：上皮は，内層の高円柱細胞と外層の多角形細胞との2層構造からなり，囊胞腔内に乳頭状に増殖する．間質にはリンパ組織があり，しばしば濾胞形成がみられる（図7-11-e）．

鑑別診断：多形腺腫，腺様囊胞癌，悪性リンパ腫などとの鑑別を要する．

[治　療]

薄い被膜で覆われ境界明瞭であるため，周囲唾液腺組織から剥離して摘出術が行われる（図7-11-f）．再発はまれである．

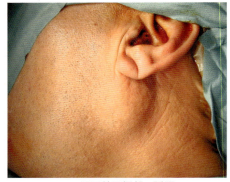

a：耳下腺下極部の腫脹

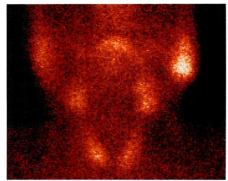

b：^{99m}Tcシンチグラム：集積がみられる．

図7-11　Warthin腫瘍

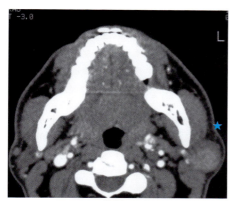
c：造影 CT 像

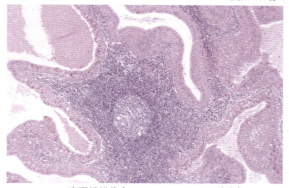
d：造影 MR 像；T1 強調

e：病理組織像（Hematoxylin-eosin 染色）
リンパ濾胞がみられる．

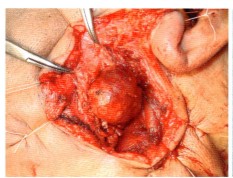
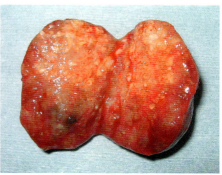
f：摘 出 物
図 7-11 つづき

E 悪性腫瘍

1 腺様嚢胞癌 adenoid cystic carcinoma

唾液腺の末梢導管の介在部から発生する腫瘍で，円柱腫ともよばれている．**唾液腺悪性腫瘍**のなかでは発現頻度が比較的高い．

好発部位：顎下腺(図7-13)や舌下腺に発現することが多く，耳下腺では少ない．小唾液腺にも比較的多く，その半数以上が口蓋に発生し，舌，口底の順に多い．

好発年齢：成人期以降の，特に40〜50歳代に多く発生し，性別では女性に多い．

[症　　状]

発育は緩慢であるが，早いものもある．顎下腺に発生したものは初期には顎下腺の可動性腫脹を示すが，進展して被膜外に浸潤すると周囲組織に波及するため癒着する．口蓋部に発生したものは弾性硬の腫瘤として認められることが多く，被覆粘膜はしばしば潰瘍を形成する．進展すると周囲軟組織や顎骨への浸潤を示すようになる．本腫瘍は**神経線維周囲への浸潤**傾向が高く，比較的早期から局所の疼痛や神経麻痺を伴うことが多い(図7-12-a)．肉眼的には灰白色を呈し，均質性で嚢胞形成は認められない．周囲との境界は比較的明瞭であるが，被包は不完全である．

[診　　断]

緩徐な発育を示すことが多いため，自覚してからの経過が長く，多形腺腫と誤診されることもある．しかし，未分化な腫瘍で再発，転移も多く，注意を要する．臨床所見だけでなく唾液腺造影法，超音波診断法，CT(図7-12-b)，MRI，RI診断法，穿刺吸引細胞診など各種の検査法を用いて総合的に診断すべきであるが，最終診断は腫瘍全組織の病理組織学的検査による．

病理組織所見：腫瘍細胞は導管上皮に類似した比較的小型の細胞と，少数の筋上皮類似細胞とから構成されている．定型例では実質は**篩状**の**小嚢胞状腔**を形成し(図7-12-c)，間質は線維性結合組織で，しばしば硝子化を伴う．非定型例では実質は充実性の胞巣をつくり，小さな管腔状構造が散在性に認められる．

鑑別診断：その他の唾液腺腫瘍との鑑別を要する．

[治　　療]

周囲健常組織を含めた外科的切除(拡大手術)が選択される．頸部郭清術を必要とする場合もある．本腫瘍の放射線感受性に関してはさまざま論議されているが，現在では，術前あるいは術後照射として用いられることが多い．化学療法は効果が少ない．

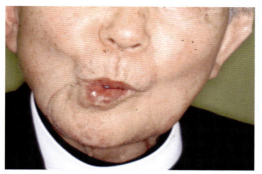

a：左側顎下腺に硬結を伴う腫脹があり，同側顔面神経の運動麻痺を併発

b：CT像

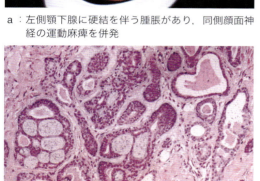

c：病理組織像
　（Hematoxylin-eosin 染色）

図 7-12
腺様囊胞癌

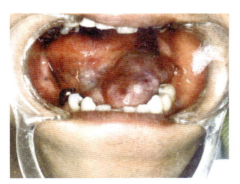

図 7-13　舌下腺に発生した腺様囊胞癌

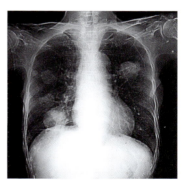

図 7-14　腺様囊胞癌の肺転移

予　　後：経過は長く，しばしば局所再発をきたし不良である．転移は，主に血行性に，肺(図 7-14)，肝臓，骨，脳などに生じる．

2　粘表皮癌　mucoepidermoid carcinoma

唾液腺の導管上皮細胞由来の腫瘍で，**粘液産生細胞**，**扁平上皮様細胞**および**中間型**の細胞からなる．

好発部位：大唾液腺では**耳下腺**，顎下腺で，舌下腺はまれである．小唾液腺では口蓋腺由来のものが多く，舌，口底，まれに頬部，顎骨内に発生することもある．

好発年齢：20〜50歳代に多く発生し，性別では女性に多い．

［症　　状］

一般に，発育は緩徐であるが，悪性度の高いものは発育が速く，浸潤性で，被覆粘膜や皮膚に潰瘍を形成し，骨破壊する場合がある．弾性硬で結節状を呈する充実性の腫瘤で（図7-15-a），周囲との境界は比較的明瞭であるが，被膜は部分的に欠如することがある．低分化なものでは明らかな周囲組織への浸潤を示し（図7-15-b），高分化なものでは粘液を含む嚢胞腔を認める．

［診　　断］

緩徐な発育を示すことが多いため，自覚してからの経過が長く，多形腺腫と誤診されることも少なくない．臨床所見だけでなく唾液腺造影法，超音波診断法，CT，MRI，RI診断法，穿刺吸引細胞診など各種検査法を用いて総合的に診断すべきである．最終診断は腫瘍全組織の病理組織学的検査による．

病理組織所見：被膜は認められず，腫瘍実質が粘液産生細胞，扁平上皮様細胞および導管上皮に類似した中間細胞からなるのが特徴である（図7-15-c）．粘液産生細胞は粘液を含み，扁平上皮様細胞は多角形あるいは紡錘形で角化性変化を認めることもある．中間細胞はこのような性質を示さない小類円形を呈する細胞である．腫瘍間質は線維性結合組織で構成されている．腫瘍実質で比較的粘液物質が多くつくられるときは間質中に流出する．

鑑別診断：その他の唾液腺腫瘍との鑑別を要する．

［治　　療］

周囲健常組織を含めた外科的切除（拡大手術）が選択される．頸部郭清術を必要とする場合もある．一般に，放射線および化学療法の感受性は低い．

予　　後：病理組織学的な悪性度により異なり，高悪性型に再発，転移が多い．分化度が高いほど予後はよい．

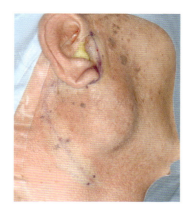

a：右側耳下腺に結節状を呈する
　　充実性の腫瘤を認めた．

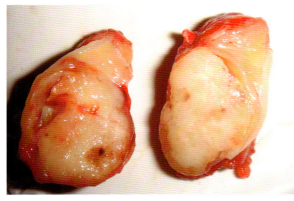

b：切除部の割面
　　一部被膜は欠如し，
　　周囲組織へ浸潤している．

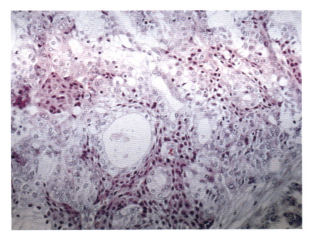

c：病理組織像
　　（Hematoxylin-eosin 染色）

図 7-15
粘表皮癌

3 腺房細胞癌　acinic cell carcinoma

漿液腺房細胞に類似した細胞の増殖を特徴とする腫瘍である．**唾液腺悪性腫瘍**のなかでは発現頻度はかなり低い．

好発部位：大唾液腺で，特に**耳下腺**に多く，まれに小唾液腺では口蓋腺由来のものがある．

好発年齢：40〜50歳代に多く発生し，性別では女性に多い．

［症　　状］

多形腺腫の臨床症状に類似し，球形あるいは半球形で，周囲との癒着はなく比較的境界は明瞭である．また，被覆粘膜および皮膚は正常である．一般に，所属リンパ節への転移は認められないが，まれにリンパ節転移の報告もある．一般に，発育は緩徐であるが，悪性度の高いものは発育が速く，浸潤性で，被覆粘膜や皮膚に潰瘍を形成し，骨破壊する場合がある．弾性硬で結節状を呈する充実性の腫瘤で，周囲との境界は比較的明瞭であるが，被膜は部分的に欠如することがある．低分化なものでは明らかな周囲組織への浸潤を示し，高分化なものでは粘液を含む囊胞腔を認める．

［診　　断］

緩徐な発育を示すことが多いため，自覚してからの経過が長く，多形腺腫と誤診されることも少なくない．臨床所見だけでなく唾液腺造影法，超音波診断法，CT，MRI，RI診断法，穿刺吸引細胞診など各種の検査法を用いて，総合的に診断すべきである（図7-16-a）．最終診断は腫瘍全組織の病理組織学的検査による．

病理組織所見：薄い被膜で覆われていることが多い．腫瘍は充実性で，線維によって分葉化されていることが多い．腫瘍実質は，主に類円形ないし多角形を呈する腺房細胞に類似した細胞の胞巣状増殖からなる（図7-16-b）．この細胞質内に多数の好塩基性顆粒を含み，核は円形で偏在する．

鑑別診断：その他の唾液腺腫瘍との鑑別を要する．

［治　　療］

周囲健常組織を含めた外科的切除（拡大手術）が選択される．頸部郭清術を必要とする場合もある．一般に，放射線および化学療法の感受性は低い．

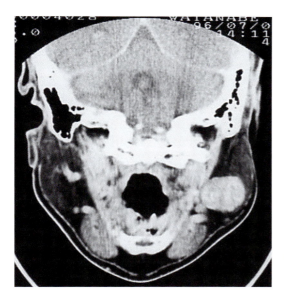

a：CT像
　左側耳下腺に発生した
　腺房細胞癌

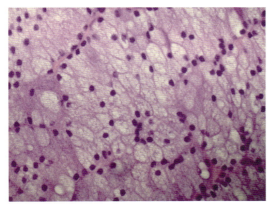

b：病理組織像
　（Hematoxylin-eosin 染色）

図 7-16
腺房細胞癌

4 多形低悪性度腺癌　polymorphous low grade adenocarcinoma

　近年認知された．悪性度が低く，予後はよい．組織学的には腺様嚢胞癌，**多形腺腫**と類似しているため，以前は大多数が**腺様嚢胞癌**，多形腺腫と診断されることが多かった．欧米では頻度が高いとした報告もあるが，日本では比較的少ない．

　好発部位：小唾液腺，特に**口蓋腺に多い**．

　好発年齢：40〜70歳代に多く発生し，性別では女性に多い（約2倍）．

［症　　状］

　約60％が口蓋に生じ（図7-17），次いで頬粘膜，上口唇に多い．腫瘍は，比較的緩徐に増殖する無痛性限局性腫瘤として認められる．境界は比較的明瞭だが，明らかな被膜を欠き，周囲組織に浸潤傾向を示す．再発率は20％前後で，頸部リンパ節への転移率も5〜10％と比較的低い．遠隔転移，腫瘍死ともにきわめてまれである．

［診　　断］

　臨床所見に加え，唾液腺造影法，超音波診断法，CT，MRI，RI診断法，穿刺吸引細胞診など，さまざまな検査法を用いて総合的に診断を行う．最終診断は腫瘍全組織の病理組織学的検査による．

　病理組織所見：充実性，腺管状，篩状，乳頭状，嚢胞状配列など多様なパターンを示し，腫瘍辺縁部では，いわゆるsingle-file様細胞配列が特徴的である．組織パターンの割合は同一腫瘍の部位，あるいは症例によって異なる．異型に乏しい小型から中間大の上皮性細胞の増殖からなる．核分裂像もまれで，壊死巣の形成もない．間質は硝子化を示したり，粘液様基質に富むが，軟骨様分化はない．

　鑑別診断：その他の唾液腺腫瘍との鑑別を要する．

［治　　療］

　外科的切除が選択される．放射線および化学療法の報告は少ない．

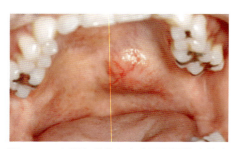

図7-17　口蓋に発生した多形低悪性度腺癌

5 多形腺腫由来癌　carcinoma ex pleomorphic adenoma

多形腺腫が存在し，その中に，または隣接して細胞異型を伴い，かつ浸潤性の増殖を示す**癌腫**を認める．癌腫は，腺癌，未分化癌，扁平上皮癌などの像があり，混在することが多い．まれに癌肉腫を呈するものもある．

好発部位：小唾液腺に多い．

好発年齢：良性多形腺腫よりも，平均して10〜20歳年長である．女性に多い．

[症　　状]

経過の長かった良性腫瘍が急激に増大したり，局所の疼痛，顔面神経麻痺，潰瘍形成がみられるときは悪性化が疑われる（図7-18）．

[診　　断]

緩徐な発育を示すことが多いため，自覚してからの経過が長く，多形腺腫と誤診されることも少なくない．臨床所見ばかりでなく唾液腺造影法，超音波診断法，CT，MRI，RI診断法，穿刺吸引細胞診など各種の検査法を用いて総合的に診断すべきである．最終診断は腫瘍全組織の病理組織学的検査による．

病理組織所見：腫瘍が多形腺腫の部分と癌腫の部分からなる（図7-19）．癌腫の部分は管腔形成の比較的明瞭な腺癌の像や，未分化癌の像を示すことが多い．まれに扁平上皮癌，腺様囊胞癌，粘表皮癌が多形腺腫と併存することもある．

鑑別診断：その他の唾液腺腫瘍との鑑別を要する．

[治　　療]

周囲健常組織を含めた外科的切除（拡大手術）が選択される．一般に，放射線および化学療法の感受性は低い．予後は不良である．

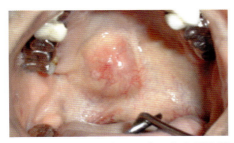

図7-18　口蓋正中部に発生した多形腺腫由来癌

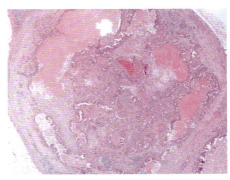

図7-19　多形腺腫由来癌の病理組織像
（Hematoxylin-eosin染色）

F 全身疾患に関する病変

1 流行性耳下腺炎 epidemic parotiditis, mumps

ムンプスウイルスの感染による伝染性疾患(いわゆる**おたふくかぜ**)．唾液を媒体として飛沫感染様式をとる．一度罹患すると，通常，**終生免疫**が得られるが，再度罹患することもある．

好発部位：耳下腺．顎下腺の場合もある．

好発年齢：5〜9歳の小児．

[症　状]

2〜3週間の潜伏期間ののち，発熱，頭痛(**感冒様症状**)，片側または両側の耳下腺の有痛性腫脹を認める(図 7-20, 21)．顎下腺の腫脹を認めることもある．耳下腺乳頭部からの排泄障害がみられる(図 7-22)．腫脹は 1 週間程度で消退する．成人の場合，精巣(睾丸)炎，卵巣炎，髄膜炎，膵炎，神経症状などの合併症を認めることがある．耳下腺の腫脹の 2〜3 日前から 10 日くらいまで，他に感染させる可能性がある．

[診　断]

上記の症状または地域の流行性を参考とするが，確定診断をするためには血清中のムンプスウイルスの抗体価上昇を認める．

病理組織所見：腺房細胞の変性，壊死，間質の水腫および充血がみられる．炎症性細胞浸潤がある．

鑑別診断：頭頸部に発症する他の急性化膿性炎との鑑別を要する．

[治　療]

安静，水分と栄養の補給．二次感染の予防などの対症療法が主体となる．また，蔓延させない配慮として隔離することも重要である．重篤な合併症がなければ良好．

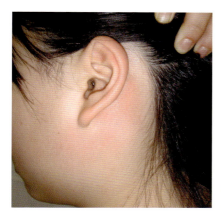

図 7-20
流行性耳下腺炎

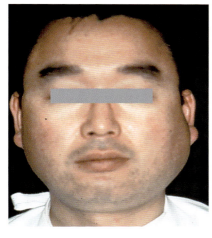

図 7-21
両側耳下腺部のび漫性腫脹(成人)

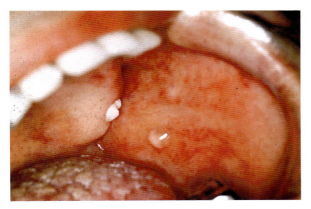

図 7-22
耳下腺乳頭部からの排泄障害

7章 唾液腺疾患

2　Sjögren 症候群　Sjögren syndrome

　乾燥性角結膜炎，**口腔乾燥症**を主病変として，関節リウマチ，時にはその他の膠原病ないし自己免疫疾患を伴う慢性の系統的疾患である．

　好発部位：耳下腺，涙腺．

　好発年齢：30〜50 歳代で，ほとんどが女性．

［症　　状］

　唾液分泌量の減少による口腔乾燥(図 7-23)，口腔粘膜の萎縮，舌の平滑化(図 7-24)，自発痛，摂食痛，灼熱感，耳下腺の腫脹，眼症状として羞明・乾燥性角結膜炎(図 7-25)，関節リウマチなどがみられる．

［診　　断］

　唾液腺造影法により，点状・斑状陰影像がび漫性にみられる．臨床検査では赤沈亢進，白血球減少，高γグロブリン血症，RA 因子陽性が認められる．血清検査で抗 Ro/SS-A または抗 La/SS-B の抗体陽性．小唾液腺の生検による病理組織学的検査も有効な診断法である．

　病理組織所見：唾液腺，涙腺のリンパ性細胞浸潤．小葉内導管周囲に始まり，著しいときは腺組織の大部分がリンパ性組織で置換される．**腺房の退行性変化**，線維性結合組織および脂肪細胞の増殖，導管上皮の増殖，管腔の拡張または狭窄，筋上皮島の形成がみられる．

　鑑別診断：Mikulicz 病との鑑別を要する．　→p.350 参照．

［治　　療］

　有効な治療法はなく，局所の対症療法が主体となる．人工唾液，唾液腺ホルモンの投与，全身的に副腎皮質ステロイド薬の投与や漢方療法が行われる．さまざまな治療に対して難治性で，症状も重症化することが多い．

表 7-1　シェーグレン症候群の日本改訂診断基準（1999）

1．生検病理組織検査で次のいずれかの陽性所見を認めること
　　A）口唇腺組織で 4 mm² あたり 1focus* 以上
　　B）涙腺組織で 4 mm² あたり 1focus* 以上
2．口腔検査で次のいずれかの陽性所見を認めること
　　A）唾液腺造影で Stage 1（直径 1 mm 未満の小点状陰影）以上の異常所見
　　B）唾液分泌量低下（ガム試験にて 10 分間 10 mL 以下またはサクソンテストにて 2 分間 2 g 以下）
　　　があり，かつ唾液腺シンチグラフィーにて機能低下の所見
3．眼科検査で次のいずれかの陽性所見を認めること
　　A）Schirmer 試験で 5 mm/5 分以下で，かつローズベンガル試験（van Bijsterveld スコアで 3 以上）
　　B）Schirmer 試験で 5 mm/5 分以下で，かつ蛍光色素試験で陽性
4．血清検査で次のいずれかの陽性所見を認めること
　　A）抗 Ro/SS-A 抗体陽性
　　B）抗 La/SS-B 抗体陽性
［診断基準］上の 4 項目のうち，いずれか 2 項目以上を満たせばシェーグレン症候群と診断する

＊1focus：導管周囲に 50 個以上のリンパ球浸潤　　　　　（日本シェーグレン症候群診断基準改訂小委員会より）

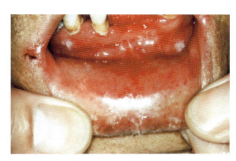

図 7-23　口腔乾燥

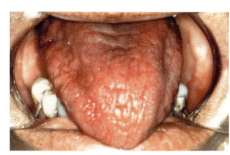

図 7-24　舌の平滑化

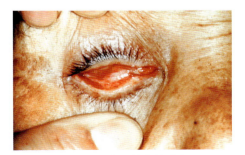

図 7-25　乾燥性角結膜炎

7章　唾液腺疾患

3 Mikulicz 病　Mikulicz's disease

　原因は不明であるが，自己免疫疾患に関連した病変と考えられている（図7-26）．また，悪性リンパ腫，サルコイドーシス，結核，梅毒などにより両側の唾液腺および涙腺のリンパ組織が増殖した病変を **Mikulicz 症候群** という．

好発部位：各種大唾液腺，涙腺．
好発年齢：中年女性に多いといわれている．

［症　　状］
　両側の唾液腺および涙腺が無痛性に腫脹し，唾液の分泌障害と，それによる**口腔乾燥症**を特徴とする．1〜2個の唾液腺だけのこともある．

［診　　断］
　上記の臨床症状を参考にする．
病理組織所見：Sjögren 症候群と同様に，著明なリンパ球浸潤と筋上皮島の形成がみられる．
鑑別診断：Sjögren 症候群との鑑別を要する．諸検査によって Sjögren 症候群が否定された場合に疑われる．

［治　　療］

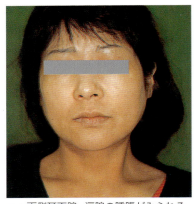
a：両側耳下腺，涙腺の腫脹がみられる．

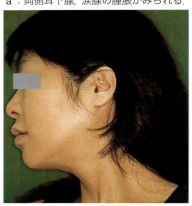
b：顎下腺にも腫脹がみられる．
図 7-26　Mikulicz 病

治療法は確立されていないが，副腎皮質ステロイド薬が有効といわれている．

4 IgG4 関連疾患

　血中 IgG4 高値に加え，リンパ球と IgG4 陽性形質細胞の著しい浸潤と線維化により，同時性あるいは異時性に全身諸臓器の腫大や結節・肥厚性病変などを認める原因不明の疾患である．ステロイド治療が第一選択となるが，減量，中断によって再発がみられる．難治性である．

5 軟部好酸球肉芽腫　eosinophilic granuloma of the soft tissue

木村氏病，好酸球性リンパ濾胞増殖症，好酸球性濾胞症，好酸球性リンパ節炎などの名称でよばれている．主に皮膚または皮下組織に生じ，好酸球の浸潤とリンパ組織の増生を特徴とする肉芽腫性病変である．血清 IgE 増加を伴う好酸球増多症を示すことから，I 型アレルギー疾患との関連がいわれている．

好発部位：顔面部，頭部，頸部，腋窩部および鼠径部．頭頸部では**耳下腺部**に発生することが多い．

好発年齢：若年男子に発生することが多い．

[症　　状]

一般に単発性であるが，多発することもまれではない．自覚症状が比較的乏しいため長く放置されていることが多く，かなり増大してから受診するが，全身状態を侵すことはない．無痛性のび漫性腫脹を示すものと，比較的限局性の**腫瘤**を形成するものとがある．腫脹部の掻痒感を訴えることがある（図 7-27）．

[診　　断]

上記の臨床症状を参考にする．血液検査において好酸球の増加および血清 IgE の高値などが認められる．

病理組織所見：大きくて明瞭な胚中心様構造をもつリンパ濾胞が形成されており，濾胞間組織には著明な好酸球の浸潤および腫大した内皮細胞を有する毛細血管の増生を認める．一般に，病巣を囲む被膜の形成はなく，周囲組織との境界は明らかではない．

鑑別診断：耳下腺に発生する各種の唾液腺腫瘍との鑑別を要する．

[治　　療]

放射線治療が主体となっているが，限局している場合には外科的切除も行われる．薬物療法としては副腎皮質ステロイド薬，消炎鎮痛薬などが用いられるが，確実な根治療法はない．局所再発あるいは他部に新たな肉芽腫の形成をきたしやすい．

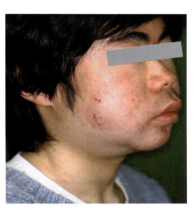

図 7-27　軟部好酸球肉芽腫
右側耳下腺部の無痛性のび漫性腫脹

8 顎関節疾患

概　説

　顎関節は特徴的な構造をもつ関節であり，顎運動の要であることから，本章では顎関節の構造と機能に多くの紙面を割いたのち，それぞれの疾患について記述する．

A　顎関節の構造と機能

　顎関節は下顎骨と頭蓋との間の関節構造である．頭蓋に対して顎関節は左右に存在するが，左右の関節構造はＵ字形の下顎骨によって連結された**両側性（共動）関節**である．人体のすべての関節構造は，付着筋から生じる筋力，すなわち駆動機構と，靱帯構造などによる制動機構との協調により受動的に運動する．関節の運動の性質を規定する構造的要素は，筋と靱帯と関節面である．しかし，顎関節ではさらに運動の解剖学的規定要素が加わる．上下の歯列が互いに咬合する場合，顎関節の運動はこの咬合によって規定される．すなわち咬合によって，関節の運動方向，運動量，そして，関節構造の相対的位置関係が決定づけられる．このことから，顎関節の機能障害や関節痛などの臨床症状の多くが，咬合の不正に関連するとする仮説が提案されているが，特定の咬合異常が顎関節の臨床症状の主因になるという疫学的根拠はない．

　顎関節の骨性関節構造は**側頭骨の下顎窩・関節隆起（結節）**，および**下顎骨の関節突起・下顎頭**である．顎関節の軟組織構造は，周囲組織と関節腔を隔壁する**関節包**と，それを補強する**関節外靱帯**があり，関節腔内構造としては，下顎窩と下顎頭の間に介在する**関節円板**と，これに連続する**関節円板後部軟組織**がある．

（1）下顎頭　mandibular condyle（図 8-1,C）

　下顎頭は下顎骨の関節突起の頂部に位置する．下顎頭を上方から眺めると，その形態は楕円形をしている．下顎頭では，前頭面においてゆるやかな凸形をしており，平坦な形態または円形のものもある．下顎頭の外側極は下顎枝の外面からわずかに膨らんでいる．下顎頭内側極は下顎枝の内側面よりさらに強く突出している．下顎頭の大きさの平均は長径（内外型）20mm，短径（前後径）10mmとされている．下顎頭

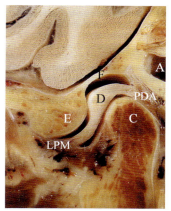

A ：外耳道
C ：下顎頭
E ：関節隆起・関節結節
F ：下顎窩
D ：関節円板
PDA：円板後部軟組織
LPM：外側翼突筋

図 8-1
顎関節矢状断面

の前面部には浅い陥凹があり，この部は翼突筋窩で，外側翼突筋の下頭および上頭の大部分の筋線維および腱が停止する．

下顎頭の関節面は，線維性軟骨様構造によって被覆されている．下顎頭関節面の軟骨性被覆の厚みは上前面において厚く，その他の部位では比較的薄い．組織学的には表層から増殖層，肥大層，石灰化層，そして，軟骨下骨へと層状構造となっている．この関節面構造には，血管および神経の進入分布はみられない．

側頭骨の関節構造は側頭骨鱗部に位置し，陥凹部の**下顎窩**とそれに連続する凸部の**関節隆起**から構成される．関節隆起の最外側部の隆線を**関節結節**とよぶ．

(2) 関節隆起・関節結節　articulare minence/tubercle（図 8-1,E）

関節隆起は側頭骨頬骨突起の基部に位置し，側頭骨鱗部に位置する．関節隆起の後斜面は下顎窩に連続し，関節隆起後斜面の傾斜はゆるやかで顎関節の関節面となる．関節隆起の頂部より前方は比較的急峻な斜面をなし，関節隆起前斜面および前関節窩面となり，頬骨弓へと移行する．正常顎関節の開口運動時に，下顎頭と関節円板は関節隆起の頂部まで移動し，最大開口時には頂部を越えてさらに前方まで移動する．

側頭骨の関節面は関節隆起頂部と後斜面部である．関節面を被覆する軟組織は，下顎頭と同様に線維軟骨様構造で組織学的に差はない．側頭骨関節面の軟骨性被覆の厚みは頂部において厚く，その他の部位では比較的薄い．この関節面構造には，血管および神経の進入分布はみられない．

(3) 下 顎 窩　glenoid fossa（図 8-1,F）

下顎窩は関節隆起から後方へ連続する陥凹部で，後方は下顎窩後突起で終わる．

下顎窩が位置する側頭骨鱗部と鼓室部との間の境界は，外側では鼓室鱗裂によって境され，内側前方では錐体鱗裂，内側後方では錐体鼓室裂によって境される．

　下顎窩では軟骨性構造はみられず，薄い線維性被膜で被覆され，毛細血管が分布する．下顎窩の機能は下顎頭の軸運動(回転運動)の軸受けとしてはたらく．

(4) 関節円板と円板後部軟組織
articular disc and retrodiscal attachment(図 8-1,D,PDA)

　関節円板は下顎頭と側頭骨関節構造との間に介在する線維性板状構造で，下顎頭の外側極と内側極に靭帯状に強固に付着している．関節円板の前方限界には外側翼突筋の上頭が移行的に付着する．関節円板は線維性塊状構造として，下顎頭と側頭骨関節構造の形の違いを埋め合わせる形態で，後方で厚く，中央部で薄く，前方部において厚い．関節円板は上面において側頭骨関節構造と関節面をなし，下面において下顎頭と関節面をなす．関節円板と側頭骨関節構造との間の空間，すなわち関節腔を**上関節腔** superior joint compartment とよび，主に下顎頭・関節円板複合体の滑走運動の場となる．また，関節円板と下顎頭との間の関節腔を**下関節腔** inferior joint compartment とよび，下顎頭の回転運動の場となる．

　関節円板はほぼ均質かつ緻密な線維性構造で，軟骨類似の基質を少量含む．固有の関節円板には血管，神経の進入はみられない．

　関節円板の後方部は円板後部軟組織へと移行的に連続している．円板後部軟組織の表層は滑膜によって被覆される．円板後部軟組織は疎性線維性構造で，豊富な血管の分布がみられ，静脈叢が発達し，神経の分布も多い．

(5) 関節包，関節靭帯　articular capsule，articular ligamentum

　顎関節の関節包は，その外側において外側靭帯とともに明確な関節包を形成するが，内側，後方部の隔壁構造は厚みが薄く不明瞭である．前部は外側翼突筋が関節円板と下顎頭へ付着する．その他の関節外靭帯としては，内側に蝶下顎靭帯，茎突下顎靭帯がある．

(6) 顎関節の運動に関連する筋

　主に下顎挙上にはたらくのは咬筋，側頭筋，内側翼突筋である．下顎の前方推進には外側翼突筋が，下顎の後退には側頭筋がはたらき，これらは咀嚼筋群とよばれる．開口運動に関与する筋は舌骨上筋群であり，顎舌骨筋，顎二腹筋，茎突舌骨筋が含まれる．舌骨下筋群も舌骨を支持することにより開口運動に関与する．

(7) 顎関節の神経および血管

　顎関節の知覚神経は，三叉神経第Ⅲ枝(下顎神経)の分枝が分布する．栄養血管は主に外頚動脈の枝で，静脈系は下顎後静脈，翼突筋静脈叢に注ぐ．

B 先天障害, 発育障害

1 無形成, 減形成 aplasia, hypoplasia

　顎関節の無形成または減形成は, 下顎の誤発育または不全発育の一症候で, 側頭骨の形成不全も合併して出現することがある. 隣接する器官(中耳, 外耳, 頬骨, 下顎骨, 耳下腺などの第一, 第二鰓弓由来の器官)の形成不全も合併して発現することが多い. 下顎骨の発育障害の大部分は片側顔面矮小症, または第一第二鰓弓症候群の一型である.

2 第一第二鰓弓症候群
first and second branchial arch syndrome

　第一鰓弓(下顎弓)と第二鰓弓(舌骨弓)由来の骨と軟組織の異常を主な症状とする先天性の形成異常症候群である. 症状の現れ方に程度の差があり, hemifacial microsomia(片側顔面矮小症)もこの症候群に包含される. →p.56 参照.

［症　状］

　ほとんどが片側性で, 下顎骨(下顎枝, 関節突起)の減形成, 下顎骨の減形成, 顎関節の形成不全, 咬筋, 側頭筋, 翼突筋の減形成, 顔面表情筋の麻痺がみられる. 耳介の変形, すなわち小耳症, 副耳がみられ, その他の合併奇形として巨口症, 中耳および耳下腺の形成不全がみられることがある.

　第一第二鰓弓症候群は 3,500 人に 1 人の割合で発症する.

3 Treacher Collins 症候群 Treacher Collins syndrome

　第一鰓弓由来の器官の発育不全による障害である. →p.58 参照.

［症　状］

　上顎骨, 頬骨, ならびに下顎骨の発育不全がみられる. これに伴って顎関節突起, 筋突起の形成不全が現れる. さらに, 合併症状として眼瞼および耳介などの変形が出現する.

4 Goldenhar 症候群 Goldenhar syndrome

　眼球類皮腫などの眼の異常を伴った, 第一第二鰓弓症候群の一亜型で, 脊椎の奇形を合併する. その他, 第一第二鰓弓症候群の症状のいくつかが発現する. →p.56 参照.

5 下顎骨肥大　condylar hyperplasia

下顎頭の後天性の過剰発育で，非腫瘍性病変である(図 8-2)．原因は不明で，外傷，脱臼または炎症などが刺激因子になると推察されている．

[症　　状]

下顎骨肥大は片側性に発症し，患側の下顎の伸長により咬合不全ならびに顔貌非対称となる．顎関節に雑音，疼痛，下顎頭の運動障害に起因する開口障害が現れることがある．

[診　　断]

エックス線所見：パノラマエックス線などの単純エックス線検査，および CT 検査で，下顎頭部の肥大，下顎枝の伸長，下顎頸部の延長を認める．肥大した下顎頭の輪郭は，基本的には**正常下顎頭と相似**である．輪郭不整を伴う下顎頭の増大所見では骨軟骨腫，骨腫などの腫瘍性病変が疑われる．

[治　　療]

顎骨の発育が終了したのちに下顎頭の形態修正または切除を行い，咬合不全に対しては歯列矯正あるいは補綴的治療が必要となる場合もある．

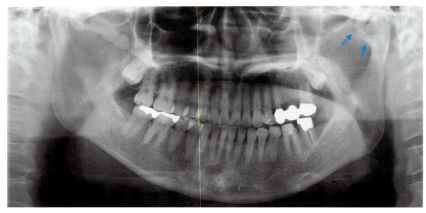

図 8-2　**下顎骨肥大**：パノラマエックス線像

C 顎関節の外傷

顎関節は中耳の前方で比較的深部に位置する臓器であることから,直接的な外力による損傷が発生することはまれである.顎関節の外傷 traumatic injuries of the TMJ は,下顎骨のいずれかの部位に加わった衝撃が骨を伝導して顎関節に二次的に加わることによって生じる**介達性外傷**が主である.

1 外傷性顎関節炎　traumatic arthritis of the TMJ

下顎骨に衝撃的な外力が負荷され,下顎頭に強い外力が及ぶと顎関節の軟組織構造が炎症状態を引き起こすことがある.主に関節円板後部軟組織や,関節包内面を被覆する滑膜に非感染性炎症状態が引き起こされ,関節内浮腫の状態が形成される.

[症　状]

顎関節部の自発痛または運動時痛として自覚され,疼痛に伴う防御反射によって開口障害が起こる.**下顎の健側偏位**により咬合不全が生じる.

[診　断]

単純エックス線検査で,外傷関節では関節裂隙(側頭骨と下顎頭との間隙)の開大がみられる.MRIでは関節内の液性貯留像や周囲組織の浮腫が認められることがある(図 8-3).

[治　療]

関節の安静を優先し,必要に応じて可撤性スプリント(咬合床副子)の装用,非ステロイド抗炎症薬の投与が行われる.また,生理食塩水を用いた顎関節腔洗浄療法も効果がある.

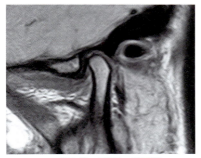
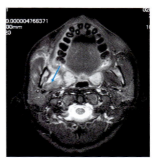

a:MR像;T2W 閉口時　　b:MR像;T2W 右側周囲組織に高信号像を認める.

図 8-3　外傷性顎関節炎

2 顎関節脱臼　dislocation of the TMJ

　関節脱臼とは，過剰な関節運動の結果，骨性構造が関節の可動範囲を逸脱し，復位できず偏位状態で固定することをいう．顎関節では下顎頭の過剰な前方滑走運動によって関節隆起を前方に逸脱し復位できなくなり，開口状態となり固定した状態をいう．いわゆる「**アゴがはずれた**」状態である．

　急激な過剰開口やあくび，歯科治療時や気管内挿管時の過度の開口，または殴打などの急性外力によって発生する．生理的な開口によっても脱臼が発生する場合がある．脱臼を生じやすい解剖学的な特徴，すなわち側頭骨関節隆起が高く関節面が急峻な傾斜をもつ場合や，関節包ならびに外側靭帯の弛緩などがあると発生しやすいことが指摘されている．不随意運動などの錐体外路症状がある場合には顎関節脱臼が発生しやすく，脳血管障害，パーキンソン症候群，フェノチアジン系薬物などの向精神薬の服用がその原因的背景となる．

[症　　状]

　顎関節脱臼のほとんどは下顎頭が側頭骨関節隆起を越えて前方に逸脱した前方脱臼であり，側方脱臼や後方脱臼は，関節突起骨折時において，小骨片（下顎頭骨片）の脱臼転位が生じない限り発生することはない．

[診　　断]

　前方脱臼の多くは両側性に発生し，耳前部皮膚の陥凹，下顎の前下方突出による長貌，閉口不能による流涎などがみられる（図 8-4）．片側性の場合は下顎の健側偏位がみられる．顎関節脱臼で自己整復できないものを**完全脱臼** complete dislocation という．脱臼が発生して間もないものを**新鮮脱臼**とよび，完全脱臼で整復がすみやかに行われず，放置状況下では**陳旧性脱臼**に移行し，さらに，整復困難となる．自己整復可能なものは**不全脱臼** imcomplete dislocation という．また，不全脱臼では頻繁に脱臼を繰り返す例があり，これを**習慣性脱臼** habitual dislocation という．

[治　　療]

　顎関節脱臼では，新鮮脱臼と陳旧性脱臼とでは治療法が異なる．また，習慣性脱臼の治療法では整復後の維持に重きが置かれる．治療法には，非観血的(保存的)整復と手術による観血的整復とがある．

　新鮮脱臼では非観血的整復術 closed reduction が行われる．主に徒手的に整復が行われる．徒手的整復術には，**Hipocrates 法**と **Borchers 法**がある（図 8-5）．

　陳旧性脱臼では，徒手的整復が困難な場合が多い．観血的整復 open reduction では，手術により関節包を解放し，癒着部を剝離したのち，関節円板と下顎頭を下顎

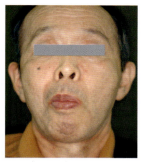
a：顔貌写真；下顎の健側（右側）偏位を認める．

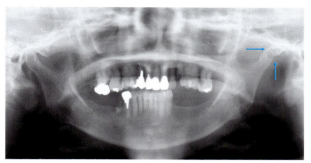
b：パノラマエックス線像；閉口不能である．

図 8-4　左側顎関節脱臼

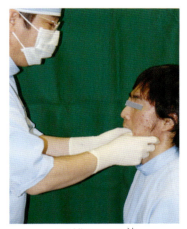
a：Hipocrates 法

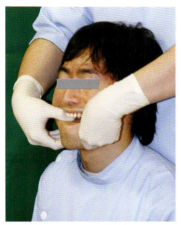
b：Borchers 法

図 8-5　徒手的整復術

窩内に整位する．脱臼後，長期経過例で整復が困難な場合では関節円板を切除し，下顎頭を下顎窩内に整位することがある．

　習慣性脱臼では，脱臼の再発防止に治療の主眼が置かれる．徒手的整復ののち，再発防止策としてスプリント療法による咀嚼筋筋緊張の緩和，顎間ゴム牽引による運動制限などを行う．効果が得られない場合，観血的治療法を適応する場合がある．軟組織に対する手術としては側頭腱膜短縮術，関節包縫縮術などがある．硬組織に対しては，頰骨弓下方移動術および関節隆起増高術または関節隆起削除術などがある．→p.538, 図 2-101 参照．

3 顎関節突起部骨折(関節突起骨折) condylar fractures of the mandible

関節突起部に発生する骨折の下顎骨骨折全体に占める割合は，比較的大きい．また，片側性関節突起骨折，両側関節突起骨折，またはオトガイ部をはじめとする他部位下顎骨骨折との合併など，受傷様式は多様である．

急性外力の作用によって，関節突起が破断された状態となる．外力の作用は関節突起に直接外力が作用する(**直達外力**)，ないしはオトガイ部など下顎の他部位に作用した急性外力が伝導し(**介達外力**)，二次的に関節突起が骨折する場合がある．**関節突起骨折では，介達外力による頻度が高い**．

［診 断］

関節突起骨折は，受傷状況によって臨床症状が異なる．

片側性関節突起骨折：開口障害ならびに受傷関節の関節痛が現れる．**下顎が骨折側(患側)偏位**する．健側の臼歯部開咬などの咬合異常が現れる．

両側性関節突起骨折：開口障害ならびに関節痛が現れる．両側下顎枝・下顎頸部の高径の減少によって下顎が後下方に回転し，**前歯部開咬**が生じる．

表 8-1 関節突起骨折の分類

骨折部位による分類	関節突起基部骨折 (図 8-6)	下顎枝と下顎頸部の移行部，すなわち関節突起下底部での骨折
	関節突起頸部骨折 (図 8-7)	関節突起基部より上方で，関節包外の部位，すなわち関節突起の中央部での骨折
	関節包内骨折 (図 8-8)	関節突起頸部より上方で，関節包内に位置する下顎頭部を含めた高位での骨折
骨折片の状態による分類	亀裂骨折	亀裂のみで骨片偏位のない状態
	偏位骨折	骨片の連続性は保持されているが，小骨片の位置に変化がある状態
	転位骨折	骨片の連続性が絶たれ，小骨片が遊離移動した状態
	脱臼偏位骨折	偏位骨折で，小骨片の偏位が大きく，関節包より逸脱した状態
	脱臼転位骨折	転位骨折で，小骨片が関節包より逸脱した状態

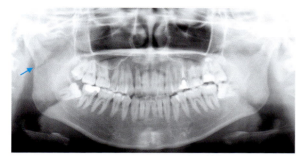
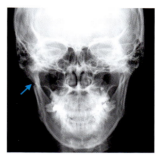

a：パノラマエックス線像　　　　　　　　b：P-A エックス線像

図 8-6　左側関節突起基部骨折

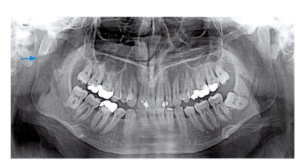
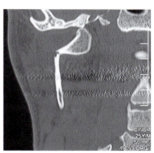

a：パノラマエックス線像　　　　　　　　b：CT 像

図 8-7　右側関節突起頸部骨折

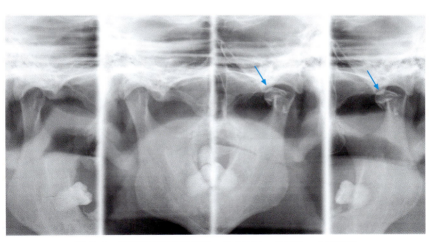

図 8-8　左側関節包内骨折：パノラマ 4 分割エックス線像

［治　　療］

　関節突起骨折は，骨折の部位および骨折の様態によって異なるが，片側性骨折では，主に非観血的(保存的)治療法によって治療される．**両側性の場合では，少なくとも一側は観血的(外科的)治療が行われる**．また，**関節突起頸部から関節包内骨折に至る高位の骨折では，非観血的治療が推奨される**．理由としては，小骨片の大きさが小さいほど術後の小骨片の骨吸収の頻度が高まることがあげられ，長期的な予後観察の結果から，非観血的治療によっても，観血的治療法によっても治療成果に差がない．**小児または若年者(永久歯列完成前)では，両側性骨折であっても保存的治療を選択する**．関節突起頸部から関節突起基部に至る低位の骨折では，骨片偏位が大きく機能障害が明らかな症例では，手術による観血的整復固定が選択される．

　非観血的(保存的)治療法 closed reduction

　　初期治療；2週間程度の顎間牽引または顎間固定ののちに，開口訓練を行う．開口訓練は徒手的または器械的に行う．

　　継続治療；自己管理下に開口練習を最低約3か月間程度継続する．治療後に咬合の変化が現れた場合では，補綴学的な咬合改善を行う．適切な保存的治療管理が行われると，受傷後約6か月において，開口域などの機能回復は，ほぼ受傷前の状況に回復できる．

　観血的(手術的)治療法 open reduction：手術による関節突起骨折の整復固定は，原則的に関節包内骨折や高位頸部骨折には適応するべきではない．理由としては，これら関節包内へ侵襲が加わる場合では，授動のために小骨片を周囲組織，特に，外側翼突筋の付着部から剝離せざるを得ないことが多く，術後に小骨片は吸収消失する．低位関節突起頸部骨折，関節突起基部での骨折では，下顎下縁切開または下顎枝後方切開などのアプローチによって骨折部を明示し，整復ののち，固定にはミニプレートとスクリューによる固定，キルシュナー鋼線による髄内固定，金属線による骨縫合などを行う(図8-9)．術後は，1〜2週間の顎間固定ののち，開口練習および顎間ゴム牽引の併用など，術後管理を行う．

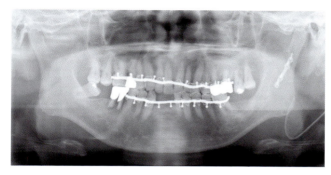

a：ミニプレートによる固定

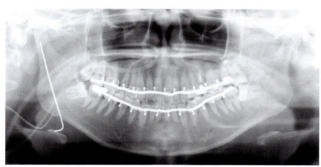

b：キルシュナー鋼線による髄内固定

図 8-9
関節突起骨折
観血的整復固定術

D 炎症性病変

1 化膿性顎関節炎
suppretive arthritis of the temporomandibular joint

主に下顎骨炎または骨髄炎からの波及により化膿性顎関節炎が発症することが多い（図 8-10）．または外耳炎，中耳炎，耳下腺炎などの隣接臓器の化膿性炎症の波及によることもある．まれに遠隔臓器の炎症巣からの血行性感染もありうる．淋菌性，梅毒性，結核性の顎関節炎の報告もある．

[症　状]

全身症状：発熱，頭痛，全身倦怠などが現れる．

局所症状：耳前部の深部自発痛，特に，顎運動時の痛みが強い．耳前部皮下の腫脹，発赤がみられる．進行すると外耳道部に瘻孔を生じ，排膿することがある．関節腔に膿や滲出液の貯留がみられたり，関節内組織の浮腫性腫脹によって下顎頭が前方に押し出され，下顎全体が健側へ偏位する．このため咬合不全の状態となる．

顎関節腔内の化膿性炎症は，膿性貯留による直接の痛み刺激によって，防御性収縮が咀嚼筋群に起こることで運動障害を生じる場合と，関節内の炎症が咬筋，側頭筋内側・外側翼突筋などに炎症性浸潤が生じ，機能障害を呈する場合とがある．両者ともに強い開口障害として出現することが多い．

[診　断]

エックス線所見：パノラマエックス線などの単純エックス線検査で，関節裂隙の拡大ならびに患側下顎頭の軽度前方移動がみられる．なお，急性化膿性炎の最盛期には，エックス線検査で骨変化はほとんどみられないが，急性症状の消退後に下顎頭の吸収破壊や関節裂隙の狭小化がみられることがある．

MRI により，関節腔内の液性貯留による上関節腔ないし下関節腔の拡大像がみられることがある．また，内側・外側翼突筋が通過する咀嚼筋間隙中への炎症の浸潤像が認められることがある．

細菌学的所見：穿刺吸引により膿を採取し，細菌培養検査を行い，起炎菌を同定する．しかし，化膿性顎関節炎では原因菌の同定が得られないことも多い．

[治　療]

関節腔内の膿汁貯留に対しては，関節腔を注射針にて穿刺し，膿汁を吸引し，その後十分な関節腔内の洗浄を行う．関節包の周囲に炎症が拡大波及している場合には，膿瘍部を皮膚より切開し排膿する．全身的には抗菌薬を投与する．顎関節は中

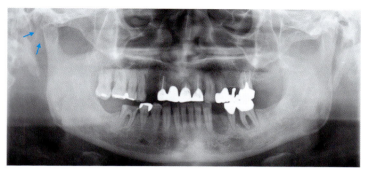

a：パノラマエックス線像

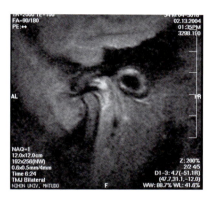

b：MR像；T2W　矢状断

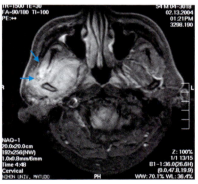

c：MR像；T2W　軸断

図8-10
化膿性顎関節炎

頭蓋窩の直下に位置し，顎関節の前方から蝶形骨翼状突起までの咀嚼筋間隙とよばれる広い隙が存在し，内側には卵円孔・棘孔などが存在する．このような解剖学的特徴から，頭蓋内への炎症波及に十分注意し，早期の適切な治療が求められる．

2 リウマチ性顎関節炎
rheumatoid arthritis of the temporomandibular joint

関節リウマチ(RA)は，全身の関節にフィブリノイド変性を伴う炎症性病変が急性期と慢性期を反復し，長期にわたり関節構造が徐々に破壊される病変である(図 8-11)．全身的な結合組織の炎症性疾患(膠原病)として顎関節にも症状を現す．**関節内病変の主体は滑膜の炎症性疾患で，滑膜組織中へのリンパ球浸潤血管新生，および滑膜の増生(パンヌス)がみられる**．増殖した滑膜組織より炎症性サイトカイン，活性酸素，タンパク分解酵素などが放出され，軟骨，骨を吸収破壊し，関節の変形および癒着をきたす．その他の骨格筋，血管，心臓などにも病変を生じる．

アメリカリウマチ学会(ACR)の 1987 年関節リウマチ分類基準を**表 8-2** に示す.

[症 状]

顎関節の運動痛，顎関節部の圧痛がみられる．また，**咀嚼筋群のこわばり感**が現れる．**下顎頭の変形**，骨の破壊，吸収，萎縮が現れ，**開口障害**が顕在化し，晩期においては顎関節強直症の状態となる．下顎頭の吸収破壊に伴って下顎が後上方へ偏位して前歯部開咬などの咬合不全を示すことがある．全身的には，発熱，全身倦怠，

表 8-2　関節リウマチ分類基準(アメリカリウマチ学会，1987)

基　準	定　義
1．朝のこわばり	関節とその周囲の朝のこわばりが最大限改善するまでに，少なくとも 1 時間つづくこと
2．3 か所以上の関節炎	少なくとも 3 か所の関節で同時に軟部組織の腫脹または関節液貯留（骨の過成長のみであってはならない)が医師により確認されること．発症可能部位は 14 か所，すなわち左右の近位指節間(PIP)，中手指節間(MCP)，手関節，肘，膝，足，中足趾節間(MTP)の関節とする
3．手関節炎	手関節，MCP，または PIP の関節の少なくとも 1 か所に腫脹(定義は上記に同じ)が確認されること
4．対称性関節炎	身体の左右の同じ関節部位が同時に罹患していること（定義は上記 2 に同じ)．(ただし，PIP，MCP，MTP の両側性罹患については対称性が完全でなくてもよい)
5．リウマトイド結節	骨突起部，伸展筋表面，または傍関節部位に皮下結節が医師により確認されること
6．血清リウマトイド因子	血清リウマトイド因子が異常高値を示すこと．測定法は問わないが，正常対照での陽性率は 5%未満であること
7．エックス線異常所見	手指または手関節の前後撮影によるエックス線写真上で関節リウマチの典型的な所見が認められること．こうした所見は，罹患関節に局在した，あるいはその関節周辺に最も顕著な，関節のびらんや明瞭な骨の脱石灰化が含まれていること(変形性関節症の所見のみではこれに該当しない)

これらの 7 項目のうち少なくとも 4 項目が該当している場合，関節リウマチ(RA)とみなす．
基準 1～4 は，少なくとも 6 週間継続していなければならない．

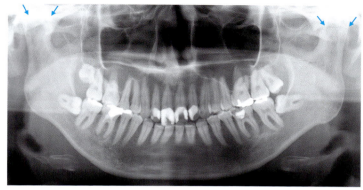

a：パノラマ
　　エックス線像
両側顎関節の骨性強
直状態を示す．

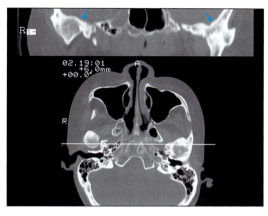

b：CT像

図8-11
リウマチ性顎関節炎

食欲不振，体重減少などがみられる．

［診　　断］

　臨床検査の指標としては，赤沈の亢進およびCRP上昇が重要である．リウマトイド因子(RF)および免疫グロブリンも活動期に上昇する．RFはIgGのFc部に対する自己抗体で，リウマチ患者の3/4にみられる．リウマチの活動期では貧血が現れ，血清総タンパクの低下，アルブミン値の低下，グロブリン値の上昇がみられる．

　エックス線所見：パノラマエックス線などの単純エックス線検査で，下顎頭の変形，吸収破壊，萎縮などが認められる．また，関節隙の狭小化がみられる．

［治　　療］

　系統的な慢性関節リウマチの治療法に従うが，局所療法としてスプリントの装着や開口訓練療法によって関節拘縮を防ぐ．顎関節強直症に移行している場合には，顎関節授動術が適応される．　→p.538参照．

3　変形性顎関節症
osteoarthrosis of the temporomandibular joint

　変形性関節症は，全身の関節，特に，荷重負担の大きい関節において顕在する退行性関節疾患である．病態の詳細については不明な点が少なくないが，関節負荷の不均衡により，関節面を構成する軟骨または軟骨様構造の組織改変（リモデリング）の障害が生じた結果と考えられる．

　顎関節における変形性関節症，すなわち変形性顎関節症は，関節円板および下顎頭関節面の線維軟骨様構造，関節隆起関節面の線維軟骨様構造の破壊が生じる病変である．この退行性変化は，軟骨性または骨性の組織増生を随伴する．下顎頭および関節隆起の輪郭の変形，ならびに関節面の粗造化をきたし，二次的な炎症性変化によって関節機能の障害を生じる．本疾患は，加齢に伴う軟骨や骨の代謝の低下，低位咬合による慢性の外傷性因子などが増悪因子とされる．

　日本では，本疾患を顎関節症の病態分類のなかに含め，「変形性顎関節症（Ⅳ型）」と表現している．　→p. 382 参照．

［症　　状］

　顎運動時の摩擦性の顎関節雑音（クレピタス），関節痛，ならびに開口障害が主な症状である．

［診　　断］

　一般血液検査，血液生化学検査で，特異的に陽性所見を示すものはなく，RA テスト，ASLO，CRP なども陰性である．

　エックス線所見：パノラマエックス線などの単純エックス線検査で，下顎頭の変形（下顎頭平坦化，骨硬化像，骨棘形成，下顎頭吸収，嚢胞形成），側頭骨関節構造の変形（関節面平坦化,凹凸不整,骨硬化像），関節裂隙の狭小化がみられる（図 8-12）．

　また，CT は下顎頭，側頭骨変形の描出に有効である．顎関節腔造影エックス線検査により，関節円板の穿孔が認められることが多い．

　MRI により関節円板の転位，変形が併存することが多い．

［治　　療］

　関節症を伴う顎関節機能の障害に対しては，除痛とともに開口訓練やエクササイズによる運動域の拡大をはかる．また，咬合の不安定性に対しては，スプリント（咬合床）を使用する．疼痛症状は，多くの場合，一定期間（数か月〜数年）ののち自然消退することが多い．本疾患は保存的治療が主体となる．非ステロイド抗炎症薬の投与，スプリントの装着，慢性の咬合性外傷をきたす要因に対しては補綴的処置を行

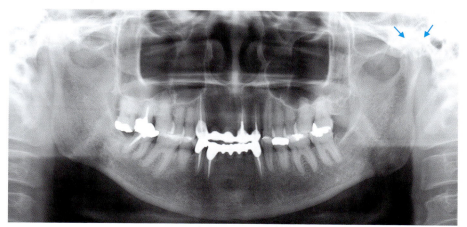

a：パノラマエックス線像

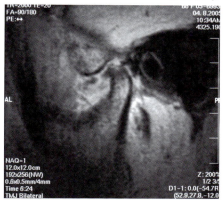

b：MR像；T1W

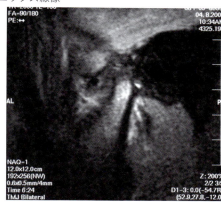

c：MR像；T1W

図 8-12　変形性顎関節症

う．また，機能障害が著しく，関節円板の穿孔や骨構造の変形がみられる症例に対しては，関節円板切除術，関節形成術などの外科的治療が適応される場合がある．
→p. 536 参照．

E 顎関節の腫瘍 tumors of the temporomandibular joint

顎関節に原発する腫瘍は，関節を構成する骨，軟骨，および滑膜に由来する病変が主で，良性および悪性がある．この他に遠隔部位からの転移性腫瘍も存在する．軟骨原性腫瘍では良性の**軟骨芽細胞腫**，**軟骨腫**が，また，悪性腫瘍では**軟骨肉腫**が発生する．骨原性腫瘍では良性の**類骨骨腫**，**骨芽細胞腫**が，また，悪性腫瘍では**骨肉腫**などがある．その他，**巨細胞腫**などの発生も報告されている．しかし，これら真の腫瘍の顎関節での発生はまれである．

1 骨軟骨腫 osteochondroma

下顎頭の骨および軟骨の腫瘍様増殖性病変で，真の腫瘍ではなく**過誤腫**と考えられる（図 8-13）．骨軟骨腫の本態は関節部に発生する骨腫様病変で，骨腫と異なるのは骨腫様病変の表面に軟骨性被覆（軟骨帽）を有する点である．

［症　状］

腫瘍増大によって下顎が健側へ偏位し，顔面非対称となる．下顎の患側偏位に伴って，交叉咬合，臼歯部開咬となる．増大が著しい場合には開口障害が現れる．

［診　断］

エックス線所見：パノラマエックス線などの単純エックス線検査で，分葉状ないしは不規則な形態の下顎頭変形を認める．関節裂隙は狭小化するが消失することはない．単純 CT 検査は病変の形態，大きさ，範囲の決定に有用である．

病理組織像：骨軟骨腫の病理学的特徴は，腫瘍の大部分は成熟した皮質骨により構成され，組織学的には正常な皮質骨構造で骨隆起（下顎隆起，口蓋隆起）に類似している．皮質骨中の骨髄組織についても正常組織と差異はない．関節面側となる皮質骨上には被覆性骨がみられ**軟骨帽**とよばれ，骨軟骨腫の特徴である．軟骨帽は硝子軟骨構造に近似している．

［治　療］

開口障害などの機能障害や関節痛が出現した場合，または腫瘍増大に伴う咬合異常が出現した場合には，腫瘍の摘出または下顎頭切除を行う（p.539，図 2-103 参照）．明確な臨床症状を欠く場合は経過観察でよい．

腫瘍の摘出または下顎頭切除を行う．明確な臨床症状を欠く場合は経過観察でよい．骨移植などを含めた関節再建術が併用されることがある．

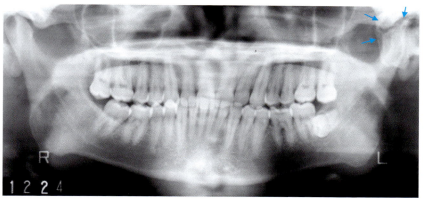

a：パノラマエックス線像

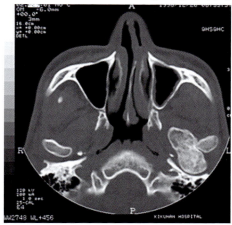

b：CT像

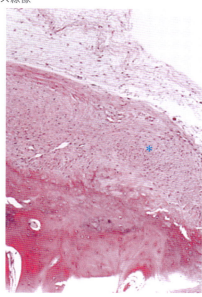

c：病理組織像
（Hematoxylin-eosin 染色）
＊軟骨帽

図 8-13　骨軟骨腫

2　滑膜性骨軟骨腫症　synovial chondromatosis

　滑膜性骨軟骨腫症（図 8-14）は，滑膜軟骨化生によって滑膜中に結節状軟骨が形成される腫瘍類似疾患である．進行すると，滑膜中に形成された軟骨結節は滑膜より遊離し，粒状の軟骨遊離体となって関節腔内に貯留される．結果的に，関節腔内には大小不同の軟骨遊離体が充満することになる．これらの現象は非腫瘍性増生である．　→p.265 参照．

［症　　状］

　関節腔内に軟骨遊離体が増加することによって，関節雑音，下顎頭の滑走運動障害などの臨床症状が現れる．著しい場合は耳前部の腫脹，開口障害などが現れる．

［診　　断］

　エックス線所見：軟骨性粒状物が石灰化傾向を示す場合には，パノラマエックス線などの単純エックス線検査ならびに CT 検査で，粒状物を顎関節部に検出できる．診断には MRI が最も有効で，病変の拡大範囲，形態の把握が可能で，確定診断となる．

　病理組織像：肉眼病理所見は特徴的であり，滑膜に数個から数百個に及ぶ有茎性付着または遊離の白色軟骨様結節が認められる（図 8-14-b, c）．これらの粒状物は病理学的に軟骨細胞と軟骨基質からなり，その周囲に滑膜組織が認められる．内骨化がみられるものもあり，骨形成が進むとエックス線所見として明らかとなる．

［治　　療］

　関節腔内の軟骨遊離体を摘出し，併せて滑膜切除を行う．

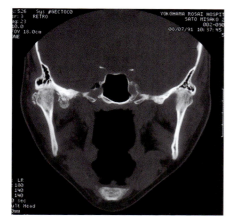

a：CT像

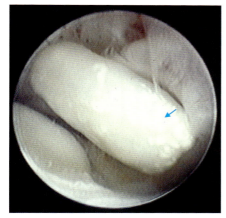

b：関節鏡像
　→軟骨遊離体

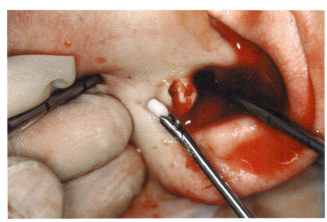

c：関節鏡視下に摘出した軟骨遊離体

図 8-14　滑膜性骨軟骨腫症

F 顎関節強直症　ankylosis of the temporomandibular joint

　顎関節の関節面が線維性または骨性に癒着癒合し，関節可動性が著しく制限，または喪失した状態を顎関節強直症（図 8-15）という．原因としては隣接組織の感染症による炎症波及，下顎骨骨髄炎の下顎頭部への波及，または若年者の下顎頭部における骨折などの外傷により，**関節構造の瘢痕化ならびに病的化骨**が後遺して生じる．

［症　　状］

　高度の**開口障害**が現れる．開口障害の程度は癒着の性状により異なり，若干開口可能なものから，まったく可動できないものまでさまざまである．**骨性癒着**ではほとんど開口は不能である．頭蓋，顔面の発育の完了する以前の幼少期に発症した強直症では，下顎骨の発育障害が合併し，小下顎症または顔面非対称を呈する．幼少期に発症し小下顎症となったものでは開咬となることが多い．また，強直症では開口不能となるため，口腔清掃が困難で，齲歯，歯周疾患による喪失歯が増加する．

［診　　断］

　エックス線所見：パノラマエックス線などの単純エックス線検査で，関節隙が著しく狭窄，ないしは消失し，側頭骨と下顎の骨性の連続像など下顎頭の形態を失っていることが多く，時に筋突起を含めて骨性癒着する．

［治　　療］

　開口不能または著しい開口障害がみられる場合には，外科的授動を行う．顎関節授動術は，側頭骨と下顎骨との間の骨性癒着部を外科的に切離するが，骨性癒着範囲が頭蓋底に広く及ぶ場合では，安全性を優先して下顎枝中央部付近の比較的低位で骨を切離し，十分な**間隙形成（gap形成）**を行う（p.539，図 2-102 参照）．両側の強直症では，術後に開咬症が出現するため咬合管理がむずかしくなる．また，外科的授動術は再発の可能性があるため，患者のQOLを十分に考慮する．

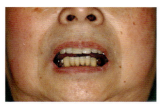
a：顔貌写真（最大開口時）

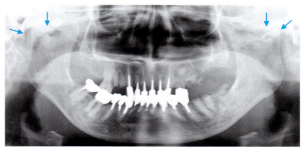
b：術前；パノラマエックス線像 →骨性癒着部

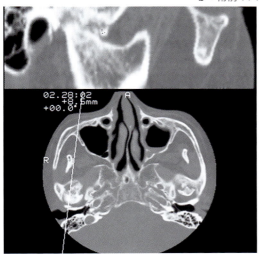
c：術前；CT像

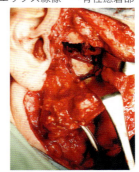
d：術中写真

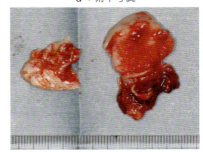
e：癒着部位切除部
　右：筋突起部
　左：関節突起部

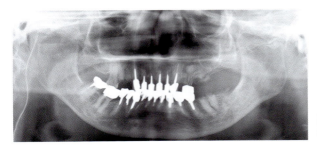
f：術後；
　パノラマエックス線像

図8-15
顎関節強直症

8章 顎関節疾患

G 顎関節症 temporomandibular disorders

顎関節症は，顎関節や咀嚼筋の疼痛，関節（雑）音，開口障害ないし顎運動障害を主要症候とする障害の総括的診断名である．その病態は，咀嚼筋痛障害，顎関節痛障害，顎関節円板障害および変形性顎関節症である（日本顎関節学会，2013）．

顎関節症の代表的な臨床症状は，顎運動に関与する咀嚼筋群ならびに開口筋群，さらに，関連する頸部の筋または筋膜における疼痛と関連した機能障害，すなわち，筋・筋膜性疼痛性機能障害が特徴的である．筋・筋膜に現れる疼痛，機能障害を引き起こす病態には，遅発性筋痛，筋膜痛，筋スパズム，筋炎など複数のものがある．

顎関節の症状の原因となる病態も単一ではなく，顎関節滑膜の炎症状態（滑膜炎），関節円板の前方転位などの位置異常（顎関節円板障害），関節面の変性（変形性顎関節症）など多彩である．

顎関節症の範疇に入る多くの病態または病変は，筋原性にせよ関節原性にせよ，ほぼ類似した比較的単純な臨床症状として表現されるため，臨床症状のみから正確な疾病診断を下すことはむずかしい．このような事情から，関連し類似する臨床症候を，顎関節症という病名を用いることによって包括的に表現しているのが現状である．

繰り返しとなるが，顎関節症という単一の疾病が存在するのではない．顎関節症は，単一の発症機序がはたらいて形成される病態ではなく，複数の寄与因子と，それらが関連する複数の発生機序からなる多因子的な病態と認知されたい．

日本顎関節学会では，顎関節症の病態を 4 つの型に分類している（**表 8-3**）．

表 8-3 顎関節症の病態分類（日本顎関節学会，2013）

・咀嚼筋痛障害　myalgia of the masticatory muscle（Ⅰ型）
・顎関節痛障害　arthralgia of the temporomandibular joint（Ⅱ型）
・顎関節円板障害　temporomandibular joint disc derangement（Ⅲ型） 　a：復 位 性　with reduction 　b：非復位性　without reduction
・変形性顎関節症　osteoarthrosis/osteoarthritis of the temporomandibular joint（Ⅳ型）

註 1）重複診断を承認する．
　　2）顎関節円板障害の大部分は，関節円板の前方転位，前内方転位あるいは前外方転位であるが，内方転位，外方転位，後方転位，開口時の関節円板後方転位等を含む．
　　3）間欠ロックの基本的な病態は復位性関節円板前方転位であることから，復位性顎関節円板障害に含める．

(1) 咀嚼筋痛障害（Ⅰ型）

咀嚼筋と，それに伴う機能障害を主症状とする．病態としては，筋スパズム，筋緊張，および筋炎の3つが存在する．主症状は筋痛，筋の運動時痛，運動障害であり，顎運動に関与する筋の慢性的な疲労や緊張異常に起因するものが多く，ブラキシズム，早期咬合接触，咬頭干渉，不正咬合などが誘因となることがある．また，精神的ストレスも筋疲労，筋緊張の誘因となる．

［症　　状］

咀嚼筋群（咬筋，側頭筋，内側翼突筋，外側翼突筋）ならびに，その他の筋（顎二腹筋，胸鎖乳突筋など）の痛みとして自覚される．多くは咀嚼時の鈍い痛みとして現れ，筋の疲労感やだるさと表現されることもある．他覚的には，筋の触診によって筋の凝りや圧痛が認められる．筋，筋膜の痛みは，単一の筋に現れる場合と，複数の筋，複数の部位に現れる場合，または両側に現れる場合がある．疼痛の出現は側頭筋，咬筋，顎二腹筋後腹に多い．重度の場合は，頸部の筋，特に，胸鎖乳突筋ならびに僧帽筋の筋痛へと拡がりをみせる．筋痛に由来する開口障害が出現することもある．

［診　　断］

筋の触診によって発痛部位を明確にする．触診時の圧痛点は，各筋において単一または複数存在する．

［治　　療］

筋痛に対する治療法としては，圧痛部位を中心としたマッサージや温罨法（ヒートパック）などの理学療法が適応される．理学療法による症状軽減が得られない場合には，薬物療法を併用ないしは単独で行う．投与薬物としては，中枢性筋弛緩薬（痙性麻痺用薬），非ステロイド抗炎症薬を用いる．ブラキシズムや咬頭干渉などの咬合性誘因が考えられる場合には，可撤性スプリント（咬合床副子）の装用が行われる．精神的ストレスなどの心身医学的要因が考えられる場合には，抗不安薬や抗うつ薬の投与が行われる．心身医学的な要因が強い場合には，心療内科医との対診が不可欠となる．

(2) 顎関節痛障害（Ⅱ型）

症候の本態は外傷性であり，顎関節の固有構造である関節包，靱帯，関節円板の過剰伸展や捻挫による顎関節軟組織構造の非感染性の炎症状態である．

慢性の外力または亜急性の外力による関節の外傷性変化で，過度の開口による組織の過剰伸展や，硬固物の急激な咀嚼による関節への過剰な負荷などが原因となる．

[症　　状]

咀嚼時ならびに開閉口時に顎関節に限局した関節痛が現れる．開口障害は，障害関節の防御機転による咀嚼筋群の防御性協力収縮による．

[診　　断]

MRI 所見では，ほぼ正常の顎関節構造であり，関節円板前方転位（顎関節症Ⅲ型）がないこと，すなわち，除外診断されることで確定する（図 8-16）．

[治　　療]

関節の安静を優先し，必要に応じて可撤性スプリント（咬合床副子）の装用，非ステロイド抗炎症薬の投与が行われる．また，生理食塩水を用いた顎関節腔洗浄療法も効果がある．

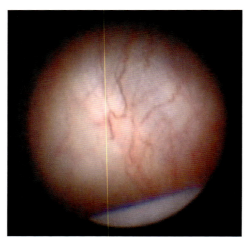

図 8-16　顎関節鏡視所見
滑膜炎を認める．

（3）顎関節円板障害（Ⅲ型）

関節円板の動態異常を主徴としたもので，関節円板の下顎頭に対する相対的位置異常と，2次的な関節円板の形態異常に起因する．特に，関節円板の位置異常に伴う臨床症状をさして顎関節内障とよぶことがある．顎関節円板障害（Ⅲ型）は，表現される臨床症状ならびにMRIなどの画像診断により，復位性と非復位性の2つに分類される．

［症　状］

復位性顎関節円板障害：下顎の開口運動または前方運動の際に，クリック音が1回発生する．クリック音が複数回発生する例もあるが，まれである．開口時に1回，閉口時にも1回クリック音が出現する場合があり，相反性クリックという．復位性では，強い関節痛を随伴することは少ないが，転位した関節円板が下顎頭によって押し出されていく違和感が生じることがある（図8-17-a）．

非復位性顎関節円板障害：片側性または両側性の開口時顎関節痛と，それに随伴する開口障害が主徴となることが多い．下顎の開口運動に伴う疼痛や，下顎運動時に「ひっかかるような重苦しさ」が顎関節内に自覚される．クリック音などの関節（雑）音はない．関節痛と関節円板の前方障壁化による下顎頭の前方滑走障害によって開口障害が現れる．片側性の場合には，開口路が患側へ偏位する（図8-17-b）．

下顎頭外側棘における関節円板の線維性付着部が伸延され，関節円板が前方転位

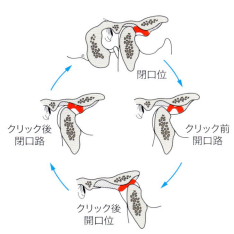
a：復位性顎関節円板障害
クリック後，関節円板は一時的に正常な位置関係となる．

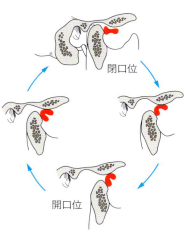
b：非復位性顎関節円板障害
開口経路中すべての段階で関節円板は前方転位の状態を維持する．

図8-17　顎関節円板障害（Ⅲ型）

することによって生じると考えられるが，付着部の伸展の原因は不明で，側頭骨関節構造に対する下顎頭の相対的後退位，過剰開口，外側翼突筋の緊張異常など多くの仮説がある．

[診　　断]

　MRI によって，関節円板の位置ならびに形態の異常を検出することで確定する（図 8-18）．

[治　　療]

　病理形態学的に関節円板の前方転位を正常な位置または状態に回復することは，ほとんど困難である．

　復位性顎関節円板障害：クリック音に対しては，可撤式咬合床（スプリント）による保存的治療が行われる．または，観察のみで経過を追跡することもある．

　非復位性顎関節円板障害：関節痛に対しては非ステロイド抗炎症薬の投与が行われる．開口障害の保存的治療としては，徒手的関節円板整位術または可撤式咬合床（スプリント）の装用が行われる．以上のような保存療法に効果がみられず，疼痛および機能障害が強い場合には，顎関節腔洗浄療法，顎関節鏡視下手術，ならびに顎関節解放手術が適応される．　→p.534, 535 参照．

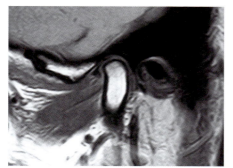

T1W 閉口時　　　　　　　　　T1W 開口時

a：Ⅲa型

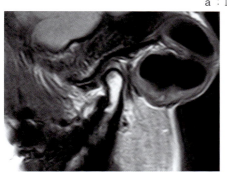 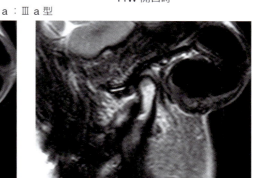

T1W 閉口時　　　　　　　　　T2W 閉口時

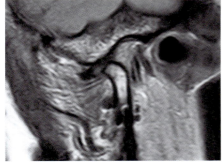

T1W 開口時

b：Ⅲb型

図 8-18
MR 像

（4）変形性顎関節症（Ⅳ型） → p.368 参照.

変形性顎関節症は，関節面を構成する軟骨性構造の変性破壊に伴う軟骨下骨の形態変形によって生じる．顎関節においては，関節円板の変性破壊，側頭骨関節面の変形破壊と変形，下顎頭変性破壊と変形などが組み合わされて現れる．関節円板転位（顎関節円板障害）と併存する例が多いが，関節円板前方転位が存在しなくても発生する場合もある．また，全身の他部位の複数関節に同時に発生する多関節性変形性関節症の1分症として現れる場合もある．

慢性の外力または亜急性の外力による関節の外傷性変化で，過度の開口による組織の過剰伸展や，硬固物の急激な咀嚼による関節への過剰な加圧などが原因となる．

[症　状]

関節面の変形不整によって，円滑な下顎頭の滑走運動が障害されるため，開口障害ならびに「ザラザラ」「パチパチ」といった捻髪音（クレピタス）が発生する．炎症状態が加わることで顎関節部の運動時痛が現れる．

[診　断]

単純エックス線およびパノラマエックス線検査で，顎関節の骨構造の変形として検出される．MRI によって関節円板の転位変形および破壊がみられる（図8-19）.

[治　療]

関節痛に対しては，非ステロイド抗炎症薬が投与される．開口障害の保存的治療としては，可撤性スプリント（咬合床副子）の装用が行われる．前述したような保存療法に効果がみられず，疼痛および機能障害の強い場合において，顎関節腔洗浄療法，顎関節鏡視下手術，ならびに関節円板切除術，関節形成術などの顎関節解放手術が適応される（図8-20）　→p.534〜537 参照.

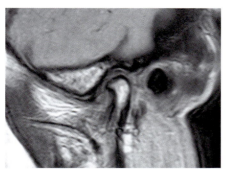

a：T1W 閉口時

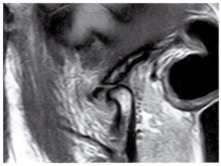

b：T1W 開口時

図 8-19 Ⅳ型 MR 像

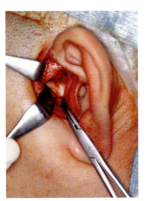

a：関節円板を明示

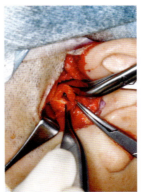

b：関節円板を切除

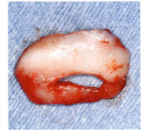

c：切除した関節円板 穿孔を認める．

図 8-20 開放手術

8章 顎関節疾患

9 血液疾患

概　説

　全身性疾患である血液疾患は口腔外科と密接な関係にある．血液疾患患者の歯科治療および止血処置は当然だが，歯肉出血などの口腔粘膜出血を，主症状あるいは部分症状とする血液疾患を歯科医師が発見することがある．また，歯石除去，抜歯後などの止血が困難なことから血液疾患が発見されることもある．したがって，歯科医師には血液疾患の診断能力が要求される．

　多数の血液疾患があり，症状は多彩である．血液疾患は，赤血球系疾患，白血球系疾患，出血性素因(出血性疾患)に大別される．赤血球系疾患は，貧血と赤血球増多症(多血症)に分類される．白血球系の疾患は，白血球が減少あるいは増加する場合と，機能に異常がある場合とに分類される．また，悪性リンパ腫はリンパ球の癌化と考えられているので，白血球系の疾患に含まれる．出血性素因は，血管壁の異常，血小板の異常，凝固線維素溶解系の異常に分類される．

　血液疾患の診断には検査が不可欠であり，疑われる病名に対してどのような検査が必要か推定して検査を進める．スクリーニング検査は，赤血球数，ヘモグロビン濃度，ヘマトクリット，白血球数と分画，血小板数の測定がある．同時に赤血球平均恒数(MCV，MCH，MCHC)が算定され，貧血の鑑別診断に有用である．スクリーニング検査項目，基準値と疾患を**表 9-1** に示した．また，赤血球平均恒数の基準値，分類および疾患を**表 9-2〜5** に示した．

　なお，局所の出血や止血などの診断と治療以外は，内科専門医と対診して，進めていく．

表 9-1 スクリーニング検査の基準値と疾患

項目（単位）	基 準 値	疾 患
赤血球数 （万個/μL）	男性：400〜550 女性：350〜500	増加：赤血球増多症（多血症） 減少：貧血
白血球数 （/μL）	成人：4,500〜9,000	増加：炎症，白血病 減少：顆粒球減少症， 　　　再生不良性貧血
ヘモグロビン量 （血色素量） （g/dL）	男性：13〜17 女性：12〜16	増加：赤血球増多症 減少：貧血
ヘマトクリット値 （%）	男性：39〜52 女性：34〜46	増加：赤血球増多症 減少：貧血
血小板数 （万個/μL）	15〜40	増加：血小板増多症 減少：血小板減少症

表 9-2 赤血球平均恒数

項 目	基 準 値	計算の目的
MCH（pg）	27〜32	平均赤血球ヘモグロビン
MCV（fL）*	80〜100	平均赤血球容積
MCHC（%）	30〜36	平均赤血球ヘモグロビン濃度

*fL：フェムトリットル

表 9-3 MCV 値の分類

小球性貧血	84 fL 以下
正球性貧血	85〜100 fL
大球性貧血	101 fL 以上

表 9-4 MCH 値の分類

低色素性貧血	＜26 pg
正色素性貧血	26〜34 pg
高色素性貧血	34 pg

表 9-5 赤血球平均恒数の組み合わせと主な貧血

小球性低色素性貧血	鉄欠乏性貧血
正球性正色素性貧血	溶血性貧血，再生不良性貧血
大球性高色素性貧血	巨赤芽球性貧血（悪性貧血）

9章
血液疾患

A 赤血球系

1 再生不良性貧血 aplastic anemia

　白血球，赤血球，血小板のすべてが減少する．白血球では，好中球が減少する．これらの血球は骨髄で生産されるが，骨髄が脂肪に置き換わるために血球ができなくなる．そのために貧血症状，感染，出血などの症状が起こる．先天性もあるが，後天性再生不良性貧血が大部分である．

　再生不良性貧血では，多能性造血幹細胞を攻撃するTリンパ球が出現することから，自己免疫疾患の1つと考えられている．造血幹細胞は，赤血球，好中球，血小板の基になる未熟な細胞であり，これらの血球は骨髄で完成後，血液中に放出される．再生不良性貧血では造血幹細胞が障害され，赤血球，好中球，血小板ができなくなる疾患である．また，同じ再生不良性貧血でも，造血幹細胞自体に異常がある場合や，造血幹細胞の異常と免疫機能の異常が混在しているものもある．

[症　　状]

　赤血球，好中球，血小板の減少による症状がみられる．赤血球では貧血症状，白血球では好中球減少による易感染症，血小板では皮膚の点状出血（図9-1）など．

　口腔所見：歯肉出血（図9-2），潰瘍などである．

[診　　断]

　正球性正色素性貧血．赤血球数減少，白血球数減少，血小板数減少を認める．

　骨髄穿刺：骨髄の造血細胞の減少．

[治　　療]

　薬物療法，骨髄移植，支持療法がある．

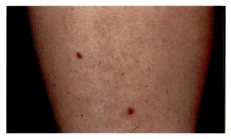

図9-1　下腿部の直径約1mmの点状出血斑
他の血液疾患でもみられる．

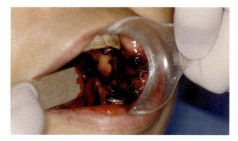

図9-2　歯肉からの出血
サージカルパックで圧迫止血した．

2 鉄欠乏性貧血　iron deficiency anemia

最も多い貧血である．生体内の鉄の需要が供給を上回ったときに生じる．消化管出血などの長期出血，妊娠，出産，授乳，偏食，胃切除による吸収不全がある．体内の鉄不足によりヘモグロビン産生が不十分になり発症する．ヘモグロビンは肺からの酸素を全身の臓器や組織に運んでいるので，臓器や組織に酸素欠乏が生じる．

鉄欠乏があっても，すぐに貧血にはならない．まず貯蔵鉄が減少し潜在的鉄欠乏状態になる．この状態では症状はない．進行すると貯蔵鉄が枯渇し，血清鉄が減少し，徐々に**小球性低色素性貧血**になってくる．生体内の鉄の減少に伴って緩徐に進行するので，生体が順応し貧血症状に乏しい．

[症　状]

貧血症状，Plummer-Vinson 症候群(p.182 参照)，スプーン状爪 spoon nail，味覚の変化など．

口腔所見：舌炎，口角炎など(図 9-3)．

[診　断]

小球性低色素性貧血．赤血球数はあまり減少しないが，形態が小さくなる．ヘモグロビン低値，MCV 低値，MCH 低値を認める．血清鉄およびフェリチン(鉄の貯蔵および血清鉄濃度の維持を行うタンパクで，鉄の貯蔵状態を反映する．したがって，フェリチン濃度は貯蔵鉄の減少とともに低下する)の低下，総鉄結合能(または不飽和鉄結合能)の上昇がある．また，環状赤血球(中央の抜けた赤血球)，大小不同赤血球，奇形赤血球などを認める．

[治　療]

鉄剤を投与する．貧血の原因が鉄の需要の亢進によるものか供給低下によるものかを判定する．出血が主な原因であれば鉄剤の投与と同時に原疾患を治療する．フェリチン値で改善を確認し，鉄剤の投与を終了する．約 2 か月で貧血はなくなり，さらに 3 か月の鉄剤投与により貯蔵鉄が回復する．

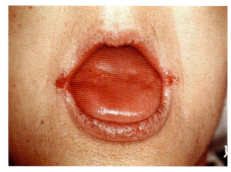

図 9-3　Plummer-Vinson 症候群の舌と口角

3 巨赤芽球性貧血　megaloblastic anemia

　赤血球の前駆細胞である赤芽球の核酸合成障害により骨髄像で特徴的な巨赤芽球が出現する貧血の総称である．原因はビタミン B_{12} あるいは葉酸の不足である．B_{12} 欠乏による貧血が**悪性貧血**であり，この項に記載する．

　胃での B_{12} の吸収には胃液中の内因子が必要である．この内因子を破壊する抗体の形成や，胃の全摘出により B_{12} が吸収されず，不足・欠乏する．

［症　　状］

　自覚症状：顔色が青白い，皮膚・粘膜の蒼白，息切れ，倦怠感，めまい，便秘，腹部不快などの貧血症状，食欲不振．

　身体所見：若年者の白髪．

　口腔所見：舌炎による灼熱感，自発痛，味覚異常がある．舌の糸状乳頭は萎縮，平滑化し，Hunter 舌炎とよばれる．　→p.181 参照．

［診　　断］

　大球性正色素性あるいは**高色素性貧血**．赤血球数減少，ヘモグロビン低値，MCV 高値，MCH 高値を認める．

　骨 髄 像：赤芽球系細胞の過形成を示し，巨赤芽球がみられる．

［治　　療］

　ビタミン B_{12} の非経口的投与．

4 溶血性貧血　hemolytic anemia

　造血能は正常だが，赤血球の破壊亢進による貧血で，先天性と後天性がある．

　内因性：赤血球自身の問題；赤血球膜の異常，赤血球の酵素異常，異常ヘモグロビンによるものなど．

　外因性：免疫抗体や血流の異常など；免疫性溶血性貧血，自己免疫性溶血性貧血，薬物惹起性免疫性溶血性貧血，感染による溶血性貧血など．

［症　　状］

　脾腫(赤血球の破壊が脾臓で行われるため)，黄疸(溶血によってヘモグロビンが多量に生じ，ヘモグロビン分解が亢進するため)，ヘモグロビン尿，こま音(鎖骨上窩で聴取される持続性の静脈雑音)が特徴である．疲労感，動悸・息切れ，めまい，頭痛などがある．

　口腔所見：歯肉出血，潰瘍など．

［診　　断］

　正球性正色素性貧血．赤血球数減少，ヘモグロビン低値，ヘマトクリット低値，MCV 正常，MCH 正常，網状赤血球増加．

［治　　療］

　副腎皮質ステロイド薬による薬物療法，脾臓摘出，免疫抑制薬による薬物療法などが行われる．対症療法としては輸血が行われる．

5　赤血球増多症（多血症）

　赤血球増多症には，骨髄の造血細胞が腫瘍性に増殖して起こる真性赤血球増多症（真性多血症）と，造血の量を調整するホルモン（エリスロポエチン）の分泌が増えることで起こる二次性赤血球増多症がある．

［症　　状］

　頭痛，皮膚のかゆみ，視力障害，顔面や結膜の充血，脾臓の腫脹が生じる．血栓ができやすくなり脳梗塞を発症，高血圧，痛風，消化性潰瘍が起こりやすくなる．

［診　　断］

　採血により赤血球数，ヘモグロビン，ヘマトクリット値の増加を認める．二次性赤血球増多症では，エリスロポエチンが増加する．

［治　　療］

　真性赤血球増多症：瀉血，化学療法，放射線療法．
　二次性赤血球増多症：エリスロポエチンの分泌を促進している原因の除去．

B 白血球系

1 白血病(急性，慢性) leukemia（acute, chronic）

　白血病は骨髄中の造血幹細胞の癌と定義されるように，造血幹細胞が骨髄の中で腫瘍化して無制限に増殖する疾患の総称である．白血球系が多いため白血病とよばれている．赤血球系や血小板系も腫瘍化するが，これらも白血病とよばれる．

　白血病の原因，発生機序は明確ではないが，遺伝子異常と理解されている．

〈分類〉主なものは，急性骨髄性白血病 acute myelogenous leukemia（AML），急性リンパ性白血病 acute lymphocytic leukemia（ALL），慢性骨髄性白血病 chronic myelogenous leukemia（CML），慢性リンパ性白血病 chronic lymphocytic leukemia（CLL）である．

　骨髄穿刺液の May-Giemsa 色素で，ペルオキシダーゼ染色陽性芽球 3％以上を AML，3％未満を ALL と分類している．

　WHO 診断基準では，芽球 20％以上を AML としている．リンパ性白血病では，白血病細胞の起源により T 細胞性と B 細胞性に分類し，芽球 25％以上を急性白血病，25％未満を悪性リンパ腫としている．

［症　　状］

　貧血，発熱，出血など．AML のほうが ALL より重篤である．初期の症状は，血小板減少による点状出血斑である．やがて白血球数が増加し，臓器腫大をきたす．皮膚浸潤もみられる．口腔では，歯肉出血，歯肉腫脹（図 9-4），潰瘍などがみられる．

［診　　断］

　期間が長いほど白血球は増加するが，初期では減少する．骨髄液の塗抹診断では，芽球 5％以上を白血病としている．骨髄性白血病の血液所見では，アズール顆粒と**アウエル小体**（図 9-5），**白血病裂孔**がみられる．白血病裂孔とは，幼弱細胞と成熟細胞との間の細胞が少ない所見をいう．WHO 分類では，AML は染色体・遺伝子異常（Ph 染色体，BCR-ABL 融合遺伝子）に基づいており治療法に直結する．

［治　　療］

　薬物療法，骨髄移植，支持療法などがある．

2 顆粒球減少症 leukopenia

　骨髄での顆粒球（好中球，好酸球，好塩基球）生産が傷害され，顆粒球が減少あるいは消失する疾患である．**無顆粒球症** agranulocytosis（5,000/μL 以下）も含まれる．

　骨髄で顆粒球の生産を妨げる疾患で，薬物，放射線によるものが多い．

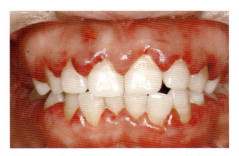

図 9-4　急性骨髄性白血病による歯肉腫脹
点状出血もみられる.

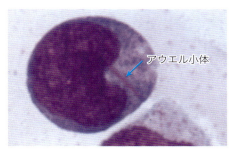

図 9-5　骨髄性白血病の血液所見
腫瘍細胞の胞体に粗大なアズール顆粒とアウエル小体が認められる（Wright-Giemsa 染色，強拡大）.

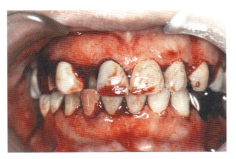

図 9-6　歯肉からの自然出血

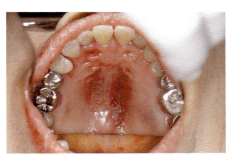

図 9-7　自然出血に対応するための止血用シーネ（透明レジン使用）

[症　　状]

倦怠感，発熱，高熱，咽頭痛，**易感染症**.

口腔所見：粘膜の発赤，歯肉出血（図 9-6, 7），潰瘍.

[診　　断]

好中球数の減少（2,000/μL 以下）.

[治　　療]

薬物が原因と疑われる場合は投与を中止し，頻回の血液検査により進行を確認する．感染に注意する．顆粒球コロニー刺激因子を投与する．

3　悪性リンパ腫　malignant lymphoma

悪性リンパ腫は，リンパ球や単球，組織球が腫瘍化し，リンパ細網系組織に発生する悪性腫瘍である．→p.316 参照．

C 出血性素因

　出血性素因 hemorrhagic diathesis とは，止血機構になんらかの障害のある疾患をいう．その原因と発生機序により，次のように分けられる．

① 血管系の異常：血管壁，血管構造，血管周囲結合組織の異常，透過性の亢進，脆弱性の増加．
② 血小板の異常：数の減少または増加，機能の異常．
③ 凝固因子系の異常：凝固因子の産生減少，凝固因子の消費亢進による減少．
④ 線維素溶解能の亢進．

　出血性素因の診断にあたっては，スクリーニング検査として出血時間，血小板数，全血凝固時間，毛細血管抵抗性試験，活性化部分トロンボプラスチン時間およびプロトロンビン時間が行われる（表9-6）．これらのうち，いずれかの異常または複数の異常が重なる場合に，粘膜，皮膚の出血や関節腔，肺，脳などの臓器出血を起こす．血液疾患のうち白血病，再生不良性貧血では血小板の減少のために出血傾向が現れる．

　止血の機序として，まず損傷部分の血管は収縮して抵抗が増し，損傷部位へ向かう血流は緩徐になる．次に損傷部位の血管内皮細胞が剝離して，その下の膠原線維に，緩徐になった血流中の血小板が粘着化し凝集して血小板血栓をつくる（図9-8）．

　この過程を一次止血といい，要する時間は健常なヒトで2～3分である．この状態に対して血液の凝固機序が関与し，血小板の周囲にフィブリンが形成されるまでを二次止血という（図9-9）．最終的に線維素溶解が起こり，止血は完了する．

表9-6　出血性素因とスクリーニング検査

出血性素因	出血性素因のスクリーニング検査
血管系	毛細血管抵抗性試験
血小板系	出血時間
血液凝固系	血小板数
線維素溶解系	プロトロンビン時間（PT）
	活性化部分トロンボプラスチン時間（APTT）
	フィブリノーゲン量
	血液像
	全血凝固時間

1 血管系の異常

　血小板血栓がつくられる一次止血に障害が起こる．その原因の1つとして血管系の異常があげられる．

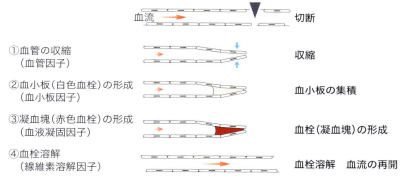

図 9-8　止血の機序　―止血に関与する三大因子（血管，血小板，血液凝固）―

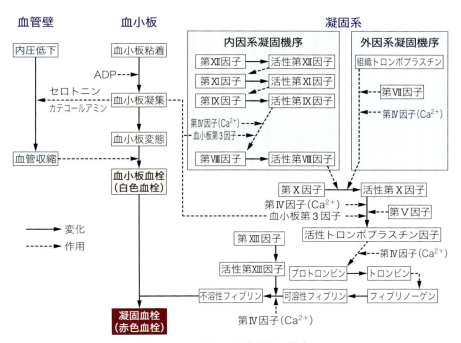

図 9-9　止血・血液凝固の機序

1 遺伝性出血性末梢性血管拡張症
hereditary hemorrhagic telangiectasis（Osler disease）

先天性の毛細血管周囲の結合組織の欠陥で，男女両性に発症するまれな疾患である．常染色体優性遺伝形式をとる．加齢とともに症状が顕著になるといわれている．

好発部位：顔面皮膚，口腔粘膜，鼻粘膜，指の先端．

好発年齢：きわめてまれである．10 歳ころに初発症状の鼻出血を発症するが，皮膚および粘膜の毛細血管拡張は 30〜40 歳ころに発現する．性差はない．

［症　　状］

初発症状は習慣性鼻出血，皮膚および粘膜に点状，丘疹状，網目状の毛細血管拡張がみられる．毛細血管拡張部からの再発性出血，消化管出血，肺動静脈瘻など．

検査所見では，出血時間の延長，毛細血管抵抗性試験の陽性が認められる．

［診　　断］

前記の臨床症状を参考にする．検査所見で**出血時間の延長**，毛細血管抵抗性試験の陽性が認められる．

鑑別診断：壊血病，単純性紫斑病，アレルギー性紫斑病，その他の**出血性素因**．

［治　　療］

圧迫止血や電気凝固などの一般止血処置．拡張した血管には収縮力がなく，凝血塊が固着しにくいため止血薬の効果はない．

予　　後：消化管出血や肺動静脈瘻では喀血，胸膜腔への出血，脳塞栓などを継発し，死に至る．これらの内臓病変は加齢とともに増悪する．

2 アレルギー性紫斑病（Shönlein-Henoch 紫斑病）　allergic purpura

血小板減少を伴わない**アレルギー性血管炎**．**アナフィラキシー様紫斑病**ともいう．血管壁の透過性が亢進し，皮下や粘膜下には血性の滲出液が浸潤しているので，細小動脈の血管炎ともいわれ原因不明のものと，薬物(アスピリン，サルファ剤，ペニシリン，テトラサイクリン系)や，感染(A 群溶血性レンサ球菌感染症)などが原因のものがある．

好発部位：皮下，粘膜下．

好発年齢：2〜20 歳．小児に好発し，成人ではまれである．

［症　　状］

急激に発症し，腹痛や関節痛が著明で，春秋に多くみられる．**Quincke 浮腫**もよくみられる．出血は特徴的であるが，体幹にはほとんどみられず，手指や下肢に少

し盛り上がった小紫斑として出現する．通常は発熱や消化管からの出血により食欲不振が出現する．さらに，腎機能障害を起こすと血尿やタンパク尿も現れる．口腔粘膜や歯肉からの出血はまれである．

[診　　断]

発症年齢および特徴的な紫斑と腹部症状の合併により診断する．**毛細血管抵抗性試験**陽性以外は，血小板数，出血時間，その他の凝固系検査は正常である．

病理組織像：毛細血管や細小動脈周囲への無菌性の炎症性細胞浸潤がみられる．

鑑別診断：Osler 病，壊血病，単純性紫斑病，その他の**出血性素因**．

[治　　療]

ほとんど 4〜6 週間で自然治癒する．対症療法を行い，合併症に注意する．

付　Quincke 浮腫・遺伝性血管性浮腫

Quincke 浮腫：原因不明．皮膚の毛細血管の透過性が高まり，急に，浮腫が数分ないし数時間現れる．長くても 2〜3 日で消え，時間をおいてまた現れることもある．

遺伝性血管性浮腫 hereditary angioedema(HAE)：遺伝性が明らかなものをいう．原因は，補体第 1 分阻害因子(C1 インヒビター)の遺伝子異常による C1 インヒビタータンパクの減少・機能異常による．

遺伝性血管性浮腫と Quincke 浮腫の違いを**表 9-7** に示す．

表 9-7　遺伝性血管性浮腫と Quincke 浮腫の違い

	遺伝性血管性浮腫	Quincke 浮腫
家族病歴	家族内で繰り返す	家族に同様の症状なし
好発部位	皮膚(境界不明瞭)，舌 腹痛発作，喉頭浮腫(時に致命的) 蕁麻疹に付随しない	皮膚(境界明瞭)，舌 他の器官に影響なし 蕁麻疹に付随する
好発年齢	小児または思春期に最初の兆候 (再燃を繰り返す浮腫)	成人期に最初の兆候
診　断	補体 C4 濃度の低下 C1-INH 活性の低下 C1-INH タンパク量の低下	異常なし (ごくまれに C1-INH 活性の低下)
治　療	C1-インヒビター補充療法 抗プラスミン薬 抗ゴナドトロピン薬	蕁麻疹関連の場合は副腎皮質ステロイド薬 抗ヒスタミン薬

②　血小板の異常

損傷部位の血管内皮細胞が剥離して，その下の膠原線維に緩徐になった血流中の血小板が粘着化し，凝集して血小板血栓(白色血栓)をつくる．これまでの過程を一次止血といい，要する時間は健常なヒトで2〜3分である(図9-10)．

1　特発性血小板減少性紫斑病(免疫性血小板減少性紫斑病)
idiopathic thrombocytopenic purpura(ITP)

遺伝的要素や原因となる疾患がないのに血小板のみが減少するもので，急性型は小児に多くみられるが，年齢に関係なく発病するといわれている．小児ではウイルス感染ののちに発症しやすい．

好発部位：全身の皮下や粘膜に点状出血や斑状出血(図9-11, 13)．
好発年齢：年齢に関係なし．

［症　　状］

口腔や鼻腔粘膜からの自然出血，浅在性の毛細血管性の**点状出血**斑，紫斑，**抜歯後出血**(図9-12)，血尿，下血，性器出血などといった症状がある．月経過多になる女性では，鉄欠乏性貧血の症状が現れる．感冒様症状などの感染症状や全身性エリトマトーデス(SLE)，類天疱瘡，天疱瘡などの自己免疫疾患の合併がある．

［診　　断］

血小板数の減少(2〜3万/μL)，出血時間の延長，毛細血管抵抗性試験陽性により診断する．全血凝固時間，凝固系の検査(PT，APTT)は正常だが，血餅退縮は不良である．骨髄所見では，巨核球は正常かやや増加している．

鑑別診断：血小板無力症，その他の**出血性素因**がある．

［治　　療］

血小板数が2〜5万/μL以下で，粘膜出血の著しい患者や，脳出血などの臓器の出血が心配される患者が治療対象となる．血小板数を増加させ，長期間維持させるため，まず副腎皮質ステロイド薬の投与を行う．また，免疫抑制薬の投与，脾摘，血小板輸血も行うことがある．生活指導として，頭部を中心に全身各部の打撲に注意し，出血時は緊急止血処置を行う．アスピリンなどの鎮痛・解熱薬の投与は必要最小限にし，慎重に行う．6か月以内に治癒する急性型と，それ以上の慢性型に分類する．

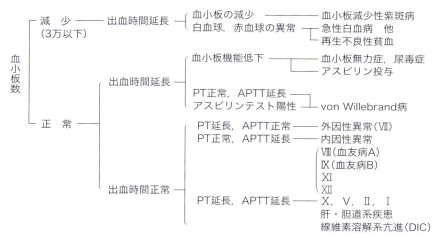

図9-10　血小板数と他のスクリーニング検査による出血性素因の鑑別

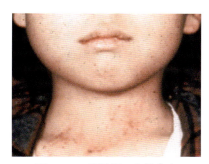

図9-11　前頸部の点状出血

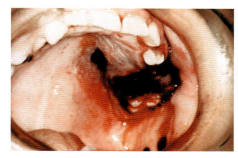

図9-12　抜歯後出血

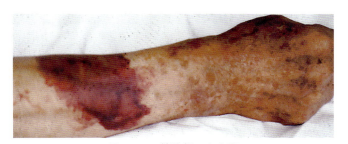

図9-13　前腕部の出血斑

2 血小板無力症（Glanzmann 病）　thrombasthenia（Glanzmann disease）

常染色体劣性遺伝形式をとり，男女両性に発症する．抜歯や切開などの小手術後の出血や，歯肉からの自然出血により発見されることがある．

好発部位：皮膚，粘膜．

好発年齢：幼児から小児．

［症　状］

全身皮下および粘膜下の出血，鼻出血，歯肉出血，口腔粘膜の点状出血がみられる．一般に，関節内や筋肉内などの深部出血はみられない．女性では性器出血，頭蓋内出血は致命的となる．

［診　断］

血小板数は正常であるが，出血時間は著明に延長する．血餅退縮は不良である．血小板粘着能，凝集能は欠如している．凝固時間，凝固系検査などは正常である．血小板膜の糖タンパクの異常で確定診断される．

鑑別診断：特発性血小板減少性紫斑病，その他の**出血性素因**がある（表 9-8, 9）．

［治　療］

局所止血処置につとめる．原疾患の治療を行う．重症では**血小板の輸血**を行う．

表 9-8　血小板因子の異常を呈する疾患

1．先天性のもの	2．後天性のもの
① 遺伝性血小板減少症	① 特発性血小板減少性紫斑病
② 血小板無力症	② 二次性血小板減少性紫斑病
③ 血小板第Ⅲ因子の減少	③ 多発性骨髄腫，白血病，
④ Fanconi 症候群	悪性腫瘍の骨髄転移

表 9-9　スクリーニング検査と出血性素因の関係

異常値を示すスクリーニング検査	考えられる出血性素因
毛細血管抵抗性試験	血管系，血小板系
出血時間	血小板系，血管系（一部）
血小板数	血小板系
プロトロンビン時間（PT）	血液凝固系（外因系）
活性化部分トロンボプラスチン時間（APTT）	血液凝固系（内因系）
フィブリノーゲン量	血液凝固系，線維素溶解系（DIC）
全血凝固時間	血液凝固系（主に内因系）
血液像	血小板系（その他の血液疾患）

3 凝固因子系の異常

1 血友病 A・B hemophilia A・B

凝固因子の欠乏が原因の**伴性劣性遺伝疾患**である．血友病 A(第Ⅷ因子，AHG 欠乏症)，血友病 B(**第Ⅸ因子**，PTC 欠乏症)に分けられる．

好発部位：皮下，粘膜，関節内，筋肉内．
好発年齢：発生頻度は A：B＝4：1 で，男性のみに発症し，女性は保因者となる．

[症　状]

打撲を受けやすい乳児期後半ころから皮下出血(斑状出血や皮下血腫)，口腔内出血(粘膜下出血や粘膜下血腫，図 9-14)，**関節内出血**(図 9-15)，**筋肉内出血**を繰り返す．口腔粘膜では些細な損傷から出血が起こり，乳歯脱落時の出血や抜歯後の止血困難，出血が起こる．しかし，自然出血はない．

[診　断]

全血凝固時間の延長と，活性化部分トロンボプラスチン時間(APTT)の延長により診断する．

鑑別診断：von Willebrand 病，播種性血管内凝固症候群(DIC)，その他の**出血性素因**がある．

[治　療]

血友病 A では，第Ⅷ因子製剤の 1 単位/kg(体重)の投与により凝固因子活性は約 2％上昇する．また，血友病 B では，第Ⅸ因子製剤の 1 単位/kg(体重)の投与により凝固因子活性は約 1％上昇する．出血部位やその程度，また，観血処置の内容によ

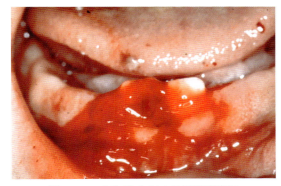

図 9-14　血友病 A による口腔内出血

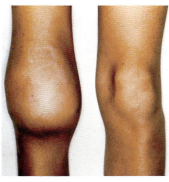

図 9-15　血友病 A による膝関節の変形

表 9-10　血友病と von Willebrand 病の比較

	血友病 A	von Willebrand 病
遺伝形式	伴性劣性遺伝 （男子のみ発病）	優性遺伝 （男女に発病）
白血球・赤血球	正　常	正　常
血 小 板	正　常	数は正常，機能低下
毛細血管	正　常	抵抗性低下
第Ⅷ因子	欠乏（高度）	欠乏（軽度）
出血時間	正　常	延　長
凝固時間	延　長	延　長
プロトロンビン時間	正　常	正　常
活性化部分トロンボプラスチン時間	延　長	延　長

り製剤の投与量を決定する（補充療法）．

2　von Willebrand 病　von Willebrand disease

von Willebrand 因子（VWF）の量的減少，あるいは質的な異常をしめす**常染色体遺伝性出血性疾患**である．von Willebrand 因子は，流血中で異なった遺伝子の支配を受ける 2 つのタンパクによって構成される．X 染色体にあり内因性凝固に関与する Ⅷ:C のタンパクと，血小板リストセチン凝集補因子である第Ⅷ因子関連抗原 ⅧR:Ag であるため，凝固系と血小板機能の両方に異常を認める．この ⅧR:Ag の先天的機構障害が本症の主な原因であり，血友病様疾患として最も多い．

好発部位：口腔粘膜，皮膚．

好発年齢：乳幼児から成人．性差はない．血友病発現頻度の約 10％発生．

［症　　状］

乳幼児期から**歯肉出血**や粘膜の**斑状出血**がみられる．紫斑や鼻出血も繰り返されるが，成人になるのに従い出血傾向は減少する．女性では月経過多がみられる．一般には，血友病のような関節出血や筋肉内出血は認めないが，重症型や第Ⅷ因子結合能が低下している症例では血友病と同じ症状が発現する．外傷などの突発事故がなければ，かなりの期間生存可能である．血友病 A と異なり粘膜と皮膚の出血傾向が主体である（表 9-10）．

［診　　断］

von Willebrand 因子抗原量低下，リストセチンコファクター活性低下および第Ⅷ因子活性低下，全血凝固時間の延長，出血時間の延長，活性化部分トロンボプラスチン時間の延長，毛細血管抵抗性試験陽性により診断する．血小板数は正常である．

鑑別診断：血友病 A または B，DIC，その他の**出血性素因**がある．

［治　　療］

血友病 A 治療製剤の 1 つである第Ⅷ因子と，von Willebrand 因子の複合製剤やアルギニン・バゾプレシン誘導体の投与を行う．正常人の血漿輸血．

3　播種性血管内凝固症候群（DIC）

disseminated intravascular coagulation

何らかの原因により広範な血管内凝固が起こり，多発性血栓症と全身の臓器に虚血性機能不全が生じ，出血傾向が出現する病態である．血小板と凝固因子が消費され，**線維素溶解系が亢進**する．火傷，日射病，外傷，不適合輸血，悪性腫瘍，急性白血病，羊水塞栓，妊娠中毒症，重症感染症，劇症肝炎など多くの基礎疾患に併発する．

好発部位：口腔粘膜，皮膚．

好発年齢：年齢，性差は問わない．

［症　　状］

歯肉出血，粘膜下出血，皮下出血，鼻出血，消化管出血において出血傾向を示す．DIC の原因となった疾患の増悪や循環障害による**臓器障害**がみられる．

［診　　断］

出血時間延長，全血凝固時間延長，フィブリノーゲン・フィブリン分解産物（FDP）の増加，血小板数の減少，活性化部分トロンボプラスチン時間（APTT）の延長，プロトロンビン時間（PT）の延長から診断する．

鑑別診断：血友病 A または B，von Willebrand 病，その他の**出血性素因**がある．

［治　　療］

原因となっている基礎疾患の治療により DIC は根治できる．基礎疾患の治療のあいだ対症療法として多発性血栓症と出血の治療を行う．すなわち，抗凝固薬を投与し，新鮮凍結血漿，血小板を補充する．

10 神経疾患・心因性病態

概　説

　口腔・顎顔面領域を支配する神経は，三叉神経，顔面神経，舌咽神経，迷走神経，舌下神経などの脳神経と，交感神経，副交感神経の自律神経である．これらの神経は運動，知覚，分泌，味覚線維を含み，口腔諸機能を巧妙に支配している．

　これらの神経に起因する末梢神経障害には，知覚神経線維に関連する神経痛，神経麻痺，運動神経線維に関連する運動麻痺，けいれん，味覚神経線維に関連する味覚障害，交感神経の緊張による交感神経依存性疼痛などがある．また，神経の器質的あるいは機能的変化を認めない心因性疼痛として舌痛症，非定型顔面痛，非定型口腔痛などがあり，外傷性の神経損傷後に生じるカウザルギー，舌および口唇周囲の不随意運動を呈する疾患として口腔ジスキネジアがある．

　したがって，神経の走行，支配領域や機能を理解することが，口腔・顎顔面領域の神経疾患を診断，治療するうえできわめて重要である．

A　顎口腔顔面領域の神経の分布と機能

1　三叉神経の解剖

　三叉神経は脳神経のなかで最も大きな神経である．知覚性の部分は三叉神経脊髄路核と橋の被蓋にある三叉神経主知覚核の両方から起こる（図 10-1）．運動性の部分は橋の被蓋にある三叉神経運動核から起こる．知覚性神経線維は側頭骨の錐体にある三叉神経圧痕という凹みに**半月神経節**をつくり，ここから**眼神経，上顎神経，下顎神経**の 3 本の大きな枝に分かれ，顔面の知覚をつかさどる．運動性神経線維は半月神経節に参加せず，そのそばを通り，下顎神経に合流し，咀嚼筋，顎舌骨筋，顎二腹筋前腹，口蓋帆張筋，鼓膜張筋の運動をつかさどる．また，自律神経線維（副交感性）である涙腺，顎下腺，舌下腺などの分泌線維が三叉神経に合流し，味覚神経線維が顔面神経（鼓索神経）から合流し走行する（図 10-2）．

眼　神　経：眼神経は上眼窩裂を通り，頭蓋底の外に出て涙腺神経，前頭神経，鼻毛様体神経に分枝し，前頭部，眼，鼻を知覚性に支配する．

上顎神経：上顎神経は正円孔を貫いて翼口蓋窩へ入り，硬膜枝，頬骨神経，眼窩下神経，上歯槽神経，翼口蓋神経に分枝する．上顎部，上顎歯，上唇粘膜，頬粘膜，口蓋粘膜，上顎洞などを知覚性に支配する．

下顎神経：下顎神経は運動性神経線維も合わせて卵円孔を貫き，硬膜枝，咀嚼筋枝(運動性)，頬神経，耳介側頭神経，下歯槽神経，舌神経に分枝する．舌，下顎部，下顎歯，下唇粘膜，頬粘膜の一部，外耳の一部を知覚性に支配する．舌神経には鼓索神経が顔面神経から合流し，舌前方2/3の知覚と味覚をつかさどる．

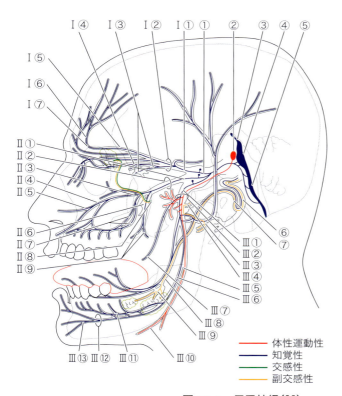

図 10-1　三叉神経（V）

① 三叉神経節(半月神経節)
② 三叉神経運動核
③ 三叉神経中脳路核
④ 三叉神経主知覚核
⑤ 三叉神経脊髄路および脊髄路核
⑥ 顔面神経(Ⅶ)
⑦ 鼓索神経
Ⅰ① 眼神経
Ⅰ② 上眼窩裂
Ⅰ③ 鼻毛様体神経，鼻毛様体神経節
Ⅰ④ 涙腺神経
Ⅰ⑤ 前頭神経
Ⅰ⑥ 眼窩上神経
Ⅰ⑦ 眼窩上孔，眼窩上切痕

Ⅱ① 上顎神経
Ⅱ② 正円孔
Ⅱ③ 頬骨神経
Ⅱ④ 眼窩下神経
Ⅱ⑤ 眼窩下孔
Ⅱ⑥ 翼口蓋神経節
Ⅱ⑦ 上歯槽神経
Ⅱ⑧ 翼突管神経
Ⅱ⑨ 大口蓋神経，小口蓋神経

Ⅲ① 下顎神経
Ⅲ② 卵円孔
Ⅲ③ 耳介側頭神経
Ⅲ④ 小錐体神経
　　(舌咽神経由来)
Ⅲ⑤ 下顎孔
Ⅲ⑥ 下歯槽神経
Ⅲ⑦ 頬神経
Ⅲ⑧ 舌神経
Ⅲ⑨ 顎下神経節
Ⅲ⑩ 顎舌骨筋神経
Ⅲ⑪ 下歯槽神経叢
Ⅲ⑫ オトガイ孔
Ⅲ⑬ オトガイ神経

　　　体性運動性
　　　知覚性
　　　交感性
　　　副交感性

2 顔面神経の解剖

顔面神経は狭義の顔面神経(運動神経線維)と中間神経とからなる．顔面神経は内耳神経とともに内耳道へ入り，顔面神経管を通り，茎乳突孔から頭蓋の外へ出る．次いで，**耳下腺神経叢**をつくり，放射状に顔面筋(表情筋)へ向かう．副交感性神経線維は顔面神経核の背方に散在する**上唾液核**から起こって，顔面神経とともに走行するが，翼口蓋神経節を経て涙腺，鼻腺へ，また，顎下神経節を経て舌下腺，顎下腺に至る．舌前方 2/3 の味覚神経線維は橋の**孤束核**のつづきから起こり，はじめは顔面神経(運動神経線維)とともに走るが，涙腺，鼻腺，口蓋腺の分泌をつかさどる神経線維と，味覚をつかさどる線維は内耳道までは運動性の運動神経線維と明らかに区別できるため，**中間神経**(舌前方 2/3 を支配する味覚神経線維と，涙腺，顎下腺，舌下腺などの副交感性分泌線維)とよばれ，**膝神経節**をつくる．この味覚神経線維と副交感性分泌線維は顔面神経管下端で鼓索神経として分枝し，錐体鼓室裂を通って頭蓋底に出たのち，舌神経と合流する．

3 舌咽神経の解剖

舌咽神経は混合神経であり，知覚性，運動性，味覚の神経線維を含む．頸静脈孔より頭蓋底を出て内頸動静脈の間を下り，内頸動脈と茎突咽頭筋の間を走行し，舌根に分布する．舌枝は舌後方 1/3 の知覚と味覚をつかさどり，また，迷走神経とともに咽頭，口蓋，扁桃を知覚性に，茎突咽頭筋などの咽頭諸筋を運動性に支配する．

4 舌下神経の解剖

舌筋に分布する純運動神経で，舌下神経管より頭蓋底を出る．茎突舌骨筋および顎二腹筋後腹の内側で弓状をなして前下方に走行し，舌骨舌筋の外側に至る．多数の舌筋枝に分かれて舌筋に分布する．

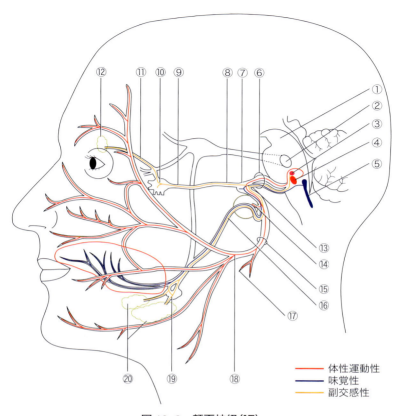

図 10-2 顔面神経(Ⅶ)

① 橋
② 三叉神経運動核
③ 上唾液核
④ 顔面神経運動核
⑤ 孤束核
⑥ 内耳孔
⑦ 膝神経節
⑧ 大錐体神経
⑨ 翼突管神経
⑩ 翼口蓋神経節
⑪ 頬骨神経との交通枝
⑫ 涙腺
⑬ 中間神経
⑭ アブミ骨筋神経
⑮ 茎乳突孔
⑯ 鼓索神経
⑰ 二腹筋枝,茎突舌骨筋枝
⑱ 耳下腺神経叢
⑲ 顎下神経節
⑳ 舌下腺,顎下腺

B 神 経 痛

1 三叉神経痛　trigeminal neuralgia

　三叉神経の分布領域あるいは走行路に沿って発作性に生じる電撃様疼痛を特徴とする疾患で，真性三叉神経痛と仮性三叉神経痛に分類される．

(1) 真性三叉神経痛

　特発性三叉神経痛ともよばれ，神経自体には**発作性電撃様疼痛**以外には器質的変化を認めない疾患である．原因は明らかではないが，神経に伴走する静脈のうっ血，静脈血の還流障害，神経の圧迫や局所貧血による酸素供給不足などがあげられる．

　好発年齢：40 歳以上で，老年者に多く，若年者にはほとんどみられない．男性よりも女性に多く，男性の約 1.5〜2 倍である．

［症　　状］

　疼痛は三叉神経の分布領域に沿って末梢から求心性に発現する．何ら誘因がなく発症する場合と，会話，食事，洗面，神経緊張などがきっかけとなって誘発的に発症する場合とがある．顔面筋のけいれんを伴うこともあるが，知覚異常や運動障害はみられない．片側性に生じ，両側性に発症することはほとんどない．**発作性電撃様疼痛**は数秒から 30 秒以内の短時間で消失するが，間歇的に反復し，発作間は無症状である．就寝時は症状が起こらない．神経枝別では眼神経に少なく，上顎神経，下顎神経に多くみられるが，単枝罹患が圧倒的に多い．

　患者が無症状にある場合，口唇，口角，鼻翼などのある特定部位に刺激が加わると突然激痛を誘発する．この特定部位を **Patrick の発痛帯**という．

　また，三叉神経の枝が骨孔から出る部位を皮膚面上から圧迫すると鋭痛を訴える．この部位を **Valleix 圧痛点**といい，眼窩上孔，眼窩下孔，オトガイ孔の 3 点を併せて Valleix 三圧痛点とよんでいる（図 10-3）．

［診　　断］

　疼痛の部位，疼痛の性質，Patrick の発痛帯，Valleix 圧痛点を考慮することで診断は容易である．

［治　　療］

　薬物療法：**抗てんかん薬**である**カルバマゼピン（テグレトール®）**がきわめて有効である．また，補助的に鎮痛薬，鎮痙薬，ビタミン B 製剤，自律神経遮断薬，精神安定薬などが使用される．副腎皮質ステロイド薬は無効である．

　理学療法：電気療法，超音波療法，温罨法および鍼灸療法などがあげられる．

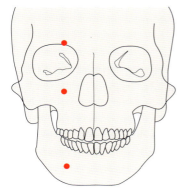
図 10-3 Valleix 三圧痛点

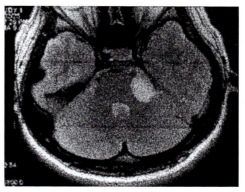
図 10-4 仮性三叉神経痛の原因となった小脳橋角部腫瘍

神経ブロック療法：半月神経節，正円孔，卵円孔，眼窩上孔，眼窩下孔およびオトガイ孔への神経ブロック（約 70〜100％のアルコールを注入）が行われる．知覚麻痺が残存するが，疼痛は消失する．しかし，2〜4年後に再発することもある．

外科療法：神経切断術，神経切除術，神経捻除術，半月神経節摘出術および神経幹切断術，**神経血管減圧術**（Jannetta 手術）が行われる．

(2) 仮性三叉神経痛

続発性三叉神経痛ともよばれ，器質的変化によって生じるもので，必ず原因となり得る疾病が存在する．原因は歯髄炎，辺縁性歯周炎，根尖性歯周炎，埋伏歯，顎炎などの歯性感染症，歯原性腫瘍および囊胞，副鼻腔炎，中耳炎，外傷，顎関節症，頭蓋内腫瘍（図 10-4）などがあげられる．

［症　　状］

疼痛は，真性三叉神経痛に比べて軽度で，持続時間は長く，神経の分布領域あるいは走行に一致しないことが多い．Patrick の発痛帯や Valleix 圧痛点は認められない．年齢的には若年者にみられる．

［診　　断］

精査により，病変の確認および疼痛の特徴で，診断は比較的容易である．

［治　　療］

原因に対する治療を行い，疼痛が消退しなければ真性三叉神経痛に準じた治療を行う．

(3) 帯状疱疹後神経痛　→p.152 参照．

2 その他の神経痛

a 舌咽神経痛　glossopharyngeal neuralgia

　舌咽神経の分布領域あるいは神経の支配領域に一致した，突発的，発作性電撃様激痛を主症状とした疾患である．まれな疾患で，真性および仮性に分類される．

（1）真性舌咽神経痛

　真性三叉神経痛に類似するが疼痛部位が異なる．好発年齢は 40〜60 歳とされ，性差はない．原因は不明であるが，頭蓋内の微小血管の圧迫説が注目されている．

［症　　状］

　疼痛発作は間歇的で片側性に起こり，呼吸，欠伸，含嗽，嚥下および会話などで誘発される．

［診　　断］

　比較的容易．誘発帯 trigger zone は，咽頭，口蓋扁桃部に存在するため扁桃付近（誘発帯）に局所麻酔薬の塗布あるいは局所麻酔を行い，効果の有無を確認する．

［治　　療］

　薬物療法としてカルバマゼピン（テグレトール®）が有効である．神経ブロックや外科療法では舌咽神経切断術，舌咽神経根切断術を行うが，口腔粘膜の知覚消失や舌後方 1/3 に味覚障害が出現する．

（2）仮性舌咽神経痛

　精査により舌や咽頭部の付近に炎症，外傷および腫瘍などの原因が存在する．

［症　　状］

　真性よりも疼痛発作は長く，間歇的でない．疼痛は軽度で，扁桃，咽頭部および耳介部に知覚過敏を認めることがある．

［診　　断］

　症状となる原因や誘因から診断する．

［治　　療］

　原因の除去療法を行う．

b 迷走神経痛 vagal neuralgia

喉頭部(耳介,外耳道,鼓膜,咽頭・喉頭)を中心とした迷走神経知覚枝分布領域に発作性激痛を認める,きわめてまれな疾患である.嚥下,咳および欠伸などで誘発され,舌咽神経痛と誤診しやすい.疼痛部位は甲状軟骨付近から下顎角や耳介後部に放散する.40歳以後の女性に多いとされる.

［治　　療］

カルバマゼピン(テグレトール®)の投与,上咽頭神経ブロックや迷走神経ブロック,迷走神経切断術が行われる.

c 交感神経依存性疼痛

交感神経の緊張が疼痛の発現に関与している.疼痛の特徴は,神経因性疼痛様の灼熱痛といわれているが,実際には帯状疱疹などの疼痛性疾患の一部分を担っていると考えられている.そのため,疼痛の性質はその疼痛性疾患の特徴に依存している.

［診　　断］

α受容体遮断薬であるフェントラミンメシル酸塩を静注して疼痛の変化を観察する薬物反応試験が行われる.

［治　　療］

星状神経節(交感神経節)ブロックを行う.

C 神経麻痺

1 顔面神経麻痺 facial palsy

顔面神経麻痺は脳神経に生じる麻痺のなかで最も頻度が高く，中枢性（核上性）と末梢性（核下性）に大別される．末梢性に生じる麻痺が多く，原因不明の特発性末梢性顔面神経麻痺を Bell 麻痺という．末梢性顔面神経麻痺は，障害部位により随伴する症状が異なるので障害部位が判定できる．

（1） 特発性末梢性顔面神経麻痺（Bell 麻痺）

末梢性顔面神経麻痺の多くは，顔面神経が側頭骨の顔面神経管内を走行するあいだの，いずれかの部位で障害を受けることで生じる．顔面神経には顔面筋の運動，味覚および唾液分泌機能，耳小骨筋の反射，涙腺分泌機能がある．これらの機能障害により障害を受けた部位が判断できる（表 10-1）．

成因は，アレルギー説，ウイルス説，循環不全（虚血）説などがあり，顔面神経管内に腫脹が生じ，周囲の骨から圧迫を受け，障害が生じると考えられている．

［症　状］

鼓索神経分岐部より末梢の障害：顔面筋の運動障害のみである（図 10-5, ①）．

アブミ骨筋神経分岐部より末梢の障害：顔面筋の運動障害に加え, 舌前方 2/3 における味覚障害を伴う（図 10-5, ②）．

膝神経節より末梢の障害：顔面筋の運動障害, 舌前方 2/3 における味覚障害に加え，アブミ骨筋神経反射障害（聴覚過敏）を伴う（図 10-5, ③）．

膝神経節より中枢側の障害：顔面筋の運動障害, 舌前方 2/3 における味覚障害, アブミ骨筋神経反射障害（聴覚過敏）に加え，涙腺の分泌障害を伴う（図 10-5, ④）．

顔面神経麻痺の典型的な顔貌は，額の皺寄せ不能（眉の高さの不均衡），麻痺性兎眼，麻痺側の閉眼不能と努力閉眼時の眼球上方偏位（**Bell 現象**），口笛不能，鼻唇溝の消失，人中の健側偏位などである（図 10-6）．

［診　断］

障害部位の診断は症状により判断する．

涙量の検査：Schirmer テスト濾紙にて行う．

アブミ骨筋神経反射：インピーダンスオージメーターを用いる．

味覚検査：濾紙ディスク法を用いる．

表 10-1　顔面神経の障害部位と症状

障害部位	顔面筋麻痺	唾液分泌障害 味覚障害	聴覚過敏	涙分泌障害
①鼓索神経分岐部より末梢	+	−	−	−
②アブミ骨筋神経分岐より下部	+	+	−	−
③アブミ骨筋神経分岐より上部	+	+	+	−
④膝神経節および膝神経節より中枢	+	+	+	+

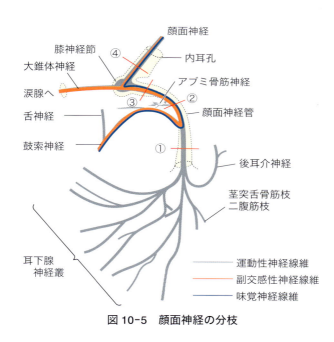

図 10-5　顔面神経の分枝

[治　療]

保存療法と外科療法に大別される．

薬物療法：局所の浮腫軽減には副腎皮質ステロイド薬，神経賦活剤としてビタミンB複合体，生理的活性物質としてATP製剤を使用する．

神経ブロック療法：末梢血管を拡張させ循環の改善を目的に，**星状神経節ブロック**を行う．

理学療法：低周波電気治療，赤外線照射および鍼灸療法などがあげられる．

（2）Ramsay-Hunt 症候群（Hunt 症候群）　Ramsay Hunt syndrome

　耳介から外耳道にかけての水疱を伴った同側の顔面神経麻痺が起こる場合がある．これは**水痘・帯状疱疹ウイルス** varicella zoster virus（VZV）が顔面神経の膝神経節を障害したものである．末梢性顔面神経麻痺，外耳道や耳介の水疱形成，耳鳴り，めまい，味覚障害を合併するものを Ramsay-Hunt 症候群という（図 10-7）．

　［成　　因］

　VZV は，主に経気道を通して感染し，局所のリンパ組織で増殖したのち肝臓や脾臓に達し，全身に散布される．皮膚に達した VZV は増殖して水疱を形成し，水痘を発症させる．ウイルスは水痘治癒後も神経節に潜伏感染し，それが何年か経ったのち再活性化すると帯状疱疹となる．顔面神経の膝神経節に潜伏したウイルスが活性化した場合，外耳道や耳介に水疱が出現する．

　［症　　状］

　膝神経節を中心に障害をうけ，外耳道や耳介部の水疱形成，末梢性顔面神経麻痺（図 10-6），耳鳴り，めまい，味覚障害を合併する．

　［診　　断］

　臨床所見から診断は容易である．

　血清学的診断法として，CF 法 Comlement Fixation Test（補体結合試験）で 4 倍以上の血清ウイルス抗体価上昇があれば有意と判定する．

　水痘罹患後は FAT 法 Fluorescent Antibody Test（蛍光抗体法），EIA 法 Enzyme Immunoassay（酵素免疫測定法）の IgM 抗体が有用であり，初感染の反応か再感染の反応か区別ができる．

　［治　　療］

　原因療法として抗ウイルス薬の投与が有効である．対症療法として神経痛様疼痛には非ステロイド抗炎症薬を，顔面神経麻痺に対しては副腎皮質ステロイド薬，ビタミン B 複合体，ATP 製剤を投与する．また，**星状神経節ブロック**を行う．

（3）**中枢性顔面神経麻痺**　central facial palsy

　顔面神経核より中枢側に障害の生じた麻痺である．原因として，頭蓋内病変では，脳炎やくも膜炎，脳出血があげられる．また，アルコール中毒，インフルエンザ，梅毒，糖尿病などがあげられる．

　［症　　状］

　患側と反対側に麻痺が出現する．しかし，前額部の顔面筋は両側の中枢から神経支配を受けているため，患側の前額部に皺を寄せることが可能である．

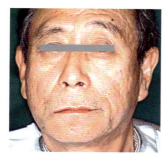
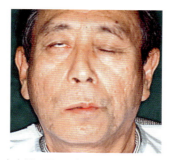

a：顔貌は眉の高さの不均衡を認める．　　b：麻痺側の閉眼不能と努力閉眼時の眼球上方偏位（Bell現象），鼻唇溝の消失，人中の健側偏位を認める．

図10-6　末梢性顔面神経麻痺

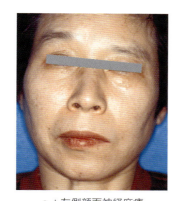
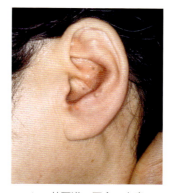

a：左側顔面神経麻痺　　　　　　　　　　b：外耳道，耳介の水疱

図10-7　Ramsay Hunt症候群

［診　　断］

原因と症状から診断する．

鑑別診断：末梢性顔面神経麻痺との鑑別は，患側前額部の皺形成によって行う．

［治　　療］

原因の除去およびリハビリテーション．

(4) その他の顔面神経麻痺を伴う症候群

Melkersson-Rosenthal症候群　Melkersson-Rosenthal syndrome：口唇の浮腫，顔面神経麻痺，溝(状)舌を主徴候とする症候群．　→p.20参照．

Heerfordt症候群　Heerfordt syndrome：眼のぶどう膜炎，耳下腺肥大，発熱，顔面神経麻痺を主徴候とする症候群．

2 三叉神経麻痺 trigeminal palsy

　三叉神経自体の変化および神経への障害が中枢あるいは末梢性に生じると，三叉神経分布領域に知覚麻痺，運動麻痺が生じる．三叉神経の運動枝は下顎神経とともに卵円孔を通って頭蓋底に出たのち，すぐに分岐して咀嚼筋に分布する．そのため，末梢枝の障害によって運動麻痺が生じることはまれである．運動麻痺が生じているときは小脳橋角部腫瘍など中枢性の疾患を考慮する．

　知覚麻痺は，脳腫瘍，脳炎などの中枢性の他，外傷，第三大臼歯抜去，伝達麻酔，唾石摘出，デンタルインプラント手術時の神経損傷，腫瘍や囊胞による圧迫などの末梢性の要因でみられることもある．

［症　状］

　運動麻痺：開口障害，咀嚼障害がみられる．噛みしめ時に，健側は咬筋が緊張して頬部が膨らむが，患側は膨らまない．また，開口時，健側の下顎頭は外側翼突筋の作用で前方へ滑走するが，患側は滑走せず下顎正中は患側へ偏位する．

　知覚麻痺

眼神経支配領域　→　前頭部の皮膚に麻痺が生じる．

上顎神経支配領域　→　上唇，頬部皮膚，上顎の歯および歯肉，口蓋粘膜などに麻痺が生じる．

下顎神経支配領域　→　下唇およびオトガイ部皮膚(オトガイ神経麻痺)，下顎の歯および歯肉，舌前方 2/3 の麻痺および味覚消失が出現する(舌神経麻痺)．

［診　断］

　三叉神経支配領域を考慮して，知覚を精密触覚機能検査(Semmes-Weinstein 法，図 10-8)により，運動麻痺を症状により診断する．

［治　療］

　保存療法と外科療法に大別される．

　薬物療法：局所の浮腫軽減に副腎皮質ステロイド薬，神経賦活剤としてビタミンB 複合体，生理的活性物質として ATP 製剤を使用する．

　神経ブロック療法：末梢血管を拡張させ，循環の改善を目的に星状神経節ブロックを行う．

　理学療法：低周波電気治療，赤外線照射および鍼灸療法などがあげられる．

　外科療法：原因の除去，神経縫合および神経移植を行う．

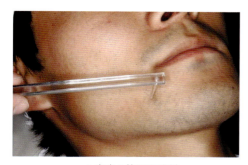
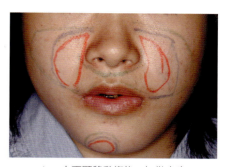

a：麻痺の範囲を診断　　　　　　　b：上下顎移動術後の知覚麻痺
　　　　　　　　　　　　　　　　　　　赤線部が最も閾値が低い．

図10-8　精密触覚機能検査（Semmes-Weinstein法）

3　舌下神経麻痺　paralysis of hypoglossal nerve

　舌下神経麻痺は，脳血管障害，頭蓋底腫瘍や炎症などの中枢性のもの，腫瘍，炎症，外傷や手術による損傷によって発症する．片側性に発症することが多く，舌を前方に突出させると舌尖は患側へ偏位し，舌後退時には舌尖は健側へ偏位する．固有舌筋，外舌筋麻痺のため，舌運動障害，咀嚼・嚥下・構音障害が出現する．

［治　　療］
　原因となる疾患が明らかであれば除去し，その他の麻痺と同様に薬物療法を行う（図10-9）．

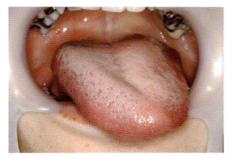
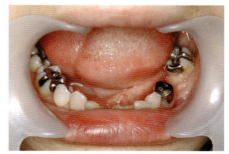

a：舌突出時；舌尖は患側に偏位　　　b：舌後退時；舌尖は健側に偏位

図10-9　舌下神経麻痺

D その他の疾患

1 舌痛症 glossodynia

舌に炎症や潰瘍などの器質的変化がなく，舌の色調や機能も正常であるが，自発痛を訴える心因性疼痛疾患である．

［症　状］

痛みはヒリヒリ感，ピリピリ感，灼熱感などである．

［診　断］

鑑別すべきは，貧血に伴う舌炎によるもの，糖尿病，薬物などによる口腔乾燥により二次的に生じる舌痛，歯列不正，咬耗に伴う歯および補綴物鋭縁，舌癖による舌痛である（図 10-10）．これらを除外のうえ舌痛症と診断する．

［治　療］

必要に応じて歯や補綴物鋭縁の削合を行う．また，説明やカウンセリングを十分に行う．

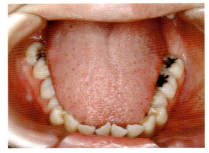

図 10-10　歯の鋭縁および歯列狭窄，歯軸の舌側傾斜による舌痛症例

2 非定型口腔・顔面痛 atypical orofacial pain

主に三叉神経支配領域に生じる痛みで，器質的病変の存在がなく，考えられる除外診断を行い，なお診断がつかない顔面痛，口腔痛である．若年から中年者の女性に多く，誘発帯 trigger zone，流涙，顔面紅潮などの自律神経症状は認められない．口腔領域では**非歯原性歯痛**とよばれ，歯髄疾患や歯周疾患に基づかない原因によって歯痛を生じる．歯髄処置後の歯髄神経切断，抜歯の際の歯髄，歯根膜の神経障害などである．痛みは持続性鈍痛であり，患者は症状のある部位の歯，歯肉に原因があると確信していることが多い．

［治　療］

保存療法を選択すべきである．患者は局所に原因があると考えているため積極的な治療を希望するが，病態を複雑にすることになる．

薬物療法：抗うつ薬，漢方薬が用いられる．

3 顔面けいれん facial tic

　顔面けいれんは，片側の顔面筋が突発的にけいれんを起こす疾患である．小脳橋角部における微小血管による神経の圧迫が原因といわれている．

［症　　状］

　患側の顔面筋のけいれんにより開眼不能となり，会話もうまくできなくなる．

［診　　断］

　特徴的な顔面筋のけいれんから容易ではあるが，頭蓋内腫瘍の存在も疑う必要がある．

［治　　療］

　2〜4か月ごとに**ボツリヌス毒素**を顔面筋に注入する．顔面筋のわずかな筋力低下がみられるが，合併症はない．

4 口腔ジスキネジア oral dyskinesia

　高齢者にみられる**口唇・舌の不随意運動**を示す疾患である．脳の構造変化に伴う特発性のものと，向精神薬，抗パーキンソン薬，抗てんかん薬などの長期連用によって発生する遅発性のものとがある．また，不適合義歯，多数歯欠損による咬合不全，口腔乾燥などが誘因となることもあり，薬物歴聴取とともに，口腔内を診察することも重要である．

［症　　状］

　口をモグモグする，舌を突出させたり，回転させたりするなどがみられる．精神的緊張時に増悪するとされ，会話，食事などの随意運動の際や入眠中は出現しない．

［治　　療］

　不適合義歯があれば調整を行う．薬物を中止すると増悪するため専門医と相談することが必要である．

5 カウザルギー causalgia

　外傷性の神経損傷後に生じる灼熱感，痛覚異常過敏であり，疼痛部位に浮腫，異常発汗を伴う疾患である．損傷した神経支配領域に出現し，接触，圧迫により疼痛が誘発あるいは増強される．歯科領域では顔面カウザルギー，口腔カウザルギーがあり，外傷や手術が原因となる．

［治　　療］

　星状神経節ブロックが行われる．

10章　神経疾患・心因性病態

6 味覚障害 gustatory disturbance

味覚障害は1つの神経症状であり，末梢に存在する化学受容器である味蕾の障害から中枢性障害まで広範である．障害の原因は単純ではなく，味覚神経支配の特殊性も，個々の症例において適切な治療法を選択することを困難にしている．

味覚障害には，味をまったく感じない味覚消失や，味覚が全体的に低下する味覚減退，ある特定の味のみがわからない解離性味覚障害，口腔内でいつも味がする自発性異常味覚，本来の味の質を他の味に感じる異味症，すべて不快な味に感じる悪味症などがある．

[原　　因]

遺伝性：Turner 症候群，偽性副甲状腺機能低下症など．

内分泌性：妊娠，糖尿病など．

全身疾患：逆流性食道炎，腎不全，ビタミン欠乏症，**亜鉛欠乏症**．

薬物性：降圧利尿薬，冠血管拡張薬，動脈硬化治療薬，消化性潰瘍治療薬など．

中枢性：第4脳室底（菱形窩）あるいは延髄の病巣は，一側または両側の孤束核が侵され，同側の味覚障害が生じる．

口腔疾患：口腔乾燥症，舌炎，口腔カンジダ症．

放射線性：放射線照射により味細胞が障害を受けることによる．

老人性：加齢に伴う味蕾の減少，味細胞の変性・萎縮，さらに，唾液分泌量の減少によるものも考えられる．また，高齢者はなんらかの全身疾患を有するものが多く，その治療薬が原因の薬物性味覚障害が多い．

心因性：うつ病では味覚障害を訴えることが多い．また，典型的な転換ヒステリーで身体症状として味覚障害を訴えることがある．

[診　　断]

全身疾患の既往，薬物歴，生活歴，外傷および頭頸部領域における手術の既往，現病歴など十分に問診する．また，血液，血清，尿の検査とともに，血清または全血液中の銅，鉄，亜鉛などの必須微量元素およびアルカリホスファターゼなどの金属酵素の消長を検索することが重要で，できれば唾液中の電解質についても調べる．

電気味覚計，**濾紙ディスク法**（図10-11），全口腔法，静脈性味覚検査（デコリン法）は，障害の程度，障害部位の同定，経過観察の必要から，できる範囲内で施行する．

口腔内視診：口腔内の乾燥，ペラグラ，Plummer-Vinson 症候群に特徴的な赤い平らな舌（p.182 参照），カンジダ症の有無などについて注意するが，顕微鏡下に舌表

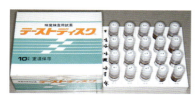
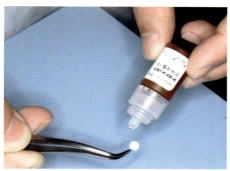
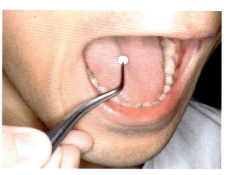

a：試薬は，甘味(ショ糖)，塩味(食塩)，酸味(酒石酸)，苦味(塩酸キニーネ)の4種類がある．
各味質別に5種類の濃度系列が設定されている．

b：円形濾紙ディスクを1枚ピンセットでつまみ，検査する濃度の試薬に浸す．

c：測定部位に塗布する．
開口させた状態で2～3秒待ち，味の質を申告させる．申告は，甘い，塩辛い，酸っぱい，苦い，何かわからないが味がする，無味と書いた紙(味質指示表)を指さしてもらう．明瞭な味質を応答しなければ同じ味質の番号の多い(濃度の高い)試薬に移る．

図10-11　濾紙ディスク法

面の茸状乳頭の数，形態，毛細血管の状態などについて観察することも重要である．

[治　療]

現在，その有用性が比較的客観的に確認されているものとしては，亜鉛の内服療法を除くとその数は乏しく，治療の選択肢は非常に少ないのが現状である．

亜鉛内服療法：亜鉛欠乏性味覚障害はもちろん，特発性味覚障害においても第一選択の治療法である．亜鉛内服療法の有効率は味覚障害の病悩期間に大きく影響される．発症初期に治療を開始した症例ほどその効果は高い．

その他の療法：末梢および中枢性伝導路障害による味覚障害の場合は，障害原因に対する治療を主体的に行い，さらに，神経障害に有効と思われるビタミンB製剤，ATP製剤などを投与する．口内炎や舌苔などの局所病変によるものは，口腔内を清潔に保つように含嗽薬を使用させる．真菌症では，アムホテリシンB(抗真菌薬)による含嗽が有効である．

治療編

概　　説

　適切な治療を行うには，正しい診断がされなければならず，診断は診察をとおして実施される．診察は**医療面接**に基づく病歴の聴取から始まり，次いで，歯，歯槽部，口腔，顎骨，顔面，頸部，全身の異常の現症(表1)を，視診，打診，聴診，触診など(表2)から他覚的所見として把握する．必要に応じて歯髄検査，知覚検査，試験的穿刺などの補助診断や臨床検査(表3)，画像検査，病理学検査などを駆使して診断がすすめられる．診断は，単に病名を決定するだけでなく，局所の重症度の判断ないし病期の把握とともに全身状態の評価(表3)を行い，それらから治療の客観的根拠を得ることである．外科診断では，治療方針に加えて術後の合併症を含めた予後の推定まで含まれる．これらの説明と，患者が納得する治療の最終決定は，いわゆる**インフォームドコンセント**を介して行われる．診察・診断を的確に遂行するには基礎医学科目の他，症候学，検査学，創傷治癒の用語および概念を習得しておく必要がある．

　口腔外科で担当する治療は，手術療法の他，薬物療法，放射線療法，免疫療法，理学療法，機能療法，言語療法などがあるが，主体は手術療法である．手術の目的からは，病巣の摘出または切除術，膿瘍切開や腐骨除去などの消炎手術，変形あるいは奇形に対する形成手術，組織欠損に対する移植手術や再建手術，骨折や脱臼に対する観血的整復手術ならびに出血に対応する止血手術などに大別される．いずれの手術も，口腔外科は，咬合を基盤とした口腔顎顔面の形態と機能を同時に最大限みたす手術を心がけるべきで，若年者に対しては成長発育に，高齢者に対しては**QOL**と**加齢(aging)**に温かく配慮する．術後は，患者の苦痛を取り除いて優しく接するとともに，病態生理と生体反応を科学的に注意深く把握して，合併症を未然に防止するなど，きめこまかい局所と全身の管理を施さなければならない．本治療編では，手術療法を総論と各論に分け，各論ではそれぞれの疾患に対する代表的手術法について述べる．

　「医術は遥けし，人生は短し」を意味する医学の父，ヒポクラテスの箴言は，ラテン語で「als longa，vita brevis」に訳されている．この「als」は英語では「art」になるが，元になっているギリシャ語はテクニックの語源の「techne」といわれている．口腔外科医が熟達するには，人格の陶冶は無論のこと，臨床解剖に裏づけられた三次元空間認知能力の向上，危険予知と芸術的な感性の練磨に加えて，器具を用いての精緻な手技(西洋では craftsmanship，東洋では匠)のたゆまない努力と工夫が求められる(表4，5)．

表 1　症候学における用語

他覚的所見は徴候 sign，自覚的所見は症状 symptom とよび，その両者を合わせて症候と表現される．両者ともカルテに記載する．一般的症候以外の項目では，その異常の状態を専門用語で記載する

全身的症候

① 一般的症候：姿勢，顔貌，体温，脈拍，② 皮膚の症候，③ 呼吸器・循環器の症候，
④ 消化器の症候，⑤ 造血・リンパ組織の症候，⑥ 腎臓・泌尿器・生殖器の症候，
⑦ 神経・感覚器・運動器の症候，⑧ 心理・精神機能の症候

局所的症候(口腔，顎，顔面)

① 一般的主要症候：疼痛，腫脹，腫瘤，発赤，熱感，出血，けいれん，麻痺，開口障害，
　閉口障害，嚥下障害，発音障害，流涎，口腔乾燥，口臭，など
② 歯・歯髄，③ 歯周組織，④ 歯列・咬合，⑤ 口腔粘膜，⑥ 顎骨，⑦ 顎関節，⑧ 咀嚼筋，
⑨ 舌骨上筋，⑩ その他：唾液腺，リンパ節，顔面筋

表 2　検診ないし診査(physical examination)による現症の把握

五感でつかみとる所見，科学的・他覚的所見

視　診………全身所見・顔貌所見・口腔所見の記載
　　　　　　　呼吸困難・循環不全などの生命徴候　→ バイタルサイン vital signs
触　診………手指を介して腫瘍の浸潤硬結，膿瘍や囊胞における波動や羊皮紙様感を触知
打診，聴診…歯を叩打して得られる音の性質，手指に伝わる反響，聴診器による関節雑音，咬合音
嗅　診………膿瘍における膿汁の臭い，根管治療における洗浄時の臭い

表 3　臨床検査

血液一般検査…………白血球数，赤血球数，血色素量　→貧血，炎症，出血傾向
血液生化学検査………体内組織の代謝の状態を示す
　　　　　　　　　　　血清総タンパク，血清アルブミン，尿素窒素，クレアチニン，総コレステ
　　　　　　　　　　　ロール，電解質(Na，Cl，K)，γ-GTP，CPK，AST，ALT，HbA1c，LDH
尿検査………………………尿定性，尿沈査，潜血，糖，タンパク，クレアチニン
ME 機器による検査…筋電図，周波数分析検査，シンチグラフィー，超音波ドップラー計，
　　　　　　　　　　　三次元形態分析，顎運動検査
内視鏡検査，アレルギー検査

表 4　手術教育

・science，art，humanity
・craftsmanship，匠
・鬼手仏心，心の優しさ
・チームワーク
・手術の基本操作
・リスクマネージメント
　　一に安全，二に結果

表 5　手術基本操作の鍛錬

・基本である切離，止血，縫合の的確な修得
・臓器，組織に対するきめ細かい愛護的な操作
・臨床解剖に裏づけられた三次元の「場」の把握
・左手と助手がつくる counter traction
・基本手術手技と手術器具の正しい使い方

1 手術総論

A 消毒法

　消毒法とは，「滅菌」と「消毒」を合わせたもので，殺菌と同義で用いられる．「**滅菌**」とは，芽胞を含むすべての微生物を殺滅し，無菌状態にする方法である．したがって，滅菌法と無菌法は同義で用いられる．「**消毒**」とは，目的とする微生物を死滅もしくは，その病原性を弱めて感染力を消滅させる方法である．滅菌法には，**高圧蒸気滅菌法(オートクレーブ滅菌法)**，高圧アルコール蒸気滅菌法，ガス滅菌法，プラズマ滅菌法，電磁波照射滅菌法(ガンマ線や電子線，紫外線など)がある．滅菌法は，安全性や経済性，そして，対象となる機材(材質や感染リスク)によって使い分けがなされる．また，消毒法には**煮沸消毒法**と**薬液による消毒法**とがある．消毒用エタノールやポビドンヨード，ベンザルコニウム塩化物(逆性石ケン)など，さまざまな薬物が開発され，手指や術野の消毒にも適応されている．ただし，一部の薬物は日本での適応が制限されている(例：クロルヘキシジングルコン酸塩は，粘膜への使用でアナフィラキシーを生じたことから，日本では粘膜への適応がない)ので注意が必要である．

1　手指の消毒(術前の手洗い)(図 1-1, 2)

　基本的な消毒法として **Fürbringer 法**(機械的摩擦法と薬液を併用する方法)がある．現在は各種消毒薬が開発されており，Fürbringer 法を行っている施設はほとんどなく，化学的消毒薬を用いてのダブルスクラブ法やウォーターレス法へと変わってきている．

〈手洗いの重要なポイント〉
① 流水で皮膚表面を十分洗い流し，消毒薬で手指や前腕を隙間なく消毒する．
② 皮膚に傷や炎症をつくらない．

〈現在行われている手洗いの例〉
① 爪の処理：爪を短く切り，爪垢をとる．ヤスリで爪尖を円滑にする．
② 予備洗い：普通石ケンあるいは消毒薬(クロルヘキシジングルコン酸塩(ヒビ

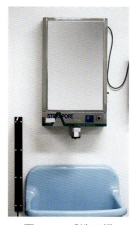

図 1-1　手洗い場

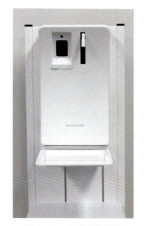

図 1-2　手指消毒薬

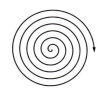

図 1-3　皮膚の消毒
常に手術野の中心から開始し，円を描くように順次外周に向かって行う．

スクラブ®）やポビドンヨード（イソジン®）など）を用いて洗う（ブラシ使用可）．手洗いは，指先から上腕の下 1/3 まで行い，流水にて消毒薬を洗い流す．
③ 本手洗い：消毒薬を用いて 3 分間，摩擦清掃（ブラシ使用可）し，流水にて消毒薬を洗い流す．本洗いは 2 回行う．
④ 手拭き：滅菌タオルもしくは手拭用滅菌紙を用いて清拭する．
⑤ 摩擦消毒：ウエルパス®（100 mL 中，ベンザルコニウム塩化物 0.2 g，エタノール 83 mL など）を約 2 mL 手掌に取り，指先から前腕まで，乾くまですり込む．
⑥ 手袋装着：滅菌手術衣を着用後，滅菌手袋を装着する．

2　手術野の消毒

（1）皮膚の消毒（図 1-3）

　Grossich 法（術野のベンジンによる脱脂：最近はあまり行われなくなった．ヨードチンキの塗布と乾燥，70％アルコールでの清拭）が基本となる．薬液による消毒のため，濃度，時間，温度に注意する必要がある．

〈現在行われている手術野皮膚の消毒の例〉

① 患者は，手術前日に入浴させ，手術野を十分摩擦洗浄する．剃毛は皮膚損傷を起こし感染を助長するおそれがある．必要に応じてバリカンによる除毛を行う．

② （ベンジン脱脂後）手術野に，10％ポビドンヨードをむらなく塗布する．

※ヨードアレルギーや小児の場合：0.5％クロルヘキシジングルコン酸塩＋消毒用エタノール（ヒビテン®アルコール溶液）を使用する．

③ 乾燥後，もう一度10％ポビドンヨードを塗布する．十分に乾燥後，70％アルコールあるいはチオ硫酸アルコールで清拭し，ヨードを除去する．

(2) 口腔内の消毒（表1-1）

口腔内での無菌的処置は困難であるが，できるかぎり口腔内を清潔に保つようにつとめる．術前処置として，プラーク・歯石の除去，さらに，必要に応じて齲蝕歯質を削去する．さらに，抜歯が必要となる場合もある．

〈現在行われている口腔内の消毒の例〉

① H_2O_2綿球で，歯面を含め口腔内全体をよく清拭し，泡沫を滅菌ガーゼでふき取る．

② 必要に応じて口腔内を1,000倍アクリノール（リバノール）液，0.02％モナフラシン液，2％ホウ酸水などで洗浄する．

③ 手術野とその周辺に0.01％ハイアミン®液または希ヨードチンキを塗布する．

④ 手術開始までのあいだ滅菌ガーゼを噛ませ，できるだけ清潔な状態を保つ．

3　器具の滅菌・消毒

(1) 使用前の滅菌・消毒（表1-2）

手術で使用する器具は，すべての微生物を死滅させる滅菌法が適応される．手術器具，注射器，カテーテル，培養器，薬物などはこの方法によらなければならない．また，周辺機器の消毒は病原菌を殺滅することを目的とするが，非病原菌や弱毒菌であっても日和見感染という観点からは注意が必要であり，周辺機器の取り扱いについても慎重でなければならない．

(2) 使用後の滅菌・消毒（表1-2）

治療後の滅菌・消毒は，水平感染や院内感染防止の観点からきわめて重要である．洗浄は，滅菌・消毒処置のすべてに先立って行う必要がある．目に見える付着物の存在は，微生物の不活化を妨害し，滅菌・消毒作業を危うくする危険性がある．したがって，必ず洗浄後に，滅菌（オートクレーブ滅菌，ガス滅菌など）や消毒（2％グルタルアルデヒド溶液やクレゾール石ケン液などに浸漬）を行う．

表1-1　口腔粘膜殺菌消毒剤一覧

	一般名(商品名)	希釈倍率，使用濃度
ヨウ素系製剤	(局方)ヨードチンキ 希ヨードチンキ(局方) 複方ヨード・グリセリン ポビドンヨード(イソジン液，ネオヨジン) プレポダイン・ソリューション	5〜10倍 2〜5倍
第4アンモニウム塩	ベンザルコニウム塩化物(オスバン液，ヂアミトール) ベンゼトニウム塩化物(ハイアミン)	0.01〜0.025%
両性界面活性剤	アルキルポリアミノエチルグリシン塩酸塩 (テゴー51)	0.01〜0.05%
色素製剤	アクリノール水和物(アクリノール末，アクリノール液)	0.05〜0.1%
過酸化物製剤	3%過酸化水素水(オキシフル) (日局)オキシドール(マルオキシール，オキシドール)	原液または2倍

※日本歯科薬品協議会『日本歯科医薬品集』口腔粘膜殺菌消毒剤参照.

表1-2　器具の滅菌・消毒法

	滅菌法	原理	適応(滅菌対象物)	備考(利点・欠点)
使用前	高圧蒸気滅菌法(オートクレーブ)	2気圧，121℃の飽和水蒸気で20分間	金属製器具，覆布，ガーゼ	100℃では死滅しない芽胞に対しても有効
	高圧アルコール蒸気滅菌法	原理はオートクレーブ滅菌法と同じ．アルコール蒸気による乾燥状態で行う	サビが問題となる器具(鋭利な器具や切削器具)も滅菌可能	液体や紙製品の滅菌はできない
	ガス滅菌法	エチレンオキサイドガス(EOG)の強力な酸化作用による．50〜60℃で6時間	加熱・加湿により変形をきたす器具(プラスチック製器具・機材など)に適する	滅菌物におけるEOG残留を除去するため，滅菌器内50℃で12時間の空気洗浄を要する
	プラズマ滅菌法	高周波エネルギーを過酸化水素に照射して得たフリーラジカルによる	切削器具を含む金属製品，ガラス器具，プラスチック器具など	ガーゼ，綿紙，液体，粉体には適さない．高価である
	ガンマ線滅菌法	ガンマ線による	出荷前のディスポーザブル製品(手術用グローブ，輸液セット，カテーテル，注射器，注射針，メス刃，縫合糸など)	設備が大がかりで高価
	電子線滅菌法	電子線による		ガンマ線滅菌法で数時間かかる対象物でも数秒で滅菌できる
	紫外線照射滅菌法	波長250〜260nmの紫外線による	滅菌した器具の保管，滅菌水の保管など	微生物に直接照射されなければ効果がない
使用後	煮沸消毒法	シンメルブッシュ煮沸消毒器を用いて，常圧下100℃で15分以上煮沸する	金属製器具やガラス器具の緊急消毒	緊急でやむを得ない場合に用いる
	2%グルタルアルデヒド	強いタンパク凝固作用と，タンパク合成・DNA合成阻害による．30分以上浸漬	内視鏡や耐熱性のない手術器具	芽胞やB型肝炎ウイルスを含め，すべての微生物を殺滅する
	次亜塩素酸ナトリウム	水溶液中で次亜塩素酸(HOCl)となって殺菌力を発揮する	0.01〜0.03%で医療器具，リネン類を消毒，0.1%でHBV汚染物を浸漬消毒	本剤と酸性洗剤の併用により塩素ガスを発生するので，洗剤を併用してはならない
	クレゾール石ケン	タンパク質の変性によって微生物を死滅させる	一般細菌やMRSA，緑膿菌などに有効．結核菌に対して，特にすぐれた殺菌力を示す	芽胞やウイルスには無効

B 切 開 法

口腔顎顔面領域のさまざまな疾患に対して切開が必要となる．切開にあたっては，表層の皮膚，粘膜ばかりでなく，神経，血管，筋肉，唾液腺，涙腺，ならびにそれらの導管など，解剖を熟知したうえでの切開線の設定と，適切な手術手技が要求される．

1 手術刀（メス）とその把持法

(1) メスの種類（図 1-4, 5）

鋼刃メス，電気メス，レーザーメス，超音波メスなどがある．切開の大きさ・深さ，切開部の位置，使用目的などによって，使用するメスを選択する．

鋼刃メス：円刃刀（No15，No10），尖刃刀（No11），彎刃刀（No12）などの形態があり，使用目的により使い分ける．

〈円刃刀〉No15（小円刃刀）は顔面皮膚や口腔粘膜の切開に用いられ，No10 は頭皮，胸部，腹部などの大きな皮膚切開に用いられる．

〈尖刃刀〉No11 は精密な切開を要求される場合（口唇形成術，生検など）や，組織を穿通して切開する場合（膿瘍切開など）に用いられる．

〈彎刃刀〉No12 は刃が反り返った形のメスである．歯頸部歯根膜や歯肉の切開などに用いられる．

電気メス：一定の高周波電流を用いて切開・凝固を行う．出血する組織の切開に用いられることが多い．

レーザーメス：炭酸ガス（CO_2）レーザー，Nd-YAG（neodymium）レーザー，アルゴンレーザー，ルビーレーザーなどがあり，おのおのの特性により使い分ける．

超音波メス：超音波振動を利用して切離・吸引除去を行うものであり，脂肪組織や比較的やわらかい実質臓器（肝臓，脾臓など）の切除に用いられることが多い．

(2) メスの把持（図 1-6）

ペン軸式（執筆式）把持法：綿密な技巧を要する切開に適しており，口腔内の切開に用いられる．丸状の把柄（ホルダー）が用いられることもある．

バイオリンボウ式（胡弓式）把持法：円刃刀で，長い皮膚切開に用いられる．

ナイフ式（食刀式）把持法：通常の皮膚切開に用いられる．

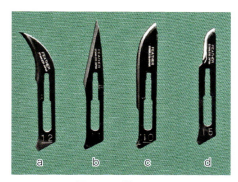

図 1-4 鋼刃メス
a：彎刃刀（No12）　b：尖刃刀（No11）
c：円刃刀（No10）　d：小円刃刀（No15）

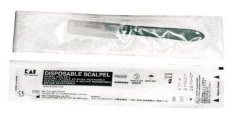

図 1-5 使い捨てメス
メスは刃部と柄部に分けられ，刃部は替え刃が使えるようになっているが，柄部も含めてディスポーザブルを用いる施設も少なくない．

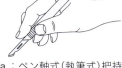

a：ペン軸式（執筆式）把持法

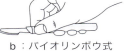

b：バイオリンボウ式（胡弓式）把持法

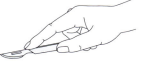

c：ナイフ式（食刀式）把持法

図 1-6 メスの把持法

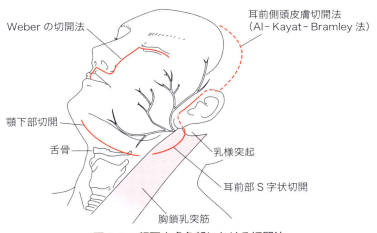

図 1-7 顔面皮膚各部における切開法
必要に応じて，顎下部切開と耳前部 S 字状切開を連続させる．

429

2 切 開 法

(1) 顔面皮膚の切開

　顎顔面領域の皮膚の切開では審美性が要求される．術後の瘢痕が極力目立たないように，かつ皮下の神経血管に損傷を与えることの少ない切開線の設定が必要となる(p.429，図 1-7)．**Langer の皮膚割線**，皺線(表情線)，輪郭線，Bockenheimer 線などを参考に，切開線を設定する．切開に際し，術者とアシスタントが手指で予定の切開線を挟み，切開線と直角の方向に引っ張ることにより皮膚に緊張を与える．次いで，皮膚に対し垂直になるように刃先を当てて行う．手術部位や範囲，手術の目的により，さまざまな切開線が考案されている．

　上顎切除の切開：Weber の切開法は，上顎歯肉癌などの病変が眼窩底を含み，翼口蓋窩など後方進展を認める場合の上顎切除術に際して適応となる．切開線は，上唇正中部から鼻橋下端，鼻孔下部，鼻翼を回り，鼻側部を内眼角下部まで伸ばし，さらに，眼窩下縁に沿って頬骨骨体部まで伸ばす切開法である．

　頬骨・頬骨弓，顎関節および眼窩の手術の切開：顔面神経の走行を考慮した切開法が重要であり，顔面神経や浅側頭動脈を側頭皮弁に含み広い視野が得られる Al-Kayat-Bramley 法(耳前側頭皮膚切開法)などが適応となる．

　その他，頬骨弓へのアプローチとしては Gillies の切開法が，顎関節部の手術としては Dingman や Thoma の耳前部切開法，顎角部に切開を加える Risdon の切開法などがよく知られている．また，眼窩部における皮膚切開には，眉毛外側切開，眉毛内側切開，眼瞼結膜切開，睫毛下皮膚切開，眼窩下皮膚切開などが用いられる．

　唾液腺の切開：耳下腺腫瘍の皮膚切開は，耳輪付着部から耳前部を垂直に下がり，耳垂後面を回って顎下部に至る S 字状切開が適応となる．この切開は外耳道軟骨の前方 0.5 cm，下顎角部では 2.5 cm 離して行う．顎下腺摘出術では，下顎下縁の約 2 cm 下方で切開する．

(2) 口腔粘膜の切開(図 1-8)

〈切開線の設定にあたっての注意点〉

① 粘膜下の血管，神経，唾液腺導管などを損傷しない．

② 骨欠損部上に切開線が重ならないように，骨の裏打ちがある部位とする．

③ 粘膜弁の血行に配慮する．

　したがって，口底・硬口蓋部では歯槽弓に沿った切開を，軟口蓋部では口蓋弓に沿った切開を，口腔前庭部では歯頸部あるいは歯肉頬移行部に沿った切開を基本とする．下顎の歯肉頬移行部の切開に際してはオトガイ神経に注意する必要がある．

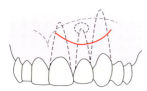

a：Partsch 切開
原則として，囊胞摘出後の骨面上で，3 mm 以上離れ，また，歯頸部から 5 mm 以上離れて設定する．

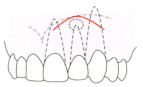

b：Pichler 切開
囊胞摘出後，歯根尖切除後の歯根尖部を被覆するために Partsch の弧状切開を改良したことに始まる，逆弧状切開法である．

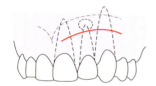

c：Endo 切開
歯肉頬移行部に平行な切開で，小帯の部位では彎曲させて，これをさけるように設計する．

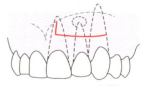

d：Reinmöller 切開
歯頸部より 5 mm 以上下方に設定する．縦切開は，近心とは限らない．

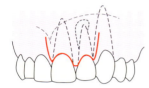

e：Wassmund（Neumann-Peter 法）切開
術後の black triangle の発生や歯頸部の露出をさけるため，歯間乳頭や歯頸部中央からの縦切開をさけることを原則とする．

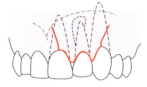

f：Neumann 切開
Wassmund 切開で歯頸部中央から縦切開を加える場合には，2 mm ほど垂直に切開を加えたのち，台形に基部を広くとるよう設計する．

図 1-8　口腔粘膜翻転術に用いる切開

舌においては血管・神経のほとんどが矢状方向に走行していることを念頭において，必要に応じた切開を加える．また，口腔粘膜は瘢痕を形成することは少ないが，可動部粘膜では瘢痕による機能障害をもたらす場合があり注意が必要である．

(3) 筋膜・筋肉の切開

筋線維の走行に沿った縦切開と，筋肉を横断する横切開がある．いずれにしても，神経や血管を剥離・分離のうえ保存するか，結紮切断あるいは凝固により止血をはかる必要がある．

(4) 膿瘍の切開

→p.502 参照．

C 止 血 法

　口腔は血流が豊富なため，外傷や炎症による血管の破綻により容易に出血を生じる．また，歯科治療の多くは観血的処置を伴う機会が多く，特に近年，高齢化に伴い抗血栓薬を服用している患者が増加し，出血傾向下で抜歯などの外科的処置を行う機会が増えている．さらに，舌や頬部など軟組織からの出血と，顎骨の硬組織からの出血とでは，その様相や止血処置が大いに異なってくる．それゆえ，止血法に関する知識と技術の習得は歯科医師にとって必須である．

1　出血の様相

　止血処置を行う前に，その出血の状況を的確に把握する必要がある．出血の様相は，破綻した血管の種類と出血している組織（どこから出血しているか）により異なる．

　動脈性出血：鮮紅色の血液が拍動性に出血する．

　静脈性出血：暗赤色の血液が持続的に流出性に出血する．

　毛細血管性出血：色調は動脈血と静脈血の中間色で，実質臓器の血管分布が粗な部位では滲出性に，密な部位では湧出性に出血する．実質性出血ともいう．

　出血している組織：舌や口底，頬粘膜など軟組織からの出血と，顎骨や歯槽部など硬組織からの出血がある．

2　局所的止血法

（1）一時的止血法

　暫間的もしくは**応急的止血**操作により，一時的な止血あるいは出血量の減少をはかり，術野を明視下において出血部位や出血の様相を確認し，次に行う**永久止血法**を検討し，器具の準備をする．

　血管指圧法：損傷した動脈の中枢側を指で圧迫する．

　〈圧迫の方法〉

　①　総頸動脈を頸椎横突起に圧迫．

　②　顔面動脈を下顎下縁に圧迫．

　③　口唇を母指と示指で挟んで口唇動脈を圧迫（図 1-9）．

　出血部位圧迫法：出血部位に，直接手指もしくはガーゼを当て，その上から圧迫する．通常，出血を認めた場合に，まず行う方法である．

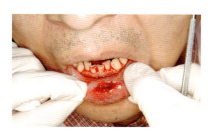

図 1-9
血管指圧法
母指と示指で口唇動脈を圧迫止血

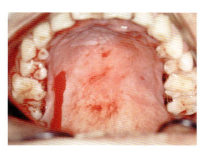 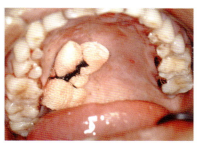

図 1-10　刺創からの動脈性出血に対するタイオーバーによる圧迫止血

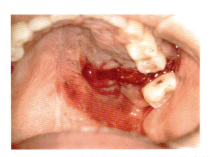 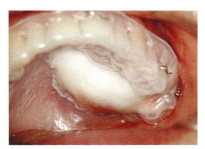

図 1-11　出血傾向を示す患者の抜歯後出血に対する床シーネによる圧迫止血

〈圧迫の方法〉
① 抜歯創の場合には，小さく折り畳んだガーゼを咬合して圧迫する．
② その他の口腔粘膜の創部の場合には，歯槽部と創部に畳んだガーゼを挿入して圧迫する．
③ 顔面頸部からの出血の場合には，弾性絆創膏や包帯で圧迫する．
④ 十分な圧迫が得られない場合や，長期間の圧迫が必要とされる場合には，**タイオーバー** tie-over や床幅子を用いる（図 1-10, 11）

栓塞法：骨内創腔，上顎洞，鼻腔など，創が深く，指や畳んだガーゼで直接出血部位を的確に押さえきれない場合には，ガーゼを直接創部に詰め込んで圧迫する．吸収性の酸化セルロース（サージセル®）やゼラチンスポンジ（スポンゼル®）を出血創面に置き，その上からガーゼで圧迫すると止血効果が確実となる．止血後も除去する必要がないため，再出血の予防にもなり有用である．

（2）永久止血法

　血管結紮法：最も確実な止血法である．出血している血管の段端を止血鉗子で挟み，縫合糸で結紮する．血管が大きな場合には，止血鉗子の先で正確に血管の断端を把持し，鉗子の先端を少し挙上し，結紮断端に余裕をもたせて結紮する．また，小さな血管では，止血鉗子で把持したまま，あるいは鉗子を 2〜3 回転捻ると，10〜20 分間で鉗子を外しても止血していることが多い（血管圧挫法，血管捻転法）．

　括約結紮法（周囲組織結紮法）：頭皮や瘢痕組織など出血部位の組織が強靭な場合，逆に脆弱な場合や小さな血管では，出血する血管を周囲組織から単離できず，的確に血管を把持できないことがある．この場合，通常の血管結紮では結紮糸が滑脱しやすいので，出血点を周囲組織とともに把持し，鉗子の先端付近に針を通してまず結紮して滑脱を予防し，糸を反対側に回して周囲組織を含めて結紮する（図 1-12）．

　電気凝固法（図 1-13）：出血部位をつかんだ鉗子に電気メスの凝固モードで，メスの先端から体幹に貼付した対極板に通電し，凝固止血を行う**単極型（monopolar）**と，出血点を挟んだ両鉗子先端間で通電する**双極型（bipolar）**とがある．毛細血管や静脈性，小動脈からの出血の迅速な止血に有効である．双極型は，ピンポイントでの止血効果がある．一方，単極型は，電気メス周囲を含めた電気凝固が可能であるが，対極板に通電するため，凝固周囲に神経があるときには注意が必要である．

（3）骨出血の止血法

　骨からの出血には前述の通常の止血法が行えない場合が多い．この場合，**止血ノミ**（図 1-14）で血管周囲の骨梁を挫滅する挫滅法や骨ロウを圧接する方法がある．抜歯窩からの出血に対しては，酸化セルロース（サージセル®）やゼラチンスポンジ（スポンゼル®）などの止血剤を抜歯窩に填入し，折り畳んだガーゼで圧迫する栓塞法（図 1-15）が最も有効である．下顎管に近い抜歯窩からの出血に対しては，下歯槽神経を損傷する可能性があるので，電気凝固法や挫滅法は用いない．

3　全身的止血法

　全身的止血剤による止血法である．　→p.561，表 3-7 参照．

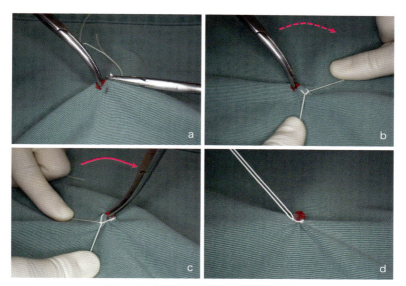

図 1-12 括約結紮法（周囲組織結紮法）

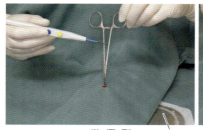

a：単 極 型　対極板

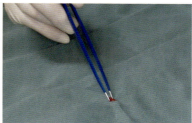

b：双 極 型

図 1-13 電気凝固法

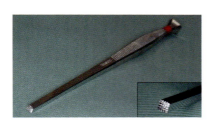

図 1-14 止血ノミ
賽の目状に刻みが入った先端で，出血点の骨を挫滅して止血する．

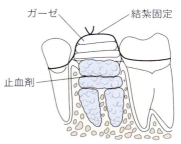

図 1-15 抜歯窩からの出血に対する栓塞法

1章 手術総論

D 縫 合 法

メスやハサミで切開された組織は，縫合により密着され，創縁が閉鎖される．顎顔面の手術では，特に，術後の機能障害と審美障害を極力少なくするような縫合操作が求められる．すなわち，死腔を残さず，組織の血流を考慮し，平面，断面ともに顎顔面の解剖単位を合致させて一期治癒を導くように努める．ひいては，瘢痕の少ない手術創になり，創傷治癒遅延と感染が防止される．

1 縫合に用いる器材

(1) 持 針 器

Matheu 型（図 1-16-a）と Hegar 型（図 1-16-c, d）とに大別される．手術野（口唇，口腔，鼻咽腔部，頸部，腸骨部など）に応じて把柄および先端の長さや幅径の合ったものを選ぶ．緻密な縫合では Castroviejo 型持針器（図 1-16-b）を，執筆把持して使用する．

(2) 縫 合 針

形状（図 1-17）：彎針と直針とがある．彎針は彎曲の程度によって弱彎の 3/8 針，強彎の 1/2 針が使われる．口蓋のような強い凹面の縫合には，釣り針状の J 針が便利である．直針は，歯頸部切開（Wassmund 切開，Neumann 切開）を施した粘膜弁を旧位に戻し，唇頬側と舌側の歯間乳頭の縫合に用いられる．

針先の断面形態：刃部のある角針と刃部のない丸針とに分けられる．口底粘膜，鼻腔粘膜など裂けやすい組織の縫合以外の粘膜や皮膚では角針が使われる．

針孔の形態（図 1-18）：**弾機孔付き針**と**糸付き針**（**無傷針**）とがある．弾機孔付きの針では手結びが，糸付き針では器械結びが行われる．

(3) 縫合材料

糸と金属線がある．金属線は 18-8 鋼線で組織為害性が少なく，顎骨や腸骨の骨接合に用いられる．一般に，縫合糸はナイロンに代表される**非吸収性縫合糸**と，組織内で吸収されて一定期間後に消失する**吸収性縫合糸**とに分けられる．吸収性縫合糸には PGA 系およびポリグリコネート系がある．いずれも単糸（食物残渣で汚染されにくいが，硬い）のものと，編糸（汚染されやすいが，柔らかく，しなやか）のものとがあり，用途に応じて使用される（図 1-19）．動物由来の縫合糸は，異種タンパクのため用いるべきではないとされている．

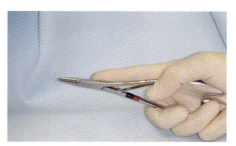
a：Matheu 型持針器

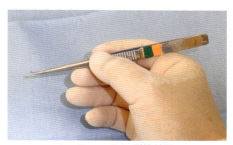
b：Castroviejo 型持針器

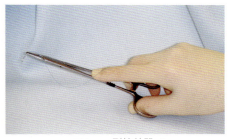
c：Hegar 型持針器-1

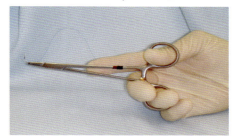
d：Hegar 型持針器-2

図 1-16　持針器とその持ち方

1章　手術総論

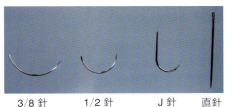

3/8 針　　1/2 針　　J 針　　直針
（弱彎）　（強彎）　（釣り針）

図 1-17　縫合針の形状

a：弾機孔付き針　　b：糸付き針
　　　　　　　　　　（無傷針）

図 1-18　針孔の形態

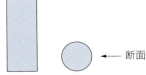
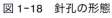

a：単糸（モノフィラメント）　　b：編糸（マルチフィラメント）

図 1-19　形態による縫合糸の種類

2 縫合法

　結節縫合法と連続縫合法とがある．結節縫合法は1本ずつ行うので丁寧で緊密な縫合が可能である．連続縫合法は時間と材料を節約できる利点があるが，部分抜糸ができない．また，早い時期に連続部の糸が切れると創が開く可能性がある．

(1) 結節縫合法

　種類：最も多く行われている表皮に対する**単一結節縫合**(図1-20)，真皮や皮下縫合に用いる結び目を組織内に埋没させる**単一埋没縫合**(真皮縫合，図1-21)，**褥被(マットレス)縫合**がある．

　糸結び：最も多く用いられる**こま結び(男結び)**と，第2結節がゆるまないように第1結節をつくるときに糸を2回絡ませる**外科結び**とがある．こま結びは結節を3回つくると確実であるが，きつく締めすぎないようにする．外科結びは創縁の緊張が強いときに用いる．

　結紮手技：両手を使って行う一般的な**両手結び**と，術野が狭いときに用いる**片手結び**とがある．**器械結び**は持針器と無傷針つきの縫合糸で行う．

(2) 連続縫合法

　単純連続縫合(図1-22-a)，**連続かがり縫合**(図1-22-b)などがある．本法は縫合針に長い糸をつけ，創の一端で結節縫合を行ったあと，連続して縫合を行い，創の最後で再び結節縫合する．

(3) 糸切りと抜糸

　縫合糸の糸切りは，結節から短くならないようにする．結節に剪刀(ハサミ)をいったん置き，次いで，持ち上げながら横にし，刃部の幅を利用して糸切りをする．

　抜糸は，術後1週間を目安にし，緊張の強い部位は2週間後に抜糸することもある．顎顔面部では，血管が豊富で治癒の速度が速いので，一般に，他の部位よりも抜糸の時期は早いとされる．

3 組織の縫合

(1) 粘膜・皮膚の縫合

　上皮の縫合：粘膜では，4-0もしくは5-0のナイロン糸，サージロン糸を用いる．乳幼児では，抜糸の必要のない吸収性縫合糸を使用することがある．皮膚では，手術に応じて5-0〜7-0の単糸のナイロン糸を用いる．

　真皮・皮下組織の縫合：一般に，吸収性の糸を用いて単一埋没縫合で行われる．この良否によって術後の手術痕が異なってくるので大切な操作である．操作は習練を

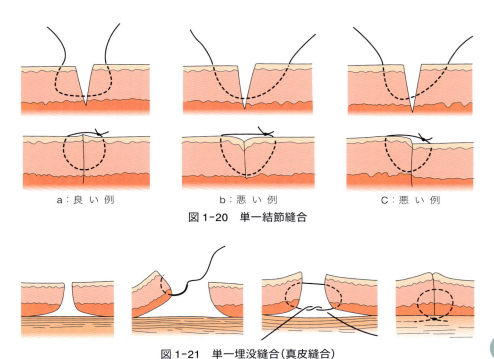

a：良い例　　　　　　b：悪い例　　　　　　c：悪い例
図1-20　単一結節縫合

図1-21　単一埋没縫合（真皮縫合）

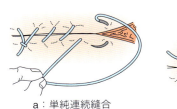

a：単純連続縫合　　　　b：連続かがり縫合
図1-22　連続縫合法

要する（図1-21）．

(2) その他の組織（神経，筋肉，血管，骨）の縫合

神経の縫合　→p.542，神経修復術参照．
血管の縫合　→p.522，悪性腫瘍手術の遊離皮弁を用いた欠損部再建術参照．
骨の縫合　　→p.492，外傷の手術および，p.488，顎変形症の手術参照．

E 手術にかかわる患者管理

1 患者評価

術前の臨床評価は，スクリーニング検査として次の項目が行われる．

検査前には，身長，体重，栄養状態，歩行状態などを評価する．さらに，既往歴の聴取と服用薬物の確認を忘れてはならない．

(1) 血液検査（表 1-3）

血液一般，電解質，生化学，出血凝固検査を行う．早朝，空腹時の採血が最適である．感染症検査として，梅毒血清反応，HB-S 抗原，HCV 抗体が行われる．

異常値が認められたら詳細な検査を行い，内科への対診を行う．

(2) 尿 検 査（表 1-3）

早朝尿での検査が最適である．異常値が認められたら定性・定量検査，尿沈査が行われる．

(3) 胸部正面エックス線検査

肺野の異常だけではなく，心陰影，胸郭，肋骨，横隔膜などの形態にも注意する．

心陰影の大きさ（心胸郭係数），肺野の明るさ（肺気腫，気胸などでは明るい），肺野の異常陰影（肺炎，肺線維症など），気管の太さ・偏位・狭窄，横隔膜の位置などを読影する．必要であれば側面像を撮影読影する．

(4) 心 電 図

標準 12 誘導を記録して心機能を評価する．異常波形などを認めたら循環器内科で負荷心電図，**ホルター心電図**，心エコー検査が行われる．

不整脈，虚血性心疾患，心肥大，伝導障害，電解質異常などを評価する．

(5) 呼吸機能検査

i 閉塞性肺疾患（気道抵抗の増加）

肺機能：努力性肺活量 1 秒率（FEV1.0%）の低下，機能的残気量（FRC）の増加

肺疾患：慢性気管支炎，肺気腫，気管支喘息，COPD（choronic obstractive pulmonary disease）など．

1 秒率 70% 以下では閉塞性障害を示す．1 秒率が 1.5 L 以下では，術後の呼吸管理に注意が必要であり，1 L 以下では術後呼吸不全が必発とされている．

ii 拘束性換気障害（肺胸郭コンプライアンスの低下）

肺機能：肺活量（VC），吸気予備量（IRV），最大努力呼吸量（MVV），FRC の減少

肺疾患：肺線維症，無気肺，強皮症，呼吸筋麻痺，肥満など．

表1-3 術前スクリーニングと基準値

	項 目 名	基 準 値	項 目 名	基 準 値
血液一般	赤血球	男 450〜530万/mm³ 女 400〜480万/mm³	ヘマトクリット	男 40〜50% 女 36〜47%
	白血球	5,000〜8,500/mm³	血小板	15〜44万/mm³
	ヘモグロビン	男 14〜18 g/dL 女 12〜16 g/dL		
電解質	Na^+	136〜146 mEq/L	Cl^-	98〜108 mEq/L
	K^+	3.6〜5.0 mEq/L	Ca^{2+}	4.2〜5.5 mEq/L
血液生化学	AST（GOT）	10〜35 U/L	γ-GTP	男 6〜80 U/L 女 5〜18 U/L
	ALT（GPT）	5〜40 U/L	ChE	男 203〜460 IU/L 女 179〜354 IU/dL
	ALP	2.6〜10.0 KAU	総コレステロール	122〜244 mg/dL
	LDH	195〜360 U/L	BUN	8〜21 mg/dL
	総ビリルビン	0.2〜1.2 mg/dL	クレアチニン	0.7〜1.2 mg/dL
	直接ビリルビン	0〜0.6 mg/dL	CK	男 48〜176 U/L 女 38〜109 U/L
	間接ビリルビン	0.2〜0.6 mg/dL		
	総タンパク	6.7〜8.3 g/dL	空腹時血糖	70〜110 mg/dL
	アルブミン	3.8〜5.1 g/dL	$HbA1_c$	4.3〜5.8%
出血・凝固検査	出血時間	2〜5分（Duke法）	PT（プロトロンビン時間）	11〜14秒
	凝固時間	5〜15（Lee White法）	APTT（活性化部分トロンボプラスチン時間）	30〜45秒
	PT-INR	0.9〜1.13		
尿検査	PH	4.8〜7.5	ブドウ糖	陰 性
	比 重	1.006〜1.022	ケトン体	陰 性
	潜 血	陰 性	ビリルビン	陰 性
	白血球	陰 性	ウロビリノーゲン	微量陽性
	タンパク質	陰 性	亜硝酸塩	陰 性

※白血球数の正常値は書籍によって異なるが，一般に 5,000〜8,500/mm³程度が多い.
3,000/mm³以下を白血球減少症，10,000/mm³以上を白血球増多症とするものもある.

2 周術期管理

　常用薬は術前から十分に対処する．また，術中には気道確保困難，誤嚥，大出血，低体温，乏尿，心停止などのさまざまな危機的な状況が発生することもある．常に全身的な評価を行い，対応する（表 1-4）．特に，術後管理では，術中に問題が発生する頻度が高いため，術中心拍や血圧の変動を最小限に抑え，循環動態の安定をはかる．最近では，長時間手術時，肺塞栓症予防のために圧迫ストッキングを用いる．

表 1-4　周術期管理

	全身管理	適用・コントロール目標など	対　処
循環管理	高血圧	140/90 mmHg 以下にする 高齢者は 160/90 mmHg 以下	降圧薬の使用により，患者の平常時の血圧に戻す
	低血圧	収縮期血圧 80 mmHg 前後の低血圧状態の持続	バイタルサインを確認しながら昇圧薬を使用
	不整脈	心疾患，自律神経疾患，甲状腺疾患などの既往	モニター下での処置 緊急時の薬物を準備
	胸　痛	虚血性心疾患（狭心症，心筋梗塞）によるところが多い	
内分泌疾患管理	糖尿病	血糖値 120〜180 mm/dL に保つ	食事療法，経口糖尿病薬，インスリン使用
		1 日尿糖量 10 g 以下	健常者でも術後は耐糖能の低下が起こるので，糖尿病患者は，特に，厳重にコントロールする
		尿ケトン体陰性	併存疾患（心血管疾患，腎疾患）のコントロール，創感染対策
ステロイド管理		副腎皮質ステロイド薬の一定期間，一定量使用患者	副腎皮質機能低下に伴うステロイドホルモン分泌不足を補正するため，ステロイドカバーが必要
呼吸管理	喫　煙		少なくとも術前 8 週間前より禁煙が必要
	肥　満	体位により気道閉塞が起こりやすく，SpO₂の低下	閉塞型睡眠時無呼吸の評価，CPAP（持続陽圧呼吸療法）の導入
	COPD・気管支喘息	術後肺合併症の併発のリスク上昇	肺機能検査 気管支拡張薬やステロイド吸入薬の使用 術前から呼吸訓練の開始
局所管理	感染管理	感染予防を目的に，術前より抗菌薬の投与を開始することがある	予防抗菌薬（広域スペクトル）の投与 ドレーン留置
		全身状態により，易感染の患者は，特に留意が必要	基礎疾患・栄養状態のコントロール 口腔内清掃（スケーリングなど）

3 術後管理

口腔外科手術では経口摂取困難な症例も多く，経管栄養，胃瘻(PEG)，中心静脈栄養(IVH)が用いられる．術後疼痛では非ステロイド抗炎症薬(NSAIDs)が用いられる．抗菌薬の投与は，予防投与の原則にしたがう．輸血に際しては，自己血の利用，GVHD(移植片対宿主病)の予防などを考慮する(表1-5)．

表1-5　術後管理

チェックリスト		項　　目	確認事項	対　　応
気道管理	呼　吸	自発呼吸	呼吸回数，深さ，規則性，胸郭の動き	
		口腔内手術の影響	術後創部からの垂れ込み，異物の有無 創部腫脹や血餅塊による咽頭部閉塞 舌根沈下による咽頭閉塞	口腔内の十分な吸引，異物除去 副腎皮質ステロイド薬の使用 麻酔からの十分な覚醒 (拮抗薬の使用)
			使用薬物による喀出，嚥下不全の確認	拮抗薬の使用
		異常呼吸	頻呼吸・過呼吸・喘鳴・閉塞性呼吸の有無	十分な酸素投与，鎮痛・吸入薬の使用，口腔内の吸引
循環管理	血　圧	高血圧	術後鎮痛が適切にはかられているか，既往歴	鎮痛薬投与 降圧薬使用
		低血圧	術後の脱水・創部出血・尿量，既往歴 ショックのチェック	輸液による循環血液量の補正 昇圧剤の使用
	脈　拍	頻　脈	出血・脱水など循環血液量減少の有無 低酸素血症の有無	輸液による循環血液量の補正 十分な酸素投与
		徐　脈	意識レベルの回復状態 脳圧亢進の有無	拮抗薬の使用 濃グリセリンなどの投与
		不整脈	心負荷のバランス 術後疼痛・低酸素血症の有無，電解質異常の有無	輸液量・内容の適正化 十分な酸素投与・鎮痛薬の使用 Na・K・Cl・Ca などの補正
	体　温	高体温	術後炎症反応・創感染 悪性高熱症の可能性	全身の冷却，解熱薬・抗菌薬の使用，ダントロレンナトリウム水和物投与
		低体温	麻酔薬の効果遷延	全身の加温，輸液
	SpO_2	低　下	チアノーゼの有無	気道確保，十分な酸素投与
	尿　量	乏尿・無尿 頻尿	輸液のバランス 過剰輸液の有無	輸液量改善

4　救急蘇生法

　急性の疾病や外傷などにより，心停止や生命の危機に瀕している場合は，ただちに胸骨圧迫や人工呼吸を行わなければならない．心肺蘇生法は，このような救急患者に対して自発的な血液循環および呼吸を回復させる試み，あるいは手技をいう．**心肺蘇生** cardiopulmonary resuscitation（CPR）と**自動体外式除細動器** automated external defibrillator（AED）を用いた除細動，ならびに気道異物による窒息に対する処置を併せて一次救命処置 basic life support（BLS）という（図 1-23）．静脈確保と薬物投与および気管挿管など，高度な技術と器具を使用して行う救命処置を，二次救命処置 advanced life support（ALS）という．

（1）一次救命処置

1　反応の有無，応援要請

　周囲の安全を確認後，傷病者の肩を叩いて「大丈夫ですか」と数回，呼びかけを行う．反応がなければ大声で応援を呼び，AED/除細動器，救急治療用器材の手配を依頼する．院外においては 119 番通報し，院内であれば緊急システムを発動させる．

2　呼吸と脈拍の評価

　傷病者の胸が上下に動いているかを確認する．呼吸がない，あるいは死戦期呼吸（心停止直後のしゃくりあげるような呼吸）のみであれば，通常，医療従事者は頸動脈を触知して脈拍の有無を判断する．その際，いずれも 10 秒以上かけないように行う．

3　胸骨圧迫

　傷病者が正常に呼吸をしていない，または死戦期呼吸のみで脈拍がない場合は，ただちに胸骨圧迫を開始する．平らな固い場所で傷病者を仰臥位にし，胸部の中央を圧迫する．圧迫は 1 分あたり 100〜120 回の速さで行い，成人なら毎回，胸郭が 5〜6 cm 沈む程度に行う．また，圧迫を行うたびに，胸郭が完全に元に戻ることを確認する（図 1-24, 25）．

4　気道確保と人工呼吸

　人工呼吸を効果的に行うために，傷病者の気道を確保する必要がある．気道確保の方法は，頭部後屈あご先挙上法と下顎挙上法の 2 通りがあり，頭部または頸部の損傷が疑われる場合は，下顎挙上法にて気道確保を行う．30 回の胸骨圧迫が終わったら気道確保を行い，人工呼吸を 2 回実施する．人工呼吸は，傷病者の胸部が上がるように 1 秒かけて息を吹き込む．人工呼吸に用いる器具は，ポケットマスク（CPR 1 人法）とバッグ・バルブ・マスク（CPR 2 人法）である．救助者が 2 名の場合は，1 人が傷病者の頭部方向から両手でマスクを保持し，もう 1 人が脇方向からバッグ換気を

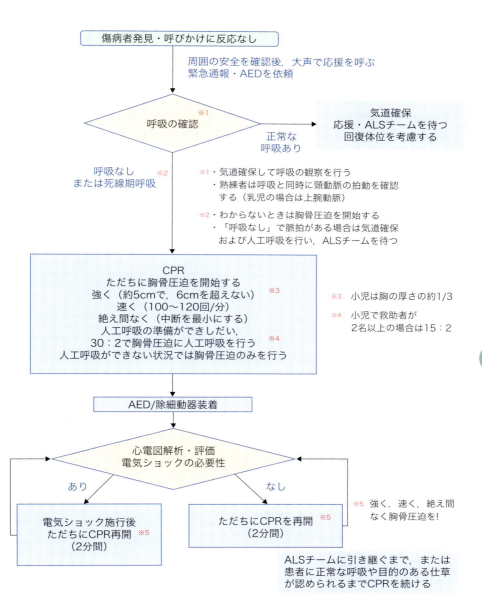

図 1-23　医療用 BLS アルゴリズム
(日本蘇生協議会 監：JRC 蘇生ガイドライン 2015, p.49, 医学書院, 2016 より)

行うことにより効果的に実施できる．また，過換気はさけなければならない．

5　胸骨圧迫と人工呼吸

CPR は，胸骨圧迫 30 回と人工呼吸 2 回のサイクルで行う．救助者が 2 名以上の場合は，5 サイクルごとに，または 2 分ごとに胸骨圧迫を交代する．

6　AED の使用

AED（自動体外式除細動器）は不整脈を解析し，ショック療法によって正常な心拍を再開させることができる．

AED が到着したら蓋やケースを開け，必要であれば電源を入れる．傷病者の胸をはだけて AED パッドを右鎖骨下と左腋窩下に貼る．特殊な状況下，例えば，胸部が水で濡れている場合は，乾いたタオルなどで手早く拭き取り，AED パッドを貼る．また，ペースメーカーや植え込み型除細動器を装着している傷病者に対しては，それらをさけて AED パッドを貼る（図 1-26）．

AED パッド装着後は音声の指示に従う．AED が心電図を解析しているあいだは傷病者から離れる．心室細動（VF），無脈性心室頻拍（VT）と判断され，ショック適応である場合は，救助者に傷病者から離れるよう指示し，ボタンを押しショックを実施する．ショックの実施後，もしくは「ショックは不要です」のメッセージが流れた場合は，ただちに胸骨圧迫から CPR を再開する．

(2) 異物による気道閉塞

異物による気道閉塞を早期に認識することが重要で，発生した場合は，迅速に対応する必要がある．歯科診療中は，特に異物の誤飲による気道閉塞のリスクがある．

1　軽度の気道閉塞

換気が良好で力強い咳ができるようであれば，可能な限り自発的な咳をつづけるように促し，目を離さない．また，咳が長くつづくときは医療機関を受診させる．

2　重度の気道閉塞

チアノーゼ，声が出ない，強い咳ができない，窒息のサイン（母指と示指で喉をつかむしぐさ），および呼吸困難，換気不良など，重篤な気道閉塞の兆候があれば，ただちに異物除去の処置を開始する．

成人や 1 歳以上の小児では，腹部突き上げ法（Heimlick 法，図 1-27），胸部突き上げ法，背部叩打法を組み合わせて繰り返し行う．1 歳未満の乳児では，頭部を下げて，背部叩打法と胸部突き上げ法を組み合わせて繰り返す．妊娠中または肥満の場合は，腹部突き上げ法は行わない．いずれの年齢でも反応がなくなった場合は，ただちに胸骨圧迫から CPR を開始する．このとき，傷病者の口腔内に視認できる固形物があれば指で取り除いてもよい．

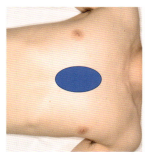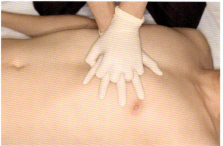

図 1-24　胸骨圧迫の部位

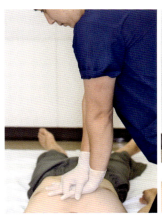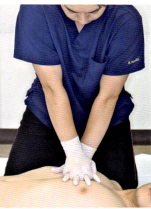

図 1-25　胸骨圧迫の姿勢

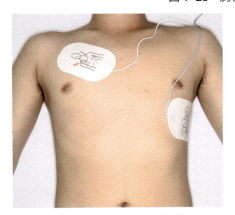

図 1-26　AED パッド装着

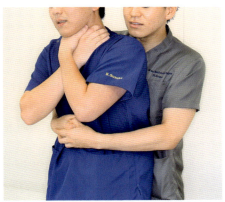

図 1-27　窒息のサインと Heimlich 法
患者の後方にまわり，へそのやや上方に握りこぶしを当てる．もう一方の手でしっかりと握り，手前上方へ突き上げる．

2 手術各論

A 抜歯術

　歯を歯槽窩より抜去摘出する手術を，総称して抜歯術 exodontia という．抜歯術は，個々の術式にちがいはあっても，口腔領域の骨および軟組織の両者に外科的侵襲を加える手術である．手術であるからには，口腔領域の他の手術はもとより，身体の他部位における手術と同様に外科的原則に従わなくてはならない．**外科的原則**とは，**無痛**，**止血**，そして，**感染防止**である．

　抜歯術は，歯科医師が行う外科的処置のほとんどを占める高頻度処置の１つであり，また，口腔外科専門医にとって頻繁な手術である．抜歯にかかわる診断の基礎と術式の基本をしっかり学ぶ必要がある．

1 適応症

　抜歯にあたり，その時点で必ず行うべき**絶対的適応症**か，あるいは患者の全身的問題または局所的問題の解決を優先し，待機する**相対的適応症**かを，まず考慮することが先決事項である（表 2-1）．抜歯術の絶対的適応症となる状況はわずかで，むしろ，実施時期を慎重に選ぶことが重要である．

2 禁忌症

　抜歯によって継発症や合併症の危険性を回避できない状況を**絶対的禁忌症**とし，なんらかの予防策を講じることで施術が可能な状況になりうる場合を**相対的禁忌症**とするのが妥当である．医療技術の向上に伴い，現在では，医学的管理下にある全身疾患患者の抜歯においても絶対的禁忌症は少なくなった．

　単純な１本の歯の抜去によって術後に全身疾患の悪化，または発作的な急性転化など，全身的合併症の誘発が予測される場合には，施術を見合わせる必要があり，これを**全身的禁忌症**という（表 2-2）．既往歴の聴取によって，全身疾患の存在を知った場合には，すみやかに担当する主治医へ問い合わせ，意見を求めたうえで抜歯術の適否を検討しなくてはならない．適応する場合でも，主治医の連携・協力のもと，

表 2-1　抜歯術の適応症

	適 応 症	備　　考
1	重度の齲蝕罹患歯	
2	残根歯および残留歯根	
3	重度の歯槽骨吸収を伴う辺縁性歯周炎の罹患歯	
4	急性または慢性歯髄炎に罹患し，根管治療の適応が困難な歯	
5	根管治療ないし歯根尖切除術の適応が困難な歯	歯根の縦破折など
6	保存不可能な歯根破折歯	歯根長 1/2 から歯冠側の破折
7	歯科矯正治療の妨げとなる歯	
8	補綴装置の装着の妨げとなる歯	無歯顎堤の残根歯，埋伏歯など
9	埋伏歯および萌出異常	第三大臼歯，上顎犬歯，下顎小臼歯，正中埋伏過剰歯，異所性埋伏歯(鼻腔，上顎洞)，など
10	咬合に悪影響を及ぼす過剰歯	正中過剰歯など
11	後継永久歯の萌出の妨げとなる晩期残存乳歯	
12	哺乳障害の原因となる先天歯	母乳頭の外傷，Liga-Fede 病
13	慢性的に軟組織を傷害する歯	上顎第三大臼歯など
14	口腔悪性腫瘍に接触刺激する歯	舌癌，頬粘膜癌の近接歯，歯肉癌の対合歯など
15	口腔悪性腫瘍に対する放射線治療の照射野に含まれる歯	照射前準備としての抜歯

表 2-2　抜歯術の全身的禁忌症となりうる疾患

系 統 別	禁忌症となりうる疾患	系 統 別	禁忌症となりうる疾患
心・循環器疾患	高血圧，虚血性心疾患(狭心症，心筋梗塞)，不整脈，心臓弁膜疾患，心不全，先天性心疾患，心筋症，感染性心内膜炎	腎 疾 患	慢性腎炎，ネフローゼ
		神経疾患	重症筋無力症，筋ジストロフィー，パーキンソン病，てんかん
呼吸器疾患	気管支喘息，慢性閉塞性肺疾患	血液疾患	貧血，白血病，特発性血小板減少性紫斑病
脳血管障害	脳梗塞，脳内出血，くも膜下出血	自己免疫および特定疾患	慢性関節リウマチ，Behçet 病，強皮症，多発性筋炎，全身性エリテマトーデス(SLE)
代謝・内分泌疾患	糖尿病，甲状腺機能亢進症，副腎皮質機能低下		
消化器疾患	消化性潰瘍	精神疾患	統合失調症，うつ病
肝 疾 患	重度肝機能障害，肝炎，肝硬変	そ の 他	妊娠初期(12 週以内)，月経期間中

表 2-3　抜歯術の局所的禁忌症

局所的禁忌症	細　目
多発性潰瘍性口内炎	アフタ性口内炎，ウイルス感染
歯性炎症の急性期	急性根尖性歯周炎，急性歯槽骨炎，急性骨膜炎，急性骨髄炎
悪性腫瘍と放射線療法	腫瘍内に植立する歯， 放射線照射野に含まれた歯（照射前に抜去するのが望ましい）
骨硬化症	骨硬化性変化が抜歯予定部位に存在する場合
骨　折	抜歯により骨折の危険がある場合
血管腫	抜歯予定部位に顎骨中心性血管腫が存在する場合

　患者の術中ならびに術後の安全確保のための準備が整うまで延期する．しかし，抜歯術の適否については，あくまでも歯科医師自身が最終決定する事項であることを強調しておく．

　口腔局所の疾患によって抜歯術を見合わせる場合，または延期せざるを得ない場合を局所的禁忌症という（表 2-3）．すなわち，歯の抜去によって，既存する口腔疾患が悪化または急性転化するなど局所的合併症の誘発が予測される状況をいう．局所疾患の緩解または治癒を待って抜歯術を行う．

3　抜歯術の実際

（1）抜歯術に使用する器具

　抜歯鉗子：歯に直接適合しつかむ嘴部，術者が手指で握る把持部，およびそれら両者の回転軸となる関節部からなる．上顎および下顎の歯群に対して適用する鉗子があり，それぞれ前歯用，小臼歯用，大臼歯用ならびに残根用がある．基本的な形としては，上顎前歯用は直状，上顎臼歯用はコントラアングル，下顎はすべてバイアングルである（図 2-1～4）．上下顎大臼歯鉗子では，歯の頬側歯根分岐部に適合する爪を有するもの，また，下顎では嘴部を低くした第三大臼歯用がある．使用にあたっては，抜去予定歯の解剖学的歯頸部を緊密に把持できる嘴部のものを選択する．

　挺子：歯根膜腔に挿入する先端部，その延長軸となる支柱部，術者が手指で握る把柄部からなる．先端部には歯根断面の曲率に適合するくぼみがある．支柱部が直線状の直挺子と，彎曲した曲挺子とがある（図 2-5）．先端部の幅によって号数分けがされている．特殊なものとして，破折歯根や小残根の摘出に用いるルートチップがある（図 2-5）．先端部の幅が狭く鋭端で，支柱部の形は使用方向によって数種類が用意されている．

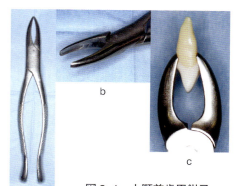

図2-1　上顎前歯用鉗子
a：全体像；関節部から嘴部まで直状である．
b：嘴部
c：上顎切歯歯頸部を把持した状態

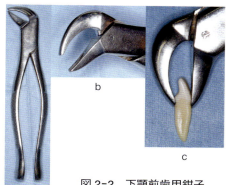

図2-2　下顎前歯用鉗子
a：全体像；関節部に対して嘴部はバイアングルである．
b：嘴部
c：下顎切歯歯頸部を把持した状態

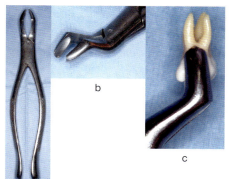

図2-3　上顎大臼歯用鉗子
a：全体像；関節部に対して嘴部はコントラアングルである．
b：嘴部
c：上顎大臼歯歯頸部を把持した状態

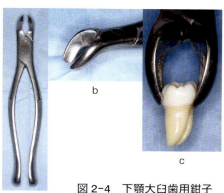

図2-4　下顎大臼歯用鉗子
a：全体像；関節部に対して嘴部はバイアングルである．
b：嘴部
c：下顎大臼歯歯頸部を把持した状態

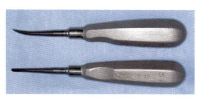

a：挺　　子
直状の支柱部および曲状の支柱部の2種がある．

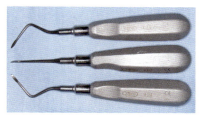

b：ルートチップ
到達性の向上にのために，さまざまな角度がつけられている．

図2-5　挺子およびルートチップ

2章　手術各論

451

その他：鋭匙，破骨鉗子，骨ノミ，骨ヤスリなど．

(2) 患者の体位

上顎歯の抜去：上顎咬合平面と床とのなす角度が45〜90度になるように位置づける．

下顎歯の抜去：開口状態で，下顎咬合平面と床が平行になるように位置づける．

(3) 術者の位置

基本的に，術者は8時から12時の位置とし，抜去予定歯に応じて最も視野を得やすく，器具到達の良好な位置で施術する．

(4) 術前準備

抜歯の適応を決定したら，さらに，抜去予定歯の詳細な状態把握を怠ってはならない．視診および触診をはじめとする理学的所見ならびにエックス線検査による画像所見を総合して状態を把握する（表2-4）．抜歯経験の有無をはじめとする既往歴，臨床検査データならびに他科担当医師からの提供情報などを考慮して麻酔方法を決定する．抜歯術は基本的に局所麻酔のみで行われるが，必要に応じて精神鎮静法併用による局所麻酔（表2-5）または全身麻酔を適応する．局所麻酔単独での施術においてもモニタリング（血圧測定，モニター心電図，パルスオキシメータなど）を行う場合がある．

モニタリングの適応としては，高血圧，不整脈，狭心症，および梗塞後6か月以上経過の心筋梗塞などの慢性循環器疾患および脳出血，くも膜下出血などの脳血管疾患の既往のある患者が主となる．抜歯当日は，バイタルサイン，睡眠時間および食事摂取の有無，常用薬の服薬状況などを確認する．

4　抜歯術の基本手技

抜歯術とは，歯槽骨中に歯根膜を介して釘植する歯を，その歯根膜の断裂によって脱臼摘出することをいう．次の①〜④の条件をみたせば，鉗子による基本的な抜去を試みる．

① 萌出歯で歯冠崩壊がない．
② 歯根の彎曲，圧平など歯根形態に異常がない．
③ 歯根膜腔の狭小化，消失がない．
④ 歯槽骨に骨硬化がない．

抜歯鉗子の使用法：解剖学的歯頸部に適合する鉗子を選択し，まず舌側の歯肉縁下に嘴部を挿入し，つづいて頬側へ嘴部を挿入する．嘴部の長軸が歯軸に平行になるように解剖学的歯頸部をしっかりとつかむ（図2-6）．鉗子による動揺操作は，歯

表2-4 抜去予定歯の状態把握

	検討すべき状態
歯冠の状態	歯冠の位置異常の有無,齲蝕の有無,摩耗・咬耗の有無,充填物の有無,冠橋義歯の有無など
歯の生死	生活歯か失活歯かの判定
歯根の状態	根管充填の有無,歯根の形態(大きさ,数,彎曲,圧平,変形,歯根開大の有無),歯根の位置異常の有無,セメント質の肥厚
歯周組織および顎骨の状態	歯根膜腔の狭小化ないし消失,骨硬化像の有無,隣接する囊胞,腫瘍の有無
隣在歯の状態	隣在歯の低位または高位,叢生,近遠心的または頰舌的位置異常
隣接軟組織の状態	舌の状態,唇・頰部の状態
上顎洞	歯根と上顎洞との関係,上顎洞底部の高さ
下顎管	歯根と下顎管との関係

表2-5 精神鎮静法併用下局所麻酔の適応

1	処置に対する不安や恐怖心の強い患者	4	嘔吐反射,口腔感覚が過剰に鋭敏な患者
2	循環器疾患などの既往のある患者	5	施術時間が長く,侵襲が大きくなる場合
3	神経性ショックの既往のある患者		

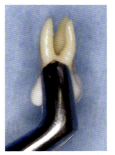 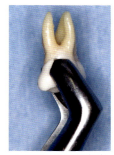

a:正しい把持角度
嘴部の長軸と歯軸が一致している.

b:誤った把持角度
嘴部の長軸が歯軸から偏心している.

図2-6 鉗子の把持角度

槽骨壁のうすい側に向けて開始する.すなわち,上顎前歯部では唇側へ,下顎臼歯部では舌側に向けて行う.その状態から,頰(唇)舌側的にゆっくりと加圧して,歯冠部を往復的に揺らす.このとき,歯根も往復しつつ動揺することから歯槽窩が押し広げられる.土中に埋設された杭を引き抜くのと似ている.十分に歯槽骨が広が

り，歯の動揺が十分に得られたところで抜去する（図2-7）．歯根断面が円形の単根歯（上顎中切歯，側切歯，犬歯および下顎犬歯ならびに下顎小臼歯）では，頬舌的動揺に加え，ねじるような回転運動も脱臼に効果がある．

挺子の使用法：鉗子による抜歯が困難な場合には，主に挺子を用いる．対象歯の歯根膜腔に適合する先端部の挺子を選択し，歯根面に沿わせるように可能な限り深く歯根膜腔に挿入する．このとき，挺子の長軸と平行にまっすぐ推進することで，あたかもすき間にくさびを打ち込むような効果が生まれる．歯槽骨の弾性により歯槽窩が広がり，歯根膜を順次断裂させ，歯を挺出させる効果がうまれる．この作用を，挺子の**くさび作用**という．十分に歯根膜腔に挿入された挺子を軸回転させ，歯槽窩を広げる作用を**車軸作用**という．3つめの作用は**槓桿**（てこ）**作用**で，これは，てことしての作用をいう（図2-8）．しかし，歯槽骨縁を支点とし，作用点を挺子先端とするてこ運動は，骨の挫滅をきたすことから多用すべきではない．挺子の使用法はあくまでくさび作用の発揮を主とする．挺子はその長軸に平行に押し進める動作となることが多く，その動作はゆっくりと，過剰な力を負荷しないように安全に実施する必要がある．

鉗子と挺子の協調：**抜歯の基本は鉗子抜歯**といわれる．しかし，鉗子のみの抜歯にこだわることはない．両者の利点をいかして併用することが最良である．まず，挺子を使用して歯根の可動を試み，歯根の形態や歯根膜腔の状態を推測し，問題がなければ鉗子で脱臼操作を行うことは日常的である．骨植堅固な複根歯であれば，歯冠が健全であってもまず挺子によって歯根膜腔を広げ，そのあとで鉗子を使用する場合もある．

5　いわゆる難抜歯（複雑抜歯）

前述した鉗子と挺子による通常の抜歯術では抜去が困難な場合を,難抜歯という．抜歯をむずかしくする状況には多様性がある（表2-6）．一般に，難抜歯とは，対象歯の周囲歯肉に切開を加え，**粘膜骨膜弁を展開**し，歯槽骨を露出し，歯根の脱臼摘出に必要な量の**骨削除**を行う．必要に応じて**歯の分割**を追加するなどの対策を講じる抜歯術のことをいう．

6　埋伏歯の抜去

本来，埋伏歯の抜去は難抜歯に含まれる．しかし，埋伏歯は，歯冠が骨中に全部ないし一部埋没した状況であり，多様性がある．埋伏歯になりやすい歯種は，**下顎智歯**（第三大臼歯），**上顎智歯**（第三大臼歯），**上顎犬歯**，**上顎過剰歯**などである．埋

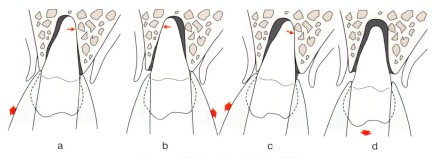

図 2-7　鉗子による抜歯の手順
a〜c：鉗子により歯頸部を把持し，頰舌的にゆっくりと動揺させ，歯槽部を拡張する．
d：十分な歯槽窩の拡張ののち，歯を脱臼摘出する．

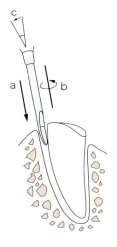

a：挺子を歯根膜腔に挿入し，推進することでくさび効果が生じる．
b：挺子の軸回転により車軸作用が生じる．
c：挺子の長軸を傾斜させることで，てこ作用が生じる．

図 2-8
挺子の使用法
a, b, c の動作の連係によって歯槽窩を拡張し，さらに歯を脱臼する．

表 2-6　難抜歯（複雑抜歯）となる状況

1	上下顎大臼歯の歯根離開	8	長いポストが装着された歯
2	歯根の強い彎曲	9	歯槽骨が緻密で厚い場合
3	セメント質過形成	10	外骨症，内骨症が存在する場合
4	歯根膜腔の狭小化・消失	11	硬化性骨炎が存在する場合
5	歯根の骨性癒着	12	上顎洞底部が低位である場合
6	歯肉縁下まで及ぶ深い齲蝕	13	転位歯，過剰歯
7	根管充塡された歯	14	異所性萌出歯（鼻腔，上顎洞）

2章 手術各論

伏歯のすべてが抜去の適応となるわけではないが，部分的萌出によって炎症病態を形成しやすい状況であったり，埋伏歯によって隣在歯に害が生じたり，または見込まれる場合に適応となる（表 2-7）．埋伏歯の抜去は，できるだけ年齢が若いうちに適応することが望ましく，年配者では，無症状の埋伏歯をあえて抜去すべきではない．理由は，加齢によって骨の弾力が失われ抜去がむずかしくなるため，手術侵襲が増大するからである．上顎埋伏犬歯では，歯冠部の開窓と歯科矯正治療による牽引療法により歯列内へ復位することが優先される．

下顎埋伏智歯：最も高頻度の埋伏歯で，臨床症状の出現も多いことから，抜去の適応となる機会が多い．骨中に歯冠が完全に埋没している完全埋伏歯よりも，歯冠の一部が口腔内に萌出（露出）している部分的埋伏歯のほうが臨床的問題をきたしやすい．下顎埋伏智歯の歯軸傾斜，下顎枝前縁部との相対的位置関係，埋伏の深さによって抜去の難易度が決まる（p.13，図 1-10 参照）．その他，下顎埋伏智歯では，下顎管と歯根との位置関係も抜歯の難易度に影響する．解剖学的構造で注意を要するのは舌神経の走行であり，軟組織の切開・剥離展開時に同神経を損傷しないように，遠心部切開線を口蓋舌弓の方向（舌側方向）へ延長してはならない．また，歯槽窩の舌側皮質骨の骨折によっても舌神経麻痺をきたすことがある．

通常，埋伏歯の抜去は次の 5 つの手順で行われる（図 2-9）．

① 粘膜骨膜弁の挙上と術野の展開．
② 被覆骨の除去（図 2-9-a）．
③ 歯の分割と歯冠の除去（図 2-9-b）．
④ 歯根の脱臼・摘出（図 2-9-b）．
⑤ 粘膜骨膜弁の縫合閉鎖．

上顎埋伏智歯：埋伏歯の抜去では下顎埋伏智歯に次いで頻度が高い．抜歯の難易度に影響する因子は下顎の場合と変わらないが，解剖学的に上顎洞が近接することに注意を要する．上顎洞への穿孔，上顎結節部の骨折など下顎にはない問題が生じることがある（p.13，図 1-11 参照）．抜歯手技の基本は下顎の場合と相違はない．

7 　術後処置

止血：通常，抜歯創は解放創となる．解放した創部に小折ガーゼを当て，しっかりと咬ませることで圧迫止血を行う．ガーゼによる圧迫止血は最低 10 分以上とし，ガーゼ除去のあと，止血を確認してから患者を帰宅させる．止血が得られないか，または出血の程度が増えている場合は，抜歯窩に局所止血薬を填塞し，ガーゼによる圧迫止血を繰り返す．

表 2-7　埋伏歯抜去の適応症

1	歯冠周囲炎(智歯周囲炎)の予防・治療	5	義歯床下の埋伏歯
2	隣在歯の歯周病の予防	6	歯原性囊胞および歯原性腫瘍の発生予防
3	隣在歯の齲蝕の予防	7	下顎骨骨折の予防
4	隣在歯の歯根吸収の予防	8	矯正歯科治療前の便宜的抜歯

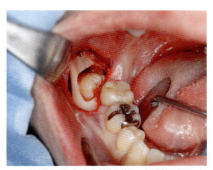 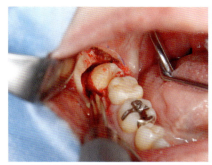

a：粘膜骨膜弁を剝離翻転，傾斜埋伏した第三大臼歯の頰側および遠心部皮質骨を削除し，歯冠部を露出したところ(遠心部の骨削除を十分に行うことが重要)．

b：歯冠の近心部を分割除去したのち，挺子により第三大臼歯歯根を脱臼．さらに，挺子のてこ運動により歯を摘出する．

図 2-9　下顎埋伏智歯の抜去

　難抜歯または埋伏歯の抜去では，粘膜骨膜弁の縫合閉鎖前に出血点がないかを十分に確認してから閉創する．閉創後は，通常の抜歯と同様にガーゼを咬ませ，圧迫止血を行う．

　感染予防：抜歯創中に異物(歯や骨の小片，歯科用セメントなど)が残留していないことを確認する．抗菌薬は予防投与の原則に従い，術後短期間の投与(3日以内)が行われる．抗菌薬は，術中または術直後に血中濃度が高まるように投与するのが理想的であり，術後長期間にわたって漫然と投与することは，耐性菌増加の観点から望ましくない．しかし，対象歯が歯性感染症の原因歯の場合には，最適治療の原則に従い，感受性のある抗菌薬を一定期間投与する．

　鎮痛：抜歯後の痛みに対する鎮痛には，主に非ステロイド抗炎症薬(NSAIDs)を投与する．抜歯直後，局所麻酔効果の消失時に NSAIDs の鎮痛効果が発現するように投与するのが理想である．その後は，疼痛時または定時投与により 3 日間程度使用する．

8　術中偶発症

　抜歯術に伴う全身的・局所的偶発症を表 2-8 に示す．

表 2-8　抜歯術に伴う術中偶発症

全身的偶発症	1　デンタルショック 2　過換気症候群 3　アナフィラキシーショック		
局所的偶発症	1　隣在歯の脱臼 2　隣在歯の破折 3　永久歯歯胚の損傷 4　歯槽骨骨折 5　下顎骨骨折 6　上顎結節部の骨折 7　下歯槽神経損傷 8　舌神経損傷	9　顎関節脱臼 10　上顎洞穿孔 11　上顎洞内への歯・歯根の迷入 12　局所麻酔針の破折・組織内迷入 13　抜歯器具の破折・組織内迷入 14　抜去歯の誤嚥・気道吸引 15　気　　腫 16　Kühn の貧血帯	

9　術後継発症および合併症

　術後出血：術直後から止血が得られない場合と，術後一時的に止血したものの，時間を経たあとに再出血する場合とがある．原因としては，抜歯窩内および周辺の肉芽組織の残存，歯槽窩皮質骨の損傷または歯槽骨骨折，抜歯窩周囲歯肉の裂創などがあげられる．まず，周囲および抜歯窩内の血餅塊を吸引除去し，軟組織からの出血か，歯槽骨など硬組織からの出血かを確認する．次いで，止血処置(残存肉芽の掻爬，縫合，血管結紮，電気凝固または局所止血薬の塡塞など)を行う．

　術後疼痛と術後感染：術後 4 日以上経過しても強い自発痛が継続する場合，腫脹が再燃する場合，開口障害が増悪する場合などでは術後感染を疑う．抗菌薬投与の継続または抗菌薬の変更，外科的処置としては，抜歯窩の再掻爬などを考慮する．

　ドライソケット：術後 7 日目ころより，抜歯窩の血餅が脱落し，固有歯槽骨面が露出し，あたかも乾燥したような状態となる．抜歯窩への接触刺激，食品刺激や温熱刺激により激しい局所痛が現れる．原因としては，血管収縮薬含有局所麻酔薬の過量使用，過度な含嗽などによる早期の血餅脱落，歯槽窩皮質骨の緻密化，および感染などが考えられる．局所麻酔薬を添加した抗菌薬軟膏ガーゼの塡塞などにより露出骨面を被覆することで症状は軽快する．

　隣在歯の知覚過敏：抜歯後の局所に温熱刺激，特に，冷水刺激により一過性の痛みが現れる場合には，隣在歯の象牙質露出による知覚過敏が考えられるので，知覚過敏処置を行う．

B 歯根尖切除術（根尖切除術）

歯根尖切除術 apicoectomy とは，通常の根管治療により治癒の望めない感染状態にある根尖部を切除するとともに，根尖周囲に存在する炎症性肉芽組織または歯根嚢胞を，掻爬・摘出する手術をいう．歯根嚢胞の一部を含めて根尖病巣（歯根肉芽歯）のほとんどは，通法とされる歯冠側からの根管解放による根管治療および根管充填によって治癒する．しかし，約5～10％の患者では，根管治療後に臨床症状が改善せず，根尖病巣の消失が得られないか，または増大をきたすとされている．可能な限り再根管治療を試みることが望ましいが，再根管治療は初回に比べて条件が劣ることがほとんどで，十分な根尖封鎖が見込めない場合には，歯根尖切除を中心とした外科的歯内療法が適応される．過去，歯根尖切除術の術後成績は60～70％と必ずしも高くないとされていたが，最近では，手術用顕微鏡の導入により成功率は90％を超え，従来の手技に比べて成績が向上している．強調すべきは，通法の根管治療が可能な歯に対する歯根尖切除の適応は過剰医療であり，通法の根管治療がまず優先される．

1 適応症

通法の根管治療では治癒が見込めない根尖病巣を有する歯が適応となり，その要因は多岐ににわたる（表 2-9）．適応頻度が高いのは上下顎前歯部である．上下顎小臼歯および大臼歯部にも適応可能であるが，上顎では上顎洞，下顎では下歯槽管との位置関係を考慮して適応を決める必要がある．

表 2-9 歯根尖切除術の適応症

解剖学的な問題	1 歯根尖の屈曲 2 根管の狭窄 3 根尖孔の閉鎖
根管治療上の問題	1 大きな根尖病巣 2 根管側枝の感染 3 根尖側での歯根破折 4 セメント質の感染 5 根管治療器具の破折・根管内残存 6 根尖付近での穿孔 7 除去不能なポストおよび築造体 8 根管治療後における根尖病巣の残存・拡大または再発

2 禁忌症

歯根尖切除術の禁忌症を表 2-10 に示す.

表 2-10　歯根尖切除術の禁忌症

1	通法の根管治療による再治療が見込める根尖病巣歯
2	根尖のエックス線透過像が大きい場合 （拡大の著しい病変では，歯根嚢胞以外の歯原性嚢胞や歯原性腫瘍の可能性もあることから， 生検による確定診断が先行する）
3	歯冠/歯根比が不良な場合，すなわち，歯根長の比率が低く，短い歯
4	辺縁性歯周炎との連続がある根尖病巣歯
5	歯頸部歯槽骨の吸収が著しい場合
6	歯根に縦破折が存在する歯

3 歯根尖切除術の実際（図 2-10, 11）

切開線および粘膜骨膜弁の設計：一般的に，**Wassmund 法**に準じた切開が用いられる．まず，対象歯と隣在歯の歯肉溝中に横方向切開を行い，歯槽骨縁までの粘膜骨膜切開を行う．縦方向の切開は，隣在歯の遠心歯間乳頭から歯肉唇移行部に向かって延長する．その際，粘膜骨膜弁の基部（歯肉唇移行部側）が広くなるように角度付けする．また，根尖病巣による骨欠損部の直上に切開線を設計しないことが重要である．

皮質骨の開削（図 2-11-a）：小ラウンドバーでていねいに皮質骨を削除し，根尖病巣を露出する．病変を傷付けないように，バーまたは超音波レトロチップを用いてさらに骨孔を拡大し，根尖病巣の摘出に必要な開口部を形成する．

根尖病巣（歯根肉芽腫，歯根嚢胞）の掻爬摘出（図 2-11-b）：皮質骨の開口部より探針などで病変の広がりを触診しつつ，小鋭匙，微小剥離子などで骨から病変を剥離可動化して摘出する．1 回での摘出が困難であれば，ていねいに繰り返し掻爬を行う．露出骨面をラウンドバーにより一層削除することが望ましい．

歯根尖の切除（図 2-11-c）：根尖切除は，根尖より約 3 mm の部位で行う．これは，根管側枝を残さず切除部に含めるためである．切断面の角度は，歯軸に対して直角ないしは 10 度以内の外側傾斜とする．傾斜角度が大きくなると根管側枝の残存が生じ予後不良となる．

根尖の窩洞形成と封鎖（図 2-11-d）：多くの場合，根尖の封鎖は逆根管充填で行われる．逆根管充填とは，歯根尖切除後の歯根断面において根管窩洞を形成し，充填封鎖することをいう．充填のための窩洞形成は，超音波レトロチップを用いて，歯根断面から深さ 3 mm まで行うことが望ましい．過去，充填材はアマルガム，ス

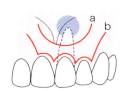

図 2-10　切開線各種

a：Partsch 切開　　b：Wassmund 切開　　c：Reinmöller 切開　　d：Pichler 切開

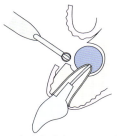

a：根尖相当部の骨の開削と病変の明示（ラウンドバーによる骨削除）

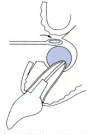

b：根尖病巣の剝離摘出（小剝離子による病変摘出）

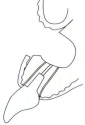

c：骨欠損部の形成と根尖切除，根尖切断端の形成

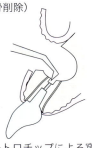

d：レトロチップによる窩洞形成

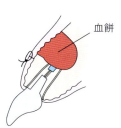

e：逆根管充塡ののち縫合閉鎖

図 2-11　歯根尖切除術の手術手順

ポンジゴールド，即時重合レジンなどが用いられたが，現在では，Super EBA セメントが使用され，さらに今後は MTA セメントの使用が期待されている．もし通法の根管充塡が可能であれば，術前または術中に根管充塡を行う．根尖封鎖の観点からは術前根管充塡が望ましいとされている．

　縫合閉鎖（図 2-11-e）：根尖封鎖が行われたあと，止血を確認し，十分な量の生理的食塩水で骨欠損腔内を洗浄して，縫合閉鎖する．大きな囊胞様病変の場合には，まず生検をかねて病変を開窓し，減圧をはかり，病変の縮小を待ってから歯根尖切除と病変の摘出を行うことがある．

C 歯の移植と再植

歯の移植と再植の術式は，若干の相違があるものの近似している．移植では，移植床を形成することが大きく異なる．移植・再植後は，感染防止に努め，排膿・腫脹・発赤・自発痛の有無や動揺度の推移，打診音(清，濁)，エックス線所見(歯根吸収，歯槽骨吸収，骨性癒着など)を定期的に確認し，十分な経過観察を行う．異常な治癒経過を示さないことを確認したうえで，補綴処置に移行する．

1 歯の移植

歯の移植とは，歯を抜去し，他の新鮮な歯槽に植え替えることをいう．重度の齲蝕による歯の喪失が最も一般的であり，大臼歯部への下顎第三大臼歯の移植が最も多い．外傷による顎骨ないし歯槽骨損傷に伴う歯の喪失も適応となる．

移植歯の歯根が未完成の場合には根管処置は行わない．歯根の形成が 1/3〜2/3 のときに移植を行うが，根尖は移植後に閉鎖傾向を示すことが多いため短根歯になりやすい．移植歯の根尖が閉鎖している場合には根管処置が必要となる．

(1) 術　　式(図 2-12)

① 移植床の形成：移植部の歯は，周囲歯槽骨に損傷を与えないように愛護的に抜去し，移植歯歯根が完全に骨内に埋入するように歯槽骨を削除拡大，調整する．また，移植床に炎症などがなく，移植歯の歯根周囲が骨で取り囲まれているか留意する．移植床の大きさ，深さは，移植歯の大きさ，咬合および歯列を考慮して，調和がとれるように設定する．

② 移植歯の抜去：挺子のみでの抜歯は歯根膜の損傷や，歯面からの歯根膜の脱離の危険性が高まるため，鉗子を併用する．根尖部，セメント質，歯根膜を損傷しないように温存し，抜歯する．移植までは微温滅菌生理食塩水に浸漬，保管し，汚染と乾燥を防ぐ．

③ 根管充塡：根尖が閉鎖している移植歯は，根管治療後，ガッタパーチャポイントで根管充塡し，根尖を完全に閉鎖する．

④ 移植歯の埋入：移植歯が，咬合面から約 1 mm 下がる位置となるように調整し，咬合による干渉がないことを確認する．

⑤ 固定，縫合：歯冠部を頰舌的に縫合し，創の閉鎖と移植歯の固定をはかる．強固な固定は，特に必要ない．固定期間は 1〜2 週間を目標にする．一般に，術後 1〜2 か月で骨植は良好となる．

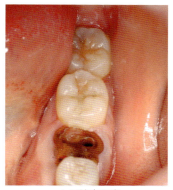

a：口腔内写真
下顎左側第一大臼歯が保存不可能なため，同部へ下顎左側第三大臼歯の移植を計画

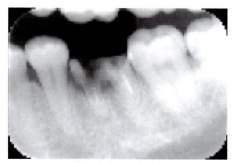

b：デンタルエックス線像
下顎左側第一大臼歯の歯質の崩壊が著しい．

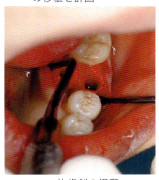

c：抜歯創の掻爬

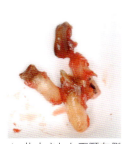

d：抜去された下顎左側第一大臼歯

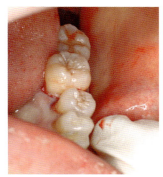

e：移植床の調整

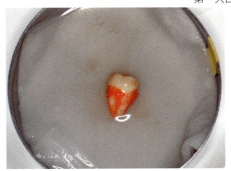

f：術中は移植歯を湿潤環境で保管

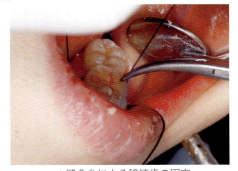

g：縫合糸による移植歯の固定

図 2-12　移植症例：26 歳，男性

2 歯の再植

　歯の再植とは，外傷などにより脱臼・脱落した歯を，再び元の歯槽に戻すことをいう．外傷により脱臼・脱落した歯が，機能的，審美的にまだ期待できる場合や，通常の根管治療では症状の改善が認められない難治性の根尖性歯周炎を示す場合に適応となる．

　外傷による歯の脱臼・脱落の場合，再植に至るまでの時間や保存方法・状態が手術の成否を大きく左右する．再植歯の根尖が閉鎖している場合には根管処置が必要となる．根尖病巣が存在する歯では，病巣を完全に掻爬し，根尖切除術を行い，根管充塡により根尖を閉鎖してから再植する．歯根未完成歯および誤抜の歯の再植の場合には根管処置は行わない．

　再植歯は，湿潤環境に保存し，歯根膜の乾燥や汚染をさけ，歯根膜を温存する．外傷で脱落した歯の場合には，歯の保存液・生理食塩水・牛乳に浸漬，あるいは患者の口腔内に保持して持参させるとよい．

(1) 術　　式（図2-13）

① 移植歯の抜去：歯槽窩に残存している健康な歯根膜はできる限り温存し，血餅，汚染物質，囊胞，不良肉芽組織など病的組織を完全に除去する．

② 根管充塡：根尖性歯周炎が存在する歯の再植は，病変部を完全に掻爬し，病変部に接する根尖部を切除する．根尖切除のあと，根管充塡を行い根尖部の完全な閉鎖をはかる．根管の長軸に沿って切除面に窩洞形成を行い，逆根管充塡を行ってもよい．

③ 移植歯の埋入：歯冠部をわずかに削合し，咬合による干渉を与えない．

④ 固定，縫合：固定は，ワイヤー固定単独ないし光重合レジンを併用して強固に行う．期間は1〜2週間を目標とする．外傷歯の再植では，固定後に歯内療法を開始する．

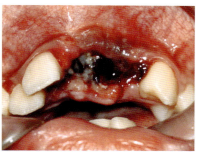
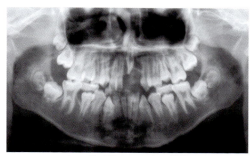

a：上顎左側切歯は脱落・喪失，左側中切歯は埋入，右側中切歯は亜脱臼

b：パノラマエックス線像
上顎左側中切歯は鼻腔底まで埋入

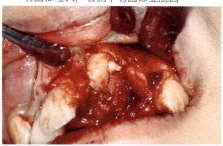
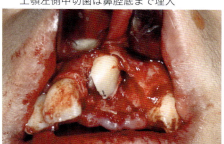
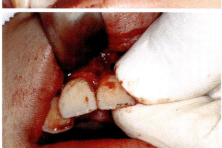
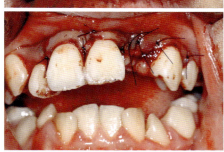

c：埋入した上顎左側中切歯を元の位置に戻す．

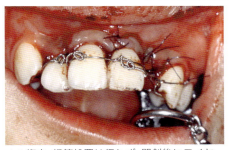
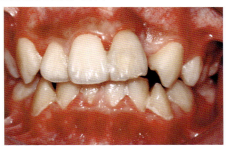

d：術中，根管処置は行わず，閉創後にワイヤーを光重合レジンにより隣接歯と固定

e：術後10か月，歯冠が変色

図2-13　外傷による再植症例：11歳，男性

D 補綴のための手術

補綴のための手術は，維持のよい機能的な義歯をつくるための前準備として行われる手術(いわゆる**補綴前外科**)と，人工歯根(**歯科インプラント**)を顎骨内に嵌植するインプラント手術とに大別される．前者は，行われる部位から歯槽骨整形術や下顎隆起など骨の手術，小帯延長術や浮動粘膜切除術などの軟組織の手術，歯槽堤形成術の骨と軟組織との関係を改善する手術の 3 つに分けられる．後者のインプラント手術は，オッセオインテグレーションの概念が普及して有効性が実証され，急速に広まって歯科の重要な分野を占めるようになった．

1 歯槽骨整形術

義歯の安定性を高めることを主な目的として，歯槽突起や顎骨の一部を切除して整形する手術である．抜歯と同時に行う場合と(図 2-14)，抜歯後に異常が現れてから行う場合(図 2-15, 16)とがある．

(1) 適応症と目的

① 多数歯の連続抜去，孤立歯(図 2-14)や重度に歯周炎に罹患した歯の抜去後に，歯槽骨吸収不全が原因で歯槽突起に鋭縁がみられることが多い．そのまま義歯を作製すると，付近に炎症を起こして義歯が不安定になる．

② 上顎結節付近のアンダーカットを有する板状の歯槽突起(図 2-15)，下顎隆起(図 2-16)，口蓋隆起(図 2-17)など異常に突出した歯槽突起があると義歯装着が困難になる．

③ 前歯が歯周炎に罹患した上顎前突症に対し，抜歯と同時に歯槽間中隔切除術を行い，即時義歯を装着する．

④ 上下顎歯槽突起間の間隙が少なく，義歯を挿入する余地のない場合．

(2) 術 式(図 2-18)

① 骨切除部位から離れた歯槽頂，あるいはそれに平行な切開と，その一端もしくは両端から歯肉頬または歯肉舌移行部に向かう切開を行う(図 2-18-a)．

② 骨膜起子を用いて粘膜骨膜弁を形成し，骨突出部を露出させる．

③ 骨鉗子，骨ノミ，骨バーを用いて骨突出部の切除を行う(図 2-18-b)．骨切除は取りすぎることがないよう，粘膜骨膜弁をもとに戻して，その上から手指でさわって調べる．最後にファイルを行って表面を滑沢にする．

④ 粘膜骨膜弁を元の位置に戻して縫合する(図 2-18-c)．多量の骨切除を行うと粘膜弁が余ることがあるが，取りすぎないようにする．

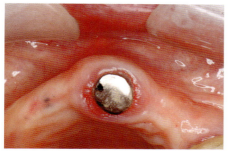
図 2-14　孤立歯の周囲歯槽骨の骨膨隆

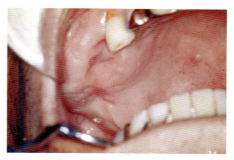
図 2-15　上顎結節付近の板状の歯槽突起

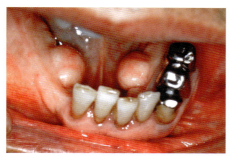
図 2-16　下顎隆起

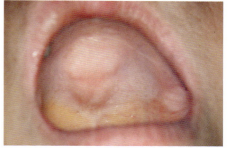
図 2-17　口蓋隆起

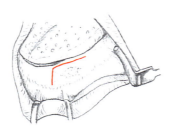
a：切開線

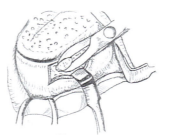
b：骨鉗子による骨切除

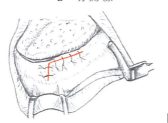
c：粘膜縫合

図 2-18
基本的な歯槽骨整形術

2　小帯の手術

小帯には舌小帯，上下唇小帯，頰小帯があるが，補綴前外科に関係するのは頰小帯である．頰小帯が短小で歯槽頂近くに付着していると，義歯の不具合や隣在歯の歯周炎の原因ともなる．上下顎とも咀嚼時の頰筋の運動により小帯が歯槽方向に上がり，義歯の床縁がもち上げられる．また，義歯の沈下により小帯付近に潰瘍を形成し，疼痛の原因となる．それらの状態を改善するため，頰小帯の移動術もしくは切除術を局所麻酔下に行う．創面は二次治癒が促されるが，大きい場合には遊離頰粘膜移植術を施す．

（1）小帯切離移動術

歯槽頂部の小帯の付着部に沿って粘膜切開を行い，小帯を骨膜上で，基部のある歯肉頰移行部まで剝離する．歯槽頂上にあった小帯の先端を歯肉頰移行部の最深部まで移動し，同部の骨膜と縫合する．新たに形成された歯肉頰移行部に合わせて，モデリングコンパウンドなどとともに旧義歯や保護床を，術直後から装着させる．

（2）頰小帯切除術（図 2-19）

小帯が太く緊張が強い場合には小帯の切除術を行う．小帯の歯槽頂部の付着部に沿って粘膜骨膜切開を行い，頰小帯を含めて骨膜上剝離を歯肉頰移行部のその基部まで進めて，紡錘形に小帯全体を切除する．

3　浮動粘膜（義歯性線維腫）切除術

不適合義歯，特に，床縁の慢性刺激により反応性に肥大した歯肉（図 2-20-a）は，可動性，浮動性を示し，義歯の安定が妨げられるので，切除が必要となる．肥大した歯肉の切除が大きく，閉鎖すると口腔前庭部が浅くなる場合には，同時に**口腔前庭形成術**が行われる．

局所麻酔後に切除予定の可動歯肉を有鈎ピンセットなどで牽引して，その基部を確認して，ピオクタニンで切開線を印記する（図 2-20-b）．基部に沿って近遠心的に紡錘形の骨膜上切開を行う．骨膜上切開には＃15 のメス刃が適している．骨膜上で切開の際，刃部を唇側，舌側ともに可動歯肉の基部から歯槽頂に向けて切除する（図 2-20-c）．これにより，縫合時に余剰な歯肉を生じることなく，創縁を歯槽に密着させることができる．切除部に唇舌的な幅があり完全閉鎖が困難な場合には，創縁に縦切開を加えて粘膜骨膜弁を翻転し，減張切開により粘膜の伸展をはかる．一次閉鎖によって口腔前庭が浅くなり，その後の義歯の装着に支障をきたしそうな場合には，無理に完全閉鎖はせず，口腔前庭形成術を行う．

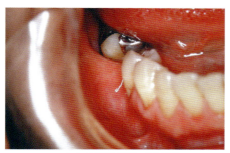

a：太く緊張が強い頰小帯

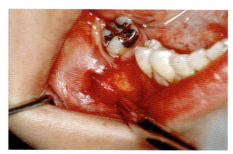

b：切除直後の歯槽部

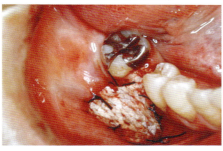

c：生物学的被覆材による創面の保護と二次治癒の促進

図 2-19
頰小帯切除術

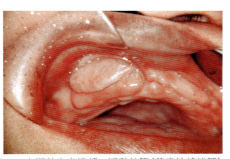

a：上顎前歯歯槽部の浮動粘膜（義歯性線維腫）

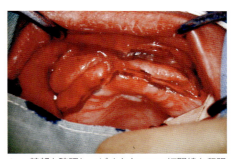

b：基部を確認してピオクタニンで切開線を印記

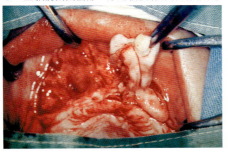

c：基部から浮動粘膜を切除している術中写真

図 2-20
浮動粘膜（義歯性線維腫）切除術

4 歯槽堤形成術

歯槽堤形成術は，歯槽骨の極度な吸収により義歯の維持に十分な歯槽高径と幅径がない場合に適応となる．歯槽頂部の位置を変えずに歯肉頬移行部を歯槽頂から低下させて相対的に歯槽堤を高くする相対的歯槽堤形成術と，歯槽頂上に骨や人工骨を移植する絶対的歯槽堤形成術とに分類される．手術範囲が広い場合，植皮や骨移植が必要な場合には全身麻酔の適応となる．加齢による歯槽堤の低下に対しては，インプラント手術の普及により本手術の適応が急速に減少している．

(1) 相対的歯槽堤形成術

口腔前庭形成術(図 2-21)：口腔前庭側で周囲の軟組織を低下させた結果として歯槽高径を獲得する方法で，上下顎のいずれにも適応される．

歯槽頂に近遠心的切開と，その両端から口腔前庭側に斜めの縦切開を施し，骨膜上で歯肉を歯肉頬(唇)移行部の最深部まで剥離する．剥離してできた粘膜弁を翻転して粘膜側と骨膜が向かい合うようにして，最深部で縫合する(図 2-21-b)．旧義歯の床縁に新たに形成された歯肉頬移行部に合わせてモデリングコンパウンドなどを付与して，術直後から装着させる．骨膜が露出した部分は二次治癒を促す．手術範囲に応じて頬粘膜や口蓋から粘膜を，大腿部や臀部皮膚などから分層皮膚片を採取して，骨膜が露出した創面に移植する．

全下顎堤形成術(図 2-22)：下顎堤萎縮の著しい症例に適用される．術後の後戻りが少なく，常に安定した結果が得られる．手術は，頬舌側歯槽頂付近に，それと平行な 2 つの粘膜切開を下顎堤全周にわたって施し，下顎体内外側の骨膜上剥離と筋付着部の切離を行う．次いで，舌側粘膜創縁に数本の縫合糸を通し，これを下顎下縁にまわして頬側の粘膜創縁に通す．これを強く結紮すると前庭と口腔底が沈下し，高い歯槽堤が形成される．最後に歯槽堤に分層植皮片を貼付し，保護床とともに囲繞結紮によって固定する．

(2) 絶対的歯槽堤形成術

口腔前庭形成術では義歯の維持が可能となる歯槽堤が得られない場合に，自家骨移植や人工骨のヒドロキシアパタイトの嵌植(図 2-23)によって歯槽部の高径と幅径を付与する方法である．切開線は必要最小限とし，適応部に粘膜骨膜弁を形成し，粘膜骨膜弁はトンネル状に剥離する．自家骨移植の場合には，移植骨の大きさを調整して母床骨と骨接合用のスクリューやミニプレートで固定する．粘膜骨膜弁に減張切開を行って創を完全閉鎖する．ただし，歯槽部上に移植された自家骨は，約 1年で移植した容積の 50％が吸収される．

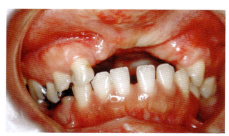

a：萎縮した上顎の口腔前庭

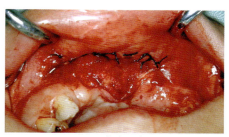

b：術中写真
口腔前庭形成直後

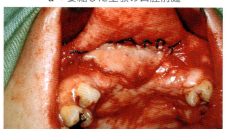

c：術中写真
創面に遊離頰粘膜移植片を貼付

図 2-21　口腔前庭形成術

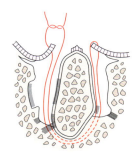

図 2-22　全下顎堤形成術

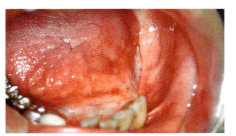

a：頰小帯が接近して低下した下顎歯槽堤

b：粘膜骨膜縦切開部よりヒドロキシアパタイトの嵌植

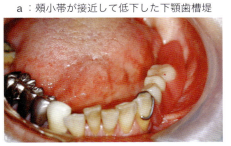

c：高くなった歯槽堤に部分床義歯を装着

図 2-23
絶対的歯槽堤形成術

5 歯科インプラント手術

a インプラント体埋入手術
(1) 1回法と2回法の違い（図2-24）

1回法：埋入直後から粘膜を貫いて口腔内にインプラント体の一部が露出する方法をいう．アバットメントの連結時に，再度切開を施す二次手術を必要としない利点がある．しかし，骨結合が行われる前から口腔内にインプラント体が露出しているため，初期感染のリスクがあり，さらに外力を受けやすいという欠点もある．

2回法：埋入直後からインプラント体は粘膜下に被覆されるため，初期感染や外力の問題は少なく，インプラント体とアバットメント連結部が粘膜下に存在するため，審美性にすぐれているという大きな利点がある．しかし，二次手術を必要とする．二次手術後，アバットメント・インプラント連結部が骨レベルに近接するため，マイクロギャップによる細菌の侵入や，マイクロムーブメントによる骨吸収のリスクも高くなる．

1回法と2回法の選択にあたり：初期固定力の大きさ，患者の状況（術後の義歯使用の有無，基礎疾患，期待や希望など），補綴的因子（顎間距離，咬合状態，審美ゾーンなど），インプラント自体の因子（表面性状・形状，システムの特徴など）を総合的に判断して決定する．

(2) 切開と剝離

切開線の設定は，1回法の場合も2回法の場合も，歯槽頂切開で問題はない．必要に応じて縦切開を追加し，明視野を確保する．

(3) インプラント埋入窩の形成

熱傷の防止：インプラント埋入窩を形成する際に重要なことは，骨に熱傷を起こさせないことである．いったん熱傷を起こすと，その部位の骨細胞は死滅し，残された骨基質は徐々に吸収することになり，初期固定力に問題が生じる可能性が高い．熱傷防止の条件は，まず低速高トルクのインプラント専用エンジンを用いて，十分な注水下で手術を行い熱の発生を防止する．また注水の水は，直前まで冷蔵庫で冷やした生理食塩液を用いる．手術時には，ドリルに強圧をかけないようにし，切れ味の悪いドリルは即座に交換する．

埋入ポジション：インプラント埋入ポジションの基本原則は，①咬合平面に垂直，②隣在歯に平行，③インプラント体の長軸が対合歯の機能咬頭方向へ，④インプラント体の頰舌側に1mm以上の骨を残す（図2-25）．しかし，実際の臨床では上下顎の対向関係，対合歯の状態，骨量，力の強さ，上部構造の形態などにより，これら

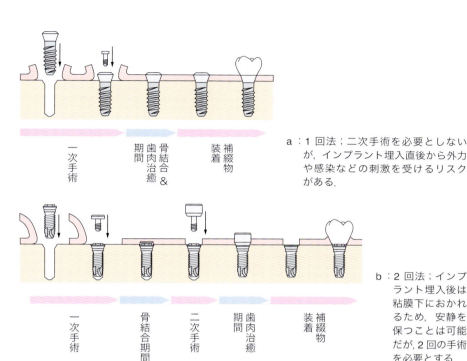

図 2-24　1 回法と 2 回法の違い

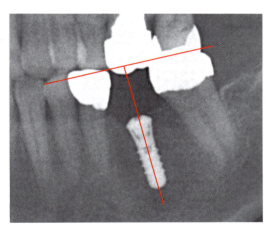

a：咬合平面に垂直，隣在歯に平行

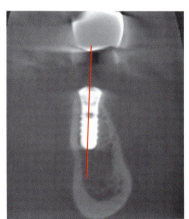

b：インプラント体の長軸が対合歯の機能咬頭へ．頰舌側に 1 mm 以上の骨を残す．

図 2-25　インプラントの基本的埋入ポジション

の原則どおりに埋入できない症例も多い．基本原則を理解したうえで，個々の症例に合わせた最適な埋入計画が必要となる．

埋入位置の決定（図 2-26, 27-a, b）：サージカルガイドを装着し，骨面にマーキングを施す．同時にキャリパーを用いて，あらかじめ CBCT で計測した近遠心的距離をマークすることにより，スターティングポイントの二重チェックを行うことができる．インプラント間距離は，原則として 3 mm 以上，天然歯とインプラント間距離は 1〜1.5 mm 以上離すことによって支持骨が保持され，結果として軟組織の維持が可能となる．スターティングポイントが決定したら，小さなラウンドバーを用いて皮質骨のみ穿孔させ，マーキングと同時に皮質骨の厚さと硬さを確認する．このとき，柔らかな，あるいは薄い皮質骨であれば初期固定力が弱いことを予測し，その後の埋入窩の形成手順に反映させる．

埋入方向の決定（図 2-27-c）：多くのインプラントシステムでは，最初のパイロットドリルは 2.0 mm の直径であることが多く，これを用いて深さと方向を決定する．計画した近遠心側，頬舌側の傾きを考慮し，深さ 5〜6 mm まで形成したのち，方向を確認し，誤っていればここで修正する．この直径のドリルと埋入窩の深さであれば方向修正は十分に可能である．サージカルステントを装着したまま埋入窩を形成することは，コントラの自由度が制限され大変むずかしい．サージカルステントは，インプラントの近遠心的，頬舌的位置を決定するとき，さらに方向指示棒を立ててインプラントの埋入方向を確認するためにだけ使用できると考えたほうがよい．したがって，ドリリング時の埋入方向の目安は，隣在歯の歯軸（近遠心的，頬舌的），頬側，舌側あるいは口蓋側骨面との角度，コントラヘッドの方向などで予測する．

埋入窩の拡大（図 2-27-d, e）：決定した方向に，予定の深さ・太さの埋入窩の形成を進める．すべてのシステムにおいて，埋入窩形成のために，少しずつ直径の大きなドリルに変更しながら徐々に埋入窩の形成を行う．次の太さのドリルに変更した際，ドリルが滑って皮質骨にチッピングを起こし，埋入窩の入り口部分の皮質骨の損傷を招く可能性があるため，ドリルを変えた際にはさらに慎重に操作する．

(4) インプラント体の埋入（図 2-27-f, g）

最終ドリルで形成後，インプラントを埋入する前に，深度ゲージを用いて埋入窩の深さ・方向の確認，埋入窩周囲の軟組織の有無，埋入窩からの出血の有無を再確認する．ここで問題がないことを確認し，インプラント体の埋入を行う．インプラント体を唾液，軟組織，手術器具，グローブなどに接触させないように慎重に埋入窩まで運び，埋入を開始する．

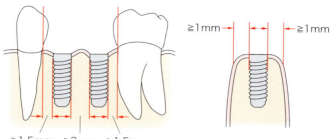

a：インプラント間距離 3 mm 以上，
　天然歯とインプラント間距離 1.5 mm 以上

b：頬舌側に 1 mm 以上の骨を残す．

図 2-26　埋入位置の決定

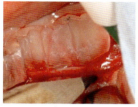

a：サージカルステントによるスターティングポイントの決定

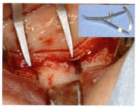

b：CBCT で得られた計測値をキャリパーで口腔内に再現し，スターティングポイントをマーク（二重チェック）

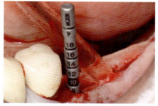

c：方向指示棒による埋入方向の確認

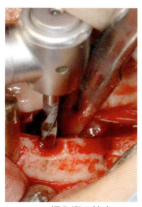

d：埋入窩の拡大

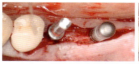

e：インプラント埋入窩の平行性の確認

f：埋入完了

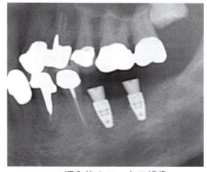

g：埋入後のエックス線像

図 2-27　インプラント埋入手術術式

それぞれのシステムには適正な埋入トルクの範囲が決められており，埋入中にこれを超える場合は，いったんインプラントを除去して，タップ形成を行ってから再埋入を試みる．逆に，十分な初期固定が得られない場合は，諸条件が許せば一回り太いインプラントに変更する．場合によっては埋入自体をあきらめ，時間をおいて再度手術を行うという選択も必要となる．

(5) 縫　　合

創面を洗浄後，2回法では，創を完全閉鎖しインプラント体を粘膜下におく．1回法では，創部からインプラント体の頭部が露出するため，その周囲を緊密に縫合する．縫合糸は，食物残渣などが付着しにくいモノフィラメント糸やナイロン糸を用いる．

(6) 二次手術

2回法のインプラントシステムでは二次手術が必要である．埋入手術から約2～3か月経過すると骨結合が完了する．骨結合完了後，同部を再度切開し，粘膜下から現れるインプラント体にヒーリングキャップ（ヒーリングアバットメント）を装着し，粘膜上にキャップを露出させ，インプラント周囲の粘膜形態を整える．

b　ガイデッドサージェリー（図 2-28）

CT データを手術用シミュレーションソフトに取り込み，三次元画像上で最終的な上部構造の形態を予測して，それに合わせてインプラント埋入位置，方向を規制するガイドプレートを CAD/CAM で製作する．このガイドプレートを用いて行うインプラント埋入手術をガイデッドサージェリーとよぶ．従来の手術手技と比較して，より確実な手術が可能になったため，外科的合併症の減少，手術侵襲の軽減にもつながると期待されている．

c　上顎洞底挙上術

インプラント治療のために行う骨造成法のなかで最も頻度が高いのは，上顎洞底挙上術である．上顎臼歯欠損症例では，歯槽頂から上顎洞底までの骨高径が，インプラント埋入のためには不足していることが多い．このような場合，上顎洞底部の洞粘膜を剥離・挙上し，そこにできたスペースに骨造成を施し，骨高径の増大をはかる手術を上顎洞底挙上術という．その方法にはアプローチの部位により2通りある．

(1) 側方アプローチ（ラテラルウインドウテクニック）

上顎洞前壁の骨を開窓し，上顎洞底粘膜を直視下に挙上する方法である．通常，上顎洞底から歯槽頂までの距離が 3～5 mm 以下の症例に用いられる．

① 上顎洞前壁を露出させ，上顎洞底よりやや上方（2～3 mm）に骨開窓の下縁を決

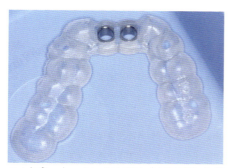
a：シミュレーションソフト上で計画した埋入位置を口腔内で再現するためのサージカルガイドプレート

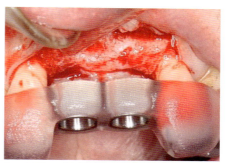
b：フラップを形成し口腔内にガイドプレートを装着

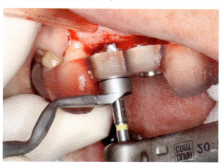
c：ドリルハンドル*をガイドプレートのスリーブに挿入し，さらに，ドリルハンドルに所定のドリルを挿入して埋入窩を形成

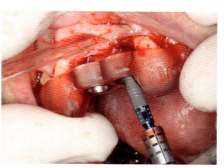
d：インプラント埋入

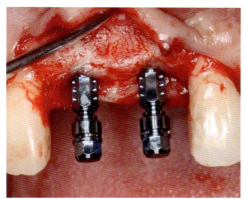
e：インプラント埋入完了

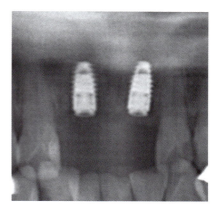
f：術後のエックス線像

図2-28　ガイデッドサージェリー
*ドリルの太さに合わせて各ドリルハンドルがある．

定し，上縁は予定する骨造成の高径(通常，下縁より 5～10 mm)の位置とする
（図 2-29-a）．

② ダイヤモンドラウンドバー(図 2-29-b)，あるいは超音波メス(ピエゾエレクト
リックデバイス)などを用いて，予定した骨開窓部の洞粘膜を損傷しないように
全周にわたり慎重に骨を削除する．開削中，中央の島状に残った骨片の可動性
を確認することにより，骨の削除が完了していない部分を特定できる．

③ 中央の骨片が可動性になったら，洞粘膜専用の剥離子(図 2-29-c)を用いて開
窓部下縁から上顎洞底部に向け粘膜の剥離を開始する(図 2-29-d)．さらに，
側縁の洞粘膜，鼻腔側の洞粘膜も剥離することで，中央の骨片は洞粘膜ととも
に洞内に折り込まれ，この骨片を頂上とした骨の空洞が上顎洞内にでき上がる
（図 2-29-e）．局所麻酔の手術であれば，洞粘膜の付いた骨片が呼吸とともに
大きく上下に動くのが確認できる．これは，上顎洞粘膜を損傷せずに剥離され
た証拠となる．上顎洞内にでき上がった骨の空洞に骨移植や骨補填材などを用
いて骨造成を行う(図 2-29-f, g)．

　インプラント体の初期固定が得られるだけの既存骨の骨高径がある症例では，こ
の手術と同時にインプラント埋入を行うこともある．ある程度の既存骨骨高径のあ
る症例では，歯槽頂アプローチで洞底挙上が行われるため，ラテラルアプローチの
場合，骨形成の後，2 次的にインプラント体埋入が行われることが多い．

(2) 歯槽頂アプローチ(ソケットリフト，オステオトームテクニック，図 2-30)

　インプラント埋入に必要な骨高径を得るために，歯槽頂側から上顎洞底を挙上し，
同時にインプラント体を埋入する．通常，インプラント体の初期固定力が得られる
とされる 3～5 mm 以上の既存骨骨高径のある症例に用いられる．

　通常のインプラント埋入窩形成用のドリルで，上顎洞底まで 1 mm のところまで
埋入窩を形成したのち，オステオトームを用いて，これを槌打し骨折させ，洞粘膜
を損傷しないように 1 mm の厚さの骨片ごと上顎洞内に押し込む．

　いったんオステオトームを引き抜き，骨細片や骨補填材を埋入窩に挿入して，再
度オステオトームで予定埋入深度まで槌打する．骨細片や骨補填材の圧力によって
洞粘膜を剥離する術式であるため，オステオトームの取り扱いは慎重に行う必要が
ある．また，直視下で洞粘膜を剥離するわけではないため，挙上できる距離は最大
5～6 mm 程度といわれている．

　オステオトームの代わりに，先端にのみ特殊な形状の刃が付いたリフティングド
リルを用いる方法もある．この方法は，切削片が洞底粘膜と洞底部の間に入り込み，
洞粘膜を剥離・挙上する原理による．

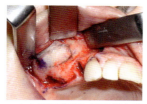
a：上顎洞前壁に設計線を引く

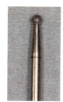
b：ダイヤモンドラウンドバー

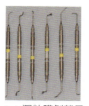
c：洞粘膜剝離子

d：開窓部下縁から洞底部に向けて粘膜の剝離

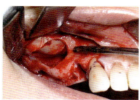
e：上顎洞底挙上が完了

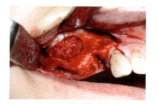
f：骨移植

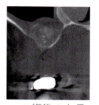
g：術後2か月のCBCT

図 2-29 側方アプローチ（上顎洞底挙上術）

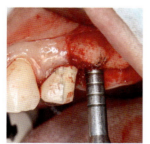
a：オステオトームで槌打しソケットリフト

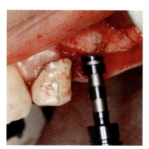
b：リフティングバーを低速回転させソケットリフト

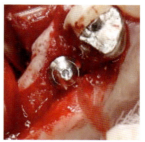
c：インプラント埋入完了

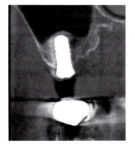
d：術後3か月のCBCT；リフティング部に骨新生がみられる

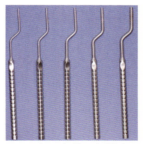
e：ソケットリフト用オステオトーム

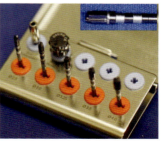
f：リフティングドリル

図 2-30 歯槽頂アプローチ（上顎洞底挙上術）

E 先天異常の手術

　手術療法が適用される口腔顎顔面の先天異常は，口唇裂・口蓋裂などの口腔顔面裂の他，小帯異常，巨大舌がある．口唇裂・口蓋裂の手術は，初回に行う形成術の一次手術と，一次手術後に生じた変形や障害に対して修正を目的とする二次手術とに分けられる（表 2-11, 12）．二次手術は一次手術と比べて種類が多い．口蓋裂の二次手術は言語訓練，矯正歯科治療などと深くかかわっている．

　ここでは一次手術について説明する．最終の縫合は通常の創の復位縫合ではないので，脱緊張の操作と精緻な皮下の埋没縫合が重要である．

表 2-11　口唇裂・口蓋裂の一次手術

口唇裂	口唇形成術 （3〜5 か月）	・三角弁法：Tennison 法，Randall 法，Cronin 法 ・Rotation advancement 法（Millard 法），Millard 変法 ・Markus-Delaire 法，Fisher 法 ・両側裂に対する手術：Salyer 法，DeHaan 法，Mulliken 法	
顎裂	顎裂部の閉鎖	（口唇形成術時に，顎裂部の鼻腔側を被裂縁弁，口腔前庭を外側唇の粘膜弁で閉鎖） ・早期顎裂部骨移植術：Hellmann dental stage ⅢB（7〜9 歳ころ）	
口蓋裂	口蓋形成術 （1〜5 歳，術式により時期は異なる）	口蓋裂単独	粘膜骨膜弁法による口蓋後方移動術（push back），Wardill 法，Furlow 法（1 歳 6 か月）
		完全口蓋裂	Perko 法による二段階口蓋形成術（1 歳 6 か月と 4 歳 6 か月），Furlow 法を用いる二段階口蓋形成術（1〜5 歳）

表 2-12　口唇裂・口蓋裂の二次手術

口唇裂	上唇部の変形に対する手術 （上唇修正手術）	Millard 法，三角弁法，Z 形成術，Abbe 手術，Delaire-Precious の上唇・外鼻修正術（両側裂）
	外鼻の変形に対する手術 （外鼻修正手術）	reverse-U 切開あるいは flying bird 切開下での鼻翼軟骨整位術
顎裂	顎裂部骨移植術	新鮮自家腸骨移植（主に海綿骨細片）後に側方歯肉粘膜骨膜弁や Burian 弁による閉鎖
	遊離頰粘膜移植を用いる口腔前庭形成術	
	不正咬合を示した両側唇顎（口蓋）裂に対する顎間骨整位術	
口蓋裂	鼻咽腔閉鎖不全に対する手術	咽頭弁移植術，再口蓋形成術，咽頭形成術
	鼻口腔瘻の閉鎖術	二層閉鎖が原則，隣接口蓋弁，舌弁による閉鎖
	不正咬合や顎（顔面）変形に対する手術	歯科矯正治療のための皮質骨切離術，Le Fort Ⅰ型骨切り術，歯槽骨骨延長術（interdental distraction）

1 片側口唇裂の一次手術(口唇形成術) →p.35, 38 参照.

　口唇裂初回の一次手術は片側裂,両側裂で異なる.さらに,完全裂では鼻孔底,鼻腔底の処理が必要で,さまざまな方法が提唱されている.ここでは片側裂の基本的な手術術式について記載する.手術は綿密な設計から始まる.キューピッド弓中点,健側と患側のキューピッド弓頂点,健側と患側の鼻柱基部内側点,健側と患側の鼻翼基部下端点ないし内側点,健側と患側の口角点など各種基準点を印記する(図2-31).これらは表面解剖上の点である.健側と患側における鼻柱基部内側点とキューピッド弓頂点とを結ぶ距離をそれぞれキャリパーで計測し,その差を求めて患側キューピッド弓頂点の上方に偏位した程度を把握する(図2-32).**三角弁法**を適用すれば,その差を一辺とする正三角形の三角弁を破裂外側唇の下方に設定する.それに基づき患側外側唇のキューピッド弓頂点相当部が決定される.患側キューピッド弓頂点から人中部に生じた組織欠損部に三角弁をはまり込ませて縫合する(図2-33) →p.39, 図1-57-a 参照.

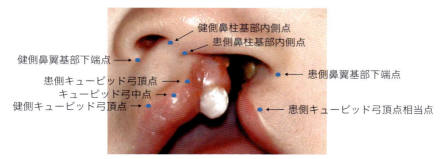

図2-31　左側完全口唇裂の手術設計における基準点

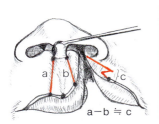

図2-32　健側患側キューピッド弓頂点高さの差の計測

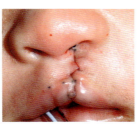

図2-33　三角弁法による埋没縫合終了直後

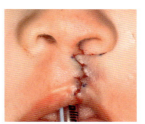

図2-34　Millard変法による埋没縫合終了直後

Millard 法では，鼻柱基部を横切り，患側キューピッド弓頂点に達する弓状切開線および患側鼻翼基部下端点から破裂縁上の点を結ぶ直線と，同点から破裂外側キューピッド弓頂点相当点を結ぶ曲線を設計する．弓状切開により患側キューピッド弓頂点を下降させるとともに鼻柱を整直させ，そこに生じた組織欠損に破裂外側唇を伸展させて縫合する（図 2-34，p.39，図 1-57-b 参照）．ただし，本法では，「手術しながら設計する」との提言のように不確定要素が多いので，経験を要する．

　赤唇に対しては，三角弁法や Millard 法のいずれを用いても，健側と患側の wet line を合わせて良好な上唇結節を形成するための三角弁や Z 形成を設定する．また，完全口唇裂の鼻腔底の処理に対しては，口唇裂内側の破裂縁弁で鼻孔底下面を，外側の破裂縁弁で顎裂部鼻腔面を閉鎖する．

2　口蓋裂一次手術（口蓋形成術）　→p.38〜40 参照．

(1) 不完全口蓋裂に対する粘膜骨膜弁法による口蓋裂一次手術

　不完全口蓋裂（口蓋裂単独）に対して，粘膜骨膜弁法による口蓋後方移動術，いわゆる push back 手術を行った場合，主目的の鼻咽腔閉鎖機能の獲得は確実に得られる．しかも，骨膜剥離や骨露出創面の範囲が完全口蓋裂と比べて狭いので，術後に上顎骨の劣成長をきたすことが少ない．不完全口蓋裂に対する一次手術は頻度も多く，口蓋裂手術の基本ともなる．本手術は，鼻腔側と口腔側の二層閉鎖および口蓋組織の後方移動，いわゆる push back を基本とした，Kilner-Wardill 法から発展した方法である．ただし，口蓋弁の設定が前方にあり，術後には口蓋組織が後方に位置されるので，骨口蓋中央部も骨露出創面（raw-surface）となる（図 2-35）．

〈術式〉

①　破裂の頭側先端から前方における左右口蓋弁の切開線は，左右の破裂縁切開線が交わる点から口蓋弁の内側口蓋中央部は共有する直線状として前方に伸ばす．次いで，それが十分骨の裏打ちがある部位から V 字形に口蓋弁先端を硬口蓋前方に設定する（p.40，図 1-60-a 参照）．これは，硬軟口蓋移行部に瘻孔が発生するのを極力防ぐ目的からである．

②　比較的鈍の剥離子で弁を挙上する．大口蓋孔付近ではその側方から剥離していく．

③　口蓋垂に向かい鼻腔側粘膜から**口蓋帆挙筋**停止部を切離する．

④　口蓋筋腱付着部，いわゆる **apponeurosis** 付近の剥離と切離を行う．

⑤　口蓋弁を正中側に牽引しながら**翼突鈎**直上の組織を切離して緊張をとる．

⑥　**大口蓋神経血管束**の遊離（図 2-35）などの操作を行う．

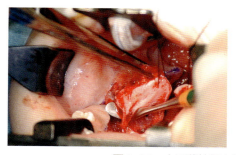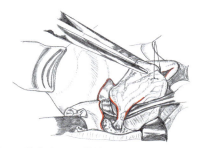

図 2-35 大口蓋神経血管束の口蓋弁からの遊離

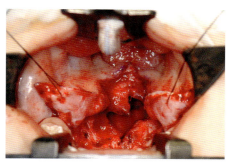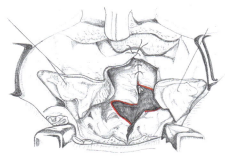

図 2-36 Z 形成による鼻腔側粘膜の伸展

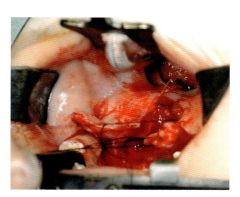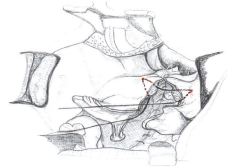

図 2-37 筋輪形成

⑦ 口蓋垂先端より鼻腔側粘膜を縫合する.

⑧ 鼻腔側粘膜を Z 形成により伸展(図 2-36)させる.

⑨ 鼻腔側粘膜の閉鎖後に, 口蓋垂先端より口腔側粘膜を縫合する.

⑩ 口蓋帆挙筋断端端部における埋没縫合による筋輪形成を行う(図 2-37).

⑪ 口蓋弁の縫合を終了したところで十分に後方移動されている.

　→p.40, 図 1-60-b 参照.

⑫ 最後に, aponeurosis 周辺および骨露出創面に創被覆剤を置いたあと, あらかじめ作製した口蓋保護床を装着して手術を終了する.

(2) 顎発育を考慮した口蓋裂一次手術の背景

口蓋形成術は, 良好な鼻咽腔閉鎖機能をもつ口蓋を形成し, 正常な言語を獲得することに加えて, 最近では, 良好な歯槽弓と残遺孔のない口蓋が小児期から形成されることが求められている. しかし, 不完全口蓋裂はともかくとして, 口蓋裂が歯槽部にまで及ぶ完全口蓋裂(多くは唇顎口蓋裂の裂型)に対して, **粘膜骨膜弁法**による口蓋裂一次手術(口蓋後方移動術, いわゆる push back)を行い, 口蓋組織を積極的に後方へと位置させると, 硬口蓋前方および口蓋歯槽部と後臼歯部に大きな骨露出創面が生じる. その結果, 術後, 同部に強い瘢痕拘縮を引き起こして重度の上顎骨発育障害と不正咬合をきたすことになる. このようなことから, 手術時期も含めて上顎骨の顎発育を考慮する工夫や術式がさまざまに試みられている.

それらは, 上顎骨と口蓋骨の骨膜を剥離しない**粘膜弁法**, 軟口蓋の口腔側および鼻腔側に相対する Z 型の切開を加え軟口蓋を延長する **Furlow 法**(図 2-38), 上記の手術を用いて口蓋の閉鎖を軟口蓋形成術と硬口蓋形成術の二期に分けて行う**二段階口蓋形成術**(**Perko 法**, 図 2-39,40)などがある. いずれの方法も, 軟口蓋形成術に際して鼻咽腔閉鎖機能を獲得するための口蓋帆挙筋の再建は必須である.

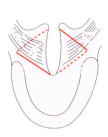 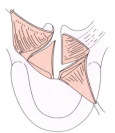 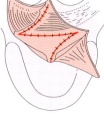 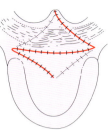

a：相対する Z の
　　切開線
　　実線：口腔側
　　点線：鼻腔側粘膜

b：口腔側弁の反転後
　　に鼻腔側粘膜を
　　Z に切開（筋群の
　　付着に注目）

c：鼻腔側弁を縫合
　　して閉鎖

d：口腔側弁を縫合
　　して手術終了

図 2-38　Furlow 法による口蓋形成術

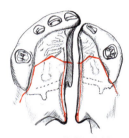 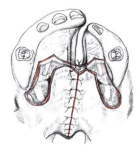

a：切開線（粘膜弁）　　　　　　　　b：術直後

図 2-39　Perko 法による二段階口蓋形成術の軟口蓋形成術（1 歳 6 か月）

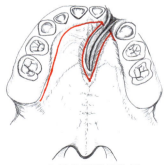 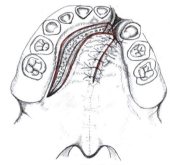

a：切開線（粘膜骨膜弁）　　　　　　b：術直後

図 2-40　Perko 法による二段階口蓋形成術の硬口蓋形成術（4 歳 6 か月）

3 顎裂部骨移植術　→p.44 参照.

(1) 分　　類

　顎裂部骨移植術は，口唇形成術と同時に行う一次顎裂部骨移植術と，口唇形成術後，歯の萌出を待って行う二次顎裂部骨移植術とに歴史的に分類される．最近では，Boyne が提唱した矯正歯科との共同のもとに，顎裂部への犬歯萌出を目的とした早期顎裂部骨移植術(図 2-41)が積極的に行われている．時期は，犬歯萌出前の混合歯列期である 8〜9 歳ころの Hellman Dental stage Class ⅢB である．最近，犬歯萌出直前に骨移植を行った場合，顎裂部の骨形成が最も良好であるとのエビデンスが得られている．

　この年齢の患児では，腸骨稜骨膜と軟骨層を剥離しないで，骨膜の上から骨ノミを用いて骨髄層まで開き，海綿骨細片を採取する．口唇形成術から系統的管理のもと，この時期に最初に行う顎裂部骨移植術は，発生学的には一次口蓋における顎部を形成する一次手術，つまり，二次手術というより一次顎裂部骨移植術ともみなすことができる．

(2) 術　　式

　手術は，鼻腔側と口腔側の二層で閉鎖するのを原則とする．口腔側閉鎖法は**側方歯肉弁，口唇粘膜弁(Burian 弁)**など(図 2-42)があるが，骨膜で裏打ちされた側方歯肉弁による被覆が望ましい．しかし，顎裂部の瘻孔が歯槽部から硬口蓋前方にまで長く及んでいるケースでは，長い Burian 弁もしくは**舌弁**を考慮する．

　ここでは，口蓋部に瘻孔がなく側方歯肉弁による口腔側閉鎖の方法を採用した顎裂部骨移植術について記述する．顎裂部周囲の切開から始めるが，口腔側被覆に十分な組織を割りあてるようにして顎裂部骨側壁にメスを当て，骨膜ごと切離する(図 2-43-a)．骨膜は，口蓋側，さらに頭側の下鼻甲介付近まで剥離する．次いで，余剰な瘢痕組織を切除したあと，鼻腔側を形成するように，弁を 5-0 の吸収性縫合糸で結節が鼻腔側に落ちるように縫合する(図 2-43-b)．鼻腔側の閉鎖を行ったあと，腸骨から採取した海綿骨細片を，患側の梨状孔底面と想定した部位まで緊密になるように填塞する(図 2-43-c)．最後に側方歯肉弁を用いて口腔側の閉鎖をはかる(図 2-43-d)．この際，側方歯肉弁を大きな力で引張って縫合閉鎖することのないように，弁骨膜，特に，顎裂部上方の弁骨膜の減張切開を十分にはかる必要がある．いずれの弁を用いて口腔側の閉鎖をしたとしても，本手術の成功の要点は，弁に緊張を与えないように縫合することである．そのための設計，手技，いわゆる「ずらし縫合」などの処置が求められる．

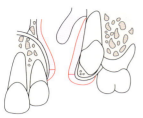 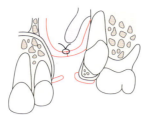 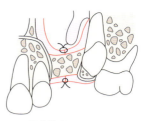

a：顎裂部辺縁の粘膜切開　　b：鼻腔側閉鎖による移植床の形成　　c：骨移植後の口腔側閉鎖

図 2-41　早期顎裂部骨移植術のシェーマ

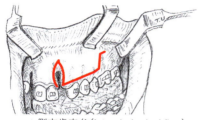 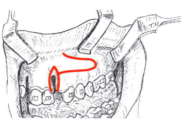

a：側方歯肉弁（lateral gingival flap）　　b：口唇粘膜弁（Burian 弁）

図 2-42　顎裂部における口腔側閉鎖法のシェーマ

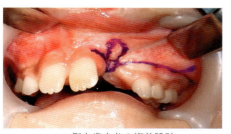 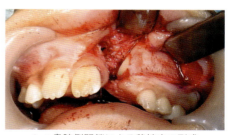

a：側方歯肉弁の術前設計　　b：鼻腔側閉鎖による移植床の形成

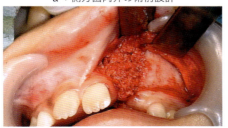 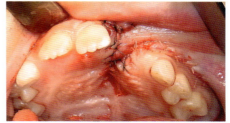

c：顎裂部への海綿骨細片移植　　d：側方歯肉弁による口腔側の閉鎖（手術終了時）

図 2-43　瘻孔を伴った左側唇顎口蓋裂の顎裂部骨移植術

F 顎変形症の手術

顎変形症の手術は，上顎，下顎，オトガイのそれぞれに対する手術に大別される．その他，補助手術として皮質骨骨切り術や舌縮小術，舌骨上筋切離術などがある（**表2-13**）．ここでは，代表的な上顎の手術である **Le Fort I 型骨切り術**および下顎に対する**下顎枝矢状分割術**の手術術式について述べる．　→p.46 参照．

1　上顎に対する手術

（1）Le Fort I 型骨切り術

切開線と粘膜骨膜切開：歯肉唇頬移行部粘膜のやや外側を，口腔前庭に沿って水平切開を行う．範囲は，両側第二小臼歯遠心部まで骨面に垂直になるように行う．粘膜骨膜を剥離し，前鼻棘，梨状口側縁，頬骨下稜を明示するが，上顎結節から蝶上顎縫合までは粘膜骨膜切開を行わず，トンネル状に剥離し，骨面を明示する．

上顎洞前壁および上顎洞側壁の水平骨切り：梨状口下部から側縁部までの鼻腔粘膜を骨面から剥離後，ボーン・ソーを用いて梨状口側縁から上顎洞前壁，側壁を経由し，上顎結節に至る骨切りを行う．この際，上顎前歯および臼歯の恒久的な歯髄壊死を防ぐ目的で，歯根尖から 5 mm 以上上方に離れた部位で骨切りを行う必要がある（**図 2-44-a**）．次いで，鼻中隔用オステオトームを用いて，鼻中隔軟骨下部および鋤骨下部を鼻稜に沿って後鼻孔まで切離する．ここまでの骨切りを行うと，あとは蝶上顎縫合部および上顎洞内側壁後方部，上顎洞後壁部の骨を残すのみとなる．この部位は，直接明視下に骨切りを行えない場所であるため，**down fracture** 操作による骨の離断を行うことになる．すなわち，鼻腔粘膜剥離後の梨状口内に Rowe 鉗子を挿入して上顎骨を把持し，下方へ緩徐に押し下げると，骨分離された上顎骨は可動性となる（**図 2-44-b**）．最近では，ボーンセパレーターを使用することもある．

骨接合：鼻腔粘膜後方部，上顎洞粘膜を骨面から剥離し，**下行口蓋動脈**の損傷に注意しながら，骨干渉部の削去を行う（**図 2-44-c**）．計画する位置にまで上顎が移動可能なことを確認したあと，顎間固定を施し，骨接合を行う．近年では，ミニプレートを用いたプレート固定法が多い（**図 2-44-d**）．移動させた上顎骨骨切り部に大きな間隙が生じるようであれば，骨移植を行う．また，後戻り防止を目的に，切離した蝶上顎縫合部にブロック状の移植骨を挿入することもある．上顎前方への移動量が大きい場合は，術後の鼻孔幅径の増大を防ぐ目的で左右鼻筋の牽引縫合を施す．また，上方への移動が大きい場合は，通鼻性の確保のため，鼻中隔軟骨下部の切除を行う．

表 2-13 顎変形症の各種手術

上顎に対する手術	・Le Fort I 型骨切り術 ・前歯部歯槽骨切り術 ・臼歯部歯槽骨切り術 ・顎間骨整位術	Obwegeser 法 Wassumund 法, Wunderer 法 Schuchrdt 法, Kfuner 法 Perko 法
下顎に対する手術	・下顎枝矢状分割法（術） ・下顎枝垂直骨切り術 ・下顎体一部骨切り術 ・前歯部歯槽骨切り術	Obwegeser 法, Hunsuck 法 Caldwell 法, inverted-L 形骨切り術 Dingman 法 Köle 法
オトガイに対する手術	・水平骨切りによるオトガイ形成 ・Shaving によるオトガイ形成 ・人工物埋入によるオトガイ形成	
補助手術	・皮質骨骨切り術 　外科的急速上顎拡大 ・舌縮小術 ・舌骨上筋切離術	Köle 法 Lines 法 Thoma 法, Egyedi-Obwegeser 法, Köle 法 Steinhäuser 法, Allison 法

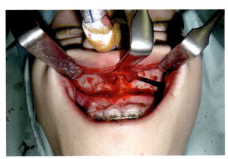

a：水平骨切り終了時
　（左側上顎 5 mm 上方移動）

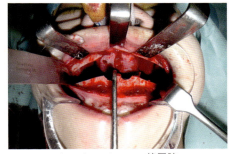

b：down fracture 終了時

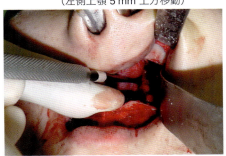

c：下行口蓋動脈周囲の骨削去

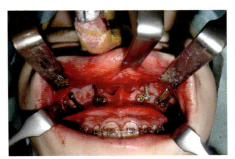

d：ミニプレートによる骨接合

図 2-44　Le Fort I 型骨切り術

2 下顎に対する手術

(1) 標準的な下顎枝矢状分割術（Obwegeser 法，図 2-45）

切開線と粘膜骨膜切開：下顎枝前縁から第一大臼歯部頬側歯肉まで下顎骨外形に沿った切開を行う（図 2-46-a）．下顎枝前縁上方部では，横走する頬動脈，頬神経に注意し，骨膜まで切離する．外側の骨膜剥離は，下顎体外側を下顎角に向かって下顎骨下縁のやや内側まで行う．この際，咬筋付着部の剥離は最小限にとどめる．次いで，剥離子を用いて下顎枝内面の**下顎孔**上方と**下顎切痕**の間で，下顎枝後縁およびやや外側に達するまで骨膜剥離を進める．この操作は，翼突静脈叢や下顎後静脈からの多量出血，脂肪体やその他軟組織の脱出をきたすので，十分に注意し慎重に行う．

下顎枝内側水平骨切りおよび下顎体外側骨切り：内側骨切りは，下顎枝後縁にプロゲニーハーケンを装着後，下顎孔上方と下顎切痕の間で，後縁に至るまで皮質骨の水平骨切りを行う．一般的な外側骨切りは，第二大臼歯から下顎角部の間での骨切りである．外側骨切りも皮質骨のみに施し，骨髄の出現をみたら深さは十分である．この部位で**下歯槽神経血管束**は外側皮質骨に最も近づくので注意を要する（図2-46-b）．

下顎枝前縁部の矢状方向骨切り：内側骨切り断端と外側骨切り断端を連続させるべく，外斜線内側を通る下顎枝前縁部にガイドグルーブを形成する．このガイドグルーブに沿って，ボーン・ソーで骨切りを行うが，最近では，神経血管束の損傷をさけるため，超音波メスを用いることが多い．骨切りは下顎下縁まで行うのではなく，下歯槽神経血管束の損傷をきたさないように，その上方部までにとどめる（図 2-46-c）．骨切り部位に薄刃および Obwegeser のオステオトームの挿入と槌打を繰り返し，分割部を開大させながら骨分割を進めていく（図 2-46-d）．開大が進むと，最終的に下顎下縁の皮質骨が割れる音ともに矢状分割が完遂される（図 2-46-e）．この操作中，無理な力で骨の開大を行うと，下顎孔から下顎切痕，下顎枝後縁部での異常骨折を起こしやすい．

近位・遠位骨片の骨接合：遠位骨片が完全に分割されたことを確認したのち，上下顎の顎間固定を行い，近位・遠位骨片の骨接合を行う．骨接合には，頬側，舌側の皮質骨を貫通させ固定する**スクリュー（ネジ止め）固定法**，もしくは，頬側の皮質骨のみをミニプレートで固定する**プレート固定法**が適用されることが多い（図 2-46-f）．骨接合後，顎間固定を解除し，咬合および徒手による顎運動に問題のないことを確認し，術創を閉鎖する．

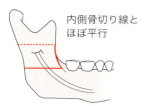 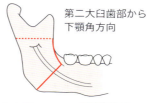 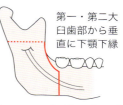

a：Trauner-Obwegeser(1955)　　b：Obwegeser 原法(1957)　　c：Obwegeser-Dal Pont(1959)

図 2-45　各種下顎枝矢状分割術
----- 内側皮質骨骨切り線　―― 外側皮質骨骨切り線

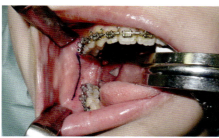

a：切開線の設計

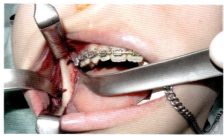

b：内側および外側骨切り終了時

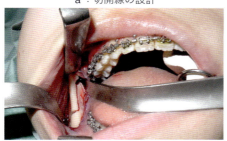

c：内外側および矢状方向骨切り

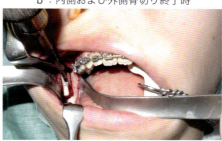

d：オステオトームによる骨分割

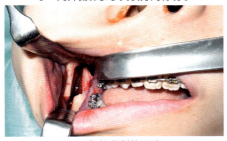

e：矢状分割終了時

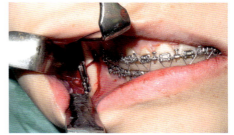

f：ミニプレートによる骨接合

図 2-46　下顎枝矢状分割術（Obwegeser 法）

G 外傷の手術

1 歯の破折 →p.72 参照.

破折部位によって対応が異なる(図 2-47).

歯冠部の破折(図中 A):歯冠修復処置や歯内療法で対応する.

歯根中央部の破折(図中 B):破折が歯根中央部に及ぶ場合は,保存不可能と判断されて抜歯の適応となる.

歯根尖端部の破折(図中 C):保存的な治療により二次象牙質の形成を期待するが,これが奏功しない場合は,歯内療法を併用した歯根尖切除術の適応となる.

2 歯の脱臼 →p.74 参照.

脱臼歯を元の位置に戻して(整復),固定する(図 2-48).

局所麻酔:損傷部位を消毒して局所麻酔を行う.

損傷部位の洗浄:歯肉や脱臼歯を生理食塩液で十分に洗浄し,異物を排除する.

整復:脱臼歯を,徒手的に元の位置に戻す.脱落歯の場合は,再植まで歯根膜の乾燥をさける.臼歯部で強く咬合させて,脱臼歯が適切な位置に戻っていることを確認する.患者にも鏡を見せ,脱臼前と同じ状態か確認したうえで脱臼歯の位置を決定する.

固定:ワイヤー,線副子,接着性レジンなどを用いて固定する.

咬合の確認:咬合紙を用いて,脱臼歯が強く当たらないことを確認する.強く咬合する場合は,咬合調整を行う.

エックス線写真:整復の状態をエックス線写真で確認する.

術後処置:咬合干渉に注意する.歯槽骨の損傷を伴う場合は,骨の治癒も必要となり,3〜4 週間固定する.歯槽骨の損傷がない場合は,7〜10 日程度固定する.

3 歯槽骨骨折 →p.76 参照.

下顎骨歯槽部や上顎骨歯槽突起の骨折を総称して歯槽骨骨折という.歯槽骨骨折に対しては,非観血的あるいは観血的に整復して固定する(図 2-49).ここでは陳旧例を除外して記載する.

局所麻酔:損傷部位を消毒して局所麻酔を行う.

損傷部位の洗浄:裂傷部があれば生理食塩液で十分に洗浄し,異物を排除する.組織損傷が強い部位にはデブリドマンを行い,縫合する.

整復：骨折した小骨片を徒手的に元の位置に戻す．少し強い力が必要なこともある．臼歯部で強く咬合させて適切な咬合が得られていることを確認する．骨の干渉によりうまく整復できない場合は，粘膜骨膜弁を形成して観血的に整復する．
　固定：ワイヤー，線副子，接着性レジン，床副子などを用いて固定する．
　咬合の確認：咬合紙を用いて骨折片上の歯が強く咬合しないことを確認する．強く咬合する場合は，咬合調整を行う．
　縫合：観血的整復の場合は，粘膜骨膜弁を復位して縫合する．
　エックス線写真：整復の状態をエックス線写真で確認する．
　術後処置：咬合干渉に注意する．3～4週間固定する．

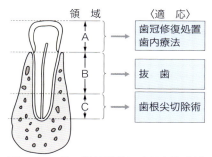

図2-47　歯の破折部位に応じた治療法

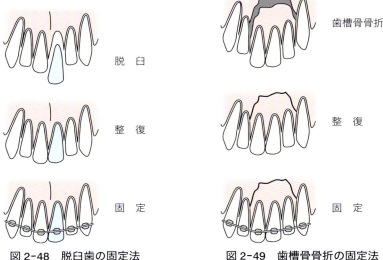

図2-48　脱臼歯の固定法　　　図2-49　歯槽骨骨折の固定法

4　下顎骨骨折　→p.78 参照.

　下顎骨骨折に対する**観血的整復固定術** open reduction and internal fixation（**ORIF**）の最大の目的は，元来の咬合状態を早期に回復することである.

　術前準備：上下顎の歯列にフック付き線副子を装着する. この際，下顎の線副子は骨折線部で分割しておく. 咬耗などを参考に受傷前の咬合を再現したスタディモデルを作製し，これを目安に，術前から，顎間ゴムあるいは骨折線を挟んだ顎内ゴムを用いて咬合誘導しておくことで，手術中の整復操作をより高い精度で容易に行うことができる（図 2-50-a〜c）.

　骨折線へのアプローチ：口腔内から十分な術野を得られない場合には，口腔外切開を用いる（図 2-50-c）. その際，オトガイ神経，顔面神経，顔面動静脈などの走行を念頭において手術を進めることが重要である.

　固定法：十分な術野を確保後，骨折線を適合させつつ元来の咬合位を再現したうえで顎間固定（＋顎内固定）を行う. その後，チタン製ミニプレートと monocortical screw で骨折部を固定する. その際，原則として Champy の ideal line（p.83, 図 2-11 参照）上にプレートを配置するが，骨折の様態に応じてプレートの追加が必要になる.

　偏位の大きな骨折では，下顎下縁付近にやや大型のプレートを設置し，bicortical screw を用いて固定することもある. この場合，プレートベンディングの精度によっては，bicortical screw をねじ込む際に整復した骨片がずれることがあるので，固定に先立ち，骨折線の歯槽頂側をミニプレートで固定しておく（図 2-50-d）. ただし，ロッキングスクリューシステムを採用したプレートを用いることで，このような事態は回避できる.

　なお，骨折線上にある歯の保存の可否については，保存した場合の予後と，術後感染のリスクを評価したうえで判断する（図 2-50-c, e）.

　固定期間：数日〜1 週間程度の顎間固定が必要な場合もあるが，咬合が良好で安定していれば必要ない.

　術後管理：通常，手術翌日から半固形食で対応可能であるが，口腔内の手術創や顎間固定の可否などの状況に応じて，胃管からの経管栄養あるいはミキサー食などから開始する場合もある. いずれにしても，術後感染防止の観点から，口腔内を清潔に保つことが重要である.

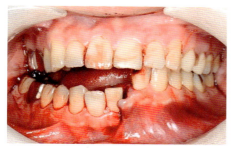
a：初診時口腔内写真

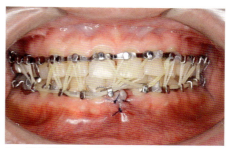
b：術前処置；上下顎にフック付き線副子を装着し，顎間ゴムならびに顎内ゴムによる咬合誘導

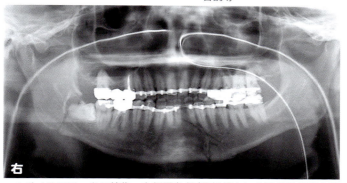
c：パノラマエックス線像；右側顎角部（骨折線上に水平埋伏智歯を認める）の骨折と左側下顎前歯から小臼歯部に粉砕骨折を認める．右側：口腔内アプローチ，左側：口腔外アプローチ

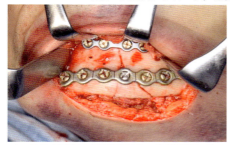
d：骨片を整復＋顎間固定後，歯槽頂側にミニプレート（monocortical screwで固定），下顎下縁付近にやや大きなプレートを配置し，bicortical screwを用いて強固に固定

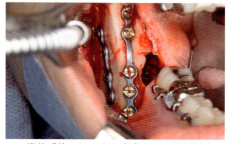
e：術後感染のリスクを考慮して，骨折線上の第三大臼歯を抜去後，骨片を整復し，2枚のミニプレートによる固定

図2-50　下顎骨骨折

5 関節突起骨折 →p.78，下顎骨骨折参照.

　原則として，成長期にある若年者の関節突起骨折は非観血的治療で対応する．多くの場合，適切な開口練習を中心とした顎運動練習のみで顎運動機能，咬合ともに障害を残すことなく経過するが，永久歯列が完成している場合には，顎間ゴムによる咬合誘導の併用を検討する（図2-51-a）.

　成人においても，下顎頸部より頭側での骨折には，非観血的な対応を優先するが，両側の骨折や下顎臼歯部の欠損により非観血的に咬合の安定をはかることが困難な場合には，片側あるいは両側に対して ORIF の適用を検討する．なお，下顎骨骨体部の骨折を併発している場合には，骨体部骨折の整復固定を先行させる.

　固定法：関節突起骨折の ORIF においては，キルシュナー鋼線やエッケルトラグスクリューを用いて，下顎頭を含む小骨片を串刺しにして固定する方法が用いられてきた．しかし，現在では，固定力の観点から，2枚のチタン製ミニプレートや，関節突起骨折用に開発された特殊な形態のミニプレートを用いて，骨折線に対して2本の固定源を確保することが原則とされている.

　骨折線へのアプローチ：十分な術野の確保と，顔面神経損傷のリスクを勘案して決定する．従来の Risdon 切開による顎下部アプローチに加え，retro-mandibular approach や，骨折線へのアプローチが容易で顔面神経障害が少ない high perimandibular approach などが臨床応用されている．また，関節突起基底部の骨折では，口腔内アプローチによる内視鏡下での整復固定術も行われている.

　固定法：術式の難易度，適応範囲，顔面神経障害の発現頻度などを勘案すると，high perimandibular approach による整復・固定術を基本とするのがよい（図2-51-b, c）.

　固定期間：基本的に下顎骨骨折に準じる．しかし，骨折断端の適合が不完全な場合や，ミニプレート1枚のみの固定やマイクロプレートによる固定で，小骨片の固定に不安がある場合には，1週間程度の顎間固定に加え，数週間の顎間ゴムによる開口制限を適用したほうがよい場合もある.

　術後管理：術後に顎運動障害を残さないためには，できるだけ早期から，骨折線に過剰な負荷をかけない範囲で顎運動練習を開始することが重要である.

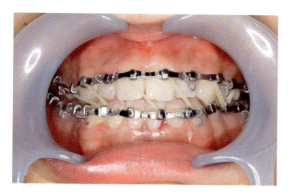

a：術前処置；左側関節突起骨折で左偏した下顎を，元来の咬合位に誘導

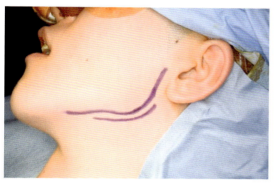

b：下顎下縁ならびに下顎枝後縁から約 5 mm に設定された high perimandibular approach の切開線

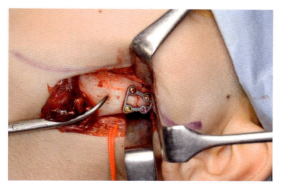

c：high perimandibular approach により，左側下顎頸部（下部）骨折の骨折線に対して 2 本の固定源が得られるように，関節突起骨折用の台形プレートで固定

図 2-51　関節突起骨折

6　上顎骨・頬骨骨体骨折ならびに顔面多発骨折　→p.84～90 参照.

　上顎骨・頬骨骨体骨折の ORIF においても咬合状態の回復が最優先である．咬合異常を伴わない場合にも中顔面部の陥凹や眼窩下神経領域の知覚異常の改善を目的に ORIF が適用されることがある.

　術前準備：基本的に下顎骨骨折と同様である.

　術野へのアプローチ：口腔前庭アプローチにより上顎歯槽部，上顎洞前壁から側壁，頬骨骨体，眼窩下縁までを明示できる.

　固定法：陥没した頬骨骨体や上顎洞壁の骨片を整復し，ミニプレートやマイクロプレート，あるいは吸収性プレートを用いて固定する．この際，上顎骨・頬骨複合体の支柱となる梨状口周囲と頬骨下稜を的確に整復・固定する（図 2-52-a）.

　眼窩下縁の整復・固定：下眼瞼の結膜切開や睫毛下切開を併用することがある（図 2-52-b）.

　眼窩外側縁（前頭頬骨縫合部）の整復・固定：眉毛部外側切開を適用する（図 2-52-c, d）.

　顔面多発骨折の整復・固定：鼻骨骨折，頬骨弓骨折や前頭骨骨折を伴うような骨折の ORIF には，耳前側頭切開や頭皮冠状切開を併用する（p.87，図 2-17 参照）.

　鼻骨骨折（単独骨折を含む）の整復・固定：プレート固定を必要としない鼻骨骨折（p.92 参照）は，中顔面部骨折の整復・固定後，Walsham 鉗子や Ashe 鉗子で整復し（図 2-52-e），鼻腔内への軟膏ガーゼの塡塞により保定する.

7　単独の頬骨弓骨折　→p.91 参照.

8　眼窩底骨折　→p.92 参照.

　眼窩底骨折は，blow-out fracture による単独例もあるが，上顎骨・頬骨骨体骨折に合併することも多い．眼窩内容の上顎洞への嵌頓を防止し，眼球運動の障害を改善することを目的に，下眼瞼結膜切開や睫毛下切開によって術野にアプローチするが，骨折片を元通りに整復・固定することは困難である．そのため，眼窩底に適合するメッシュプレートが開発され，汎用されている（図 2-53）．しかし，このプレートによる手術を受けた患者が，再度 blow-out fracture を招くような外力を受けた場合には，外力の抜け道がなくなるので眼球破裂を起こす可能性がきわめて高くなる.

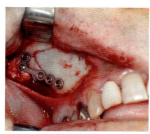
a：口腔前庭アプローチによる頬骨下稜の骨折線の整復・固定

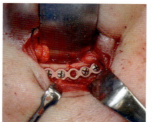
b：下眼瞼睫毛下切開による眼窩下縁の骨折線の整復・固定

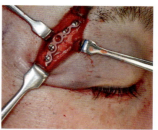
c：眉毛部外側切開による眼窩外側縁（前頭頬骨縫合部）の骨折線の整復・固定

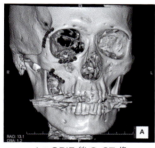
d：ORIF後のCT像

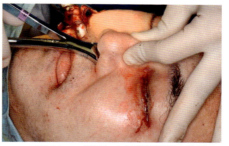
e：Walsham鉗子による鼻骨骨折の整復

図2-52　上顎骨・頬骨骨体骨折・鼻骨骨折
（済生会横浜市東部病院口腔外科よりご提供）

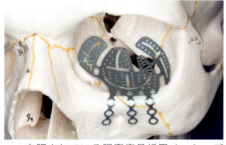
a：市販されている眼窩底骨折用メッシュプレート

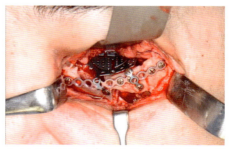
b：aのメッシュプレートをトリミングし，眼窩下縁骨折を伴う症例に適用

図2-53　眼窩底骨折
（済生会横浜市東部病院口腔外科よりご提供）

9　口腔軟組織の損傷

　口腔軟組織の損傷は，機械的損傷，放射線損傷，温度的損傷，化学的損傷などによって生じる．

(1) 機械的損傷

　歯の鋭縁や不適合補綴物による口腔粘膜潰瘍：口腔粘膜に対する刺激因子を除去する．歯の鋭縁を削合して丸くし，不適合補綴物は除去する．義歯の床縁が，強く粘膜に接触する場合には調整する．先天歯による舌潰瘍(p.4，Riga-Fede 病参照)の場合には，先天歯を抜去する．

　外傷による口腔粘膜裂傷：創を十分に洗浄後，縫合する(p.436 参照)．損傷の強い粘膜に対してはデブリドマンを行う．縫合糸は 4-0 黒ナイロンや絹糸を用いる．小児では抜糸が困難なことが多いので，4-0 もしくは 5-0 吸収性縫合糸を用いる．

(2) 放射線損傷　→ p.188 参照.

(3) 温度的損傷　→ p.189 参照.

(4) 化学的損傷

　歯内療法薬(ホルマリン)の漏出や，誤った濃度の消毒薬の使用によって生じる．原因薬物を除去し，口腔粘膜を生理食塩液で十分に洗浄する．その後，ステロイド軟膏を塗布しながら保存的に経過を観察する．壊死組織が出現する場合には，デブリドマンを行い，創の清浄化をはかる．

10　顔面軟組織の損傷

　デブリドマン・洗浄：ていねいに創面を洗浄し，異物を除去する．この操作が不十分であると，外傷性入墨を残す．また，その際，確実な止血処置を行う必要がある．一次治癒が営まれると瘢痕は少なくなる．創面が清潔であれば，縫合により創は一次閉鎖される．縫合前には，創縁を整えるためと，創のより清浄化のために最小限のデブリドマンを行う．

　縫合：顔面皮膚では，真皮縫合後，愛護的に縫合する(図 2-54, 55)．キースーチャーを行い，創をきちんと復位することが重要である．必要なら創が皮膚割線に沿うように Z 形成や W 形成を追加し，ドッグイヤーがあれば修正する．

　創が深く，滲出液，血液，膿汁などの貯留が予想される場合には，開放創とし，ガーゼやペンローズドレーンなどで排液させ，二次治癒させる．抗菌薬投与の他，破傷風の対策も施しておく．

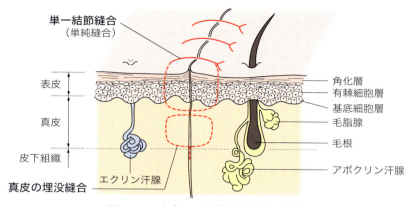

図2-54 皮膚の一般構造と縫合の基本

・真皮は表皮の深側で,膠原線維と弾性線維に富むことから,特有な機械的強靱性と弾性を備えている.
・皮下組織は真皮の深側にあって,一般に疎性結合組織からなる.

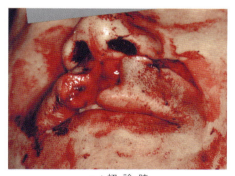

a:初診時

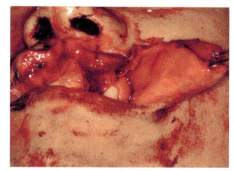

b:創傷の精査

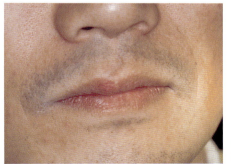

c:術後

図2-55 裂傷

H 炎症に対する手術

　歯性化膿性炎症に対する治療方針の総括は，疾患編(p.134〜139 参照)に記載した．治療編では観血的療法の手術法について述べる．

1 膿瘍に対する切開手術

(1) 原則と手順

① 視診による発赤と腫脹の所見から膿瘍の部位，範囲を想定する．次いで，触診により**波動の触知**(間接的証明)を行う．触診による圧痛を強く訴える部位と膿瘍腔の中心が一致することが多いので，試験的穿刺する部位を，局所麻酔を行う前にあらかじめ決定し，印記しておく．

② 局所麻酔は，膿瘍腔から離れた伝達麻酔あるいは膿瘍付近の輪状麻酔を行い，膿瘍腔に薬液を注入しないように努めると，疼痛を与えることが少ない．

③ **試験的穿刺**(直接的証明)で膿汁を採取することにより，膿瘍の証明を行うとともに，膿瘍の深さ，方向の情報を得る．膿汁の粘調度，色調を視診し，嫌気性感染の可能性を嗅診から推定する．一般に，膿汁が暗褐色，希薄で，悪臭をもつような場合には嫌気性感染による**混合感染(二相感染)**を強く疑う．次いで，これを破棄せずに，培養後，菌の同定と抗菌薬感受性検査を行う．

④ メスはよく切れるものを用いて，膿瘍を圧迫しないように一気に膿腔に達するまで切開を加え，追加切開はなるべくさける．顎骨の骨膜下膿瘍では骨膜も切離し，皮下膿瘍では外観を考慮するとともに，重力により排膿しやすいように豊隆部よりやや下方に切開線を設定する．

⑤ 骨膜起子や止血鉗子を用いて十分な排膿路をつくり，貯留した膿汁を十分排出する．この際，血管，神経，腺管を損傷しないように注意する．骨膜下膿瘍の場合は，骨面を触知するまでの深さに切開を加える．嫌気性感染が強く疑われた場合は，大きめの切開を加え，十分に開放し，創内の通気性を確保する．複数隙にわたる膿瘍では，各方向，各層にわたって開放し，排膿路の拡大をはかる．

⑥ 排膿をはかったあとの膿瘍腔の洗浄には，消毒薬は用いず，生理食塩液で汚染物質を洗い流す．

⑦ 比較的浅在性で小さい膿瘍の場合は**ガーゼドレーン**を，筋層を隔てた深在性の膿瘍の場合は**チューブ**あるいは**ペンローズドレーン**を施し，排膿路の閉鎖を防ぐ．チューブドレーンは適宜，消息子を通すか回転させる．原則的にドレーン

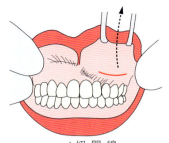
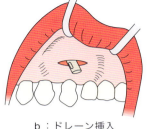

　　　　　a：切 開 線　　　　　　　　　　　b：ドレーン挿入
　　　　図 2-56　上顎唇頬側歯槽部における骨膜下膿瘍の切開

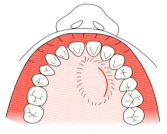
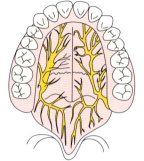
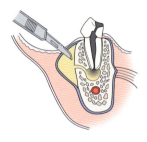

　　a：切 開 線

　　b：大口蓋神経血管束の走行

　図 2-57　口蓋膿瘍の切開　　　　図 2-58　下顎頬側歯槽部
　　　　　　　　　　　　　　　　　　　　　における骨膜下
　　　　　　　　　　　　　　　　　　　　　膿瘍の切開

は固定する．
(2) 口腔内から切開を行う歯槽部の骨膜下膿瘍

　上顎唇頬側歯槽部における骨膜下膿瘍（図 2-56）：この部位には明らかな神経や血管がないので，一気に骨膜を切離して膿瘍腔を開放する．ただし，メスの角度は骨面に対して直角とし，約 60 度の角度で近遠心的に切開する．

　口蓋膿瘍（図 2-57）：原因歯が大臼歯の場合は，付近に大口蓋動静脈が走行しているので，切開線はそれと交差しない方向，すなわち近遠心方向とし，口蓋のやや歯槽部寄りに設定する．メスの刃部を上に向け膿瘍腔に達するように，遠心より近心に向かって切開を行う．

　下顎頬側歯槽部における骨膜下膿瘍（図 2-58）：臼歯部では，オトガイ孔の位置やオトガイ神経血管束の走行に注意し，メスの刃部を上に向け膿瘍腔に達するよう

に，切開は近心より遠心に向かって行う．メスの方向は骨面に向かうようにし，頬部に向かわないように注意する．

下顎舌側歯槽部における骨膜下膿瘍：口底粘膜下には，顎舌骨筋，舌神経，Wharton管があるので，メスの刃部を歯槽部に直角に向け，遠心から近心に切開する．

2 顎骨骨髄炎に対する手術 →p.104, 138 参照．

（1）急性化膿性下顎骨骨髄炎

本症の初期から進行期にかけて疼痛の軽減化をはかり，骨髄炎の罹患範囲を最小限にとどめることを目的に，従来は，原因歯の抜去（図 2-59-a）や骨穿孔術が行われていた．抗菌薬を症状出現の早期より投与すると病勢も軽減されるので，現在，骨穿孔術は積極的に行われていない．しかし，抗菌薬の効果が十分でなく，疼痛が改善しない場合には本法の適用となる．

皮質骨穿孔術とは，口腔前庭粘膜（Schröder 法）あるいは下顎下縁下方の皮膚に切開（弓倉法）を加え，オトガイ部や下顎体部の根尖下方部の皮質骨をバーやドリルで穿孔させ，下顎骨骨髄内の消炎をはかる方法（**切開・排膿処置，ドレナージ**）である．腐骨形成期を経て，腐骨が形成される腐骨分離期には急性症状も落ち着く．この時期に**腐骨除去術**と**周囲肉芽組織の除去**が行われる．

（2）慢性下顎骨骨髄炎

皮質骨除去術 decortication（p.138 参照）：骨髄炎罹患部よりも広い範囲で頬側粘膜骨膜弁を剥離反転したあと，頬側皮質骨に縦横それぞれ数本の溝を形成する．次いで，溝により方形に形成された皮質骨を少しずつ広範囲に除去し，腐骨の除去と肉芽の搔爬を行う．本手術法には，周囲軟組織や下歯槽動脈からの血流を改善して，抗菌薬の移行を高めるとともに，好気的環境を付与し，局所組織の治癒を促す効果がある．通常，口内法で行われ，反復施行が可能である（図 2-60）．歯槽突起部および頬側皮質骨を，病変部を含めて皿状に除去し，舌側皮質骨を残存させる**皿（杯）状形成術**も，本質的には同様な方法と考えられる．

慢性化膿性下顎骨骨髄炎：慢性化膿性骨髄炎には，急性骨髄炎から慢性化する場合と，初期から慢性骨髄炎の経過をたどるものとがある．各種画像検査を行って感染部位を観察し，**腐骨の分離**あるいは**骨枢**などが認められる場合には**腐骨除去術**を行う（図 2-61）．また，エックス線検査でエックス線透過像や不透過像が混在したり，虫喰い状のエックス線透過像がみられ，境界が明瞭でない場合には，皮質骨除去術あるいは皿（杯）状形成術が行われる．しかし，広範囲に腐骨が認められる場合には，下顎骨の辺縁切除術や区域切除術を行わざるを得ないこともある．

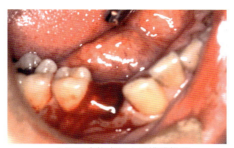
a：原因歯抜去による排膿処置

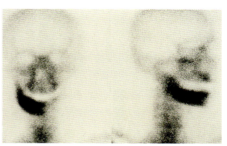
b：テクネシウムシンチグラフィー
下顎体部の著明な集積像

図 2-59　急性化膿性骨髄炎

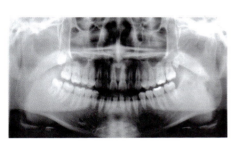
a：パノラマエックス線像

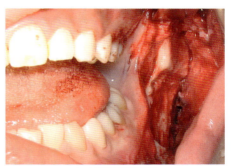
b：皮質骨除去術

図 2-60　左側下顎枝部の慢性下顎骨骨髄炎

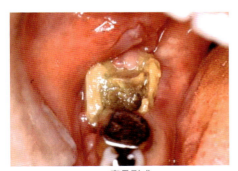
a：腐骨形成

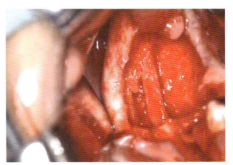
b：腐骨除去後

図 2-61　腐骨の分離

2章 手術各論

慢性硬化性骨髄炎：特に，難治なものに慢性び漫性硬化性骨髄炎がある（図 2-62）．抗菌薬の投与により，いったん症状は軽快するが，再燃しやすい．皮質骨除去術あるいは皿（杯）状形成術が行われるが，本疾患では通常の皮質骨除去術に際し，特に，骨髄部における感染硬化骨の除去を積極的に行うとともに，必要であれば舌側皮質骨にも小孔を形成し，舌側からの血流も期待する（図 2-63）．これらの手術を行ってもきわめて難治なことがあり，**抗菌薬の持続的局所灌流療法や高圧酸素療法**も試みられている．それでも再燃を繰り返す場合には，下顎骨切除術が余儀なくされる．

3　口底蜂窩織炎（口底蜂巣炎）に対する手術　→p.116 参照．

　舌下隙，オトガイ下隙，顎下隙など口底部の隙を急速に拡大する口底蜂窩織炎（口底蜂巣炎）に対しては，水分や栄養を，胃管あるいは経静脈的に補給し，全身管理（p.116 参照）を行いながら，抗菌薬を投与する．しかし，抗菌薬に頼りすぎて投薬さえしておけばよいという安易さが，時に頭蓋内や縦隔などへ感染が拡大し，重篤な合併症を引き起こすことがある（図 2-64）．このようなことを防止するためには，適切な抗菌薬（p.135 参照）に加えて，画像診断から感染した組織隙を的確に把握し，早期の確実な切開と**排膿処置（ドレナージ）**を講じることが重要である．

（1）舌下隙の切開・排膿処置

　口腔内より，下顎舌側歯槽粘膜と口底粘膜の移行部を，下顎歯列に平行に切開を加える．次いで，ペアンやモスキート鉗子で舌下隙に到達する．鈍的剥離を行い，ドレーンを挿入する．舌神経や顎下腺管（Wharton 管）を損傷しないように留意する．

（2）オトガイ下隙の切開・排膿処置

　オトガイ下部の皮膚に，下顎骨のオトガイ部下縁に沿った 2 cm 程度の横切開を加え，顎二腹筋前腹の間のオトガイ下隙を開放する．舌下隙の感染が伴っている場合には，オトガイ下隙から菲薄な顎舌骨筋を穿孔させ，舌下隙も開放し，チューブドレーンを留置する．

（3）顎下隙の切開・排膿処置

　顎下隙とその深部にある翼突下顎隙や側咽頭隙は交通している．したがって，できる限り感染の拡大を深部隙への門戸である顎下隙までにとどめ，深部隙への拡大を阻止する必要がある．顎下隙ドレナージのための切開は，下顎下縁より二横指下方で，下顎角部前方部の皮膚に切開線を設定する．皮膚，皮下組織を切開し，広頸筋を切離すると頸筋膜が現れる（図 2-65-a）．これを切離ないし穿孔させると顎下隙に達する．ペアンやモスキート鉗子を用いて鈍的に顎下隙を開放し（図 2-65-b），チューブドレーンを挿入する（図 2-66-c）．

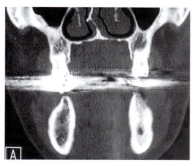

図 2-62 下顎骨における慢性び漫性硬化性骨髄炎の CT 像

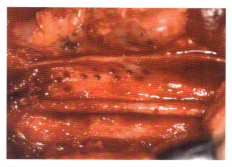

図 2-63 皮質骨除去術（舌側皮質骨の穿孔）

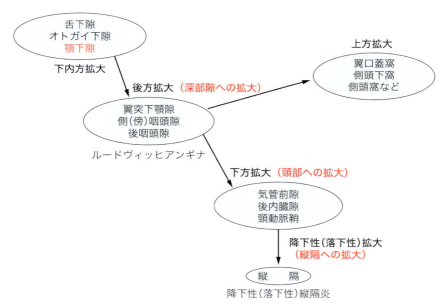

図 2-64 口底蜂窩織炎の波及経路

(4) 深部隙(翼突下顎隙, 側(傍)咽頭隙)の切開・排膿処置

翼突下顎隙や側(傍)咽頭隙などの深部隙にまで感染が及んだ場合には，これらの隙に対してのドレナージを行う．顎下隙のドレナージに準じるが，皮膚切開は必要に応じて拡大させる．下顎骨下縁の内側で，内側翼突筋に沿って深部に鉗子先端を進ませ，内側翼突筋と下顎枝に挟まれた翼突下顎隙や内側翼突筋内側の側咽頭隙を開放する．

開放後は，周囲軟組織に押しつぶされないような少し太めのチューブドレーンを，迷入しないように調整して留置する．舌の挙上，口峡咽頭部の狭窄などにより呼吸困難(**ルードヴィッヒアンギナ**)をきたしている場合には，気道確保のために挿管チューブの留置や気管切開ですみやかに対応する．気道閉塞の症状として努力性呼吸，次いで，血圧の上昇がみられる．

(5) 頸部の切開・排膿処置

深部隙の感染からさらに頸部へ感染が拡大し，**頸部蜂窩織炎**を継発することがある．特に，嫌気性菌が関与し，ガス産生が著明なものではより拡大しやすい．微生物の毒素により筋・筋膜などの組織壊死を伴うことがあり，**ガス蜂窩織炎**あるいは**壊死性筋膜炎**などとよばれることもある．このような蜂窩織炎で治療が遅れると，**降下性(落下性)縦隔炎**を起こしやすい．

縦隔にまで進展した場合には，縦隔のドレナージを施行しなければならず，また，重篤な合併症を伴うようになるため集中治療が必要となる．治療は，胸部外科などの専門医に委ねられる．したがって，頸部への感染拡大がある場合には，臨床所見と画像診断により感染部位を的確に把握し，すばやい頸部ドレナージと壊死組織が認められなくなるまでのデブリドマンが必要となる(図2-66)．

なお，口底蜂窩識炎から縦隔洞へ進展する経路については，気管前経路，側咽頭・頸動脈鞘経路 Lincoln highway および後咽頭・後内臓隙経路があるといわれている(図2-64)．

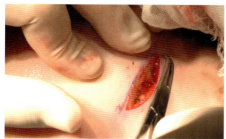

a：皮膚切開
皮膚および皮下組織を切開し，頸筋膜を露出させる．

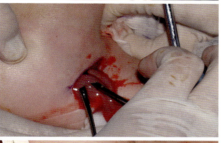

b：顎下隙の鈍的解放と排膿処置
頸筋膜を穿孔させて，顎下隙を解放する．

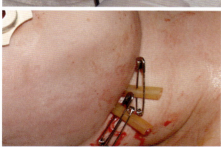

c：チューブドレーンの設置
チューブドレーンが迷入しないように対策を講じる．

図 2-65
口底蜂窩織炎

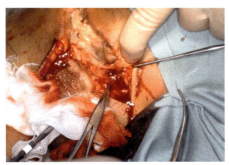

a：デブリドマン

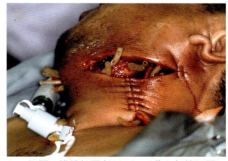

b：切開・排膿処置（ドレナージ）と気管切開による気道管理

図 2-66　頸部蜂窩織炎への拡大症例

I 嚢胞の手術

嚢胞の治療には，主に，開窓術(副腔形成法)，摘出術・摘出開放術，開窓術後に嚢胞の縮小を待ってから行う摘出術，ならびに切除術の4つの方法が用いられる．

次に，おのおのの治療法と，その適応について述べる． →p.515，表2-14参照.

1 開窓術(副腔形成法)

嚢胞壁の一部を切除して口腔や鼻腔に副腔を形成する方法である．嚢胞腔を減圧することで病変の縮小をはかる.

(1) 適 応 症

大きな顎骨嚢胞，含歯性嚢胞の原因歯の萌出を試みる場合，術後性上顎嚢胞，ラヌーラ(ガマ腫)が適応となる.

(2) 利点と欠点

利点：手技が比較的容易であるため手術時間が短い．外科的侵襲が少なく，患者の身体的負担が小さい．術後感染のリスクが低い．近接する神経組織，上顎洞粘膜，鼻腔粘膜，生活歯などの損傷をさけることができる.

欠点：嚢胞壁の大部分が残遺するため，嚢胞壁に腫瘍性病変が混在していた場合，取り残す危険性がある．顎骨の開窓部が完全に骨で修復されず，副腔が長期間にわたり残存することがある．特に，上顎で起こりやすい.

(3) 術   式

顎骨内嚢胞：切開線は，骨の露出が少なくなるように，嚢胞の辺縁に設定する(図2-67-a, b)．口腔粘膜を切開し，粘膜骨膜弁を形成する．嚢胞の前壁の骨を削除し，嚢胞壁を明示する．試験穿刺を行い，嚢胞の内容液の性状を確認する．必要に応じて細菌検査の検体とする．嚢胞壁の一部を切除して病理組織検査の標本とする．生理食塩液で十分に洗浄したあと，必要に応じて口腔粘膜と嚢胞壁を縫合する(図2-67-c)．抗菌薬含有軟膏ガーゼを副腔に挿入し，創の安静をはかる.

ラヌーラ(ガマ腫)：舌下型**ラヌーラ**にしばしば用いられる．口腔粘膜に切開を加え，嚢胞壁の一部を切除する(図2-68-a)．口腔粘膜と嚢胞壁の辺縁を縫合する．嚢胞がWharton管に近接している場合には，舌下小丘からWharton管に涙管ブジーを挿入し，走行を確認したうえで，Wharton管を損傷しないよう切開する．開窓部に抗菌薬含有軟膏ガーゼを挿入し，副腔の入口が閉鎖しないようにタイオーバーする(図2-68-b).

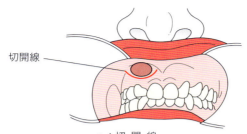

a：切開線

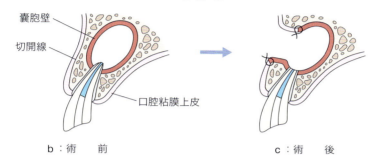

b：術　前　　　　　　　　　　　　c：術　後

図 2-67　歯根囊胞開窓術（Partsch I 法）
歯根尖切除術が併用されている．

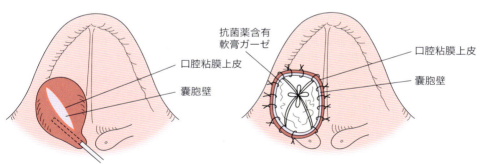

　　a：切　開　線　　　　　　　　　　　　　b：開窓術後
舌下小丘から Wharton 管に涙管ブジーを挿入　口腔粘膜と囊胞壁を縫合し，副腔に填入した
する．Wharton 管の走行を確認して，損傷し　ガーゼをタイオーバーしている．
ないように切開する．

図 2-68　ラヌーラの開窓術

(4) 術後経過と管理

顎骨内嚢胞：創が落ち着く術後約 2 週目に，レジンで作製した**オブチュレーター**を装着し，副腔の入口が閉鎖しないようにする（図 2-69）．週に 1 回程度オブチュレーターを調整しながら副腔の縮小化をはかる．

ラヌーラ：週に 1〜2 回ガーゼを交換しながら経過観察し，副腔の縮小を待つ．

2　摘 出 術

嚢胞壁をすべて除去する．嚢胞摘出後の創は口腔粘膜で閉鎖する場合と，口腔に開放する場合（**摘出開放術**）がある．大きな嚢胞の場合は創を開放することが多い．

(1) 適 応 症

顎骨嚢胞では歯根嚢胞，含歯性嚢胞，切歯管嚢胞，歯周嚢胞，術後性上顎嚢胞など．軟組織嚢胞では，ラヌーラを除くすべての嚢胞．

(2) 利点と欠点

利点：病変をすべて除去することで，病変全体の病理組織学的診断が可能となる．閉鎖創で治癒した場合には，口腔の形態変化が少なく，術後の違和感が小さい．

欠点：大きな嚢胞で創を閉鎖した場合には，術後感染のリスクが高い．また，顎骨嚢胞で創を開放した場合には，骨の露出面積が広く，治癒に時間がかかる．

(3) 術 　 式

顎骨内嚢胞：切開線は，嚢胞摘出後に創を開放するか閉鎖するかによって異なる．創を開放する場合には開窓術に準じる．創を閉鎖する場合には，嚢胞摘出窩を口腔粘膜で十分に閉鎖できるように，病変から約 5〜10 mm 程度離れた骨の裏打ちがある部位に切開線を設定することが望ましい（図 2-70-a, b）．口腔粘膜を切開し，粘膜骨膜弁を形成する．嚢胞の前壁の骨を削除し，嚢胞壁を明示したあと，嚢胞壁を顎骨から剥離する．嚢胞壁をすべて摘出して病理組織検査の標本とする．生理食塩液で十分に洗浄したあと，創を閉鎖する場合には口腔粘膜を復位縫合する（図 2-70-c）．開放する場合には嚢胞摘出窩に口腔粘膜を折り込んで抗菌薬含有軟膏ガーゼを填入する．

ラヌーラ：口腔粘膜あるいは皮膚を切開して嚢胞壁を明示し，周囲組織から嚢胞壁を剥離して摘出する．口腔粘膜（皮膚）を縫合して創を閉鎖する．大きい嚢胞の場合は，創にドレーンを留置して血液や浸出液の貯留を防ぐ．

(4) 術後経過と管理

閉鎖創の場合は，口腔清掃指導を十分に行い，経過観察する．約 1 週間後に抜糸する．創を開放する場合は，開窓術に準じる．

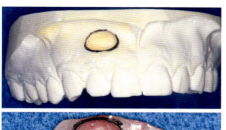
a：嚢胞摘出後に印象採得して作製した石膏模型

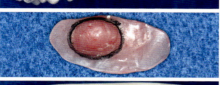
b：レジンで作製したオブチュレーター

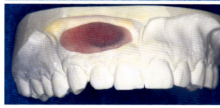
c：オブチュレーターを石膏模型に試適

図2-69 オブチュレーター

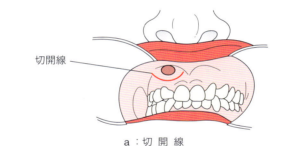

a：切 開 線

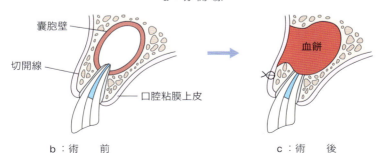

b：術　前　　　　　　　　　c：術　後

図2-70　歯根嚢胞摘出術（PartschⅡ法）
歯根尖切除術が併用されている．

513

3　開窓術後に囊胞の縮小を待ってから行う摘出術

　初回手術で開窓術を行い，囊胞が縮小したあと，2回目の手術で囊胞摘出術を行う方法である．大きな囊胞で下顎枝上方まで進展しているもの(図2-71)や，開窓が根本的な治療として適当でない病変に用いられる．

（1）適応症

　大きな含歯性囊胞が適応になる．

（2）利点と欠点

　利点：顎切除や下顎管損傷を回避できる症例がある．初回から摘出術を行う場合に比べて手術侵襲が小さくなる．

　欠点：2回の手術が必要になる．

4　切除術

　摘出術では病変をすべて取り除くことができないと考えられる場合に，周囲の健常組織を含めて除去する方法である．多房性の病変や周囲組織との境界が不明瞭な病変，あるいは被膜が薄くて摘出術が困難な病変に対して用いられる．

（1）適応症

　脈瘤性骨囊胞(図2-72)，口唇や舌の粘液囊胞が適応になる．

（2）利点と欠点

　利点：安全域を確保しているため確実に病変を除去できる．

　欠点：健常組織の一部を損傷する．

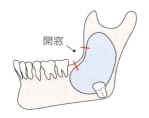
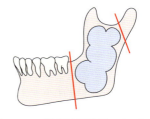

図 2-71　下顎枝上方まで進展している大きな含歯性囊胞

図 2-72　脈瘤性骨囊胞の切除術

表 2-14　囊胞の各術式の比較

手術名	開窓術（副腔形成法）PartschⅠ法	摘出術 PartschⅡ法	摘出開放術
術式	囊胞壁を保存して囊胞壁の一部を切除し，口腔と交通させて内容液の貯留を防ぎ，減圧により囊胞の縮小をはかる	囊胞壁をすべて摘除するとともに，手術創を一次的に縫合閉鎖する方法	囊胞壁をすべて摘除し，囊胞腔内へタンポンを挿入して，手術創は縫合閉鎖を行わず，開窓法と同様に開放する方法
適応	・囊胞が大きく多量の骨除去を要する場合 ・閉鎖創では術後感染の危険性が大きい場合 ・含歯性囊胞の原因歯の萌出をはかる場合 ・術後性上顎囊胞 ・ラヌーラ	・小さい囊胞 ・囊胞の完全摘出が可能な場合 ・ラヌーラ以外の軟組織の囊胞	・囊胞が大きい場合 ・閉鎖創では術後感染の危険性が大きい場合 ・周囲組織を損傷せず，完全摘出が可能な場合
利点	・手術侵襲が少ない ・感染を起こしにくい ・死腔を残さない ・周囲組織に損傷を与えない	・治癒が早い ・術後の不快感がない ・口腔の形態変化が少ない	・感染の危険がない ・創腔の閉鎖が早い ・骨の形成がすみやか
欠点	・開放腔の維持装置（オブチュレーター）が必要 ・治癒に時間がかかる ・陥凹が残る	・感染を起こしやすい ・死腔を残す ・大きい場合，骨が再生しにくい（骨移植が必要となる） ・周囲組織の損傷	・術後の不快感 ・開放腔の維持装置（オブチュレーター）が必要

J 腫瘍の手術

一般に，腫瘍に対する治療は，腫瘍を物理的に取り除く手術療法が最も確実で有効である．手術療法は腫瘍を宿主から完全に取り除くことを目的とするため，腫瘍の発生部位（解剖学的な位置）や性状（特に，良性か悪性か）によっては周囲の正常組織を含めて切除しなければならない．しかし一方では，口腔顎顔面の機能や形態を考慮して，手術による障害を必要最小限にとどめることが要求される．

1 良性腫瘍の手術

良性腫瘍の場合は，手術以外の適当な治療法は少ない．ここでは良性腫瘍の手術法の原則を述べる．個々の腫瘍の治療法　→p.223，6章，良性腫瘍参照．

(1) 境界明瞭な腫瘍

被膜を有する腫瘍や顎骨に発生した腫瘍など，周囲組織との境界が明瞭な良性腫瘍の場合には，摘出が行われる．術式の名称は「腫瘍名＋摘出術」で表される．

（例）腫瘍摘出術，歯牙腫摘出術，脂肪腫摘出術など．

(2) 境界不明瞭な腫瘍

腫瘍組織が周囲の健常な組織と入り混じった境界不明瞭な腫瘍の場合には，腫瘍周囲の正常組織を一部含めて切除する．術式の名称は「腫瘍名＋切除術」で表される．

（例）血管腫切除術，乳頭腫切除術，白板症切除術など．

血管腫やリンパ管腫では，筋層や脂肪層へ入り込んでいるため，組織温存のため腫瘍の一部を残した切除を繰り返し行うことが多い．その他，冷凍外科，レーザー療法，電気凝固を用いた切除術が行われる．

境界不明瞭で再発をきたしやすい腫瘍は，周囲組織を含め，悪性腫瘍に準じた切除法を用いる．骨内の腫瘍の場合には，周囲の骨を含めた顎骨切除術，もしくは腫瘍摘出後に周囲骨削除術を施行する．

（例）エナメル上皮腫，歯原性粘液腫など．

2 悪性腫瘍（口腔癌）の手術

口腔癌の手術は，原発巣の切除と頸部リンパ節転移巣の手術（頸部郭清術）および切除後の再建術を組み合わせて行われる．ここでは，原発巣の手術の原則と頸部郭清術，再建術を中心に，『口腔癌診療ガイドライン』と『口腔癌取扱い規約』に従って述べる．原発巣の治療法　→p.284，6章，扁平上皮癌参照．

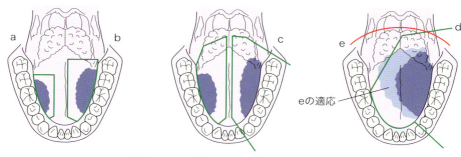

図 2-73 舌癌の切除法と T 分類の適応
a：舌部分切除術……………………舌の可動部の半側にみたない切除……………T1，early T2
b：口部(可動部)舌半側切除術…舌の可動部のみの半側切除………………………late T2，T3
c：舌半側切除術……………………舌根部をも含めた半側切除………………………T3
d：舌亜全摘出術……………………舌の半側を越えた切除で，舌根が一部残存…T3，T4
e：舌全摘出術………………………舌根を含めた舌の全切除…………………………T4

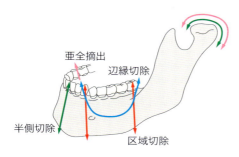

図 2-74
下顎歯肉癌における
下顎骨切除方法

（1）原発巣の手術

　悪性腫瘍の手術においては，腫瘍の根治切除とともに，できるだけ機能や形態を温存した適切な切除範囲の設定が最も重要となる．

　悪性腫瘍では，十分な安全域を設けて腫瘍を切除するため，腫瘍周囲の正常組織を含めて切除を行う．術式の名称は「臓器名＋切除範囲＋切除術」で表されることが多い．(例)舌半側切除術，下顎区域切除術など．

　一方，広範囲切除の場合や発生部位によっては，臓器ごと腫瘍を切除することがあり，術式の名称は「臓器名＋摘出術」で表される．臓器の一部が残るときは，摘出の前に「亜」をつける．(例)舌(亜)全摘出術，上顎(亜)全摘出術など．

　舌癌の切除法と T 分類の適応を図 2-73 に示す．

　下顎歯肉癌の切除法(図 2-74)およびその適応　→p.298，表 6-9 参照．

(2) 原発巣切除の原則

 切除範囲の設定は，腫瘍が存在する解剖学的な位置と，その進展範囲および腫瘍の発育様式によって決定される．術前の画像診断により腫瘍の進展範囲を十分に把握する必要がある．口腔は狭い空間に複雑な構造を呈し，隣接組織は移行的であることから，多くの症例において切除範囲は隣接組織を含めた合併切除となる．

 舌癌や口底癌，頰粘膜癌の軟組織の粘膜癌の切除範囲の設定には，表在型，外向型，内向型の**臨床型分類**が参考となる．**表在型**は腫瘍の周囲に上皮異形成を伴うことが多いため，浅く広範囲の切除が必要となる．切除の際には**ヨード生体染色法**が有用である．正常粘膜はヨードで染色されるが，**上皮異形成，上皮内癌，早期浸潤癌は不染域**となるので（図 2-75），再発を防ぐためには，不染域を含めた切除を行う必要がある．**外向型**は腫瘍周囲の硬結が軽度であるため安全域の設定が少なく（8〜10 mm），深部の切除が確実に行えるため再発は少ない．

 一方，**内向型**は深部への浸潤が強いため，深部の切除範囲の設定には術前の MRI が頼りとなるが，切除中に絶えず視診や触診により切除組織を確認しながら切除範囲を決めていかなければならない．また，切除された組織の断端の**術中迅速病理組織学的検査**を依頼し，切除範囲が適切であったかどうか組織的に確認する．

 手術に際しては広く明るい術野を確保し，切除範囲の設定を確実に行い，その設定どおりに切除する．舌根など口腔の奥を切除する場合には，口唇や顎骨を截開して術野を展開し（**swing approach**），明視下で行う．　→p.293, 図 6-55 参照．

 術前治療の効果に応じた縮小手術がさまざまに論議されているが，これを肯定するエビデンスはまだない．しかし近年，超選択的動注療法により手術を回避できる症例が増えており，縮小手術の可能性が示唆されている．

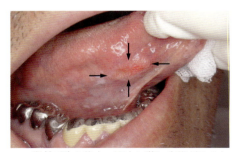 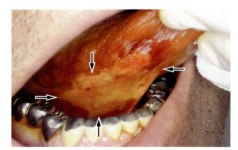

a：癌（矢印）の後方，下方に薄い白斑がみられる．　　　　b：ヨード染色による明瞭な不染域（矢印）（上皮異形成）
不染域を含めて切除が必要となる．

図 2-75　舌癌の周囲粘膜のヨード生体染色

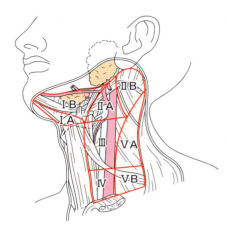

Level Ⅰ：オトガイ下リンパ節（ⅠA），
　　　　顎下リンパ節（ⅠB）
Level Ⅱ：上内頸静脈リンパ節
　　　　（ⅡA：副神経より前方，
　　　　　ⅡB：副神経より頭側）
Level Ⅲ：中内頸静脈リンパ節
Level Ⅳ：下内頸静脈リンパ節
Level Ⅴ：副神経リンパ節（ⅤA），
　　　　頸横リンパ節，鎖骨上窩リンパ節（ⅤB）

図 2-76
頸部リンパ節のレベル分類
（口腔癌診療ガイドライン，金原出版，2009，p.103，図 5-1 より）

(3) 頸部転移巣の手術

　頸部リンパ節転移の制御は口腔癌の予後を左右する重要な因子である．治療は頸部郭清術が主体となり，放射線療法や化学療法は，術前，術後の補助療法として行われる．

　頸部リンパ節の分類：口腔癌より転移をきたすリンパ節は図 6-49（p.289）に示した 7 つで，転移を生じやすいのは**上内頸静脈リンパ節**と**顎下リンパ節**である．国際的には頸部郭清の範囲を基本としたレベル分類が用いられている（図 2-76）．

ⅰ　頸部郭清術の基本術式

　郭清の範囲による分類（表 2-15）：口腔癌の所属リンパ節であるすべてのレベル（Ⅰ～Ⅴ）のリンパ節を郭清する場合を**全頸部郭清術**とよび，通常，総頸動脈・内頸動脈と迷走神経，横隔神経，舌下神経は保存し，胸鎖乳突筋，内頸静脈，副神経を含めて郭清する**根治的頸部郭清術** radical neck dissection（**RND**）が行われてきた（表 2-16，図 2-77-a）．しかし，RND は術後の機能障害が大きいため，RND の根治性を損なうことなく，より低侵襲の術式として，胸鎖乳突筋，内頸静脈，副神経のいずれか 1 つは保存する**根治的頸部郭清術変法** modified radical neck dissection（**MRND**）が行われるようになってきた（図 2-77-b，78）．

　さらに，原発部位とレベル別のリンパ節転移頻度が検討され，口腔癌では Level Ⅰ～Ⅲの転移頻度が高いことが示された．さらに，画像検査によりリンパ節転移の有無や部位を確実に把握できるようになり，Level Ⅰ～Ⅲを郭清する**肩甲舌骨筋上頸部郭清術** supera omohyoid neck dissection（**SOHND**）などの選択的（部分的）頸部郭清術 selective（partial）ND（**PND**）が行われるようになってきた（図 2-77-c）．PND に

表 2-15　口腔癌における頸部郭清術の分類（郭清の範囲による分類）

全頸部郭清術 口腔癌の所属リンパ節であるすべてのレベル（Ⅰ～Ⅴ）の深頸筋膜深層から浅層のリンパ節・組織を，筋肉，神経，血管，脂肪組織を含めて郭清を行う	
根治的頸部郭清術（RND）	Level Ⅰ～Ⅴの中で総・内頸動脈，迷走・横隔・舌下神経は保存し，胸鎖乳突筋，内頸静脈，副神経を含めて郭清する
根治的頸部郭清術変法（MRND） ※保存的頸部郭清術 conservative ND あるいは機能的頸部郭清術 functional ND とも表現される	Level Ⅰ～Ⅴのリンパ節・組織を郭清するが，胸鎖乳突筋，内頸静脈，副神経のいずれか 1 つは保存する
選択的（部分的）頸部郭清術（SND or PND） 頸部リンパ節レベルを 1 つ，あるいはそれ以上を部分的に選択し，郭清する．口腔癌では Level Ⅰ～Ⅲが選択されることが多いが，郭清範囲により次のような術式がある	
肩甲舌骨筋上頸部郭清術（SOHND）	Level Ⅰ～Ⅲのリンパ節・組織を郭清する
舌骨上頸部郭清術（SHND）	Level Ⅰ，Ⅱのリンパ節・組織を郭清する
顎下部郭清術（SMND）	Level Ⅰのリンパ節・組織を郭清する

RND：radical neck dissection
MRND：modified radical neck dissection
SND：selective neck dissection
PND：partial neck dissection

SOHND：supraomohyoid neck dissection
SHND：suprahyoid neck dissection
SMND：submandibular neck dissection

は，その他，Level Ⅰ，Ⅱを郭清する舌骨上頸部郭清術（SHND）や，Level Ⅰを郭清する顎下部郭清術がある．通常，頸部郭清組織と原発巣切除組織は下顎骨内側を通して一塊として切除する（**pull through operation**）．下顎骨も一塊として切除する場合（**composite operation**）もある．

　転移の有無による分類：臨床的に転移がある症例（N1-3）に行われる手術を**治療的頸部郭清術** therapeutic ND といい，臨床的に転移のない症例（N0）に行われる手術を**予防的頸部郭清術** prophylactic ND という．選択的頸部郭清術 elective prophylactic ND ともよばれるが，この場合の選択的 elective の意味は，N0 症例のなかから選択して郭清術を行うという意味であり，レベルを選択的 selective に郭清を行う部分的郭清術と混同しないこと．予防的頸部郭清術は，**潜在性転移** occult metastasis が疑われる症例，再建の必要性から頸部創ができる症例，原発巣が頸部に近いため（口底癌，下顎歯肉癌），頸部から原発巣の切除を行う症例を選択して行われる．

（4）再　建　術

　口腔癌切除により軟組織，硬組織（顎骨），あるいはその両方に生じた組織欠損の状態に応じてさまざまな再建方法が報告されている．腫瘍切除と同時に行われる再

表 2-16 根治的頸部郭清術

郭清の範囲	上方：下顎骨下縁（顎舌骨筋） 　　　耳下腺下 1/3〜乳様突起 下方：鎖骨（鎖骨上窩脂肪組織） 前方：胸骨舌骨筋， 　　　舌骨，対側顎二腹筋前腹 後方：僧帽筋前縁 浅層：深頸筋膜浅層 　　　（広頸筋下） 深層：深頸筋膜深層（椎前葉） 　　　頸動脈鞘	郭清組織に含まれるもの	胸鎖乳突筋，肩甲舌骨筋 内頸・外頸静脈，顔面動静脈，下顎後静脈 耳下腺 1/3・顎下腺 副神経 頸神経叢（C2-C4）：大耳介神経，頸横神経 すべてのリンパ節・リンパ管，脂肪組織
		郭清組織に含まれることがあるもの	広頸筋，顎二腹筋，茎突舌骨筋 舌下神経 外頸動脈，頸横動静脈
		保存されるべきもの	総頸・内頸動脈 迷走神経，横隔神経，腕神経叢

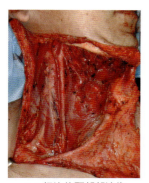 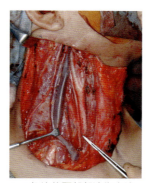 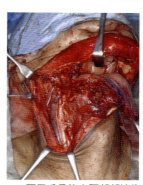

a：根治的頸部郭清術　　b：根治的頸部郭清術変法（内頸静脈・副神経温存）　　c：肩甲舌骨筋上頸部郭清術＋口部舌半側切除術

図 2-77　頸部郭清術

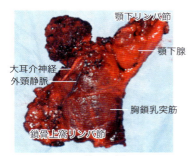 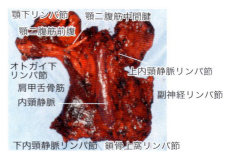

a：外　面　　　　　　　　　　b：内　面

図 2-78　頸部郭清標本：右側頸部郭清術変法（副神経温存）

建を**即時再建(一次再建)**といい，切除後一定の期間をおいて行われる再建を**二次再建**という．

　軟組織の再建方法(表 2-17)：小さな組織欠損であれば縫縮したほうが良好な術後機能が得られることが多い．縫縮で閉鎖することが困難な場合や，術後の機能障害が予測される場合には再建術が行われる．**遊離組織移植(血管柄付き組織移植)**は移植組織の自由度が高く，血行が良好なことから，近年広く行われている再建法である．口腔外科領域で多く用いられる遊離皮弁としては，前腕皮弁，腹直筋皮弁，広背筋皮弁，鼠径皮弁および前外側大腿皮弁などがある．皮弁によって含まれる組織は，皮膚以外にも脂肪，筋肉，神経および骨など多彩であり，粘膜や皮膚の欠損のみならず，骨や筋肉などの組織欠損に対して各種組織を含んだ複合的再建が可能である．腹直筋皮弁や広背筋皮弁では，口腔内全域を被覆できる大きな皮弁の移植が可能であり，再建できる組織量は非常に大きい．遊離皮弁移植を行うには，顕微鏡下血管吻合手技の他に，皮弁血行の知識，術後管理，皮弁採取部の対応など幅広い知識の習得が必要である．一方，**有茎(筋)皮弁**は，レシピエントに吻合血管がない場合や，遊離組織移植に失敗したときの救済皮弁として，現在でもその有用性は高く，大胸筋皮弁(図 2-79)，D-P 皮弁，広背筋皮弁などが用いられている．

　再建組織の選択は，組織欠損量や形態に応じて決定される．舌癌において，舌半側切除の場合，残存舌の運動を障害しないことが術後機能に有利とされ，比較的薄

表 2-17　口腔癌切除後の欠損に対する再建方法

軟組織の再建	自家組織片移植	皮膚移植，粘膜移植
	局所弁	舌弁，頬筋粘膜弁，口蓋弁，咽頭弁 有茎脂肪体移植，鼻唇溝皮弁
	有茎(筋)皮弁	前額皮弁，D-P 皮弁，広頸筋皮弁(頸部皮弁)，胸鎖乳突筋皮弁， 僧帽筋皮弁，大胸筋皮弁，広背筋皮弁
	遊離組織移植， 血管柄付き(筋)皮弁	前腕皮弁，上腕皮弁，腹直筋皮弁，広背筋皮弁，前外側大腿皮弁
顎骨の再建	生体材料	金属：チタンプレート，チタンメッシュ 高分子材料：ポリ-L-乳酸メッシュ，ダクロンウレタントレー
	自家骨片移植	ブロック骨：腸骨 骨髄海綿骨細片(PCBM)：腸骨，頸骨
	血管柄付き骨(皮)弁	腓骨(皮)弁，肩甲骨(皮)弁，腸骨(皮)弁
	有茎骨皮弁	鎖骨付き胸鎖乳突筋皮弁，肩甲骨付き広背筋皮弁， 肋骨付き大胸筋皮弁

PCBM：particulate cancellous bone and marrow

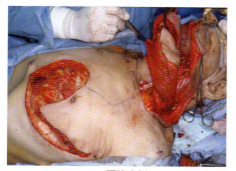

a：再建症例　　　　　　　　　　　b：術後3年

図2-79　大胸筋皮弁による舌半側切除術

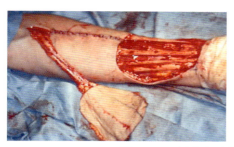 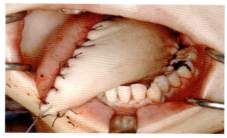

図2-80　舌半側切除術＋前腕皮弁による再建

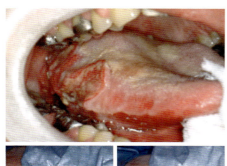 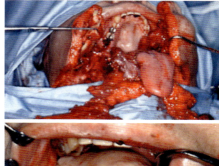

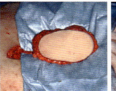 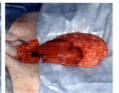

図2-81　舌全摘出術＋腹直筋皮弁による再建

い皮弁である前腕皮弁が用いられることが多い(図 2-80). 舌全摘あるいは亜全摘出術では, 再建舌と口蓋・咽頭との接触を容易にして構音, 嚥下機能の回復をはかるため, 容量のある腹直筋皮弁(図 2-81), 大胸筋皮弁, 広背筋皮弁などの筋皮弁が用いられることが多い.

硬組織(顎骨)の再建方法(表 2-17): 一般に, 下顎辺縁切除には下顎骨の即時再建は行われないことが多いが, 下顎区域切除では下顎骨の連続性が失われ, 下顎偏位による咀嚼障害や顔貌の変形をきたすため, 下顎再建が必須となる. 下顎の即時再建は手術時間が長くなるが, 切除直後は下顎の位置・形態の再現が比較的容易であり, 1 回の手術ですむこと, 特に, **血管柄付き骨移植**では, 移植部の吻合血管の確保が容易であるなどの利点があり, 最近では積極的に行われるようになってきた.

肩甲骨, 腓骨, 腸骨(図 2-84)などの血管柄付き骨は living bone であるため感染に強く, 放射線治療などにより移植床の血行が不良である場合や, 顎骨の欠損量が大きい場合に有利である. また, 口腔癌では, 顎骨とともに軟組織が大きく合併切除されることが多いので, 肩甲骨皮弁(図 2-82)＋広背筋皮弁, 腓骨皮弁(図 2-83), 腸骨＋groin flap(図 2-84)などを複合組織移植として用いると, 軟組織を同時に再建することが可能である. さらに, 移植骨や残存骨にデンタルインプラントを埋入し, 咬合の回復をはかると咀嚼機能の著明な改善が得られる. →p.299, 図 6-67 参照.

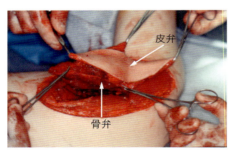 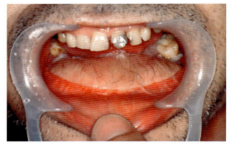

図 2-82　下顎区域切除＋肩甲骨皮弁による再建
3 年後, デンタルインプラントを埋入(p.299, 図 6-67 と同症例)

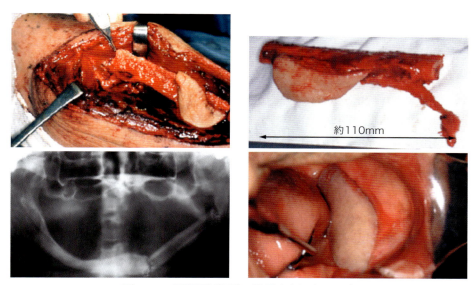

図 2-83　下顎区域切除＋腓骨皮弁による再建

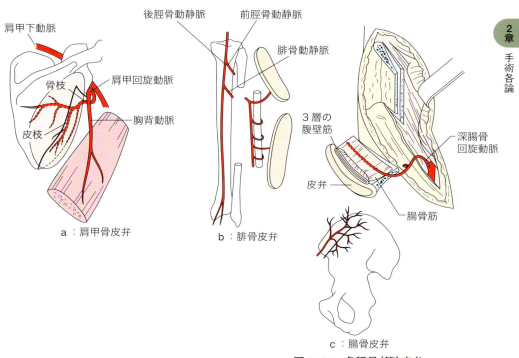

図 2-84　各種骨(筋)皮弁

K 唾液腺の手術

1 顎下腺唾石摘出術

　顎下腺導管（Wharton 管）内の唾石が適応となるが，口腔底の触診（双指診）によって硬固物を触知し，唾石の位置が特定できる症例が望ましい．

　舌圧子などで舌を反対側に押しやり，助手に顎下部から口底を押し上げてもらう（図 2-85）．口底粘膜の舌下ヒダ部の舌側寄りに Wharton 管の走行に沿った粘膜切開を施す．粘膜下は鈍的に剥離して，まず Wharton 管を発見する．舌下小丘から Wharton 管に涙管ブジーを挿入すると発見しやすい．その際，舌下腺を外側に牽引し，その内側を探索する．**舌神経**と Wharton 管を識別することが重要である．舌神経は第二大臼歯相当部で Wharton 管の下をくぐり舌に向かう（図 2-86）．唾石が大きい場合は，直上の口底粘膜に切開を行う場合もある．Wharton 管を明示し，唾石の位置を触診で特定したうえで，管を切開して摘出する．摘出後は，顎下部を押して唾液の排出を確かめ，微小な唾石を生理食塩水で十分に洗い流す．管壁を縫合する必要はない．粘膜下にドレーンを留置し，口底粘膜を縫合閉鎖する．

　説明すべき術後の合併症：舌神経麻痺（舌知覚および味覚麻痺）．

2 舌下腺摘出術

　開窓術の効果がない舌下型ラヌーラ，顎下型ラヌーラ plunging ranula，舌下腺良性腫瘍が適応となる（図 2-87）．舌下腺の直上（舌下ヒダ部）に，歯列弓と平行な方向に粘膜切開を施す（図 2-88）．通常，舌下腺は小臼歯部付近を中心に存在する．通常，舌下ヒダよりも歯槽寄りの切開を行い，下顎骨舌側面から顎舌骨筋を同定し，舌下腺を顎舌骨筋から分離する．その一方で，舌下ヒダに対して舌側寄りの切開では舌神経を発見しやすく，創を縫合閉鎖するときに歯槽側の口底粘膜を拾いやすいという利点がある．舌下腺を同定したあと周囲から剥離すればよいが，その際に Wharton 管と舌神経を明示して保存することが重要である．また，顎舌骨筋を貫いて舌下腺内へ入るオトガイ下動静脈の枝があるので結紮する．舌下腺の排出管は Wharton 管と合流していることがあるので，その部分は結紮切断する．こうして舌下腺を周囲から分離し摘出する．摘出後はドレーンを留置して創を縫合閉鎖するが，歯槽側の粘膜は薄くてちぎれやすいので注意する．

　説明すべき術後の合併症：舌神経麻痺（舌知覚および味覚麻痺），Wharton 管狭窄による唾腫・唾疝痛．

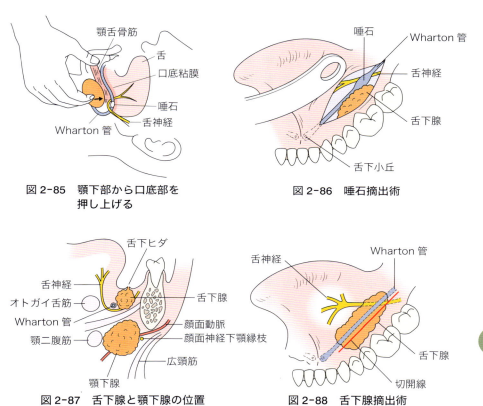

図 2-85　顎下部から口底部を押し上げる

図 2-86　唾石摘出術

図 2-87　舌下腺と顎下腺の位置

図 2-88　舌下腺摘出術

3　顎下腺摘出術

　顎下腺体内唾石，顎下腺良性腫瘍（多形腺腫など），Küttner腫瘍が適応となる．
　下顎骨下縁から約2cm（2横指）下方に，下縁と平行に横切開を皮膚に加える（図2-89-a）．皮下脂肪層，広頸筋を切離し，深頸筋膜浅層を分けると顎下隙に達し，顎下腺体を同定できる．顎下腺被膜直上で周囲組織からメスまたは剪刀で分離していくが，上方では，顎下腺から出る**顔面動静脈**と，それに交わる**顔面神経下顎縁枝**を同定する．顔面動静脈は結紮切断し，顔面神経の下で剝離し，同神経は温存する．また，同部には顎下リンパ節が現れるので注意する．顎下腺体の下方から裏側を剝離すると，顎二腹筋の中間腱および後腹が現れるので，その上で剝離する．後方では，顎二腹筋の上から顔面動脈が顎下腺に入り込むことがあるので結紮切断する．顎下腺前方では，顎舌骨筋を見つけ，その上で剝離する．腺体の自由度が増したと

ころで外側に牽引すると，顎舌骨筋の後端に舌神経が見いだされる．同神経の顎下神経節で顎下腺に侵入する部分で切断して舌神経を温存する．最後にWharton管を結紮切断して摘出する（図2-89-b）．創を閉鎖する際はドレーンを留置し，広頸筋を縫合したうえで皮膚を縫合閉鎖する．

　説明すべき術後の合併症：舌神経麻痺（舌知覚および味覚麻痺），顔面神経下顎縁枝の麻痺（下唇の運動麻痺）．

4　ラヌーラ（ガマ腫）の開窓術

　舌下型ラヌーラが適応となる（p.511，図2-68参照）．口底部のラヌーラ最大膨隆部に歯列と平行に小切開（縦切開）を施す．切開部から唾液の流出を確認したあと，切開部を延長する前に内腔にガーゼを挿入し，ラヌーラの範囲を見失わないようにする．縦切開のみ施す場合と，唾液貯留部の天井の粘膜を切除する場合とがある．抗菌薬をまぶしたガーゼを内腔に塡入し，周囲と絹糸で縫いつける．その際，Wharton管を縫わないように注意する．ガーゼ留置には，開窓部を保持する意味と，唾液溢出部を癒着させる意味とがある．ガーゼは1週間後に除去する．

5　口唇の粘液嚢胞摘出術

　浸潤麻酔を行う前に嚢胞の範囲を確認しておく．口唇の皺に沿った切開線（縦切開）が基本である．膨隆を含むように紡錘型に粘膜切開を施すが，嚢胞が大きい場合には，膨隆内に紡錘型の切開線を設定することもある（図2-90）．助手に口唇の左右を把持させて緊張を与えると切開しやすく，出血を少なくすることができる．粘膜切開後，ピンセットで嚢胞を破らないように，つまんで牽引し，粘膜下組織から嚢胞を剝離する．嚢胞底にある口唇腺とともに一塊として摘出することを心掛ける（図2-91）．摘出後も術野に見える口唇腺があれば摘出する．途中で嚢胞が破れて唾液が流出し，嚢胞の範囲が不確かになっても口唇腺は摘出する．嚢胞のみ摘出して原因の口唇腺を取り残すと再発することがある．摘出後は創を一次閉鎖する．

6　Sjögren症候群診断のための口唇（腺）生検

　口唇の粘液嚢胞摘出術に準じた方法である．通常，下唇のほうが行いやすい．助手に下唇を把持させ，皺に沿った縦切開のみを行う方法と，紡錘型に粘膜を切除する方法とがある．粘膜下を，モスキートペアンなどで鈍的に剝離をすすめ，術野に現れる口唇腺を口輪筋上で3〜5個摘出する．Sjögren症候群の患者では口唇腺が萎縮して発見しにくいことがあるので注意する．創は一次閉鎖する．

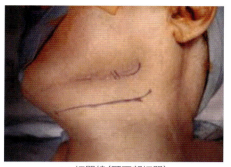 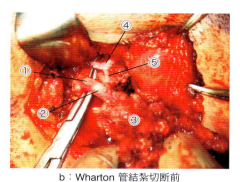

a：切開線（顎下部切開）　　　b：Wharton 管結紮切断前
① Wharton 管　② 唾石　③ 顎下腺
④ 舌神経　⑤ 顎下神経節

図 2-89　顎下腺摘出術

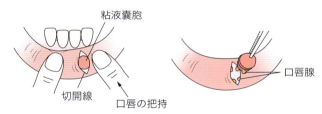

図 2-90　下口唇の粘液嚢胞の摘出

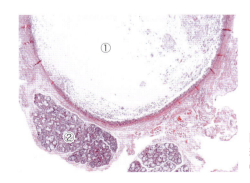

図 2-91
粘液嚢胞の病理組織像
① 粘液嚢胞　② 口唇腺

L 耳下腺の手術

1 皮膚切開線の設定

皮膚切開は，耳前部からのS字状切開が基本であり，切開線の上端は耳輪脚の付着部，下端は胸鎖乳突筋前縁までとする（図2-92-a）．耳前部の切開線については，審美性に配慮して切開線を耳珠辺縁に沿わせたり（図2-92-b），さらに，切開線の位置を耳珠内（外耳道内横切開）に設定することもある（図2-92-c）．なお，腫瘍が上部にある場合は，切開線をやや耳前部の上方に延長することが必要になるが（図2-92-b），腫瘍が耳介下部に位置する場合は，切開線を後頸部にとどめ，耳前部の切開を行わないことも可能である（図2-92-d）.

2 耳下腺浅葉切除術

耳下腺内の顔面神経叢を境として，耳下腺は浅葉と深葉に分けることができるが，耳下腺腫瘍の多くは耳下腺浅葉部に発生することから，耳下腺浅葉切除術は耳下腺腫瘍の基本術式といえる．顔面神経本幹の同定には，順行性に顔面神経本幹を明示する方法と，逆行性に末梢神経側から同定する方法がある．著者は，外耳道軟骨先端（Pointer）と顎二腹筋後腹を指標として，順行性に本幹を同定する方法を用いることが多い．すなわち，S字状切開のうえ，耳下腺を広く明示し，外頸静脈，大耳介神経を結紮切断したのち，耳下腺（下縁，後縁）を胸鎖乳突筋，乳様突起，外耳道軟骨から剝離する．顔面神経本幹は，胸鎖乳突筋と顎二腹筋とが交叉する部位，あるいは，Pointerの下方約5mmを目安として見出すことができる（図2-93-a）．顔面神経本幹を明示後，上主枝，下主枝の分岐部まで耳下腺組織を鈍的に剝離し，さらに，腫瘍近傍の顔面神経のトレースを進めていく（図2-93-b）．顔面神経の走行をトレースすることにより，結果として浅葉切除術がなされることになる.

逆行性に顔面神経本幹の確認が必要な症例として次のものが考えられる.

① 腫瘍が大きく顔面神経本幹にまで及び，本幹を覆い隠す場合

② 腫瘍が顔面神経本幹直上に位置し，占拠している場合

③ 腫瘍が顔面神経本幹部で癒着し，同部からの剝離が困難な場合

これらの場合は，顔面神経の末梢枝から明示を進め，神経の温存に努める.

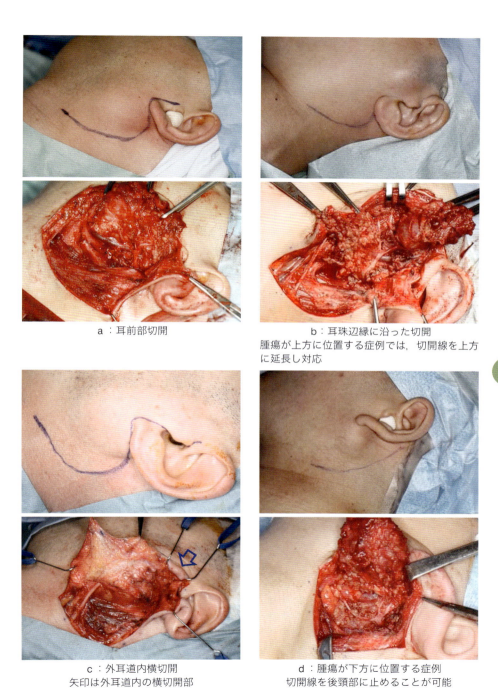

a：耳前部切開

b：耳珠辺縁に沿った切開
腫瘍が上方に位置する症例では，切開線を上方に延長し対応

c：外耳道内横切開
矢印は外耳道内の横切開部

d：腫瘍が下方に位置する症例
切開線を後頸部に止めることが可能

図 2-92　皮膚切開線の設定

3　耳下腺深葉腫瘍の切除

　耳下腺深葉腫瘍も同様に，顔面神経をトレース，温存のうえ，耳下腺浅葉を翻転する（図 2-94）．顔面神経を傷つけないように深葉腫瘍を切除し，腫瘍切除後は，残存した浅葉を復位することにより Frey 症候群を予防するとともに，審美的にも良好な結果を得ることができる．

4　Warthin 腫瘍の切除

　顔面神経下顎縁枝より下部の耳下腺については，浅葉と深葉の区別は困難であり，臨床的に耳下腺下極部とよばれる．Warthin 腫瘍の多くはこの部位に発生する．Warthin 腫瘍の切除に際しては，必ずしも浅葉切除術が適応されるとは限らない．単発性の場合は，顔面神経本幹を露出せず，末梢枝から逆行性に剝離して顔面神経下顎縁枝を温存し，病変を摘出することも可能である．多発性が疑われる場合は，その他の唾液腺腫瘍と同様，葉切除術も適応となる．いずれにしても，留意すべき点は，顔面神経の同定と保護，そして，Frey 症候群や唾液瘻の予防である．

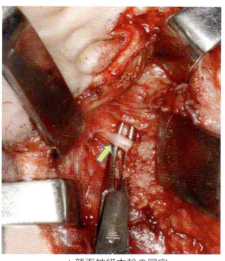

a：顔面神経本幹の同定　　　　　　　　b：顔面神経のトレース

図 2-93　耳下腺浅葉切除術

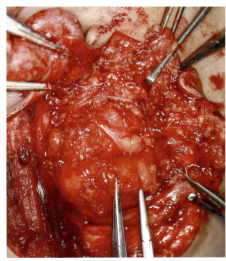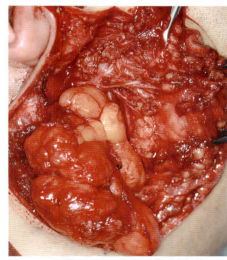

a：顔面神経の下に位置する耳下腺深葉腫瘍　　b：顔面神経を温存し深葉腫瘍を切除

図 2-94　耳下腺深葉腫瘍の切除

M 顎関節の手術

1 顎関節腔パンピング，顎関節腔洗浄療法

顎関節円板障害(Ⅲ型)には，復位性および非復位性がある(p.379 参照)．特に，**非復位性**では，円板転位の慢性化に伴い，関節腔内の滑膜被覆部の炎症状態が持続することがある．滑膜炎は，滑膜中を走行する毛細血管の拡張，充血所見がみられ，さらに，慢性化すると滑膜自体の増殖性変化も認められる．滑膜炎は，関節痛症状の要因と考えられる．

顎関節腔パンピング intra-articular pumping：顎関節**上関節腔**に注射針を穿刺し，注射用シリンジで生理的食塩液を上関節腔内へ注入する．つづいて，注入された生理的食塩液を関節腔から同注射シリンジにより吸引する．この注入-吸引を 5～10 回程度繰り返し行うことで，炎症性サイトカインやタンパク分解酵素などの炎症性産物を洗浄除去するとともに，上関節腔の水圧拡張とマッサージ効果により，顎関節の炎症状態を改善し，関節痛の減弱，関節運動障害の回復を得る方法で，外来において局所麻酔下に実施される(図 2-95)．

顎関節腔洗浄療法 arthrocentasis：顎関節腔パンピングから進化した治療法で，**上関節腔**への生理的食塩液の持続灌流による洗浄法である．注水用注射針と排水用注射針を上関節腔に穿刺し，約 250 mL 程度の生理的食塩液を持続的に緩徐に灌流する点が関節腔パンピングと異なる(図 2-96)．作用としては，関節腔内に貯留した炎症性関連物質を洗い流すことにより関節痛の減少，関節運動障害の回復をはかる．

〈適応疾患〉顎関節円板障害(特に，非復位性)，変形性顎関節症，リウマチ性顎関節炎，外傷性顎関節炎など．

2 顎関節鏡視下手術

関節腔内を内視する光学機器である関節鏡を顎関節**上関節腔**へ刺入し，顎関節腔内の内視診断，さらに，関節鏡の視野のもとで手術器具を用いて手術する方法である．皮膚切開をほとんど行わずに手術が可能であることから，低侵襲であり患者の精神的肉体的苦痛を低減できる．しかし，ごく単純な外科的処置に限られる．顎関節で行われる関節鏡視下手術には，顎関節の慢性炎症状態に関連する上関節腔の線維性癒着に対する剥離処置，すなわち，**顎関節鏡視下剥離授動術** arthroscopic lysis & lavage がある(図 2-97, 98)．また最近では，超微細径関節鏡を用いて，鏡視下に上関節腔内を洗浄治療する**鏡視下洗浄療法** visually guided irrigation(VGIR)が開発

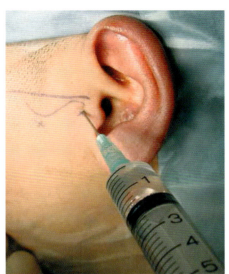

図 2-95　上関節腔パンピング
生理的食塩液の注入と吸引を繰り返す．

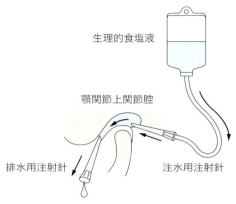

図 2-96　上関節腔洗浄療
生理的食塩液を持続的に注入灌流ののち排水する．

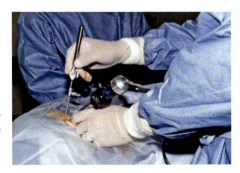

図 2-97
顎関節鏡視下手術
関節鏡に CCD カメラを装着し，上関節腔を観察しながら手術を行う．

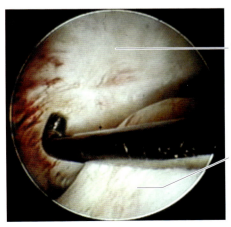

図 2-98
図 L-3 の関節鏡所見
CCD カメラモニター下で関節腔内のプロービング．関節鏡視下で上関節腔内をプローブにより触診する．

されている．

〈適応疾患〉顎関節円板障害(Ⅲ型：特に非復位性)，変形性顎関節症(Ⅳ型)，リウマチ性顎関節炎，ならびに顎関節腔の線維性癒着(線維性の強直状態)．

3　顎関節開放手術

顎関節開放手術とは，顎関節疾患に対して，皮膚を切開し，皮下組織を展開，そして，関節包を切開することで顎関節腔を開放して行う手術をいう．これには次の手術が含まれる．

(1) 関節円板の手術

顎関節円板障害(Ⅲ型)，特に，非復位性で疼痛性機能障害の強い場合に外科的治療が適応されることがある．顎関節腔パンピングや顎関節洗浄療法による治療効果がなく，関節円板転位が重要で，転位した関節円板の変形が認められる場合に，解放手術としての関節円板整位術または関節円板切除術が適応される．

関節円板整位術 disc repositioning：上下関節腔を開放し，前方に転位した関節円板を正常な位置関係に修正し，伸延して余剰となった関節円板後部軟組織の一部を切り取り，短縮して縫合する(図 2-99)．最新の手術としては，関節円板の変形部のみを形態修正する**関節円板下面形成術** simple disc reshaping(SDR)が開発されている．

関節円板切除術 discectomy：転位変形した関節円板を切除することで関節運動の障害を改善する．　→p.383，図 8-20 参照．

(2) 関節形成術　arthroplasty

変形性顎関節症(Ⅳ型)のなかで，慢性の開口障害ならびに関節痛が強く現れる場合において適応される．関節円板の穿孔または破壊が生じ，下顎頭ならびに関節隆起の関節軟骨被覆部の破壊，ならびに下顎頭や側頭骨関節構造の骨変形がある場合，その程度に応じて関節構造の形態的修正，すなわち，関節円板切除，下顎頭骨軟骨の削除ならびに形態修正，関節隆起の骨軟骨削除・下顎窩の形態修正などを組み合わせて行う(図 2-100)．

〈適応疾患〉変形性顎関節症，リウマチ性顎関節炎，および陳旧性顎関節脱臼など．

4　顎関節脱臼に対する手術

(1) 陳旧性脱臼

脱臼後長期に放置され，関節構造が線維性に癒着し，徒手的に復位できない場合，外科的治療を適応する．手術内容としては，観血的に関節腔を開放し，直接下顎頭・関節円板複合体を下顎窩へ整復する．脱臼により関節構造の変性が著しい場合には，

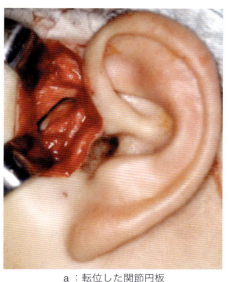
a：転位した関節円板

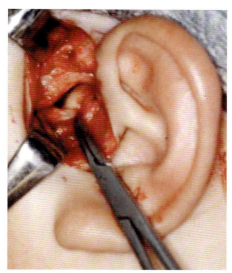
b：関節円板を後方へ整位した状態

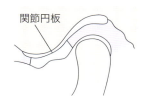
顎関節円板障害

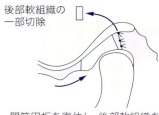
関節円板を復位し，後部軟組織を
一部切り取り，縫合して縮める．

c：概 念 図

図 2-99　関節円板整位術

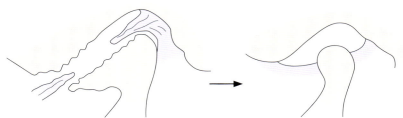

a：変形性顎関節症　　　　　　　　　b：関節形成術後
（関節面の変性と関節円板の破壊）　　（関節面の形態修正と関節円板切除）

図 2-100　関節形成術の略図

癒着した関節円板を切除し，関節腔を形成することで脱臼した下顎頭を復位する．すなわち関節形成術に準じた観血的整復術となる．

(2) 習慣性脱臼

保存的整復および安静が無効の場合に外科的治療が選択される場合がある．手術方法としては，関節隆起を削除することで，脱臼した下顎頭が復位しやすい状況をつくる**関節隆起削除術** eminectomy，下顎頭が関節隆起を超えて滑走することを抑制する**関節隆起増高術** eminoplasty，または **Buckley-Terry 法**のような関節隆起部に屈曲したミニプレートを設置して下顎頭の滑走運動に対する障壁をつくる術式もある（図 2-101）．

5　顎関節強直症に対する手術

顎関節強直症，特に骨性強直症では**顎関節授動術** osteoarthrotomy が適応される（図 2-102）．顎関節授動術では，側頭骨と下顎頭・下顎枝部（時に筋突起部を含む）との間の骨性癒着の骨削除による間隙形成，または gap 形成 gap osteoarthrotomy（図 2-102-b）を行い，下顎の可動性を回復する．　→p.375，図 8-15 参照．

6　顎関節腫瘍に対する手術

顎関節に発生する腫瘍で頻度が高いのは骨軟骨腫である．これは真の腫瘍ではなく骨腫に類似する過誤腫であるが，発育が持続し，咬合・顔貌の変化または開口障害が現れる場合には切除が適応となる．腫瘍に置換された関節突起部と一部安全域を含めて切除し，必要に応じて関節突起部の再建を行う．再建方法としては，下顎頭付き再建プレート，自家肋骨軟骨移植などが適応される．その他の良性腫瘍もこの術式に準じる．悪性腫瘍では，悪性腫瘍手術の原則に則って，周囲健常組織を含めた安全域を設定し，広範切除を行う（図 2-103）．

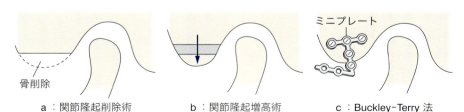

図 2-101　習慣性脱臼の手術

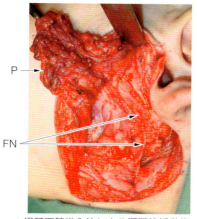
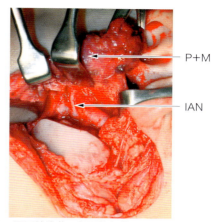

a：経耳下腺進入法による顎関節授動術
耳下腺浅葉を挙上し，顔面神経を剖出したところ．

b：耳下腺浅葉，顔面神経（頬骨枝，頬筋枝）および咬筋を圧排，下顎枝上部を切除し，gap形成とした．間隙中央に下歯槽神経が見える．

図2-102　顎関節授動術
（IAN：下歯槽神経，FN：顔面神経，P：耳下腺浅葉，P+M：耳下腺浅葉+咬筋）

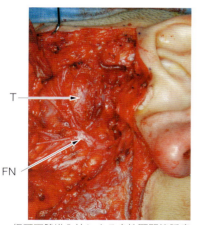
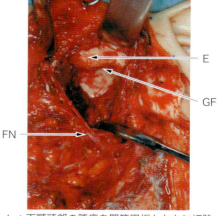

a：経耳下腺進入法による良性顎関節腫瘍の切除
耳下腺浅葉を挙上し，顔面神経（側頭枝，頬骨枝，頬筋枝，下顎縁枝）を剖出したところ．側頭枝および頬骨枝の内側に下顎頭部の腫瘍性膨隆が見える．

b：下顎頭部の腫瘍を関節円板とともに切除した．切除後の欠損腔に関節隆起および下顎窩が見える．

図2-103　顎関節腫瘍切除術
（E：関節隆起，GF：下顎窩，FN：顔面神経，T：腫瘍）

N 神経疾患の手術

　口腔・顔面に分布する末梢神経は約1万本以上の軸索(いわゆる神経線維)が集まって構成される．末梢神経の主幹は神経上膜に包まれているが，末梢にいくに従って数千本の神経線維からなる神経線維束に複数分岐していく．分岐した神経線維束は密生結合組織の神経周膜に包まれ，さらに末梢へいくと，多数の個々の神経線維は末梢受容器へと分布していく．直径約 2μm の神経線維は1本1本が膠原線維と線維芽細胞からなる内膜に包まれる．神経線維のうち有髄神経ではシュワン細胞を有する髄鞘によって被包されている．このように末梢神経は，髄鞘をはじめ内膜，周膜，そして上膜によって被包され守られている(図2-104)．

　ここでは神経組織由来の腫瘍の手術法と，神経傷害に対する修復術の種類と対応について解説する．

1　神経組織由来腫瘍の手術

　口腔にみられる神経組織由来の腫瘍として，良性の神経鞘腫，神経線維腫，顆粒細胞腫などが，悪性ではまれに悪性神経鞘腫があげられる．

　神経鞘腫(図2-105)：口腔粘膜では舌，口蓋，口底に多く，顎骨では下顎骨体と下顎枝に多い．一般に球形で，時に分葉状の限局性腫瘤を呈し，境界は明瞭，発育は緩慢である．MRI の T1 強調で low signal，T2 強調で high signal(図2-105-c)の境界明瞭な腫瘤を示す．全身麻酔下で切除術を施行した．病変は被膜に覆われており，舌神経が腫瘍に入り込むように認められた(図2-105-b)．切除物は大きさ約 15×30 mm で，被膜に覆われており，表面凹凸不整，弾性硬，内部充実性であった

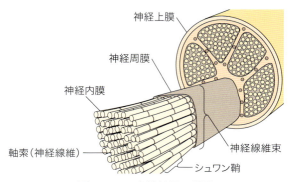

図2-104　末梢神経の構造

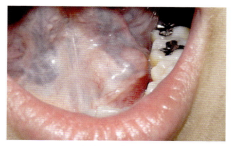
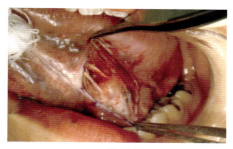

a：口腔内写真（27歳，女性）
左側口底部に限局性，弾性軟の無痛性腫瘤．紡錘形の核を有する細胞が柵状に観兵式様の配列を認め，神経鞘腫と診断する．

b：術中写真
腫瘍は被膜に覆われており，舌神経が腫瘍に入り込むように認められた．腫瘍と舌下腺との剥離は容易であった．

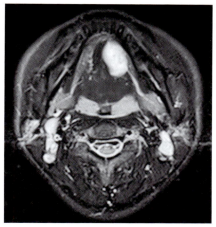
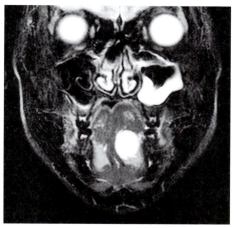

c：MR像
T2強調の水平断と冠状断で境界明瞭，内部不均一な像を認める．
画像からは，唾液腺腫瘍，または悪性腫瘍も疑われた．

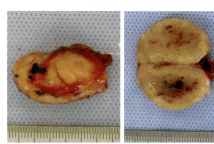
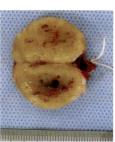

d：切除物（糸は近心側）と割面所見
免疫組織化学染色を施行し，S-100，GFAP，Vimentin，NSEに陽性，p63陰性のため神経鞘腫と確定診断した．

図2-105
神経鞘腫

（図 2-105-d）．ドレーンを留置して閉創した．

神経線維腫（図 2-106）：舌に好発し，一般に小児，若者に多い．発育は緩慢で，末梢神経の走行に沿って発育する．腫瘍内は微細血管に富み，血管の変性をきたすこともある．

顆粒細胞腫：いかなる組織にも発生するが，口腔領域では舌に好発する．女性に多く，無痛性の限局性腫瘤として緩慢な発育をする．

悪性神経鞘腫：口腔領域ではきわめてまれであるが，女性の下顎骨に好発する．

いずれの腫瘍も外科的切除が主な治療となる．良性の場合，予後良好である．

2　神経修復術

末梢神経が傷害を受けた場合には，傷害部の状態によって治療法が異なる．部分的神経断裂の場合や，完全な神経断裂でも切断面が互いに接触を保っている場合には，再生軸索がすみやかに末梢のシュワン細胞索に到達できるので，外科的な神経修復術を行わなくても比較的良好な回復が得られる．しかし，切断面の安静が得られない場合や，切断面の間にギャップがある場合には，神経縫合術または神経移植術が必要となる．

神経修復術には，切断された神経線維束の断端を直接縫合できる場合に行う**神経（端端）縫合術**（図 2-107）と，神経欠損を補うために，他の部位から採取した神経を移植縫合する**神経移植術**（図 2-108）とがある．神経縫合は，手術用顕微鏡下に 9-0，10-0 poly-glycolic acid（PGA）またはナイロン糸を用いて神経上膜縫合または上膜周膜縫合を行う（図 2-109）．

異物などの圧迫が損傷原因の場合には，小骨片などの異物を，短針や鋭匙などを用いて丁寧に除去し，神経管への圧迫を除く必要がある．また，神経の切断端に瘢痕組織，神経鞘腫などが形成され異常疼痛が引き起こされた場合には，これらの組織を剥離して神経線維の連続性を回復させる神経減圧術（図 2-110）を行う．

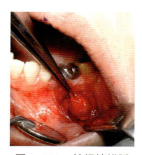

図 2-106 神経線維腫 術中写真：57 歳，女性
オトガイ孔付近，骨膜上の左側歯肉頬移行部に無痛性の腫瘤を認める．紡錘形細胞と線維細胞の増殖から神経線維腫と診断する．

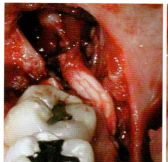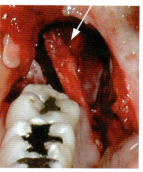

図 2-107 神経（端端）縫合術：38 歳，女性
左：右側第三大臼歯抜去後の左側舌神経麻痺．切断された舌神経がみられる．
右：PGA 9-0 糸による神経上膜周膜縫合を 4 糸行った（矢印）．

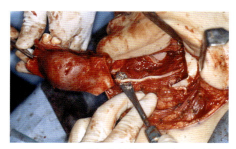

図 2-108 神経移植術：28 歳，男性
左側下顎エナメル上皮腫のため下顎骨区域切除を施行した．離断された 9 cm の下歯槽神経に大耳介神経を移植した．

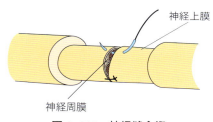

図 2-109 神経縫合術

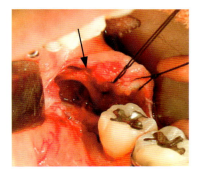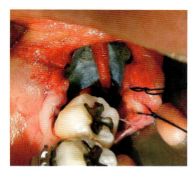

図 2-110 神経減圧術：28 歳，女性
左：右側第三大臼歯抜去後の左側舌神経麻痺．舌神経傷害部に瘢痕組織が癒着している（矢印）．
右：マイクロ鑷子，マイクロ鋏を用いて剥離し，舌神経主幹の上膜を明示．

⑩ 移植・再建手術

　外傷，先天異常および腫瘍切除後などの組織欠損においては，失われた組織を回復する目的で組織移植による再建手術が行われる．口腔外科領域で行われる主な移植手術としては，骨移植術，粘膜移植術，皮膚移植術，神経移植術および筋肉移植術などがある（図 2-111）．また，移植される組織の血行の状態により，血行のない組織を移植する遊離移植術，移植組織の血行を温存した状態で移植する有茎移植術，および移植組織の支配血管を一度切断したあと，移植する部分の血管と顕微鏡下で吻合し，血流を再開させる血管柄付き遊離組織移植術に分類される．

1　粘膜移植術

　口蓋粘膜などの欠損に対して粘膜移植術が行われるが，移植術に用いることの可能な粘膜の採取部分が限られているため粘膜移植術の実際の適応症例は少ない．粘膜移植術が用いられる疾患としては口蓋瘻孔があるが，瘻孔閉鎖には通常，舌の粘膜を有茎粘膜弁として移植する．その際，初回粘膜移植を行ったあと，1〜2 週間後に舌と連続している有茎部分を切離する．

2　皮膚移植術

　口腔外科領域において皮膚移植術は，顔面皮膚欠損に対する治療としてのみならず，口腔内粘膜やその他の組織欠損に対する再建手術としても行われる．

　遊離植皮術は特殊な装置を必要とせず簡便で移植可能な面積も大きい．また，腫瘍の再発が見つけやすいため広く行われている方法で，顔面皮膚欠損の他，頬粘膜や舌の粘膜欠損の被覆にも用いられる．

　遊離植皮術には全層植皮と分層植皮とがあり，**全層植皮**では表皮と真皮全層が含まれ，**分層植皮**では表皮全層と真皮分層が含まれる（図 2-112）．全層植皮は皮膚が厚く質感も分層植皮に比べて良好であるが，分層植皮に比べて生着しづらく，採皮創を縫合閉鎖する必要があるため，採皮面積が分層植皮に比べて少なくなるという欠点がある．

　全層植皮は腹部や鼠径部，鎖骨上窩から採皮される．一方，分層植皮は，採皮創を縫合閉鎖しなくてよいため，採皮面積は全層植皮に比べて大きくとることができ，また生着しやすい．しかし，皮膚の厚みが薄く，質感は全層植皮に比べて劣る．分層植皮は大腿前面や臀部などから採取される．全層植皮，分層植皮ともに血流のない組織の上には移植できないため，骨露出面の被覆は行うことができない．

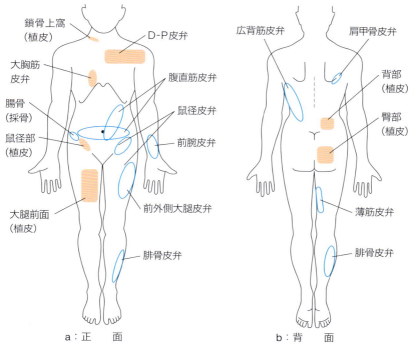

図 2-111　植皮・皮弁の採取部位

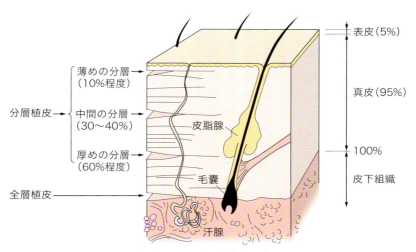

図 2-112　植皮片の厚さ

545

有茎（筋）皮弁は血行が温存された状態で移植される組織であり，骨露出面などの被覆にも用いることが可能である．身体各所において有茎皮弁が採取可能であるが，口腔外科領域で多く用いられる有茎皮弁としては，大胸筋皮弁，deltopectoral（D-P）皮弁および Abbé 皮弁などがある．大胸筋皮弁は前胸部皮膚に大胸筋を付着させ，支配血管である胸肩峰動静脈を温存した状態で移植する皮弁で，皮膚に加え筋肉および脂肪を含み厚みがあり，口腔底や舌悪性腫瘍切除後の再建に用いられる．D-P皮弁（図 2-113）は，前胸部鎖骨下方の皮膚を内胸動脈穿通枝を含むように細長く全層に挙上する皮弁であり，大胸筋皮弁に比べると薄い．この皮弁の移植では，移植後 2 週間したら有茎部分の切離が必要である．Abbé 皮弁（図 2-114）は，下唇動脈を血管柄として下唇の皮膚と粘膜を含む皮弁で，上唇の形成手術に用いられる．この皮弁も皮弁移植後に有茎部分の切離が必要である．これらの他にも，小範囲の皮膚欠損の修復には各種局所皮弁による再建手術が行われる．

　顕微鏡下血管吻合を行う**血管柄付き遊離皮弁移植術**は，近年広く行われている再建法である．口腔外科領域で多く用いられる遊離皮弁としては，前腕皮弁，腹直筋皮弁，広背筋皮弁，鼠径皮弁および前外側大腿皮弁などがある．　→p.520，再建術参照．

3　骨移植術

　骨移植は，腫瘍や囊胞の切除・摘出後，外傷および口唇裂に伴う顎裂など，先天異常による骨欠損に対する治療として行われる他に，インプラント治療を目的とした骨造成においても行われる．

　顎裂に対しての移植や骨造成など移植量が少ない場合には，**遊離骨移植**が行われる．主に海綿骨細片移植が行われ，移植骨の採取は，下顎骨オトガイ部や臼歯部後方，腸骨稜および脛骨などから行われることが多い．遊離骨移植では，移植骨が吸収されやすく感染に弱いので，移植量や創部の閉鎖に注意が必要である．

　腫瘍切除による骨欠損などの大きな骨欠損に対しては，ブロック状の骨移植が行われる．血流が豊富で感染の危険性が少ないなど移植床の条件がよければ，血行のないブロック状遊離骨移植も可能であるが，**血管柄付き骨移植**が適応となることも多い．遊離骨移植においては，移植骨から骨膜や筋肉など骨以外の組織を完全に除去しておく必要がある．また，皮質骨よりも海綿骨のほうが生着は良好である．血管柄付き骨移植は骨癒合が良好で，移植後の骨吸収が少なく，感染にも抵抗性があるなど多くの利点がある．遊離骨移植では腸骨からの採骨が多く，血管柄付き骨移植では，腸骨の他に，腓骨，肩甲骨などからの採骨が行われる．　→p.525 参照．

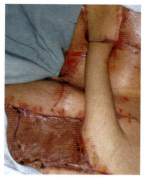 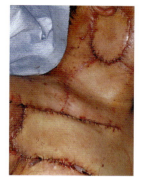

a：皮弁移植後　　　　　　　b：皮弁切離時

図 2-113　D-P 皮弁移植

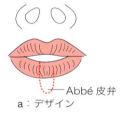 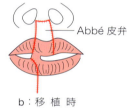

a：デザイン　　　　b：移 植 時　　　　c：切 離 時

図 2-114　Abbé 皮弁移植

4　神経移植術

　耳下腺悪性腫瘍切除時の顔面神経切断や，顎骨腫瘍切除時の下歯槽神経切断に対して，神経移植術が行われる．神経移植術は通常，遊離神経移植として行われており，移植する神経の採取部位としては，大耳介神経や腓腹神経が用いられる．移植した神経は顕微鏡下で神経周膜縫合される．

5　筋肉移植術

　耳下腺腫瘍切除後に露出した耳下腺を被覆する場合や，口腔底や舌悪性腫瘍切除に伴う組織欠損の充填に筋肉移植術が行われる．筋肉移植術は有茎移植か血管柄付き遊離移植として行われ，有茎移植には胸鎖乳突筋や大胸筋が，遊離移植には腹直筋や薄筋が用いられる．また，広背筋は有茎移植，遊離移植どちらにも用いることが可能である．また，形成外科領域では顔面神経麻痺の治療として，遊離筋肉移植術が行われている．

3 その他の治療法

A 薬物療法

1 抗 菌 薬

(1) 抗菌薬の分類（表 3-1）

　ペニシリン系，セフェム系，マクロライド系など化学構造により分類され，薬物により適応菌種や作用機序が異なる．

　βラクタム系抗菌薬は，細菌の細胞壁の合成を阻害することにより殺菌的に作用する．マクロライド系抗菌薬は，タンパク合成阻害により静菌的に作用する．また，ニューキノロン系抗菌薬は，核酸の合成阻害により殺菌的に作用する．さらに，細胞膜の障害により殺菌作用を示す薬物（ポリミキシン B 硫酸塩）もある．

(2) 抗菌薬の選択

　歯性感染症：急性歯性感染症は，口腔レンサ球菌と嫌気性菌の混合感染が多く，検出された細菌に有効な薬物を選択する．多くはペニシリン系，セフェム系，マクロライド系の薬物を使用する．

　重症度に応じて経口剤と注射剤とを使い分ける．3 日ほどで薬物の効果を臨床的に評価し，細菌感受性試験の結果と合わせて薬物の変更や継続を決定する．

　妊婦，小児，高齢者への投与にあたっては，薬物の種類とその量に注意する．テトラサイクリン系抗菌薬は妊婦に禁忌であり，ニューキノロン系抗菌薬は妊婦と小児に禁忌である．高齢者は腎機能との関連で投与量を少なくする．

　感染予防薬としての使用：抗菌薬は手術後の感染予防を目的として使用される．抗菌薬の乱用は耐性菌の増加に直結するので，必要最低限にとどめる．一般的に，準清潔手術では，手術が始まる時点で，十分な殺菌作用を示す血中濃度，組織中濃度が必要であり，切開の 1 時間前以内の投与が推奨されている．また，感染性心内膜炎の予防には，口腔内の観血的処置の術前 1 時間前に，成人でアモキシシリン水和物 2 g の経口投与が推奨されている．

表 3-1　代表的な抗菌薬

分　類			一般名・略号	特徴・副作用
βラクタム系		ペニシリン系	アンピシリン水和物（ABPC） アモキシシリン水和物（AMPC） バカンピシリン塩酸塩（BAPC）	□ ○ 口腔レンサ球菌に対する感受性高い．耐性ブドウ球菌（ペニシリナーゼ産生菌）に無効．副：アナフィラキシーショック，発疹，発熱，下痢，出血性大腸炎
	セフェム系	セファロスポリン系	セファレキシン（CEX） セファクロル（CCL） セフジニル（CFDN） セフジトレンピボキシル（CDTR-PI） セフカペンピボキシル塩酸塩水和物（CFPN-PI） セフトリアキソンナトリウム水和物（CTRX）	□ ○ 注射剤と経口剤とでは構造式を異にするβ・ラクタマーゼ産生菌に有効なもの多い 第一世代：グラム陽性球菌に有効．第二世代：グラム陽性球菌とグラム陰性桿菌に有効．第三世代：グラム陽性球菌に弱い．グラム陰性桿菌に有効．エステル剤がよく使用される．副：腎毒性（注射剤），発疹，ジスルフィラム作用（セファマイシン）
		※	セフメタゾールナトリウム（CMZ）	
	カルバペネム系		パニペネム・ベタミプロン配合（PAPM/BP） メロペネム水和物（MEPM）	□ ○ 抗菌スペクトル広い．βラクタマーゼ阻害作用強い．ペニシリン系やセフェム系注射薬の効果がないときに有用．副：下痢，発疹，けいれん
	ペネム系		ファロペネムナトリウム水和物（FRPM）	□ ○ 抗菌スペクトル広い．副：消化器症状
マクロライド系			エリスロマイシン（EM） ジョサマイシン（JM） ロキシスロマイシン（RXM） クラリスロマイシン（CAM） アジスロマイシン水和物（AZM）	■ ● マイコプラズマ，クラミジアに有効．細胞内移行良好（上顎洞粘膜，歯肉，顎骨，リンパ節）．古典的マクロライドは食事の影響大（空腹時適用）．ニューマクロライド（ロキシスロマイシン，クラリスロマイシン）は食事の影響少ない．アジスロマイシンは3日間服用で7日間有効．副：胃腸障害，肝障害
テトラサイクリン系			テトラサイクリン塩酸塩（TC） ミノサイクリン塩酸塩（MINO） ドキシサイクリン塩酸塩水和物（DOXY）	■ ● 抗菌スペクトル広い（リケッチア，マイコプラズマ）．耐性菌増加．外用使用（軟膏）．副：肝障害，催奇形性，歯の着色，消化器症状
リンコマイシン系			リンコマイシン塩酸塩水和物（LCM） クリンダマイシン（CLDM）	■ ● 嫌気性菌に有効．副：下痢・偽膜性大腸炎
ニューキノロン系（フルオロキノロン）			オフロキサシン（OFLX） トスフロキサシントシル酸塩水和物（TFLX） ロメフロキサシン塩酸塩（LFLX） レボフロキサシン水和物（LVFX） シタフロキサシン水和物（STFX）	▲ ○ 抗菌スペクトル広い（グラム陰性菌＋グラム陽性菌）．妊婦，小児投与禁忌．副：けいれん（合成系抗炎症薬併用禁忌），光線過敏症
クロラムフェニコール系			クロラムフェニコール（CP）	■ ● 広い抗菌スペクトル．副：造血器障害（再生不良性貧血），視神経炎（副作用で使用限定）
アミノ配糖体系			ストレプトマイシン硫酸塩（SM） カナマイシン硫酸塩（KM） ゲンタマイシン硫酸塩（GM）	■ ○ 結核菌，緑膿菌，MRSA などに使用限定．嫌気性菌に無効．副：難聴，めまい（第Ⅷ脳神経障害），腎毒性，呼吸抑制（神経筋ブロック）
ポリペプチド系			ポリミキシン B 硫酸塩（PL-B）	△ ○ 緑膿菌，MRSA に限定使用．副：腎毒性，呼吸抑制
グリコペプチド系			バンコマイシン塩酸塩（VCM） テイコプラニン（TEIC）	□ ○ MRSA，偽膜性大腸炎に有用．副：腎障害，第Ⅷ脳神経障害
ホスホマイシン			ホスホマイシンカルシウム水和物（FOM）	□ ○ 分子量小さく臓器移行性良好．緑膿菌，MRSA に有効．副：めまい

※：セファマイシン系，副：副作用，□：細菌の細胞壁の合成阻害，■：細菌のタンパク合成阻害，
△：細菌の細胞膜の障害，▲：細菌の DNA 合成阻害，○：殺菌的，●：静菌的

(3) 抗菌薬の用法・用量

薬物動態 pharmacokinetics（PK）と薬力学 pharmacodynamics（PD）を組み合わせることにより，効果的に抗菌薬を使用することができる．PK パラメーターには Cmax（ピーク濃度），AUC（血中濃度-時間曲線下面積），$T_{1/2}$（消失半減期）などがあり，PD のパラメーターには MIC（最少発育阻止濃度），PAE（post-antibiotic effect），MPC（mutant prevention concentration）などがある．これらのパラメーターを組み合わせることで，効果的な用法と用量を決定することができる．

例えば，β ラクタム系薬の殺菌力は MIC を超える時間に依存するため，$T_{1/2}$の短い薬物では，1 回量の増量より投与回数を増やすことで効果的に薬物を使用できる．

(4) 抗菌薬の副作用

薬物の副作用には，アレルギー反応によるものと中毒性の反応とがある．抗菌薬の使用による菌交代現象により，ビタミン B 群が欠乏すると口内炎を発症し，ビタミン K が欠乏すると出血性素因を認める．さらに重症になると偽膜性大腸炎となり，重症下痢や血便を認める．

相互作用では，セフジニルは鉄剤（貧血治療薬）との併用により吸収が低下し，ニューキノロン系抗菌薬は NSAIDs との併用によりけいれんを誘発する．さらに，ニューキノロン系抗菌薬は胃腸薬との併用により吸収が低下する．免疫不全状態では，抗菌薬の使用により弱毒菌感染（日和見感染症）を認めるので注意する．

2　鎮痛・抗炎症薬（表 3-2）

(1) 解熱鎮痛薬

解熱鎮痛薬は，広くサリチル酸誘導体などの合成系抗炎症薬を含む場合と，狭くピラゾロン誘導体とアニリン誘導体をさす場合がある．ピラゾロン誘導体はいわゆる「ピリン系薬物」として扱われていたもので，そのうちのスルピリン水和物は解熱薬として，イソプロピルアンチピリン配合薬は鎮痛薬として用いられる．アニリン誘導体のアセトアミノフェンは安全な薬物として小児や妊婦の疼痛に対しても使用される．

(2) 非ステロイド系抗炎症薬（NSAIDs）

NSAIDs の作用機序はシクロオキシゲナーゼ（COX）活性阻害であり，プロスタグランジン合成阻害作用により，抗炎症作用，鎮痛作用および解熱作用を発揮する．

NSAIDs は酸性と塩基性（非酸性）に分けられ，塩基性は鎮痛作用のみである．酸性はサリチル酸系，アントラニル酸系，アリール酢酸系，プロピオン酸系，オキシカム系などに分類される．

表 3-2　代表的な鎮痛・抗炎症薬

分　　　類			一　般　名	特　　　徴
NSAIDs COX 阻害薬	酸性	サリチル酸系	アスピリン	鎮痛作用強い，胃腸障害多い，血小板凝集抑制作用
			アスピリン・ダイアルミネート配合	
		アントラニル酸系	メフェナム酸	鎮痛作用強い
			フルフェナム酸アルミニウム	
		アリール酢酸系 フェニル酢酸系	ジクロフェナクナトリウム	鎮痛作用強い，胃腸障害多い，解熱作用強い
			アンフェナクナトリウム水和物	顎関節症に多く用いられる
		インドール酢酸系	インドメタシン	抗炎症作用強い，胃腸障害多い，解熱作用強い，副作用多い（胃腸障害，頭痛）
		イソキサゾール系	モヘゾラク	即効性
		ピラノ酢酸系	エトドラク	COX-2 選択的阻害薬
		プロピオン酸系	ロキソプロフェンナトリウム水和物	プロドラック（胃腸障害少ない），即効性
			ザルトプロフェン	半減期中等度
			ナプロキセン	長時間効果
			フルルビプロフェン	注射剤
			プラノプロフェン	半減期中等度
		オキシカム系	ピロキシカム	長時間効果
			ロルノキシカム	即効性
	中性	コキシブ系	セレコキシブ	COX-2 阻害薬，消化管障害が少ない
その他	塩基性 NSAIDs		チアラミド塩酸塩	マイルドな鎮痛
	ピラゾロン系解熱鎮痛薬		スルピリン水和物	注射剤，解熱
			イソプロピルアンチピリン配合	鎮痛薬（配合薬）
	アニリン系解熱鎮痛薬		アセトアミノフェン	鎮痛・解熱の世界的標準薬，安全性が高い，解熱作用，鎮痛作用ともにやや弱い

3章 その他の治療法

　シクロオキシゲナーゼ（COX）は，生体の多くの細胞で発現が認められる COX-1 と，炎症性サイトカインなどの刺激を受けて誘導される COX-2 とがあり，NSAIDs は薬物により COX-1 と COX-2 の選択性が異なる．セレコキシブやエトドラクは

COX-2 選択性が高く，アスピリンやモフェゾラクは COX-1 選択性が高い．消化器障害のリスクが高い場合は，COX-2 選択性の高い薬物を使用する．

NSAIDs は薬物により血中半減期が異なる．ジクロフェナクナトリウムやロキソプロフェンナトリウム水和物は 1 時間強に対し，オキシカム系では 48 時間を超えるものがある．半減期が短いものは服用後，血中濃度の上昇も早く，鎮痛薬として有用である．逆に，長時間の抗炎症作用を期待する場合は半減期の長いものを用いる．

drug delivery system（DDS）は，薬物を必要な箇所に効率よく配送するシステムである．NSAIDs には徐放剤，坐剤，プロドラック，経皮吸収剤，注射剤などがある．薬物の効果発現や，胃腸障害などの副作用軽減の目的で各剤型を使い分ける．

適応疾患：NSAIDs は，歯科口腔外科領域において歯痛，抜歯後疼痛や術後痛，抜歯や術後の腫脹，外傷に伴う疼痛や腫脹，顎関節症などに用いられる．

副作用：**消化性潰瘍**の形成が最も重要であり，胃潰瘍の 10〜20％を占める．高齢者や消化性潰瘍の既往歴がある場合には，副腎皮質ステロイド薬や他の NSAIDs との併用でそのリスクは高くなる．その他，発疹の頻度が高く，重症型では，Stevens-Johnson 症候群や中毒性表皮壊死剥離症（TEN）に注意を要する．

使用上の注意：すべての NSAIDs は**アスピリン喘息**を誘発するので，アスピリン喘息患者には投与禁忌である．妊婦に対しても，胎児に影響するので投与禁忌である．解熱を目的に小児に使用する場合は注意を要する．高齢者は副作用が発現しやすいので，半減期が長い薬物はさける．ニューキノロン系抗菌薬との併用でけいれんの可能性があるので，併用をさける．

（3）ステロイド系抗炎症剤（副腎皮質ステロイド薬）

ステロイド系抗炎症薬は抗炎症作用や免疫抑制作用を有し，臨床においてさまざまな疾患の治療に用いられている．**表 3-3** に代表的な薬物と適応疾患を示す．

作用：

① ホスホリパーゼ A_2 の活性化を阻害することによりアラキドン酸合成阻害．

② 血管透過性亢進の抑制，細胞膜の安定化，白血球の浸潤抑制，肉芽形成抑制．

③ 抗原抗体反応の抑制，細胞性・液性免疫抑制．

④ 血糖上昇．

⑤ タンパク同化抑制作用により創傷治癒遅延．

副作用と有害反応：

① 長期服用により副腎萎縮をきたし，手術などのストレスにより**副腎クリーゼ**を発症しやすい．

② 感染症を誘発，増悪しやすい．

表3-3　代表的なステロイド抗炎症薬と適応疾患

薬　　物	適応疾患
ヒドロコルチゾン	アナフィラキシーショック，術後の抗腫脹
プレドニゾロン	自己免疫疾患（SLE，関節リウマチ） 気管支喘息，特発性血小板減少性紫斑病，ネフローゼ症候群，悪性腫瘍（白血病，悪性リンパ腫，多発性骨髄腫） 薬疹（Stevens-Johnson症候群，TEN），天疱瘡，顔面神経麻痺
デキサメタゾン	術後の抗腫脹，顎関節症（腔内注射）
トリアムシノロン	口腔粘膜疾患（外用薬として適用）

SLE：全身性エリテマトーデス　　TEN：中毒性表皮壊死剥離症

③ 骨形成を抑制するので**骨粗鬆症**となる．

④ **消化性潰瘍**の形成，増悪がある．

⑤ 用量依存性により糖尿病になりやすい．

⑥ 皮下脂肪の蓄積により**満月様顔貌**を呈する．

　使用上の注意：副腎皮質ステロイド薬を長期，大量に服用していた場合には，ショックの予防のために術前に副腎皮質ステロイド薬の増量を行う（いわゆるステロイドカバー）．顔面神経麻痺などで副腎皮質ステロイド薬を長期，大量に使用していた場合には，離脱症候群をさけるために漸減する．

3　抗悪性腫瘍薬

(1) 抗腫瘍薬の種類（表3-4）

　口腔領域の悪性腫瘍のほとんどを占める口腔扁平上皮癌に効果のある抗腫瘍薬を中心に述べる．

　白金製剤：シスプラチン（CDDP），カルボプラチン（CBDCA）

　CDDPは癌細胞のDNA合成と癌細胞の分裂を阻害する．用量規制因子として腎毒性があるため，十分な水分補給 hydration と利尿が必要である．神経毒性として聴力障害，末梢神経障害がある．また，悪心，嘔吐などの高度な胃腸障害も特徴である．CBDCAはCDDPの誘導体であり，CDDPより腎毒性が軽度であるため，腎障害がある患者や積極的な補液が困難な患者などに対してCDDPの代わりに使用されることが多い．悪心，嘔吐などの胃腸障害，聴力障害などもCDDPより軽い．

　抗腫瘍性抗生物質：ブレオマイシン（BLM），ペプロマイシン硫酸塩（PEP）

　BLMは，日本で開発され，扁平上皮癌において選択的に効果が高いことから，以前より口腔癌に多く使用されてきた．用量規制因子には間質性肺炎から肺線維症へ

表 3-4　頭頸部癌に適応のある抗腫瘍薬の種類

種　類	一 般 名	商 品 名	作 用 機 序	副 作 用
白金製剤	シスプラチン（CDDP）カルボプラチン（CBDCA）	シスプラチンランダカルボプラチンパラプラチン	癌細胞の DNA 合成と分裂を阻害．癌細胞をアポトーシスへ導く	腎毒性胃腸障害（悪心，嘔吐）聴力障害
抗腫瘍性抗生物質	ブレオマイシン（BLM）ペプロマイシン硫酸塩（PEP）	ブレオペプレオ	癌細胞内で鉄と結合し，酸素の活性化により DNA 鎖を切断して癌細胞の増殖を抑制	間質性肺炎から肺線維症骨髄抑制作用が少ない
	マイトマイシン C	マイトマイシン	DNA の分裂阻止，活性酸素による DNA 鎖切断で DNA の複製を阻害	骨髄抑制腎障害
ピリミジン代謝阻害薬	フルオロウラシル	5-FU	ピリミジン合成を阻害する核酸代謝拮抗薬．ウラシルの代わりに DNA に取り込まれて，その合成を阻害	下痢や出血性腸炎などの消化器症状高度の骨髄抑制，間質性肺炎，うっ血性心不全，肝機能障害・黄疸，急性腎不全
	テガフール・ウラシル配合	ユーエフティ（UFT）	テガフールとウラシルを 1：4 の割合で配合テガフールは肝臓で 5-FU となるプロドラッグ	胃腸の粘膜や血液をつくる骨髄細胞など成長の早い正常細胞へのダメージ
	テガフール・ギメラシル・オテラシルカリウム配合	ティーエスワン（TS-1）	抗癌作用のテガフール，抗癌作用の効果を高めるギメラシル，副作用を軽減するオテラシルカリウムの 3 つの成分を含む	骨髄抑制，口内炎，発疹，色素沈着，黄疸を伴う重い肝臓障害（劇症肝炎など）吐き気・嘔吐，下痢などの消化器障害
微小管脱重合阻害薬	ドセタキセル水和物（DOC）（植物アルカロイド）	タキソテール（TXT）	細胞分裂に関与する微小管の働きを阻害	浮腫（むくみ），下痢や吐き気，嘔吐などの消化器症状，脱毛，発疹
分子標的薬	セツキシマブ	アービタックス	上皮成長因子受容体（EGFR）に結合して，EGFR の働きを阻害するモノクローナル抗体	発疹副作用は軽微
免疫チェックポイント阻害薬	ニボルマブ（抗 PD-1/L1 抗体）	オプジーボ	癌細胞が免疫システムを無効化する仕組みを阻止する働きにより，ヒトに本来備わっている免疫システムを再活性化	間質性肺疾患重症筋無力症心筋炎，大腸炎ほか

と進む肺毒性があり，致死的となるため，高齢者への投与は困難となる．一方，骨髄抑制作用が少ない，まれな抗腫瘍薬の 1 つである．PEP は BLM の誘導体で，肺毒性の軽減が期待されたが，BLM とあまり変わらない．

ピリミジン代謝阻害薬

5-FU 系抗腫瘍薬はピリミジン合成を阻害する核酸代謝拮抗薬で，消化器癌を中心に多用されている．

〈フルオロウラシル(5-FU)〉用量規制因子は白血球減少で，下痢などの胃腸障害がみられる．また，口内炎，皮膚炎も発現する．

〈テガフール・ウラシル(UFT)〉5-FU のプロドラッグで，肝臓において 5-FU となるテガフール(FT)の作用を増強するウラシルを配合した経口薬である．

〈テガフール・ギメラシル・オテラシルカリウム(TS-1)〉経口 5-FU 系の新しい抗腫瘍薬である．テガフールが 5-FU 以外に代謝されるのを防ぐことにより，体内での 5-FU 濃度を上げる作用のあるギメラシルと，5-FU の消化器毒性を軽減するオテラシルカリウムを配合することにより血中 5-FU 濃度を高めて抗腫瘍効果を増強し，また，付随して増大する消化器毒性の軽減をはかった薬物である．

微小管脱重合阻害薬：ドセタキセル水和物(DOC or TXT)

タキソイド(タキサン)系抗腫瘍薬で，微小管に結合して安定化させ脱重合を阻害し，腫瘍細胞の細胞分裂を M 期で停止させることにより抗腫瘍効果を発揮する．近年注目されている抗腫瘍薬で，肺癌，卵巣癌，乳癌に対して有効性が確認されている．日本ではドセタキセル水和物のみが頭頸部癌に適応とされている．用量規定因子は骨髄抑制である．

分子標的薬：セツキシマブ

癌細胞の増殖，浸潤，転移にかかわる分子異常を標的にする．その分子を阻害して癌の治療を行う薬物で，正常細胞へのダメージを少なくして癌細胞だけを攻撃することをめざす．分子標的治療薬にはモノクローナル抗体と小(低)分子化合物とがある．分子標的薬の一般名のつけ方として，モノクローナル抗体の語尾をマブ mab，小分子薬の語尾をイブ ib(阻害薬)とする．頭頸部癌では，上皮増殖因子受容体(EGFR)に対するキメラ型抗体であるセツキシマブの有効性が証明されている．局所進行癌や遠隔転移症例に対して，放射線や 5-FU＋CDDP との併用により有意な生存延長効果が示されている．

免疫チェックポイント阻害薬：ニボルマブ

癌細胞は，免疫の働きをブロックすることにより免疫細胞の攻撃から逃れ増殖する．免疫チェックポイント阻害薬は分子標的薬の 1 種で，癌が免疫チェックポイント分子に結合して免疫抑制シグナルの伝達を阻害し，T 細胞の活性化抑制を解除することにより抗癌効果が発揮される．2017 年，ニボルマブ(抗 PD-1/L1 抗体)が再発・転移の頭頸部癌に適応となり，その有効性が期待される．

(2) 抗腫瘍薬の役割

術前補助化学療法 neo-adjuvant chemotherapy：術前に，腫瘍の活性の減弱や腫瘍の減量により，口腔や顔面の機能・形態の温存をはかる，切除不能癌を切除可能にする，微小転移巣の根絶により遠隔転移を予防する，などの目的がある.

〈代表的レジメ〉

CF 療法：（CDDP 70-80 mg/m^2 day 1＋5-FU 700 mg/m^2 day 1-5）×4 週

TPF 療法：（TXT 60-70 mg/m^2 day 1＋CDDP 60-70 mg/m^2 day 1
　　　　　　＋5-FU750mg/m^2 day 1-5）×4 週

放射線化学併用療法：化学療法単独では抗腫瘍効果に限界があるため，放射線増感作用のある抗腫瘍薬を放射線と併用し，放射線の局所効果を増強する．併用の方法には，同時，継続，交代併用があるが，同時併用が最も効果が高い．CDDP と放射線の併用がよく行われる.

術後補助化学療法：術後の再発予防の目的で，切除断端陽性例や多発リンパ節転移例，被膜外浸潤症例など術後の再発高危険症例に適応される．また，潜在性転移を根絶することで遠隔転移の制御を目的として用いられる．やはり放射線との併用により行われることが多いが，遠隔転移の制御を目的として UFT や TS-1 の内服投与が行われる.

姑息的治療：手術や放射線治療後の再発や遠隔転移，切除不能例，手術拒否例などに対する延命効果と QOL の改善を目的とする.

(3) 抗腫瘍薬の投与方法

全身投与として動脈内投与，静脈内投与，筋肉注射，内服，坐薬があり，局所投与として局所注射，局所塗布などがある．最近，頭頸部癌に対して大きな治療戦略となっている**超選択的動注化学療法**は，高濃度の抗腫瘍薬を癌組織に到達させることのできるすぐれた化学療法で，stage III，IVの進行癌や切除不能癌に対する臓器温存を目指した治療法として期待されている.

〈動注ルート〉

① **Seldinger 法**を用いた大腿動脈よりの**順行性**（図 3-1, 2）.

② 浅側頭動脈あるいは後頭動脈よりの**逆行性**.

順行性は細部にわたり腫瘍栄養血管に確実な抗腫瘍薬の注入が可能であるが，脳梗塞などの重篤な有害事象がある．一方，逆行性は有害事象が少なく安全性にすぐれており，カテーテルの長期留置が可能であるのが大きな利点であるが，腫瘍の栄養血管に超選択的にカテーテルを挿入するには技術と経験が要求される.

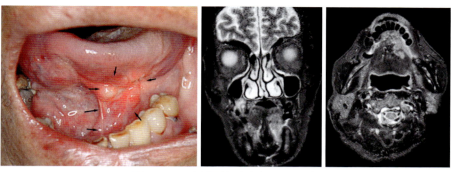

図 3-1　口底扁平上皮癌（T4aN0M0）
腫瘍は内向型で，硬結は正中に及び，舌の運動障害がみられる．

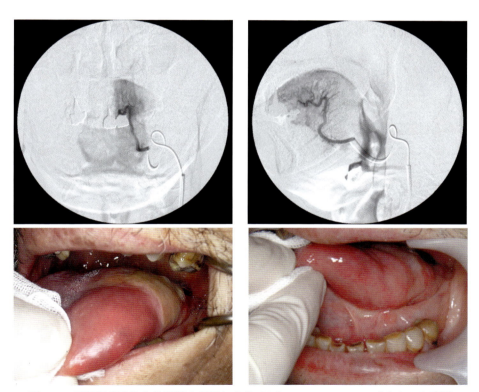

図 3-2　超選択的動注と放射線の併用により CR（complete response）となった症例
放射線：30 Gy＋左舌動脈（カルボプラチン 300 mg 動注（Seldinger 法）＋TS-1：80 mg/日×29 日）

4 神経疾患治療薬

口腔外科で扱う神経疾患は，大きく神経痛，神経麻痺，神経けいれんの 3 つに分けられる．このうち，主に薬物療法が行われるのは，神経痛と神経麻痺である（表3-5）．まず，**神経痛**（三叉神経痛，舌咽神経痛など）に対しては，抗てんかん薬であるカルバマゼピンの投与が一般的である．この薬物は Na チャネルブロッカーであり，神経細胞の発火を抑制する．副作用として，肝障害の他に，めまいやふらつきがみられることから，投与の際には注意を要し，定期的に肝機能検査を行うべきである．

神経麻痺（特に，顔面神経麻痺）に対しては，副腎皮質ステロイド薬であるプレドニゾロン，ATP 製剤（アデノシン三リン酸二ナトリウム），各種ビタミン剤（B_1，B_2，B_6，B_{12} など）が投与される．また，手術後に生じる末梢神経障害（知覚麻痺）に対しては，メコバラミンなどのビタミン剤がよく用いられている．副腎皮質ステロイド薬の使用にあたり特に注意しなければならないのは，投与を終了する際に投与量を漸減させる必要があることである．これは，副腎皮質ステロイド薬の投与による副腎機能低下に対処するためである．

ヘルペスウイルス科に属する単純ヘルペスウイルスによって起こる単純疱疹や口唇ヘルペス，同じく水痘-帯状疱疹ウイルスによって起こる帯状疱疹に対しては，**抗ウイルス薬**であるアシクロビルやバラシクロビル塩酸塩が用いられる．さらに最近では，帯状疱疹後神経痛をはじめとする末梢神経障害性疼痛に対して，プレガバリンが用いられ，良好な効果が得られている．

5 救急薬品

口腔外科的処置に限らず，歯科治療の際に，患者がアナフィラキシーショックをはじめとする各種のショック状態に陥る可能性がある．また，超高齢社会を迎えた現在，虚血性心疾患，高血圧症，不整脈などの循環器疾患，喘息などの呼吸器疾患を有している患者を診療する機会がますます増加してきている．これらの患者は，歯科治療中に狭心症や心筋梗塞を発症したり，異常な血圧上昇，喘息発作を起こすこともある．このことから，歯科医師は患者のバイタルサインの把握や緊急時の対応などにも精通しておく必要がある．表 3-6 に緊急時に用いられる頻度の高い薬物を示した．これらの薬物は，使用法を誤ると症状を悪化させることもある．正確な知識にもとづいて慎重に使用すべきである．

表 3-5 神経疾患治療薬

種　類	一般名(商品名)	適　応
抗てんかん薬	カルバマゼピン(テグレトール)	三叉神経痛，舌咽神経痛
副腎皮質ホルモン製剤	プレドニゾロン(プレドニン)	顔面神経麻痺
ビタミン製剤	ビタミン B_1，B_6，B_{12}(ビタメジン) ビタミン B_1，B_2，B_6，B_{12}(ビタノイリン)	末梢神経麻痺
	ニコチン酸トコフェロール(ユベラニコチネート) メコバラミン(メチコバール)	末梢神経障害
脳循環代謝改善薬	アデノシン三リン酸二ナトリウム(アデホス)	中枢神経障害，末梢神経障害
末梢神経障害治療薬	プレガバリン(リリカ)	三叉神経痛，帯状疱疹後神経痛
抗ウイルス薬	アシクロビル(ゾビラックス) バラシクロビル塩酸塩(バルトレックス)	単純疱疹，帯状疱疹

表 3-6 救急薬品

種　類	一般名(商品名)	適　応
強心薬・昇圧薬	アドレナリン(ボスミン)	気管支けいれん，気管支喘息，急性低血圧症またはショック時の補助治療，心停止の補助治療
	ノルアドレナリン(ノルアドレナリン)	急性低血圧またはショック時の補助治療
	ドパミン塩酸塩(イノバン)	急性循環不全
	エチレフリン塩酸塩(エホチール)	本態性低血圧症，急性低血圧またはショック時の補助治療
気管支拡張薬	エフェドリン塩酸塩(エフェドリン塩酸塩)	気管支喘息，鼻粘膜の充血・腫脹，脊椎麻酔時の血圧降下
	アミノフィリン(ネオフィリン)	気管支喘息，うっ血性心不全，チェーン・ストークス呼吸，狭心症，脳卒中発作急性期
抗狭心症薬	ニトログリセリン(ミリスロール)	手術時の低血圧維持，異常高血圧の救急処置，急性心不全，不安定狭心症
	ニコランジル(シグマート)	狭心症
副交感神経遮断薬	アトロピン硫酸塩水和物(アトロピン硫酸塩)	迷走神経性徐脈，迷走神経房室伝導障害，その他の徐脈，房室伝導障害，麻酔前投薬
β遮断薬	プロプラノール塩酸塩(インデラル)	狭心症，期外収縮，発作性頻脈，頻拍性心房細動，麻酔に伴う不整脈，新鮮心房細動，洞性頻脈
抗不整脈薬	プロカインアミド塩酸塩(アミサリン)	期外収縮，発作性頻脈，手術および麻酔に伴う不整脈，新鮮心房細動，陳旧性心房細動，心房粗動
	リドカイン塩酸塩(静注用キシロカイン)	期外収縮，発作性頻脈，急性心筋梗塞時および手術に伴う心室性不整脈の予防
Ca 拮抗薬	ベラパミル塩酸塩(ワソラン)	頻脈性不整脈
	ニカルジピン塩酸塩(ペルジピン)	手術時の異常高血圧症の救急処置，高血圧性緊急症，急性心不全
麻薬中毒治療薬	ナロキソン塩酸塩(ナロキソン塩酸塩)	麻薬による呼吸抑制に対する拮抗

6 その他の薬物

これまで述べた以外にも，歯科治療や口腔外科治療において多くの薬物が使用される（表3-7）.

過換気症候群は，歯科治療や局所麻酔に対する恐怖や不安などのストレスが原因となり発症する心因性疾患である．その主な病態は頻呼吸と1回換気量の増大に伴う呼吸性アルカローシスである．過換気症候群が発症した際には，患者に息ごらえを行わせるが，これらで十分な効果が得られない場合には，ジアゼパムを用いることもある．

咀嚼筋障害によって生じる顎関節症（I型）に対して，咀嚼筋活動の亢進を抑制し，筋の過剰な緊張と，それに伴う疼痛の軽減を目的に，中枢性筋弛緩薬であるチザニジン塩酸塩などが用いられる．これらの薬物には，脱力，ふらつき，眠気などの副作用があるため注意が必要である．

止血剤は，全身的に用いる止血剤と局所止血剤とに分類される．全身的に用いられる止血剤であるカルバゾクロムスルホン酸ナトリウム水和物は，毛細血管抵抗性の減弱や血管透過性の亢進による出血に対して用いられる．トラネキサム酸は抗プラスミン薬であり，線維素溶解系の亢進による出血に対して投与される．また，トラネキサム酸は粘膜炎に対して用いられることもある．出血部に対して直接的に適用される局所止血剤には，酸化セルロースやゼラチンがあり，抗血小板薬や抗凝固薬を使用している患者の抜歯時などによく用いられる．

癌の周囲組織への浸潤などによって生じる疼痛を，**癌性疼痛**とよぶ．癌性疼痛を，通常の非ステロイド抗炎症薬で完全に制御することは困難な場合が多い．癌性疼痛の除痛を目的としてモルヒネ塩酸塩水和物やフェンタニルなどの麻薬性鎮痛薬が用いられる．これらの薬物には，呼吸抑制や便秘などの特徴的な副作用がみられるため，良好な鎮痛効果を得るには適切に使用する必要がある．

表 3-7　その他の薬物

種　類	一般名(商品名)	適　応
抗ウイルス薬	アシクロビル(ゾビラックス) バラシクロビル塩酸塩(バルトレックス)	単純疱疹，帯状疱疹
抗不安薬・ 抗うつ薬	アルプラゾラム(ソラナックス) ジアゼパム(セルシン) ロフラゼプ酸エチル(メイラックス) エチゾラム(デパス)	神経症・うつ病・心身症における不安・緊張・抑うつ
筋弛緩薬	チザニジン塩酸塩(テルネリン)	筋緊張状態の改善，頸肩腕症候群
口腔内乾燥改善薬	セビメリン塩酸塩水和物 (サリグレン，エボザック)	Sjögren 症候群患者の口腔乾燥症状
	ピロカルピン塩酸塩(サラジェン)	Sjögren 症候群患者の口腔乾燥症状 頭頸部の放射線治療に伴う口腔乾燥症状
アレルギー治療薬	d-クロルフェニラミンマレイン酸塩 (ポララミン) ジフェンヒドラミン塩酸塩 (レスタミンコーワ)	蕁麻疹，皮膚疾患に伴うそう痒，血管運動性浮腫
止血剤(全身)	カルバゾクロムスルホン酸ナトリウム水和物(アドナ)	毛細血管抵抗性の減弱および透過性亢進によると考えられる出血傾向
	トラネキサム酸(トランサミン)	全身性線維素溶解系の亢進が関与すると考えられる出血傾向，口内炎における口内痛および口内粘膜アフタ
止血剤(局所)	酸化セルロース(サージセル・アブソーバブル・ヘモスタット)	各種手術時の止血および創腔充填
	ゼラチン(スポンゼル)	各種外科領域における止血，褥瘡潰瘍
含嗽薬	アズレンスルホン酸ナトリウム水和物 (アズレン，アズノール)	口内炎，急性歯肉炎，舌炎，口腔創傷
	ベンゼトニウム塩化物 (ネオステリングリーン)	口腔内の消毒，抜歯創の感染予防
	ポビドンヨード(イソジン)	口内炎，抜歯創，咽頭炎，扁桃を含む口腔創傷の感染予防，口腔内の消毒
局所麻酔薬	リドカイン塩酸塩・アドレナリン配合 (キシロカイン) プロピトカイン塩酸塩・フェリプレシン配合 (シタネスト-オクタプレシン)	歯科領域における浸潤麻酔・伝達麻酔
	メピバカイン塩酸塩 (スキャンドネスト)	歯科・口腔外科領域の 30 分以内の処置における浸潤麻酔
麻　薬	モルヒネ塩酸塩水和物(オプソ) モルヒネ硫酸塩水和物徐放剤 (MS コンチン) フェンタニル(デュロテップ)	各種癌における中等度から高度の疼痛
	フェンタニルクエン酸塩(フェンタニル)	全身麻酔，全身麻酔における鎮痛，激しい疼痛(術後，癌など)に対する鎮痛

B 放射線治療

放射線治療の対象となるのは，ほとんどが悪性腫瘍である．口腔癌の場合は，外科治療に，主に放射線療法と化学療法を組み合わせた集学的治療を行うのが一般的である．

放射線治療は，① 病変の制御を目的とする**根治照射**，**準根治照射**，② 症状緩和のための**姑息照射**，③ **予防照射**を目的に行われる．手術前にリンパ節の微少転移を予防する目的で行う術前照射や，手術後に腫瘍巣の制御を目的とした術後照射などが予防照射に相当する．放射線治療の際は，悪性腫瘍の制御とともに正常組織の障害を考慮する必要がある．

1 照射方法

外部照射装置を用いた**外部照射**と密封小線源を用いた**小線源治療**に分けられる．

（1）外部照射

医用電子加速装置（リニアック，図3-3），遠隔コバルト照射装置などを用いて体外から照射する．リニアックは最も一般的な外部照射装置で，複数エネルギーのエックス線や電子線の照射が可能である．実際の照射を行う前に，エックス線シミュレーターやCTシミュレーターにより，照射野，照射方法の決定を行い，その情報をもとに実際の照射が行われる（図3-4）．口腔癌では，手術療法の術前照射や術後照射に使われることが多い．T3-T4症例で，手術不能症例，手術拒否症例では，根治目的として，総線量 60〜70 Gy／6〜7 週間を，1回 1.8 Gy〜2.0 Gy で行うこともある．口腔癌の主な有害事象として，顎骨壊死や口腔乾燥症などがある．

（2）小線源治療

根治治療を目的とし，密封小線源（針，ピン，シード）を用いた治療である．口腔癌には組織内に密封小線源を刺入する**組織内照射**が一般的に行われる．線量を腫瘍の近辺に限局でき，健常組織の線量を抑えることができるのが最大の特徴である．^{137}Cs，^{192}Ir などが一時刺入の線源として用いられる．^{198}Au グレインは半減期が短いことから永久刺入の線源として使用され，サイズも小さいため刺入の際の侵襲性も低い（図3-5,6）．舌癌，頬粘膜癌の T1-T2 症例は，組織内照射のよい適応となる．線量としては 70 Gy／4〜7 日である．^{137}Cs 針，^{192}Ir ワイヤーを使用し，腫瘍の厚みが 1 cm 未満のときは一面刺入を行う（図3-7,8）．2 cm 未満では 2 面刺入となるが，線源の数が多くなると，粘膜の潰瘍，顎骨壊死の発生率が高くなる．^{198}Au グレインは厚み 1 cm 未満が適応の目安である．舌癌に対する埋入時には，顎骨壊

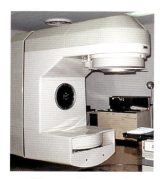
図3-3 リニアック

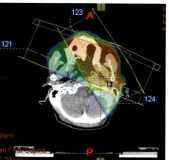
図3-4 外照射シミュレーション

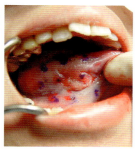
図3-5 Au刺入

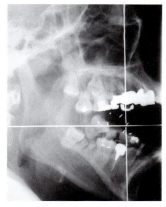
図3-6 Au刺入後

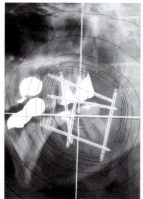
図3-7 Cs針刺入後側面

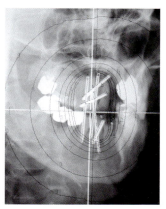
図3-8 Cs針刺入後（一面刺入）

死を防ぐために，舌と顎骨の距離を離すスペーサーを装着することが望ましい．口蓋腫瘍の場合は，口蓋に保持するモールドを作成し，その中に線源を装着するモールド療法も行われる．治療は，専用の病棟(放素病棟)に隔離して行われる．

2 照射後の口腔内管理

　照射後の有害事象には，粘膜炎，潰瘍，放射線骨壊死，口腔乾燥，味覚障害などがある．粘膜炎・潰瘍の予防のため口腔内清掃に留意し，歯や補綴物の先鋭の除去により刺激軽減をはかる．放射線骨壊死の予防のため齲蝕，歯周疾患の早期治療を心掛ける．放射線骨壊死が起こった場合は，抜歯などの侵襲的な処置はさけ，抗菌薬の投与，ポケットの洗浄につとめながら，腐骨分離や歯の自然脱落を待つ．

C 理学療法

1 温熱療法

(1) 温熱による悪性腫瘍治療

悪性腫瘍細胞が熱に弱いという性質を利用した治療法である．病変部を 42〜47℃に加温する（図 3-9）．温熱療法単独では腫瘍を消滅させることが困難であるため，集学的治療の一環として化学療法や放射線治療と併用する．タンパク質の変性，DNA 修復酵素の失活による DNA2 本鎖の切断，アポトーシスの誘導，温熱刺激による免疫反応の亢進などが悪性腫瘍細胞死滅の機序とされている．

(2) 温熱による消炎療法

局所に温熱を加えることにより血液循環を促進し，消炎効果を期待する治療法である．ホットパック，パラフィン浴，赤外線照射，遠赤外線照射，キセノン光線照射などがある．

適応症：顎関節症の筋症状．

2 凍結療法

超低温で細胞を凍結させると，細胞の低温感受性や凍結条件に応じて，組織は壊死に陥る部分と正常に保たれる部分とに分かれる．これを腫瘍などの治療に応用することを凍結療法という．低温源としては，主に炭酸ガス（−60℃）と液体窒素（−196℃）が用いられる．

適応症：血管腫，脈瘤性骨嚢胞，白板症など．

3 物理療法

経皮的神経電気刺激は，つぼ刺激の概念に基づき慢性疼痛に対して用いられる．この疼痛緩和のメカニズムは十分解明されていないが，内因性オピオイド物質が分泌されることにより長期間の鎮痛効果が得られるとされている．マイオモニターは低周波の経皮的神経電気刺激に属する治療装置である．

適応症：顎関節症の筋症状．

4 運動療法

(1) 筋マッサージ療法

筋緊張の緩和に有効な治療法である．同時に，噛み締めに気づいたら力を抜く習

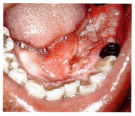 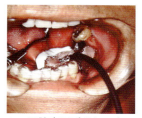 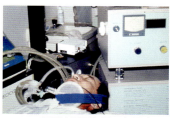

a：口底癌 T4N1M0　　b：口腔内アプリケーター装着　　c：高周波誘電加温で加温中

図 3-9　温熱療法

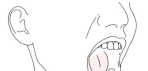 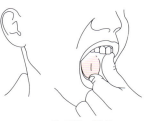 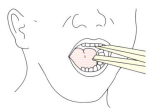

a：自力開口訓練
自分でできるだけ大きく開口する．

b：徒手開口訓練
上下顎の歯に自分の指で力を加えて開口する．

c：開口器を用いた開口訓練
上下顎の歯に開口器で力を加えて開口する．

図 3-10　開口訓練法

慣を身に着けるように指導する．筋肉に一過性の虚血を生じさせるような圧力を数秒間皮膚上から加える．これが結果的に充血をもたらし，トリガーポイントを不活性化し，頭頸部領域の筋痛を緩和することになる．

(2) 筋訓練法

筋のストレッチとレジスタントを行う訓練法である．

(3) 開口訓練法

顎関節周囲軟組織ならびに咀嚼筋群の伸展による開口量増大を目的として，徒手あるいは開口器を用いて開口訓練を行う（図 3-10）．なお，外傷後の瘢痕形成による恒久的な開口障害を防止することもできる．

適応症：顎関節症による開口障害，外傷や手術後の開口障害．

D 顎顔面補綴

(1) 定　義

顎顔面補綴の目的は，腫瘍切除や外傷による欠損に対して，顎や顔面の形態および機能を回復することである．顎欠損に対しては顎義歯による顎補綴を行う．一方，顔面欠損に対しては顔面補綴(**エピテーゼ**)を接着剤，両面テープ，眼鏡を介して，あるいは残存骨に顔面インプラントを植立し，装着する．

(2) 診　断

顎顔面補綴の対象となるのは，①一般に，再建手術を行うより補綴技術を駆使したほうがよりよい術後機能が得られると判断される上顎癌手術前の症例(図 3-11)，②すでに他院にて手術が施行され，顎や顔面が欠損した状態にある症例の 2 つに分けられる．いずれも HS 分類を用いて欠損様式を詳細に評価することが重要である．また，胃管や胃瘻増設され，経管栄養にて栄養摂取している患者の場合は，病状について主治医と十分に協議のうえ，経口摂取のための顎義歯補綴の開始時期を検討する．②の症例では，放射線療法や化学療法の有無を把握し，現在の口腔内外の状態を評価する．

(3) 治　療

顎義歯：手術前であれば，切除範囲を把握し，顎義歯の設計に着手することができるため，即時顎義歯を作成し，早期の口腔機能回復を目指す(図 3-12)．周術期口腔衛生管理とともに，手術前準備の一環として顎義歯を作製しておくと，切除後の欠損部に即時顎義歯が装着された状態で帰室できることから，患者の精神的負担

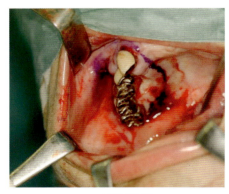
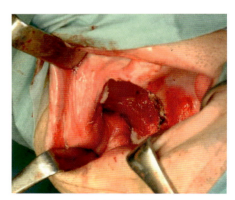

a：口腔内写真　　　　　　　　　　b：上顎部分切除後

図 3-11　右側上顎歯肉癌

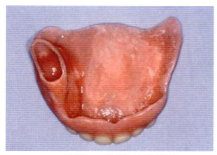

a：予測して作製した栓塞部

b：印象をもとにレジンを再填入し，適合した形態に栓塞部を修正

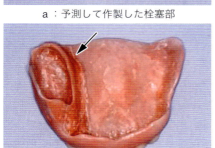

c：上 方 面

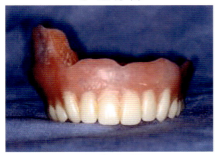

d：前 方 面

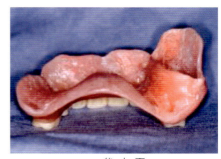

e：後 方 面

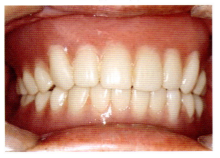

f：上顎顎義歯と下顎義歯を装着
　咀嚼・嚥下可能となった．

図 3-12
顎 義 歯

3章　その他の治療法

はかなり軽減される．顎欠損周囲の軟組織が安定してくる術後約 1 週目に，欠損した顎の印象採得を行い，その模型を利用してレジンを付加させ，経口摂取可能な顎義歯となるまで調整する．

エピテーゼ：作製したエピテーゼを患者が使用してくれるか否かは，エピテーゼと顔面皮膚との移行がいかにうまくできたかにかかっている．エピテーゼを装着して外出してくれるまで微調整をかさねる．顔面皮膚は，患者元来の色に加え，外気温などにより色調が変化するため，その点も考慮してレジンやシリコンなどの材料を選択する．また，顔面皮膚に装着するため，顔面筋（表情筋）の動きでエピテーゼが脱落しないように，できるだけ軽量にし，皮膚との移行部が浮き上がらないように両面テープなどを用いる．大きな欠損に対しては，顔面インプラントを用いると安定した固定が得られる（図 3-13, 14）．

最近では，エピテーゼがより患者の顔貌に近似し，簡易作製するために，健常側の願望写真を PC 上で反転印刷し，レジンで作製したエピテーゼに貼り付ける方法が開発された．また，日本では日本顎顔面補綴学会が基盤となり，産学協同で，機能回復を向上させるためにさまざまな改善が行われている．

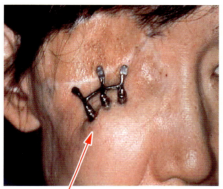

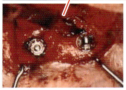

図 3-13　右涙腺癌切除後，顔面補綴
顔面インプラント植立，
磁性アタッチメント装着

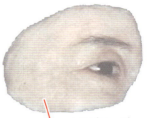

a：エピテーゼ

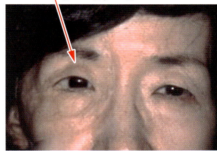

b：エピテーゼと皮膚辺縁の移行がポイント

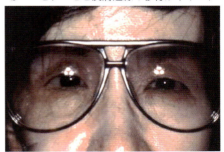

c：辺縁を覆うようにサングラスを着用

図 3-14　顔面補綴

E 口腔機能管理

　口腔機能管理とは，ブラッシングや洗口などにより歯の表面，歯間部，ポケットおよび舌面を清掃し，食物残渣やバイオフィルムを除去することをいう．従来は，齲蝕や歯周病の予防が主体であったが，1990年後半，口腔機能管理が**誤嚥性肺炎の予防**に有用であることが明らかになった．また，最近では，癌における術後肺炎の予防や周術期管理および造血器腫瘍の治療の副作用軽減に有効なばかりでなく，インフルエンザの予防にも有用であることが明らかになった．このため口腔機能管理は，「口腔の正常な機能を維持し，口腔の疾患予防，健康の保持増進，リハビリテーションによりQOLの向上を目指すこと」と定義されている．

　口腔機能管理は，その対象によって慢性期，急性期・周術期管理，放射線・化学療法時，終末期癌患者，感染症患者，移植術後患者に分類される．

　慢性期：高齢者，さまざまな全身疾患を有する有病者および要介護者などが主体となり，誤嚥性肺炎の予防に有用である．さらに，重篤な口腔粘膜疾患やビスホスホネート関連顎骨壊死(BRONJ, p.130参照)の予防にも重要である．

　急性期・周術期管理：誤嚥性肺炎を含む全身合併症の予防や，全身麻酔術後の口腔・頭頸部・上部消化管の創部感染予防に有用である(図3-15)．

　放射線・化学療法時：さまざまな悪性腫瘍に対する全身化学療法時や，口腔・頭頸部領域の放射線治療により口内炎を主体とする口腔有害事象が生じるが，これらの予防と治療に口腔機能管理は重要となる(図3-16)．アメリカ国立衛生研究所は，1989年，「すべての癌患者は，癌治療を受ける前に口腔内精査を受けるべきであり，感染源となる既存の歯の治療は，合併症を最小限に留めるためにも必要である」と指摘している．2010年から，日本歯科医師会と国立がんセンターは，癌患者の口腔内合併症の軽減を目的とした口腔機能管理を推進している．

　終末期癌患者：口腔領域の苦痛の軽減のために有効である(図3-17)．

　感染症患者：近年，治療薬の進歩によりHIV感染症患者の予後は著しく改善され，従来の口腔症状はほとんどみられなくなった．しかし，歯肉炎症状などがみられることから，口腔機能管理は有効である．また，ヒトT細胞リンパ腫(HTLV-1)感染症患者においても口腔機能管理は有効である．

　移植術後患者：特に，造血幹細胞移植では慢性移植片対宿主病(GVHD)として口内炎(扁平苔癬様病変)，口腔乾燥症，味覚障害，口腔内出血，感染症(カンジダ症，ウイルス感染症など)などが生じる．また，臓器移植(腎移植や心臓移植など)ではシクロスポリンによる歯肉増殖が生じるが，これらにも口腔機能管理は有効である．

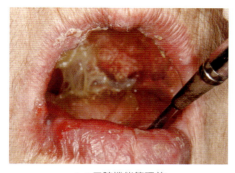
a：口腔機能管理前

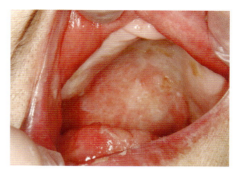
b：口腔機能管理後

図 3-15　汎発性腹膜炎

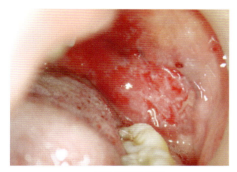
a：口腔機能管理前
放射線治療（66Gy・根治照射予定）

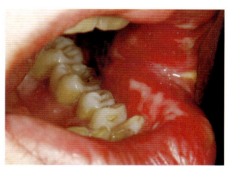
b：治療前に口腔機能管理を行った放射線性口内炎

図 3-16　頬粘膜癌（T2N0M0）

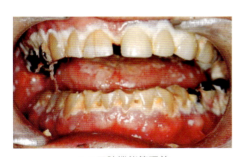
a：口腔機能管理前

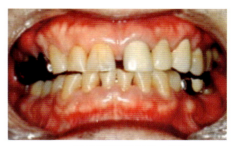
b：口腔機能管理開始後 2 週目

図 3-17　肺癌終末期

参考文献

1) 菅野晴夫，小林　博 編：腫瘍病理学，朝倉書店，1970

2) Tessier, P.：Anatomical classification of facial, cranio-facial and latero-facial clefts, *J. max.-fac. Surg.*, 4：69-92, 1976

3) WHO：Definition of leukoplakia and related lesions：an aid to studies on oral precancer, *Oral Surg.*, 46：518-539, 1978

4) Sunderland, S. Nerves and nerve injuries. London：Churchill Livingstone, 1978

5) Hotz, M. et al.：Effects of early maxillary orthopedics in coordination with delayed surgery for cleft lip and palate, *J. max.-fac. Surg.*, 7：201-210, 1979

6) Pindborg, J. J.：Oral Cancer and Precancer. Jhon Wright & Sons Ltd., *Bristol*, 12-19, 1980

7) 野村　進：末梢神経損傷，金原出版，1981

8) 石川梧朗 監：口腔病理学II 第2版，永末書店，1982

9) 高橋庄二郎，河合　幹，高井　宏：新口腔外科学通論，日本医事新報社，1982

10) Lucas, R. B.：Pathology of Tumours of the Oral Tissues. 4th ed., Churchill Livingstone, Edinburgh, 1984

11) Silverman, S., et al.：Oral leukoplakia and malignant transformation；A follow up study of 257 patients, *Cancer*, 53：563-568, 1984

12) Silverman, S., et al.：A prospective follow-up study of 570 patients with oral lichen planus：persistence, remission and malignant association. *Orl. Surg. Oral Med. Oral Pathol.*, 60：30-34, 1985

13) 上野　正 ほか：最新口腔外科学 第3版，医歯薬出版，1986

14) 高橋庄二郎，園山　昇，岡野博郎 編：カラーアトラス口腔外科学(上) 第1版，学建書院，1987

15) 高橋庄二郎，園山　昇，岡野博郎 編：カラーアトラス口腔外科学(下) 第1版，学建書院，1988

16) 野間弘康 ほか：口腔外科・病理診断アトラス，医歯薬出版，1992

17) Sperber, G. H. 著，江藤一洋，後藤仁敏 訳：頭蓋顔面の発生 ―正常と異常― Cranio-facial Embryology 4th ed., 医歯薬出版，1992

18) 佐々木元賢 編：口腔外科学 第1版，(財)口腔保健協会，1995

19) 高橋庄二郎：口唇裂・口蓋裂の基礎と臨床，日本歯科評論社，1996

20) 二階宏昌：顎口腔の病変組織診断アトラス 第1版，杏林書院，1997

21) 天笠光雄 ほか：口腔白板症の臨床分類について，日口外，23：89-96，1997

22) 山本美朗 編：これからの口腔粘膜病変 第1版，学建書院，1998

23) ジェフリー・P・オケソン：ベルの口腔顔面痛-痛みの診断と対処法 第5版，クインテッセンス，1998

24) 野間弘康 監：最新口腔外科学 第4版，医歯薬出版，1999

25) FitzGerald, M. 著，平野茂樹，絹谷政江，牛木辰男 訳：フィッツジェラルド人体発生学 Human Embryology，西村書店，1999

26) 内山健志 ほか：口蓋裂患者の鼻咽腔閉鎖機能を評価する各種検査法の特徴，歯科学報，99(8)：641-656，1999

27) 泉 廣次 ほか編：口腔外科学(上)(下) 第3版，学建書院，2000

28) 道 健一 ほか編：口腔顎顔面外科学 各論 総論 第1版，医歯薬出版，2000

29) 道 健一 監：口腔顎顔面疾患カラーアトラス 第1版，永末書店，2000

30) 宮崎 正 監：第2版口腔外科学，医歯薬出版，2000

31) Rossin, m. P., et al.：Use of allelic loss to predict malignant risk for lowgrade oral epithelial dysplasia, *Clin. Cancer Res.*, 6：357-362, 2000

32) 小川節郎：ペインクリニシャンのためのキーワード100，真興交易医書出版部，2000

33) 西堀陽平 ほか：マウス二次口蓋発生におけるアポトーシスに関する実験的研究，日口蓋誌，25：1-20，2000

34) 高木 実 ほか：口腔前癌病変の癌化，病理と臨床，19(3)：247-251，2001

35) Peterson-Falzone, S. J., Hardin-Jones, M. A., karnell, M.P：CLEFT PALATE SPEECH. Third Edition, Mosby, Missouri, 2001

36) 野間弘康，佐々木研一：下歯槽神経麻痺，医歯薬出版，2001

37) 亀山洋一郎 日本語版監：WHO 口腔粘膜の癌と前癌病変の組織学的分類 第2版，永末書店，2002

38) 味のフォーラム，*JOHNS*，18(5)，2002

39) Wyszynski, D. F.：CLEFT LIP AND PALATE From Origin to Treatment, Oxford University Press, New York, 2002

40) 古屋英毅，金子 譲 ほか編：歯科麻酔学 第6版，医歯薬出版，2003

41) Seto, K. ed.：Atlas of Oral and Maxillofacial Rehabilitation, quintessence book, 2003

42) 野間弘康，瀬戸晥一 編：標準口腔外科学 第3版，医学書院，2004

43) 道 健一 監：口腔外科疾患 医療従事者のためのカラーアトラス 第1版，永末書店，2005

44) Barnes, L. et al. ed.：Pathology & Genetics；Head and Neck Tumours, IARC Press, Lyon, 2005

45) 丹羽 均：臨床歯科麻酔学 第3版，永末書店，2005

46) Jones, K. L.：SMITH'S Recognizable Patterns of Human Malformation 6th ed., Elsevier Saunders, Pennsylvania, 2006

47) 林 揚春，荒垣一彦 ほか：スプラインインプラントシステム，クインテッセンス，2007

48) 増本一真，橋本賢二：歯科用レーザーの口腔外科領域での活用とその現状，69(12)：54-59，日本歯科評論，2009

49) 古谷野　潔，松浦正朗　編：エッセンシャル口腔インプラント学，医歯薬出版，2009

50) 赤川安正，松浦正朗　ほか編：よくわかる口腔インプラント学，医歯薬出版，2009

51) 石本光則：HA インプラントセラピー，クインテッセンス，2010

52) 松浦正朗，山本勝己，WangYing，MaHong-Mei　ほか：まばたきするエピテーゼの開発，福岡歯科大学学会雑誌，36(1)：31-32，2010

53) 髙田　隆：歯原性腫瘍と顎顔面骨の病変，病理と臨床，36：300-304，2018

54) 仙波伊知郎，嶋　香織：歯原性嚢胞，病理と臨床，36：335-339，2018

55) 清島　保：良性上皮性歯原性腫瘍，病理と臨床，36：323-327，2018

56) 草間　薫：その他の良性上皮性歯原性腫瘍，病理と臨床，36：328-334，2018

57) 難治性血管腫・血管奇形・リンパ管腫・リンパ管腫症および関連疾患についての調査研究班：血管腫・血管奇形・リンパ管奇形，診療ガイドライン 2017(第 2 版)

58) Ohyama Y., Shigematsu H., Takemae N. et al.：Bilateral synchronous Warthin's tumors of the parotid gland：A case report. *J. Oral Maxillofac. Surg., Med., and Pathol.*, 25：147-150, 2013

59) Ohyama Y., Shigematsu H., Kawamoto Y. et al.：A case of deep lobe parotid lipoma. *J. Oral Maxillofac. Surg., Med., and Pathol.*, 24：132-135, 2012

60) 志田裕子，田中章夫，福田正勝　ほか：耳下腺に発生した基底細胞腺腫の 1 例，日腔外誌，51(7)：352-355，2005

61) 工藤逸郎　監：口腔外科学 第 5 版，学建書院，2016

62) 坂下英明：耳下腺腫瘍の手術，*Hosp. Dent.*, 16(1)：3-11，2004

63) 米田俊之，萩野　浩，杉本利嗣　ほか：骨吸収抑制薬関連顎骨壊死の病態と管理，顎骨壊死検討委員会ポジションペーパー 2016，顎骨壊死検討委員会，2016

64) 榎本昭二　ほか：最新口腔外科学 第 5 版，医歯薬出版，2017

65) American Heart Association：BLS プロバイダーマニュアル(AHA ガイドライン 2015 準拠)，シナジー，2016

66) (一社)日本蘇生協会　監：JRC 蘇生ガイドライン 2015，医学書院，2016

67) 椙山加綱：有病高齢者歯科治療のガイドライン(下)，クインテッセンス，2014

68) 中岡一敏，山田浩之，濱田良樹　ほか：下顎骨関節突起骨折の観血的整復固定術における high perimandibular approach の有用性，日本口腔外科学会雑誌，62(7)：341-345，2016

和文索引

あ
亜鉛欠乏症　418
亜鉛内服療法　419
赤い平らな舌　181,182,418
悪性血管内皮腫　314
悪性黒色腫　174,178
悪性腫瘍　222
　　　手術　516
悪性神経鞘腫　314,542
悪性線維性組織球腫　308
悪性貧血　181,388
悪性リンパ腫　316,390,391
　　病期分類　317
アジュバント療法　179
アスピリン喘息　552
アテローム　214
アナフィラキシー様紫斑病
　　　　　　　　　394
亜ヒ酸製剤の漏出　185
アフタ性咽頭炎　155
天の川像　196
アミロイド様物質　232
アレビアチン歯肉増殖症　186
アレルギー性血管炎　394
アレルギー性紫斑病　394
アレルギー治療薬　561
鞍鼻型　92

い
囲繞結紮法　82
異常結節　16
異常埋伏歯　12
移植片対宿主病　161
異所性唾液腺　326
一次救命処置　444
一次口蓋の発生　27
一次口腔　26
一次再建　522
一次止血　392
一次治癒　71
一時的止血法　432
一部性無歯症　8
遺伝性エナメル質形成不全症
　　　　　　　　　18
　　形成不全型　18
　　石灰化不全型　18

遺伝性血管性浮腫　395
遺伝性出血性末梢性血管拡張症
　　　　　　　　　394
遺伝性象牙質形成不全症　18
遺伝性皮膚下顎腫瘍症　65
移動性舌炎　159
糸切り　438
医療面接　422
医療用 BLS アルゴリズム　445
インターフェロン-γ遊離試験
　　　　　　　　　122
咽頭弁移植術　42
陰嚢舌　145
インフォームドコンセント
　　　　　　　　　422
インプラント手術　472
　　1 回法　472
　　2 回法　472
　　二次手術　476
インプラント体　472
　　埋入　474
　　埋入手術　472

う
ウインドウ・ピリオド　154
運動麻痺　414
運動療法　564

え
永久止血法　434
永久歯の晩期萌出　6
永久歯の萌出遅延　6
衛星病変　179
液面形成像　108
壊死性潰瘍性歯肉口内炎　148
壊死性筋膜炎　508
エナメル質形成不全　18
エナメル上皮癌　282
エナメル上皮腫　228
　　周辺型　230
　　単嚢胞型　230
　　通常型　228
エナメル上皮線維歯牙腫　240
エピテーゼ　566,568
エプーリス　270
　　分類　270

エプスタイン真珠　142
炎症　96
炎症性歯原性嚢胞　192
炎症性傍側性嚢胞　193
遠心転位　14
円板状皮疹　168

お
横顔面裂　30
応急的止血　432
横紋筋肉腫　310
オートクレーブ滅菌法　424
オステオトームテクニック
　　　　　　　　　478
おたふくかぜ　346
オトガイ下型類皮嚢胞　214
オトガイ下隙の炎症　110
オトガイ下隙の切開・排膿
　　　　　　　　　506
オブチュレーター　512
温熱療法　564

か
ガーゼドレーン　136
外因性色素沈着　180
外陰部潰瘍　172
開花性セメント質異形成症
　　　　　　　　　245
開花性セメント質骨性異形成症
　　　　　　　　　279
外向型　518
開咬症　50
開口障害　364,366,374
外向性増殖　286
開口不能　374
外骨症　260
外傷　70
外傷性顎関節炎　357
外傷性顔面神経麻痺　94
外歯瘻　102,138
開窓術　510
開窓療法縮小後切除　231
外側鼻突起　26
外唾液瘻　326
介達外力　360
介達性外傷　357

ガイデッドサージェリー　476
外軟骨腫　264
開鼻声　41
外部照射　562
海綿状血管腫　253
潰瘍型　286
外来性色素沈着症　180
カウザルギー　417
下顎亜全摘出術　298
下顎窩　353
下顎顔面異骨症　58
下顎区域切除　298
下顎骨骨髄炎　104
　　　経過　107
下顎骨骨折　78,494
　　　好発部位　79
下顎骨肥大　356
下顎枝矢状分割術　46,48,52,490
下顎歯肉癌　296
化学傷　185
下顎神経　403
下顎前突症　46
下顎中心性癌　304
下顎頭　352
下顎突起　26
化学熱傷　185
下顎の健側偏位　357
下顎の骨折側偏位　360
下顎半側切除　298
下顎非対称症　52
下顎辺縁切除　298
下顎埋伏智歯の抜去　456
過換気症候群　560
花冠状配列　234
下関節腔　354
顎炎　97,100
角化上皮　140
顎下腺唾石摘出術　526
顎下腺摘出術　527
顎下腺導管　526
角化囊胞性歯原性腫瘍　196
角化物　196
顎関節　352,534
　　　外傷　357
　　　減形成　355
　　　無形成　355
顎関節円板障害　379
顎関節開放手術　536
顎関節滑膜性骨軟骨腫症　265

顎関節鏡視下手術　534
顎関節鏡視下剝離授動術　534
顎関節強直症　366,374,538
顎関節腔洗浄療法　534
顎関節腔パンピング　534
顎関節腫瘍　538
顎関節症　376
　　　病態分類　376
顎関節脱臼　358,536
顎関節痛障害　378
顎関節突起部骨折　360
顎間部の発生　27
顎顔面部の骨折　70
顎顔面変形症　3
顎顔面補綴　566
顎義歯　566
顎矯正手術　3,56
顎骨周囲炎　16
核酸増幅検査　154
顎囊胞基底細胞分裂肋骨症症候群
　　　　　　　　　　　　　65
顎発育誘導　37
顎変形症　3
顎放線菌症　120
顎補綴　566
顎裂部骨移植術　44,486
下茎法　42
鵞口瘡　146
過誤腫　254,370
化骨性線維腫　246
過剰歯　10
過剰埋伏歯　10
下唇小帯の異常　24
ガス蜂窩織炎　508
仮性三叉神経痛　12,407
仮性舌咽神経痛　408
仮性晩期萌出　6
仮性流涎症　329
家族性巨大型セメント質腫
　　　　　　　　　　　　276
顎下型ガマ腫　218
顎下隙の炎症　110
顎下隙の切開・排膿　506
顎下リンパ節　519
顎骨壊死　130
顎骨骨髄炎　104
顎骨骨折固定法　82
顎骨骨膜炎　97,102
顎骨切除術　230

顎骨中心性血管腫　255
顎骨内囊胞　510,512
顎骨囊胞　192
顎骨の再建　522
滑膜性骨軟骨腫症　372
滑膜の増生　366
括約結紮法　434
化膿性顎関節炎　364
カフェオレ斑　268
ガマ腫　218,510,528
ガム試験　154
顆粒球減少症　390
顆粒細胞腫　542
カルシウム拮抗薬　187
眼窩底骨折　92,498
眼窩蜂窩織炎　116
間隙形成　374
観血的整復固定術　494
観血的整復固定法　79,82
観血的治療法　362
含歯性囊胞　194
眼耳脊椎異形成症　56
カンジダ菌糸　143
カンジダ性口角炎　146
患者評価　440
癌腫　345
眼神経　403
癌性疼痛　560
関節円板　354
　　　手術　536
　　　整位術　536
　　　切除術　536
関節形成術　536
関節結節　353
関節靱帯　354
関節突起骨折　360,496
　　　分類　360
関節内出血　399
関節包　354
関節リウマチ　366
　　　分類基準　366
関節隆起　353
　　　削除術　538
　　　増高術　538
感染　96
完全唇裂　38
感染性心内膜炎　126
完全脱臼　358
完全埋伏歯　12

感染予防　457
感染予防薬　548
含嗽薬　561
陥没呼吸　59
顔面カウザルギー　417
顔面神経　404,405
　　障害部位　411
　　分枝　411
顔面神経けいれん　417
顔面神経麻痺　410
顔面線維性(骨)異形成症　274
顔面多発骨折　498
顔面軟組織の損傷　94
顔面の発生　26,31
顔面裂　30
乾酪壊死　122

き
器具の滅菌・消毒法　427
義歯性エプーリス　272
義歯性線維腫　249,280
　　切除術　468
基底細胞母斑症候群　65,198
気道確保　444
気道閉塞　446
機能的口唇形成術　38
偽嚢胞　206,208
偽波動　250
気泡爆鳴　116
木村氏病　351
逆生歯　10
救急蘇生法　444
救急薬品　558
臼後結節　16
臼後歯　10
吸収性縫合糸　436
急性移植片対宿主病　161
急性下顎歯冠周囲炎　98
急性化膿性下顎骨骨髄炎
　　　　　　104,106,504
急性化膿性リンパ節炎　118
急性偽膜性カンジダ症　146
急性骨髄性白血病　390
急性根尖性歯周炎　99
急性耳下腺炎　332
急性歯性上顎洞炎　108
キューピッド弓　38
弓部骨折　91
頬隙の炎症　114

胸骨圧迫　444,446
頬骨弓骨折　88,91
頬骨骨折　88
　　分類　89
頬骨体部骨折　88
鏡視下洗浄療法　534
頬小帯切除術　468
頬小帯の異常　24
頬側歯肉粘膜弁　138
頬粘膜癌　300
頬部紅斑　168
胸部正面エックス線写真　440
頬部膿瘍　114
頬部蜂窩織炎　114
局所麻酔薬　561
棘融解　164
巨細胞腫　370
巨細胞性エプーリス　272
巨赤芽球性貧血　388
巨舌　67
巨舌症　22
巨大型セメント質腫　245
巨大歯　16
起立性血管腫　252
キルシュナー鋼線　82
筋炎　377
筋緊張　377
筋訓練法　565
菌血症　126
菌交代現象　160,550
筋弛緩薬　561
近心転位　14
筋スパズム　377
金属プレート・スクリュー固定
　　　　　　　　　　　82
筋肉移植術　547
筋肉内出血　399
筋マッサージ療法　564

く
偶発症　457
口指顔異骨症　63
くも指　64
曇り像　196
クリック　379
グルココルチコイド　175
クレピタス　368,382

け
頸部郭清術　519
　　分類　520
頸部転移巣　519
頸部の切開・排膿　508
頸部蜂窩織炎　508
頸部リンパ節　519
血液検査　440
血液疾患　384
　　スクリーニング検査　385
結核　122
結核菌　122
結核性リンパ節炎　122
血管奇形　252
血管系の異常　393
血管結紮法　434
血管指圧法　432
血管腫　252
血管腫性エプーリス　272
血管性母斑　252
血管肉腫　314
血管柄付き骨移植　524,546
血管柄付き組織移植　522
血管柄付き遊離皮弁移植術
　　　　　　　　　　　546
血行性転移　288
血小板数の減少　396
血小板の異常　396
血小板無力症　398
結節性紅斑　172
結節縫合法　438
結膜炎　348
血友病A　399,400
　　第VIII因子　399
血友病B　399
　　第IX因子　399
解熱鎮痛薬　550
牽引試験　92
牽引整復法　81
幻影細胞　202,226,236
幻影細胞性歯原性癌　283
限局性セメント質骨性異形成症
　　　　　　　　　　　277
肩甲舌骨筋上頸部郭清術　519
言語訓練　42
言語評価　42
原始口腔　26
原発性骨内癌　282
原発巣切除　518

こ

抗 Dsg 抗体検査　164
抗悪性腫瘍薬　553
高圧蒸気滅菌法　424
抗ウイルス薬　558,561
抗うつ薬　561
抗炎症薬　136
構音異常　41
口窩　26
口蓋癌　301
口蓋形成術　40,482
口蓋後方移動術　40
口蓋乳頭嚢胞　204
口蓋膿瘍　503
口蓋裂　32
　　一次手術　40,482,484
　　一次手術後の障害　41
　　手術時期　40
口蓋裂言語　41
口外瘻　326
口角炎　149
口角びらん　149
硬化性骨髄炎　104
硬化性歯原性癌　282
降下性縦隔炎　508
交感神経依存性疼痛　402,409
咬筋下隙の炎症　112
咬筋肥大症　54
抗菌薬　135,548
口腔・顔面・指趾症候群　22,63
口腔カウザルギー　417
口腔癌　284
　　TNM 分類　284
　　手術　516
口腔カンジダ症　146,328
口腔乾燥症　188,328,348,350
口腔機能管理　570
口腔結核　122
口腔ジスキネジア　402,417
口腔上顎洞瘻　138
口腔心身症　328
口腔潜在性悪性疾患　318
口腔前庭形成術　470
口腔内乾燥改善薬　561
口腔内の消毒　426
口腔軟組織　94
　　化学的損傷　500
　　機械的損傷　500
　　損傷　94

口腔粘膜　140
　　構造　171
口腔粘膜殺菌消毒剤　427
口腔粘膜翻転術　431
口腔の発生　26
口腔梅毒　124
口腔扁平苔癬　162
膠原病　366
硬口蓋癌　301
好酸球性リンパ節炎　351
好酸球性リンパ濾胞増殖症
　　　　　　　　　　351
好酸球性濾胞症　351
高色素性貧血　388
合指趾症　68
抗腫瘍性抗生物質　553
咬傷　94
溝(状)舌　22,145
甲状舌管嚢胞　221
紅色肥厚症　323
口唇・外鼻の修正手術　41
口唇癌　302
抗真菌薬　147
口唇形成術　38,481
口唇・舌の不随意運動　417
口唇(腺)生検　528
口唇粘膜弁　486
口唇ヘルペス　150
鋼刃メス　428
口唇裂一次手術後の障害　41
口唇裂・口蓋裂　32
　　一次手術　480
　　遺伝的要因　34
　　環境的要因　34
　　多因子閾説　34
　　治療体系　36
　　二次手術　480
　　発生原因　34
　　発生頻度　34
硬性線維腫　249
拘束性換気障害　440
口底癌　294
口底蜂窩織炎　116
　　手術　506
　　波及経路　507
口底蜂巣炎　116
　　手術　506
抗てんかん薬　186
後天性免疫不全症候群　314

後天梅毒　124
口内炎　188
口内法　54
口内瘻　326
紅斑丘疹型薬疹　183
紅斑混在型白板症　320
紅板症　323
紅皮症型薬疹　183
抗不安薬　561
誤嚥性肺炎の予防　570
呼吸機能検査　440
胡弓式把持法　428
黒色色素産生プレボテーラ属
　　　　　　　　　　135
黒色斑　179
黒毛舌　160
骨(筋)皮弁　525
骨移植術　546
骨格性開咬　50
骨芽細胞腫　370
骨枢　104,106,504
骨吸収抑制薬　130
骨吸収抑制薬関連顎骨壊死
　　　　　　　　　　130
骨形成性エプーリス　272
骨形成線維腫　262
骨形成不全症　68
骨血管腫　252,255
骨腫　258
骨腫瘍　258
骨髄炎の手術　138
骨性異形成症　276,277
骨性癒着　374
骨折　76
骨軟骨腫　370
骨肉腫　312
骨の好酸球肉芽腫　280
骨片呼吸　80
骨片の偏位　80
　　一次性偏位　80
　　二次性偏位　80
骨縫合法　82
骨膜下膿瘍　503
骨隆起　260
固定法　81
ゴム腫　124
ゴムドレーン　136
孤立性骨嚢胞　206
孤立性神経線維腫　268

コレステリン結晶　193
混合感染　502
根尖性歯周炎　99
根尖性セメント質異形成症
　　　　　　　245
根尖性セメント質骨性異形成症
　　　　　　　277
根尖性セメント質腫　245
根尖切除術　459
根治的頸部郭清術　519,521
　　　変法　519

さ

再建術　520
再生不良性貧血　386
鰓嚢胞　220
再発性アフタ　172
細胞接着タンパク　164
錯角化上皮　140
鎖骨頭蓋異骨症　60
鎖骨頭蓋骨異形成症　10,60
鎖骨の形成不全　60
皿状顔貌　46
皿状形成術　504
残遺孔　44
残遺上皮　221
三角弁法　38,481
三叉神経　402
三叉神経痛　406
三叉神経麻痺　414
残存嚢胞　192

し

歯牙腫　238
　　　集合型　238
　　　複雑型　238
耳下腺　530
　　　深葉腫瘍　533
　　　切除術　327
　　　浅葉切除術　530
歯冠歯根破折　72
歯冠周囲炎　6,12,98
歯冠破折　72
色素性母斑　174,177
色素沈着異常　174
刺激性線維腫　249
止血　456
　　　機序　393
止血・血液凝固の機序　393

止血剤　560
　　　局所　561
　　　全身　561
止血ノミ　434
止血法　432
歯原性角化嚢胞　190,196
歯原性癌腫　282
歯原性癌肉腫　283
歯原性腫瘍　227
　　　WHO 組織分類　224
　　　WHO 分類　282
歯原性上皮性嚢胞の WHO 分類
　　　　　　　191
歯原性石灰化上皮腫　232
歯原性線維腫　242
歯原性肉腫　283
歯原性粘液腫　244
歯原性粘液線維腫　244
歯原性嚢胞　190
試験的穿刺　502
歯根尖切除術　193,459
　　　禁忌症　460
　　　切開線　461
歯根嚢胞　192
　　　開窓術　511
　　　摘出術　513
歯根破折　72
糸状乳頭の萎縮　181
持針器　436
歯性化膿性炎症　96,97
歯性感染症　548
歯性降下性(落下性)縦隔炎
　　　　　　　112
歯性上顎洞炎　108
　　　手術　138
歯性全身感染症　126
歯性病巣感染症　129
　　　二次疾患　129
歯性扁桃周囲炎　114
歯槽骨炎　97,99
歯槽骨骨折　76,492
　　　固定法　493
歯槽骨骨膜炎　97
歯槽骨整形術　466
歯槽骨膜下膿瘍　97
歯槽骨炎　100
歯槽性開咬　50
歯槽頂アプローチ　478
歯槽提形成術　470

執筆式把持法　428
歯堤嚢胞　142
自動体外式除細動器　444
歯内歯　16
歯肉腫　270
歯肉腫脹　390
歯肉出血　400
歯肉切除術　186
歯肉嚢胞　142,199
歯肉膿瘍　97,100
脂肪腫　250
脂肪肉腫　314
斜顔面裂　30
弱毒菌感染　550
若年性血管腫　254
若年性血管内皮腫　254
若年性砂粒様骨形成線維腫
　　　　　　　262
若年性梁状骨形成線維腫　262
斜鼻型　92
煮沸消毒法　424
周囲組織結紮法　434
集学的治療　290
習慣性脱臼　358,538
縦骨折　84
周術期管理　442
重症薬疹　184
粥腫　214
手術刀　428
手術野皮膚の消毒　426
出血時間の延長　394
出血性素因　392
　　　鑑別　397
　　　スクリーニング検査　392
出血部位圧迫法　432
術後管理　443
術後性頬部嚢胞　210
術後性上顎嚢胞　210
術後補助化学療法　556
出産歯　4
術前スクリーニング　441
術前補助化学療法　556
術中迅速病理組織学的検査
　　　　　　　518
順生歯　10
小窩　20
小下顎症　48
消化管ポリポージス　176
上顎後退症　46

581

上顎骨・頬骨骨体骨折　498
上顎骨骨折　84
上顎歯肉癌　299
上顎神経　403
上顎前突症　48
上顎洞炎根治手術　210
上顎洞癌　302
上顎洞穿孔閉鎖術　138
上顎洞貯留嚢胞　212
上顎洞底挙上術　476
上顎洞粘液嚢胞　212
上顎洞の嚢胞　210
上顎突起　26
上顎埋伏智歯の抜去　456
消化性潰瘍　552
上関節腔　354
小球性低色素性貧血　387
上茎法　42
小上顎症　46
上唇小帯の異常　24
少数歯の欠如　8
掌蹠膿疱症　129
小舌症　22
小線源治療　562
小帯延長術　24
小帯切除術　24
小帯切離移動術　468
消毒　424,426
消毒法　424
上内頸静脈リンパ節　519
娘嚢胞　196
上皮異形成　518
上皮真珠　142
上皮性腫瘍　248
上皮性嚢胞　190
上皮内癌　518
上皮の縫合　438
静脈奇形　253
静脈性出血　432
食刀式把持法　428
歯瘻の手術　138
皺状舌　145
心因性疼痛　402,416
唇顎口蓋裂　32
唇頬側転位　14
神経移植術　542,547
神経減圧術　542
神経疾患　540
　　治療薬　558

神経修復術　542
神経鞘腫　266,540
神経線維腫　268,542
神経線維腫症Ⅰ型　268
神経組織腫瘍　266
神経(端端)縫合術　542
神経痛　406,558
神経堤　26
神経板　26
神経麻痺　558
唇口蓋小帯　24
人工呼吸　444,446
尋常性天疱瘡　164
真性三叉神経痛　406
新生児歯　4
真性舌咽神経痛　408
真性セメント質腫　245
真性先天歯　4
新鮮脱臼　358
心電図　440
心肺蘇生　444
真皮・皮下組織の縫合　438
真皮内母斑　177
真皮熱傷　189
真皮縫合　438
深部隙の切開・排膿　508
蕁麻疹型薬疹　183
唇裂・唇顎裂　32
唇裂の顔面形態　35

す

錐体骨折　84
水痘・帯状疱疹ウイルス
　　　　　　　　　152,412
水平骨折　84,91
水疱性類天疱瘡　164
スクリュー固定法　490
ステロイド系抗炎症薬　552
スピーチエイド　42
スプーン状爪　182,387

せ

正角化性歯原性嚢胞　199
性感染症　124
正球性正色素性貧血　389
星状神経節ブロック　152
正中顔面裂　30
正中頸嚢胞　221
正中歯　4,10

正中上唇裂　30
正中菱形舌炎　22,143
精密触覚機能検査　415
赤平舌　181
舌咽神経　404
舌咽神経痛　408
石灰化歯原性嚢胞　202,236
石灰化上皮性歯原性腫瘍　232
石灰化嚢胞性歯原性腫瘍
　　　　　　　　　202,236
切開法　428,430
舌下型類皮嚢胞　214
舌下隙の感染　110
舌下隙の切開・排膿　506
舌下神経　404
舌下神経麻痺　415
舌下腺摘出術　526
舌癌　290,517
舌強直症　24
赤血球増多症　389
接合性母斑　177
切歯管嚢胞　204
舌指形成不全症候群　22
切歯結節　16
切歯縫合　28
舌縮小術　22
舌小帯の異常　24
舌側転位　14
絶対的歯槽堤形成術　470
切断神経腫　268
舌痛症　416
舌乳頭の萎縮　328
舌の平滑化　348
舌弁　486
舌扁桃　144
舌裂　22
セメント質形成線維腫　245
セメント質骨形成線維腫
　　　　　　　　　245,246
セメント質骨性異形成症　277
セメント芽細胞腫　245
線維腫　249
線維腫性エプーリス　272
線維性エプーリス　271
線維性過形成　249
線維性(骨)異形成症　274
線維性骨化　71
線維性ポリープ　249
線維肉腫　310

全下顎堤形成術　470
前癌状態　182,319
前癌病変　318
全頸部郭清術　519
穿孔閉鎖　138
潜在性転移　520
前歯部開咬　360
腺腫様歯原性腫瘍　234
線状着色　180
全身性エリテマトーデス　168
　　診断基準　170
全身性炎症反応症候群　128
腺性歯原性囊胞　199
前舌腺囊胞　218
全前脳胞症　30
　　IV型　31
全層植皮　544
栓塞法　434
腺体内唾石　330
先天(性)梅毒　18,124
先天異常　2
先天奇形　2
先天欠如　8,62
先天歯　4
先天性エプーリス　272
先天性外胚葉異形成症　8
先天性外胚葉形成不全　8
先天性下唇瘻　20
先天性頸囊胞　220
先天性小下顎症　59
先天性風疹症候群　157
先天性無舌症　22
尖頭合指症　68
前頭鼻突起　26
前乳歯　4
全部性無歯症　8
腺房細胞癌　342
前方脱臼　358
腺房の退行性変化　348
腺様囊胞癌　338
腺リンパ腫　336

そ
蒼鉛縁　180
早期浸潤癌　518
象牙質形成性幻影細胞腫　236
象牙質形成不全症　18
造血器腫瘍　316
桑実状歯　18

創傷　70
　治癒　71
　治癒過程　70
相対的歯槽堤形成術　470
側頸囊胞　220
即時再建　522
側方アプローチ　476
側(傍)咽頭隙　113
　炎症　112
　切開・排膿　508
側方歯肉弁　486
側方性歯周囊胞　200
ソケットリフト　478
組織球腫瘍　280
組織内照射　562
咀嚼筋痛障害　377
咀嚼粘膜　140
損傷　70

た
第一期癒合　71
第一第二鰓弓症候群　30,56,355
タイオーバー　433,510
大球性正色素性貧血　388
胎児性両眼隔離症　66
帯状疱疹　152
帯状疱疹後神経痛　152
大唇症　20
第二期癒合　71
第四大臼歯　10
ダイランチン歯肉増殖症　186
大理石骨病　69
唾液管膿瘍　330
唾液腺炎　330
唾液腺障害　188
唾液腺の解剖　324
唾液瘻　326
多形紅斑型薬疹　183
他家移植　161
多形(滲出性)紅斑　166
多形(滲出性)紅斑型薬疹　166
多形腺腫　334,344,345
多形腺腫由来癌　334,345
多形低悪性度腺癌　344
多血症　389
多骨性線維性(骨)異形成症
　　　　　　　　　　　　274
多剤併用療法　122
唾腫　330

多数歯の欠如　8
多数歯無歯症　8
唾石症　330
唾疝痛　330
脱臼歯の固定法　493
多発性顎囊胞　198
多発性骨髄腫　316
多発性白板型　320
単一結節縫合　438
単一埋没縫合　438
単純性血管腫　253
単純性骨囊胞　206
単純疱疹　150
単純疱疹ウイルス　150
単純埋伏歯　12

ち
知覚麻痺　414
智歯周囲炎　12,98
地図状舌　159
チック　417
窒息のサイン　446
緻密骨腫　258
中心結節　16
中枢性顔面神経麻痺　412
中毒性表皮壊死剥離症　183,184
薬疹　166
超音波メス　428
蝶形紅斑　168
腸重積　176
超選択的動注化学療法　556
鳥貌　48
直接監視下治療　122
直達外力　360
貯留囊胞　218
治療的頸部郭清術　520
陳旧性外歯瘻　102
陳旧性脱臼　358,536
鎮痛　457
鎮痛・抗炎症薬　550

つ
ツベルクリン反応　122
蔓状血管奇形　254
蔓状動静脈瘤　254

て
手足口病　156
手洗い　424

和文索引

583

挺子　450
　　使用法　454
ディスコイド疹　168
摘出開放術　515
デスモグレイン　164
鉄欠乏性貧血　182,387
テトラサイクリン歯　18
デブリドマン・洗浄　500
転移　520
転位歯　14
転移性エナメル上皮腫
　　　　　　　226,230
転移性癌　306
電気凝固法　434
電気メス　428
点状出血　396
天疱瘡　164

と
頭蓋顔面異骨症　61
頭蓋顔面分離骨折　84
導管内唾石　330
凍結療法　564
島状弁　138
動脈性出血　432
特異性炎　120
毒血症　127
特殊粘膜　140
特発性血小板減少性紫斑病
　　　　　　　　　396
特発性末梢性顔面神経麻痺
　　　　　　　　　410
徒手整復法　81
徒手的整復術　358
ドライソケット　458
ドライマウス　328
ドルーゼ　120
ドレナージ　506

な
内因性色素沈着　174
内向型　518
内向性増殖　286
内骨症　260
内歯瘻　97,100
内側鼻突起　26
内唾液瘻　326
内軟骨腫　264
ナイフ式把持法　428

軟骨芽細胞腫　370
軟骨腫　264,370
軟骨肉腫　314,370
軟骨帽　370
軟性線維腫　249
軟組織腫瘍　249
軟組織の再建　522
難抜歯　454
軟部好酸球肉芽腫　351

に
肉芽型　286
肉芽腫性エプーリス　271
肉芽腫性炎　120
肉芽腫性口唇炎　20
肉腫　308
二次口蓋の発生　28
二次再建　522
二次止血　392
二次手術　41
二次治癒　71
二重唇　20
二重舌　116
二相感染　502
二段階口蓋形成術　40,484
ニフェジピン歯肉増殖症　187
二分肋骨　198
乳児口蓋床　37
乳歯の早期萌出　4
乳歯の晩期残存　8
乳頭型　286
乳頭腫　248
乳頭腫症　248
尿検査　440
妊娠腫　272
妊娠性エプーリス　272

ね
ネジ止め固定法　490
熱傷　189
粘液嚢胞　218
　　摘出術　528
捻髪音　382
粘表皮癌　340
粘膜・皮膚・眼症候群　184
粘膜移植術　544
粘膜下口蓋裂　32
粘膜骨膜弁法　482,484
粘膜弁法　484

粘膜類天疱瘡　164

の
膿血症　127
膿汁貯留　364
嚢胞　190
　　摘出術　193
嚢胞性リンパ管腫　256
膿瘍　110
　　切開手術　136

は
歯　18
　　移植　462
　　完全脱臼　74
　　形成不全
　　　（放射線照射による）　18
　　再植　464
　　脱臼　74,492
　　脱落　74
　　破折　72,492
　　不完全脱臼　74
バイオリンボウ式把持法　428
敗血症　127,128
敗血症(性)ショック　128
杯状形成術　504
梅毒　124
梅毒トレポネーマ　124,125
排膿処置　506
白板型　286
白板型白板症　320
白板症　320
　　疣型　320
　　丘型　320
播種性血管内凝固症候群　401
破傷風　134
破傷風菌　134
破折治療法　493
発育異常　2
発育嚢胞　200
白金製剤　553
白血病　390
　　急性　390
　　慢性　390
抜糸　438
抜歯鉗子　450
　　使用法　452
抜歯後出血　396

抜歯術　448
　　局所的禁忌症　450
　　禁忌症　448
　　術後感染　458
　　術後出血　458
　　術後処置　456
　　術後疼痛　458
　　術中偶発症　458
　　全身的禁忌症　449
　　知覚過敏　458
　　適応症　448
鳩胸　64
瘢痕性類天疱瘡　164
板状硬結　120
斑状出血　396,400
半ドーム状隆起　6
パンヌス　366
晩発性先天(性)梅毒　18

ひ
非 Hodgkin リンパ腫　316
鼻咽腔閉鎖機能　41
　　検査　42
鼻窩　26
非角化上皮　140
皮下熱傷　189
皮下膿瘍　102
非観血的整復固定法　79,81
非観血的治療　496
非観血的治療法　362
非吸収性縫合糸　436
鼻口蓋管嚢胞　204
鼻口腔瘻　44
鼻骨骨折　92
非歯原性歯痛　416
非歯原性嚢胞　190
皮脂腺　141
鼻歯槽嚢胞　216
皮質骨除去術　107,138,504,506
皮質骨穿孔術　504
脾腫　388
微小管脱重合阻害薬　555
非上皮性腫瘍　249
非上皮性嚢胞　206
非ステロイド系抗炎症薬　550
ビスホスホネート系薬物
　　　　　　　　106,130
ビスマス化合物　180
鼻息鏡　42

ビタミン B$_{12}$　388
　　欠乏症　181
ヒダントイン歯肉増殖症　186
非定型口腔・顔面痛　416
ヒトパピローマウイルス感染
　　　　　　　　248
ヒト免疫不全ウイルス感染
　　　　　　　　148
ヒト免疫不全ウイルス感染症
　　　　　　　　154
鼻板　26
皮膚　171
　　移植術　544
　　消毒　425
　　切開線　530
非復位性顎関節円板障害　379
被覆粘膜　140
皮膚扁平苔癬　162
非分泌型嚢胞　212
表在型　518
表在性増殖　286
病的化骨　374
表皮熱傷　189
日和見感染症　550
ピラミッド(型)骨折　84,88
ピリミジン代謝阻害薬　555

ふ
風疹　157
フェニトイン歯肉増殖症　186
フェリチン値　387
不完全唇裂　38
不完全埋伏歯　12
吹き抜け骨折　92
復位性顎関節円板障害　379
副臼結節　16
副臼歯　10
副腔　218
副腔形成法　510
複合性母斑　177
複雑抜歯　454
副耳下腺　326
副腎皮質ステロイド薬　552
腹部突き上げ法　446
腐骨　137
　　手術　138
　　除去術　504
　　分離　504
不染域　518

不全脱臼　358
物理療法　564
ブドウ状歯原性嚢胞　200
浮動粘膜切除術　468
ぶどう膜炎　172
部分性無歯症　8
プラーク　200
プレート固定法　490
ブローイング検査　42
分子標的薬　555
分層植皮　544
分泌型嚢胞　212
分葉舌　22

へ
平滑筋肉腫　314
閉塞性肺疾患　440
ヘルパンギーナ　155
ヘルペス性歯肉口内炎　150
変形性顎関節症　368,382
変形性関節症　368
ペン軸式把持法　428
片側顔面矮小症　56,355
片側口唇裂の一次手術　481
扁平上皮癌　284
扁平上皮乳頭腫　248
扁平苔癬　162
扁平苔癬様症状　162

ほ
蜂窩織炎　110
縫合　500,501
縫合糸　436
縫合針　436
縫合法　436
放射線化学併用療法　556
放射線口内炎　188
放射線照射血　161
放射線治療　562
萌出血腫　6
萌出遅延　6
萌出嚢胞　6
放線菌症　120
放線菌塊　120
膨隆型　286
ホームベース様顔貌　54
発作性電撃様疼痛　406
ボツリヌス毒素　417
母斑細胞　177

母斑性基底細胞癌症候群 198
母斑性基底細胞上皮腫症候群 65

ま
埋伏歯 12,60
　　抜去 454
埋伏智歯の分類 12
麻疹 157
末梢性顔面神経麻痺 412
麻薬 561
慢性移植片対宿主病 161
慢性下顎骨骨髄炎 504
慢性下顎歯冠周囲炎 98
慢性化膿性下顎骨骨髄炎 504
慢性化膿性リンパ節炎 118
慢性硬化性顎下腺炎 333
慢性硬化性骨髄炎 106,506
慢性骨髄性白血病 390
慢性根尖性歯周炎 99
慢性再発性アフタ 158
慢性歯性上顎洞炎 108
慢性肥厚性カンジダ症 147
慢性び漫性硬化性骨髄炎 506
慢性副腎皮質機能低下症 175
慢性リンパ性白血病 390

み
味覚障害 418
味覚の減退 188
三日月様顔貌 46
三日はしか 157
ミニプレート 83
脈瘤性骨嚢胞 208

む
無顆粒球症 390
無色素性悪性黒色腫 178
無歯症 8
無舌症 22
無対結節 143
ムンプスウイルス 346

め
明細胞性歯原性癌 282
迷走神経痛 409
メス 428
滅菌 424,426

メラニン色素沈着 175,176
メラニン色素沈着症 174
メラノサイト 178
免疫性血小板減少性紫斑病 396
免疫チェックポイント阻害薬 555
免疫療法 135

も
蒙古症 62
毛細血管奇形 253
毛細血管性出血 432
毛状白板症 154
毛舌 160
モニタリングの適応 452

や
薬液による消毒法 424
薬剤関連顎骨壊死 130
薬疹 183
　　原因薬物 184
薬物性歯肉増殖症 186
薬物性味覚障害 418

ゆ
有茎(筋)皮弁 522,546
遊離骨移植 546
遊離組織移植 522
癒合歯 16
癒着歯 16
弓倉結節 16,104

よ
溶血性貧血 388
葉酸 181,388
ヨード生体染色法 518
翼突下顎隙 113
　　切開・排膿 508
　　炎症 112
予防的頸部郭清術 520

ら
落葉性天疱瘡 164
落下性縦隔炎 508
ラテラルウインドウテクニック 476

ラヌーラ 218,510,512,528
　　開窓術 511,528
ラングハンス巨細胞 122

り
リウマチ性顎関節炎 366
流行性耳下腺炎 346
流涎症 329
両眼隔離症 66
良性歯原性腫瘍 WHO 分類 225
良性腫瘍 222
　　骨外型/周辺型 225
　　手術 516
　　単嚢胞型 225
　　通常型 225
良性セメント芽細胞腫 245
良性遊走性舌炎 159
リンパ管腫 256
リンパ球浸潤血管新生 366
リンパ行性転移 288
リンパ上皮性嚢胞 220
リンパ性白血病 390

る
類骨骨腫 370
類上皮細胞 122
類天疱瘡 164
類皮嚢胞 214
類表皮嚢胞 214
ルードヴィッヒアンギナ 116,508
ルートチップ 450
ループス腎炎 168

れ
レイノー現象 168
レーザーメス 428
連続縫合法 438

ろ
瘻孔 20
労作性肥大 54
漏斗胸 59
濾紙ディスク法 418
濾胞性嚢胞 194

わ
矮小歯 10,16

欧文索引

14 員環系のマクロライド　*135*
21 トリソミー症候群　*62*
^{99m}Tc シンチグラム　*106,336*
β-ラクタマーゼ産生菌　*134*
β-ラクタム系抗菌薬　*135*

A

Abbé 皮弁　*546*
Actinomyces israelii　*120*
Addison 病　*174,175*
AED　*444,446*
　　　パッド　*446*
AIDS　*154,314*
Albers-Schönberg 病　*69*
ALL　*390*
AML　*390*
Antoni A 型　*266*
Antoni B 型　*266*
AO プレート　*83*
Apert 症候群　*68*
ARONJ　*130*
　　　ステージング　*131*
　　　リスク因子　*133*
　　　臨床症状　*131*
Ascher 症候群　*20*

B

BCNS　*198*
Beckwith-Wiedemann 症候群　*22,67*
Bednar アフタ　*158*
Behçet 病　*158,172*
　　　診断基準　*173*
Bell 現象　*410*
Bell 麻痺　*410*
bipolar　*434*
bird face　*48*
Blandin-Nuhn（腺）囊胞　*218*
blow-out fracture　*498*
Bohn 結節　*142*
Borchers 法　*358*
BRONJ　*130*
Buckley-Terry 法　*538*
Burian 弁　*486*

C

Calnan の 3 徴候　*32*
Candida albicans　*146*
Carabelli 結節　*16*
central core　*248*
CLL　*390*
closed reduction　*88*
CML　*390*
Codman の三角　*312*
composite operation　*520*
compromised host　*146*
coxsackie virus A16　*156*
coxsackie virus A 群　*155*
CPR　*444*
Crouzon 症候群　*61*

D

DDS　*552*
DIC　*401*
dish face　*46*
DOTS　*122*
Down 症候群　*62,145*
DRONJ　*130*
drug delivery system　*552*

E

EMG 症候群　*67*
entero virus 71　*156*
Exomphalos-Macroglossia-Gigantism 症候群　*67*

F

Fürbringer 法　*424*
floating maxilla　*84*
Fordyce 顆粒　*141*
Fordyce 斑　*141*
Fordyce 病　*141*
Fournier 歯　*18*
Francheschetti-Klein 症候群　*58*
Frey 症候群　*327*
FTA-ABS 法　*125*
Furlow 法　*484*

G

gap 形成　*374*

G

Gardner 症候群　*258*
Garrè 骨髄炎　*102*
ghost cell　*236*
Gillies 法　*90,91*
Glanzmann 病　*398*
Goldenhar 症候群　*56,355*
Gorlin and Goltz 症候群　*65*
Gorlin 症候群　*65*
Greig 症候群　*66*
Grossich 法　*425*
Guerin 骨折　*84*
GVHD　*161*

H

HAE　*395*
Hand-Schüller-Christian 病　*280*
Heerfordt 症候群　*413*
Heimlick 法　*446*
high perimandibular approach　*496*
Hipocrates 法　*358*
histiocytosis X　*280*
HIV 感染　*148*
HIV 感染症　*154*
Hodgkin 病　*316*
Hotz 床　*37*
HPV 感染　*248*
HSV　*150*
Hunter 舌炎　*181*
Hunt 症候群　*152,412*
Hutchinson 歯　*18,124*
Hutchinson の 3 徴候　*18,124*

I

IgG4 関連疾患　*333,350*
IGRT　*122*
ITP　*396*

K

Küttner 腫瘍　*333*
Kaposi 肉腫　*314*
Klestadt 囊胞　*216*
Knight and North の分類　*88*
Koplik 斑　*157*

587

L

Langer の皮膚割線　*430*
Le Fort Ⅰ型　*84*
Le Fort Ⅰ型骨切り術
　46,48,50,488
Le Fort Ⅱ型　*84*
Le Fort Ⅲ型　*84*
Le Fort 分類　*84*
Leisegang 環　*232*
Letterer-Siwe 病　*280*

M

Maffucci 症候群　*254,264*
Malassez の上皮遺残　*192*
Malgaigne 骨折痛　*78*
Malgaigne の圧痛(点)　*78*
Marfan 症候群　*64*
McCune-Albright 症候群
　174,274
Melkersson-Rosenthal 症候群
　20,145,413
Mikulicz 症候群　*350*
Mikulicz 病　*350*
Millard 変法　*38*
Millard 法　*38,482*
monopolar　*434*
Moon 歯　*18*
MRND　*519*
MRONJ　*130*
Mycobacterium tuberculosis
　122

N

NBCCS　*198*
nevau　*108*
Nikolsky 現象　*164*
NOS　*282*
NSAIDs　*550*

O

Obwegeser-Bechers 法　*54*
Obwegeser 法　*46,48,52,490*
OFD 症候群　*63*
Ollier 病　*264*
open reduction　*88*

OPMD　*318*
ORIF　*494,496,498*
Osler-Rendu-Weber 症候群
　254
Osler-Rendu-Weber 病　*254*
Osler 病　*254*

P

Partsch　Ⅰ法　*515*
Partsch　Ⅱ法　*513,515*
Patrick の発痛帯　*406*
PDR　*122*
Perko 法　*484*
Peutz-Jeghers 症候群　*174,176*
Pierre Robin 症候群　*59*
Pindborg 腫瘍　*232*
Plummer-Vinson 症候群
　182,387
pull through operation　*520*
push back 手術　*482*
push back 法　*40*

Q

Queen 法　*90,91*
Quincke 浮腫　*394,395*

R

RA　*366*
Ramsay-Hunt 症候群　*152,412*
Reed-Sternberg 巨細胞　*316*
re-push back 手術　*42*
Riga-Fede 病　*4,94,158*
RND　*519*
Robin シークエンス　*59*
rotation-advancement 法　*38*

S

satellite lesion　*179*
Saxon テスト　*328*
Schwann 細胞　*266*
Seldinger 法　*556*
Shonlein-Henoch 紫斑病　*394*
SIRS　*128*
　　　診断基準　*129*

Sjögren 症候群　*328,348,528*
　　　日本改訂診断基準　*349*
SJS　*184*
SLE　*168*
SOHND　*519*
spicula　*312*
STD　*124*
Stevens-Johnson 症候群
　166,184
Sturge-Weber 症候群　*254*
sunray appearance　*312*
swing approach　*518*

T

taget appearance　*245*
TEN　*183,184*
TEN 型薬疹　*166*
Tessier の顔面裂分類　*31*
TPHA 法　*125*
Treacher Collins 症候群
　58,355
Treponema pallidum　*124*
Turner の歯　*18*
Tzanck 細胞　*164*

V

Valleix 三圧痛点　*406*
Van der Woude 症候群　*20*
Vincent 症状　*104,130*
von Recklinghausen 病　*268*
von Willebrand 因子　*400*
von Willebrand 病　*400*
VWF　*400*
VZV　*152,412*
V 字型陥没骨折　*91*

W

Waldeyer 咽頭輪　*144*
Warthin 腫瘍　*334,336,532*
Wharton 管　*526*
Winter の分類　*12*

Z

Z 形成　*484*

カラーアトラス　**サクシンクト口腔外科学　第 4 版**

2007 年 3 月 30 日	第 1 版第 1 刷発行
2009 年 3 月 30 日	第 2 版第 1 刷発行（改題）
2011 年 11 月 1 日	第 3 版第 1 刷発行
2015 年 3 月 30 日	第 3 版第 2 刷発行
2019 年 3 月 30 日	第 4 版第 1 刷発行

監 修 者　内 山　　健 志
　　　　　大 関　　　悟
編　　者　近 藤　　壽 郎
　　　　　坂 下　　英 明
　　　　　片 倉　　　朗
発 行 者　木 村　　勝 子
発 行 所　株式会社 学建書院
〒113-0033　東京都文京区本郷 2-13-13　本郷七番館 1F
TEL（03）3816-3888
FAX（03）3814-6679
http://www.gakkenshoin.co.jp
印刷製本　三報社印刷㈱

Ⓒ Takeshi Uchiyama et al., 2007 ［検印廃止］

JCOPY　〈㈳出版者著作権管理機構　委託出版物〉
本書の無断複写は著作権法上での例外を除き禁じられています．複写される場合は，その
つど事前に，㈳出版者著作権管理機構（電話 03-5244-5088，FAX 03-5244-5089）の許諾
を得てください．

ISBN978-4-7624-3661-1